LA

MÉDECINE NOUVELLE

BASÉE

SUR DES PRINCIPES DE PHYSIQUE

ET DE CHIMIE TRANSCENDANTALES

ET

SUR DES EXPÉRIENCES CAPITALES QUI FONT VOIR MÉCANIQUEMENT L'ORIGINE DU PRINCIPE DE LA VIE

PAR

LOUIS LUCAS

Auteur de la Chimie nouvelle, de l'Acoustique nouvelle, etc.

TOME PREMIER

PARIS

F. SAVY, LIBRAIRE-ÉDITEUR

20, RUE BONAPARTE

1861-1862

LA

MÉDECINE NOUVELLE

PARIS. — IMP. SIMON RAÇON ET COMP., RUE D'ERFURTH, 1.

LA MÉDECINE NOUVELLE

BASÉE

SUR DES PRINCIPES DE PHYSIQUE

ET DE CHIMIE TRANSCENDANTALES

ET

SUR DES EXPÉRIENCES CAPITALES QUI FONT VOIR MÉCANIQUEMENT L'ORIGINE DU PRINCIPE DE LA VIE

PAR

LOUIS LUCAS

AUTEUR DE LA CHIMIE, DE L'ACOUSTIQUE NOUVELLES, ETC.

TOME PREMIER

PARIS

F. SAVY, LIBRAIRE-ÉDITEUR

20, RUE BONAPARTE, 20

1861-1862

PREFACE

I

En 1861, de l'Océan aux steppes glacés du Nord, de la Manche à la Méditerranée, on ne trouverait peut-être pas un homme éclairé dont la conviction formelle ne soit : que demain on pourrait mettre le doigt sur le progrès réel... sur le progrès définitif... si *ceci*... si *cela*... ne venait pas se placer en travers! Or, ces *ceci*, ces *cela*, sont généralement basés sur les fautes et les excès du vieux monde qui continue à s'imposer à nous. Je veux bien accepter ce point de vue pour un instant. Il est donc bien entendu que, le jour où les langes de la civilisation tomberaient, nous prendrions immédiatement l'âge de raison. Seulement, on ne compte pas avec les folies de jeunesse! Avez-vous pensé au règne futur, au despotisme probable des utopies? Nos langes tiennent fort; c'est qu'ils sont trois fois retenus par la peur des excès à venir! Or, qui nous garantira de ces excès, si la raison ne nous vient pas doucement, sagement en aide; de façon à ne pas substituer au despotisme de l'intrigue le despotisme de la folie, cent fois plus désespérant? Donc le progrès ne naîtra pas encore demain... et nous pouvons renouveler notre litière, si nous ne tenons pas à coucher par terre. En politique, le peuple *de toutes les époques*, ne comprenant pas que la propriété est le seul garant de l'indépendance humaine : puisqu'elle constitue le GAGE le plus sûr du travail; que cette propriété qu'il jalouse aujourd'hui, sur laquelle il est si tenté parfois de porter la main, sera longtemps encore son seul refuge contre les tyrannies de l'esprit public toujours affolé; donne par cela même des armes aux despotismes, pour l'asservissement général. Dans les faits intellectuels, les choses se ressemblent par le fond, si ce n'est par la forme. Le public n'accorde de popularité qu'à celui qui flatte ses passions, et non à celui qui le garantit de ses excès! De sorte qu'il tourne dans un cercle vicieux, ayant bien l'air de devoir y tourner longtemps encore. La marche de l'esprit humain, semblable au *pendule* qui oscille, bien plus qu'au *spiroïde* synthétisé dans ses éléments; la marche de l'esprit humain, dis-je, ne procède que par bonds!... au revers de la nature vraie, qui ne fait jamais de saut brusque!... Quand on quitta le fanatisme du moyen âge, on se jeta dans l'athéisme des chiffres! Newton, d'Alembert, Diderot, et leurs disciples : aujourd'hui si bénins, si bien dressés au banc d'œuvre; mais si athées au fond, forcément, de par les mathématiques : se sont posés en face de la succession de Sanchez et d'Escobar; de sorte qu'ils n'ont pas plus de raison d'être que les premiers : *in medio veritas!* La parole de celui qui oserait se charger de faire saisir cela à la masse serait étouffée sous les sifflets, avant de pouvoir l'amener à comprendre : qu'entre la prostration intellectuelle des bigoteries et l'athéisme des chiffres, il y a Dieu, souriant et sublime, qui attend, avec bonté, que nous voulions bien secouer la poussière dans laquelle nous nous roulons depuis si longtemps, comme des enfants.

Pauvre peuple!... au lieu de faire asperger les arbres de la liberté avec de l'eau bénite, que n'avait-il soin de les arroser plus souvent avec de l'eau pure, bien pure... ces arbres n'auraient pas séché tristement. Mais, comme je le dis, pas de milieu avec les hommes! Le pendule inexorable des civilisations s'en va, toujours battant de gauche à droite et de droite à gauche!... Après le temps d'aujourd'hui, viendra le temps de demain! dont le bien sera probablement fort contestable! Prenons-nous l'homme en particulier? En étudiant ses allures comme individu? nous rentrons dans les mêmes phases intellectuelles. Tour à tour il accepte l'insulte ou la flatterie avec de semblables facilités. Courbé sous l'anathème des religions, il s'est frappé la poitrine dans la cendre... en se laissant dire qu'il n'est que péché et que prétextes à infamies!... Comme plus tard, lorsque l'esprit philosophique se révolta, il huma à longs traits la flatterie paradoxale que lui versait J. J. Rousseau et son école. On lui affirmait qu'il est né bon; que ce sont les étrivières de ses ennemis qui l'ont ainsi couvert d'ulcères!... Comment voulez-vous qu'il n'acceptât pas une conclusion aussi commode?

L'homme est né ni bon ni méchant! il est né sériel.... c'est-à-dire, portant avec lui toutes les nuances de force et de moralité. Et, *de même que dans le spectre optique* SÉRIEL, *la lumière ne naît que de la* CONCENTRATION *des nuances de ce spectre;* de même aussi, la moralité ne naît, pour l'homme, que du jeu harmonieux, tonalisé, des condensations intellectuelles qui produisent sa RAISON. Voilà pourquoi l'instinct sublime des langues : bien avant que le penseur pût se rendre compte, au moyen des faits physiques, de ce qui se passe au fond de sa conscience : osa appeler ce grand effort moral de condensation, *vertu!... virtus...* force... puissance!... L'homme est donc né ni bon... ni méchant... C'est un clavier, d'où l'on peut tirer : ou une cacophonie discordante, ou un concert sublime; selon la puissance qui conduit les touches... la raison!... La raison, la vertu, étant chez l'homme des synthèses... il est patent que tous les individus de l'espèce : pour une cause ou pour une autre : n'arrivent pas à réaliser ce but si désirable, la synthèse!... Parqués suivant les fractions de séries, vous en rencontrez qui représentent, comme état moral, le rouge, le jaune, le vert, le bleu, du spectre optique; en un mot, qui penchent essentiellement depuis les nuances de la violence... le rouge... jusqu'aux nuances opposées... l'indolence, la paresse... le bleu, le violet!

Oh! combien l'homme n'est-il pas entouré de piéges! Nous venons de voir sur quelles bases déplorables s'appuient les flatteries qui l'assaillent; si nous descendons dans le fond des doctrines qui l'endorment, nous ne rencontrerons que des sujets de tristesse! Tous les jours vous vous trouvez dans la société de gens puissants, heureux, satisfaits; comme on disait du temps de M. Guizot; qui se ressemblent tous, dans quelque parti politique ou religieux qu'on les choisisse; l'homme n'ayant guère que deux tendances extrêmes, celle de duper, celle de se laisser duper; il est donc bien ridicule, de faire intervenir la politique ou les religions dans les questions philosophiques. A voir cet extérieur simple, mais riche, cette voix agréable, cet œil riant, il est impossible de ne pas admettre, selon leur avis, que tout est pour le mieux dans le meilleur des mondes, et que les opposants à cette manière de voir sont d'affreux coquins tourmentés de quelque vermine intérieure. Seulement, quand on réfléchit que les loups en disent autant aux agneaux, dans le pays où parlent les bêtes; on découvre facilement aussi que ces gens, si placides en apparence, ne vivent que de la faiblesse humaine; en profitent parce qu'ils sont habiles; chasseurs sûrs d'eux-mêmes, la masse vivante ne représente, à leurs yeux, qu'un gibier facile à poursuivre. Malheur à celui qui attaque leur industrie! En pipant l'ignorant, ils vivent... et vivent fort bien! Pourquoi iriez-vous effrayer l'oiseau confiant, devant leurs armes si exercées aux belles rencontres! Quoi qu'il en soit, défiez-vous des optimistes! Et, lorsqu'il faut, à toute force, rechercher quelqu'un en ce monde, portez-vous de préférence du côté des indifférents; avec eux, s'il y a peu à gagner, au moins n'y a-t-il rien à perdre.

La science ne peut s'arranger de l'optimisme... parce que trouver tout pour le mieux, c'est rejeter l'étude et le progrès. Il faut donc que nous ayons l'œil ouvert sur ces tendances somnifères, qui entravent les découvertes les plus respectables. Ce sont les optimistes qui firent boire la ciguë à Socrate; qui crucifièrent Jésus-Christ; en ayant soin de le couronner d'épines, préalablement, par dérision; car les optimistes sont généralement gais et farceurs. Ce sont eux, encore, qui noyèrent ou laissèrent noyer le premier bateau à vapeur de Fulton sur la Seine: pour se moquer de ridicules novateurs!... comme déjà, ils avaient mis en pièces celui de Papin, à l'entrée du Weser.

Fils d'un manufacturier qui occupait beaucoup de monde, et ayant continué à en occuper plus encore, j'ai vu bien des hommes, bien des caractères; et certes, je le déclare, je n'ai jamais eu guère à me louer que de l'indifférence humaine. J'ai perdu la moitié de ma vie à éviter, à flatter, à endormir ou à museler des fous; pour avoir la paix et la liberté.

Deux prisonniers politiques, mêlés à des forçats, se trouvèrent un jour sur le passage d'un roi de Naples bien connu; l'un d'eux éleva la voix pour recourir à la clémence du souverain: « Malheureux! dit son camarade, en lui mettant la main sur la bouche, veux-tu donc

nous perdre ?... » O homme, si tu tiens à vivre tranquille, garde-toi d'attirer l'attention des optimistes ! L'indifférence des autres, pour le sage qui prétend ne duper ni être dupé, voilà la planche de salut !... Laisse la ruse et les fausses affections à l'intrigant sans valeur et sans conviction. Si maintenant, par une grâce suprême, rencontrant la douce et divine amitié, tu arrives à franchir tant d'écueils, crois-toi bien heureux... mais n'oublie pas mon conseil ! Comment pourrait-il en être autrement, dans un monde où les intérêts de tous se trouvent encore aussi opposés les uns aux autres? On nous dit que nous vivons en société !... et la société n'est pas constituée ! Ah ! si l'on admettait que la sociabilité existe pour l'homme, je le comprendrais... Mais la société? Non !... Est-ce qu'il y a société lorsque les enfants et les vieillards ne vivent que de par l'aumône ?... Comment se fait-il qu'un régiment nourrisse et élève des enfants qui naissent dans son sein; promette une retraite au vétéran; quand les nations les plus policées de la terre abandonnent aux hasards de la misère le faible des âges ?... trop jeune ou trop vieux ! Évidemment cela vient, non pas des gouvernements, sur lesquels on s'amuse à rejeter toutes les sottises humaines; mais, à cause de la répulsion qu'éprouve notre nature à rassembler, dans l'âge adulte, assez d'épargnes : pour en nourrir nos parents infirmes, et nos enfants impuissants au travail. Maintenant, si dans l'âge adulte, quelqu'un met la main sur un trésor industriel : comment se fait-il que la loi, au lieu de l'indemniser de ses peines, le force, pour premier devoir, de fermer son trésor au public; en le lançant sur le chemin le plus sûr de la ruine, dans la voie des brevets ?... Que d'inconséquences entre la loi et le bonheur du citoyen ! Aussi, quel divorce entre la vie civile et la raison ! L'homme n'a pas fixé son esprit, pendant quelques heures, sur une chose sérieuse : qu'il lui faut bien vite se faire pardonner *cet excès* de raison; en se jetant sur des petits morceaux de bois, de carton, qu'on appelle *dominos, cartes :* sur la pipe, les alcools, l'absinthe, l'opium, etc., qui éteignent l'activité organique; et tant d'autres fétiches qu'il est inutile de dénombrer. Il n'a pas de cesse qu'il ne se fasse goutteux, épileptique, rhumatisant, maniaque, dévot, halluciné, extatique ! Les maladies de la vieillesse, avec de semblables habitudes, sont moins des affections normales, dues et prévues, que des démissions amenées par les excès de la vie adulte. Je nierai donc qu'il y ait une société de constituée, tant que je ne verrai pas, de par la loi, les peuples nourrir leurs enfants : occuper mieux les adultes; afin de les garantir, devenus vieillards, des infirmités et des misères qui les écrasent aujourd'hui. Sans tomber dans la frénésie spartiate, pourquoi la vieillesse ne serait-elle pas la nourrice de l'enfance, au physique et au moral : pendant que l'adulte fournirait le pain quotidien? L'enfant y gagnerait des soins et de bonnes leçons ; le vieillard y trouverait un refuge contre le défaut d'exercice et le découragement de l'oisiveté. L'amour si étrange des grands parents pour les nouveaux-nés ne semble-t-il pas nous mettre sur la trace de ce fait social, si bien compris par Fourier ; n'y a-t-il, enfin, aucune voie ouverte entre les rêveries de ce dernier et la pratique sérieuse?... Oui, il y en a une... c'est de créer dans chaque canton, pour la province, dans chaque arrondissement, pour Paris, un pensionnat des pauvres ; à côté de ces splendides lycées que l'artisan n'ose pas côtoyer sans essuyer furtivement une larme de douleur... quelquefois de haine!... Il existe dans Paris, entre autres, deux pensionnats de ce genre, ceux de Saint-Nicolas... jamais il n'y a là de place à donner... Aujourd'hui ils évacuent, même, le trop-plein sur leur maison d'Orléans. Que de bien on ferait à l'ouvrier honnête en vulgarisant ces maisons et surtout en les laïcisant!... Oh! alors l'enseignement ne serait pas un vain mot... et la société verrait disparaître en une seule génération, plus de vices crapuleux, que les philosophes et les philanthropes officiels n'en effleurent pendant un siècle. Ne comptons pas sur la vertu et la bonté humaines, pour asseoir les espérances de notre vieillesse. Je l'ai dit, la vertu, la bonté, ne présentent chez l'homme qu'un produit rare et très-exigu. Portez les yeux sur la nature végétale, qui est notre sœur organique; ne voyez-vous pas que la portion essentielle de son être se montre en quantité très-minime? Il en est de même des êtres humains, quant au moral : la bonté, la vertu, les sentiments généreux, peuvent être compris comme étant des alcoolisations morales; dont l'apparition reste rare et de peu d'étendue dans le mouvement social. L'orgueil humain nous dit, lorsqu'il considère les créations divines : Voyez ces minéraux; Dieu les laissa en proie à l'inertie!... Aux végétaux, il n'a accordé qu'une circulation obscure, qui en fait une sorte de clair de

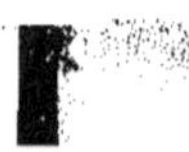

lume vital!... Les animaux, eux-mêmes, peuvent-ils sortir de la bestialité?... A moi seul... homme... la raison est échue en partage!... etc. Sans m'inquiéter de froisser l'orgueil de mes semblables, je dirai franchement que l'homme aurait besoin de méditer quelque peu l'Évangile. Lui qui voit si bien une paille dans l'œil de toute la création, comment se fait-il qu'il n'aperçoive pas la poutre qui est dans le sien? De même que l'inertie tyrannise la matière; qu'une organisation incomplète enchaîne les végétaux; que la bestialité se répand comme un voile sombre sur l'animalité générale; de même aussi, l'humanité doit considérer le revers de sa médaille!... Car elle est d'abord livrée à la contre-partie de la raison... à la folie! Je viens de le dire, l'homme naît fou!... Parce que ses aptitudes, toutes sérielles, ne produisent pas immédiatement les condensations sublimes de volonté et de moralité, d'où la raison doit sortir plus tard.

Dans les analyses physiologiques et morales, on ne tient compte généralement, que d'une seule des modalités de la folie ou manque de raison. Je veux parler de ce malheur déplorable, qui nous prive, pathologiquement, de l'exercice de nos facultés : et que l'on désigne, à lui seul, sous le nom de folie. Les choses ne se passent pas de la sorte, en bonne philosophie. L'homme n'arrivant à la raison que fort tard et très-péniblement : il s'ensuit que nous devons établir les divisions suivantes de ce grand fait de folie, dont il faut prendre, quand même, notre parti : L'ENFANCE représente l'INHABILETÉ de la raison; l'idiotisme à plusieurs degrés, partant de la simple bêtise jusqu'à une sorte de démence, nous montre la raison IMPUISSANTE à se produire d'une façon organique; la FOLIE vulgaire, c'est la PERTE de cette raison; puis viennent après les passions fortes, les vices, les crimes : qui amènent le MÉPRIS de la raison; enfin, il s'établit une ABSENCE PASSAGÈRE de la raison, sous l'influence de la colère, de la peur, de l'ivresse, etc.

Cherchez un autre mot, que celui de folie, pour exprimer ces divers états moraux, vous n'en trouverez pas; ou le langage vulgaire vous démentirait. En disant ceci, je n'ai envie de piller, ni de parodier Érasme et tout autre; ce grand homme s'est amusé, de son temps, à en faire une amplification de rhétorique fort spirituelle : à laquelle il n'accordait pas plus d'importance, qu'à un pamphlet littéraire. Quant à mon dire présent, je l'affirme au nom de la plus sérieuse physiologie ; me proposant plus loin d'en fournir des preuves irrécusables.

L'animal naît sauvage, bestial... vous pouvez l'apprivoiser !... c'est-à dire le faire parvenir à la plus haute moralité qu'il lui soit permis d'atteindre, eu égard à sa construction organique sérielle. L'homme naît fou !... Et ses semblables, par un trésor d'intelligence acquis laborieusement, peuvent aussi l'apprivoiser à la raison : qui devient un produit tout aussi spécial, j'allais dire tout aussi factice, que l'éducation morale donnée aux animaux sauvages. Car il est plus rare, je crois, de rencontrer dans l'humanité un homme réellement vertueux, qu'un animal qui respecte son devoir. Je fais appel, en cela, aux gens qui, par métier ou par goût, fréquentent les animaux domestiques ; leur attachement pour des chevaux, des chameaux, des éléphants, des chiens, même des chats ; d'une docilité, d'une affection, d'un dévouement surprenants ; en dirait assez.

L'homme naît fou... parce que la raison est un acquit, un produit du travail ; il n'en est pas de même de la méchanceté ou de la bonté, qui expriment une tendance normale organique. L'homme peut naître, et souvent peut rester fou toute sa vie, sans sortir de la voie sérielle qui est la base fondamentale de sa constitution. La méchanceté n'est qu'un accident de la folie ; elle suit donc la règle des modalités ordinaires.

Je suis désolé de l'écrire, mais, en lisant l'histoire politique des peuples, l'histoire des religions, l'histoire des sciences, etc., cela me fait absolument le même effet qu'une promenade dans une maison de fous !... Dans l'histoire, comme à Bicêtre, je trouve des élans de génie, de vertu, de moralité ! Ce qui me semble le plus rare, en ces deux cas, c'est la raison !... Peut-être m'accusera-t-on d'avoir l'œil disposé comme un microscope et de voir, par conséquent, tout en laid ? Il peut y avoir du vrai dans ce reproche... Cependant, personne n'aura l'audace d'ajouter que dans les faits humains, c'est le beau qui domine ! En tout cas, rappelez-vous que les bons microscopes ne courent pas les rues... Quand vous en trouverez un convenable, servez-vous-en ! Je le répète donc, la raison est un produit *alcoolique, essentiel ;* un produit *sublimé* dans les actes organiques ; et, là encore, le langage instinctif ne s'y est pas trompé... il a appelé la raison... *sublime !...* C'est à tort, par une modestie ou sotte ou intéressée, que le philosophe, le savant, le médecin, traitent d'égal à égal avec tous leurs semblables hommes!... au point de vue rationnel. La philosophie, la science, représentent un certain état de sublimation intellectuelle, qui n'est plus miscible à la masse plus ou moins civilisée qu'on nomme la société ; pas plus que les essences sublimées, faisant partie naguère d'une masse liquide, homogène, ne restent *miscibles* à cette même masse, après la sublimation opérée. La modestie peut être de la politesse; elle n'en constitue pas moins, ici, un mensonge flagrant. Comme nous allons nous occuper particulièrement de médecine, en ce livre, je préviens le médecin qu'il aura à traiter quatre-vingts cas de folie sur cent, dans sa pratique; folie douce, folie obscure, folie honnête, folie aimable, etc. Mais, docteur... toujours folie!...

Philosophes, savants, poëtes, qui accusez l'indifférence ou l'ingratitude de vos contemporains, prenez conseil des analogies naturelles; acceptez bravement la position qui vous est faite par les dédains du présent!... Est-ce que l'eau, la masse pesante, le phlegme, comme disaient nos aïeux, ne repousse pas de son sein les essences qui lui étaient naguère adéquates?... Ces essences, tournées vers les régions supérieures, ne peuvent plus avoir de contact qu'avec l'atmosphère : dans laquelle elles se répandent, et dans laquelle elles émettent leurs parfums sublimés!... Vous aussi, enthousiastes... chercheurs... sortis du phlegme social, à la poursuite du beau... n'oubliez pas que c'est l'avenir dans lequel vous êtes chargés de vous répandre!... C'est l'avenir que vous êtes chargés d'améliorer par vos créations sublimes! Si, au lieu de cela, vous pensez au présent, je ne connais pas d'autre moyen de vous faire accepter de la masse, qu'en flattant ses passions... ses folies... en trahissant la raison!

II

Avant de parler des erreurs de secte, en médecine, je désire entrer plus avant dans les principes d'où elles dérivent, et montrer leur véritable filiation. Un des plus grands malheurs qui aient frappé l'espèce humaine, jusqu'ici, malheur né de sa folie originelle, c'est le penchant qu'elle montre pour l'IDOLATRIE. Je veux dire par là, la répulsion profonde qu'éprouvent les masses pour tout ce qui est travail de *réflexion*, d'*examen*, de *déduction*, etc. De plus, comme toujours il se rencontre à ses côtés quelque larron, enchanté de cette paresse navrante, prêt à l'exagérer pour en tirer parti; il s'ensuit que la foule tombe de folies en folies, d'erreurs en erreurs; qu'elle se traîne d'idolâtrie en idolâtrie! La poésie, si attrayante, comme toutes les ébriosités, cache un danger menaçant : elle cache l'idolâtrie future, de ce qui fut dans le passé une admiration, une reconnaissance ou un charme... Il est cruel de dire, à cause de cela, que la masse des humains paye toujours avec usure dans l'avenir, ce qui a charmé ou intéressé ses pères dans le passé. Voilà pourquoi les philosophes anciens, Platon en tête, avaient placé Homère : incarnation poétique de tout un peuple; au plus profond des enfers; à cause de l'idolâtrie singulière dans laquelle il avait poussé la Grèce avec ses romans théogoniques. Platon bannissait ainsi les poëtes de sa République; parce que Platon, trop peu initié au sens hermétique qui fait le fond des poëmes d'Homère, n'avait compris, dans ces poëmes, que le sens littéral, odieux, qui frappe à première vue. L'Égypte, dont les productions en blé semblent avoir nourri pendant longtemps les nations arabes et méditerranéennes, imposa, par la force des choses, ses croyances aux gens qui fréquentaient ses magasins. Pendant le temps que son écriture symbolique fut comprise de tous : avec la signification vraie d'une affiche des labourages et des météorologiques, l'idolâtrie n'eut guère de prise que sur les êtres à moitié idiots, en tout cas sauvages. Mais, lorsque l'écriture phonétique se substitua à la symbolique; les idées industrielles, contenues dans la symbolique, s'effacèrent, pour ne laisser apparaître que les lignes difformes d'une statue à tête de chien, d'épervier, de chat, etc.; l'idolâtrie du signe se substitua à la représentation d'une œuvre intellectuelle. La canicule, figurée par un homme à tête de chien, qui devait avertir les agriculteurs de gagner les hauteurs avant que l'inondation les surprît dans la plaine : se transforma en un magot hideux, auquel on offrit des sacrifices, pour capter sa bienveillance ou adoucir sa colère. Le chat, symbole des phases de la lune, fut adoré comme un dieu et traité comme un roi! La marche de l'humanité, ai-je dit, est comme celle du pendule, qui subit des oscillations à droite et à gauche; il faut que cette pauvre humanité paye, par un retard correspondant, tout progrès réalisé. La civilisation ne suit donc pas la figure spiroïde si éloquemment célébrée par Bossuet, Herder et Vico; elle bat la mesure comme un métronome. Seulement, une main puissante raccourcit la tige, de jour en jour; de façon à rendre les battements plus vifs!... Nos erreurs se reproduisent comme par le passé, contrariant et alourdissant chaque progrès; mais ces erreurs durent de moins en moins longtemps. Les conquêtes de la dialectique, réalisées par le génie d'Aristote, nous valent la sophistique régularisée... la scolastique. Les gloires militaires de Marius, de Sylla, de Pompée, de César, aboutissent au despotisme impérial, qui va se perdre dans les horreurs du Bas-Empire. La révolution sociale apportée par le christianisme, aboutit au papisme! la féodalité, au droit du seigneur; l'application de l'algèbre à la géométrie et aux sciences, nous laisse embourbés dans le mathématicisme : dont nous ne sommes pas près de sortir. En médecine, Hippocrate, Thémison, Galien, n'ont pas plutôt montré une des faces spéciales de l'art de guérir : que la tourbe des médecins s'empare de leur formule générale; la découpe, l'abrége pour en faire un passe-partout qui doit servir le malade, sans que le médecin ait presque la peine de s'en occuper. La paresse!... la paresse, fille de la folie par le mépris de la raison; voilà encore un point de départ bien remarquable de toutes nos bévues!... Ne pas avoir besoin de penser... et courir où les passions nous poussent, n'est-ce pas là le grand secret des misères humaines?... On veut bien écouter un chef d'école, non pour mieux raisonner avec l'appui de ses leçons, mais pour avoir le droit de ne plus raisonner du tout. Lorsque Galien établissait ses quatre éléments, il y avait du vrai dans cette méthode, en la raisonnant bien à son point de vue;... d'autant mieux que par là il se rapprochait des hermétiques, ses maîtres; mais le médecin n'entendait pas lui accorder son temps : comme un jardinier vulgaire, en face d'une plante qui a soif, si le malade était considéré comme trop chaud et sec, vite on l'arrosait; on lui laissait tirer la langue, s'il était soupçonné de trop grande humidité! Un autre médecin penchait-il pour la doctrine hippocratique? il ne voyait dans les œuvres du maître que la temporisation, l'expectance !... humant sa prise avec délices, au lit du malade, il répétait : « *Laissez faire...* » tant que le cercueil n'était pas à la porte ; auquel cas il eût pu ajouter, avec nos économistes : « *Laissez passer !...* » On en devrait dire autant de toutes les sectes qui ont existé en médecine ; ce n'est pas la doctrine du maître qui est fautive dans la science, c'est son application postérieure : tout au plus peut on accuser le maître d'être incomplet ou partial, quant à un point de vue analytique, trop exagéré dans son importance. En relisant les œuvres originales des théoriciens tour à tour délaissés, on est étonné du peu qu'il faudrait leur ajouter ou leur retrancher, pour en faire une méthode irréprochable. Les praticiens devraient comprendre, au milieu de leur travail, que l'écrivain n'a pas tout prévu, n'a même pas voulu tout prévoir ; de peur d'anticiper sur des phénomènes, trop variables ; il s'est efforcé d'instituer des principes généraux pour la commodité du raisonnement de chacun. Mais si l'on applique sans raisonner, sans vouloir se fatiguer à tirer des conséquences entre le FAIT et le principe ?... alors retournons plutôt à l'INSTINCT seul ! car l'instinct qui n'est pas vicié par de sots et faux raisonnements, éclaire l'ignorance de l'homme d'une façon incroyable. Cette répulsion qu'éprouve le médecin pour les déductions philosophiques, le pousse dans une autre faute qui semble, au premier abord, être le contrepied de la première : et qui n'en est au fond que l'annexe. Ceux qui suivent des systèmes tout faits s'excusent de lire un ouvrage, lorsqu'ils y rencontrent un seul mot qui leur serve de prétexte pour en rattacher les idées à une doctrine étrangère à la leur ; comme le *spiritualisme*, le *matérialisme*, etc. Les personnes qui ont l'habitude d'écrire, savent qu'il est impossible de ne rien répéter. Pascal, la Bruyère et tant d'autres ont protesté contre la sottise que je signalais tout à l'heure. Il y a mieux, combien de choses grandes, ingénieuses, utiles dont on fait la découverte d'un seul jet original : et qu'on a l'occasion de retrouver, plus tard, dans des ouvrages dont on ne connaissait pas même l'existence ou le nom au moment du premier travail ! Ce fait est si commun dans les sciences, qu'on en éprouve très-souvent des découragements dangereux : qui feraient renoncer au travail, si l'on ne se raisonnait pas sérieusement. On ne se pardonne pas d'avoir forcé son intelligence à faire des recherches si pénibles ; pour les revoir, après coup.

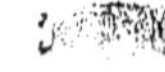

exposées par d'autres. Je sais fort bien que l'on s'exagère le fait en général; car ce qu'on rencontre ainsi, n'est qu'un détail qui ne porte en rien sur l'ensemble d'une doctrine. Aussi, suis-je formellement d'avis, qu'aujourd'hui, il est presque impossible de revendiquer, scientifiquement, autre chose que des travaux synthétiques; tant les œuvres de l'esprit se sont multipliées. On est sûr de trouver, en cherchant bien chez les autres, des faits de détail qui rentrent dans la mosaïque du travail qu'on présente au public. Mais, combien les hommes judicieux ne devraient-ils pas reconnaître le mérite de ces conceptions d'ensemble, qui demandent de si grands efforts de recherche! Au lieu de cela, que croit-on?... La presse, les sociétés savantes, les salons, n'ont d'admiration que pour les gens à idées superficielles, incomplètes, dénuées de toute connexion. Vous jetez en l'air, d'un air matamore, les grands noms d'électricité, de magnétisme, de polarisation... et tout est dit. Je n'oublierai jamais, que dans un dîner splendide donné, il y a deux ans, par un des plus illustres rédacteurs en chef de journal politique, à de très-illustres rédacteurs en chef d'autres journaux; on porta sur le pavois scientifique, un monsieur inconnu, qui venait de faire un ouvrage dans lequel TOUT S'EXPLIQUE PAR L'ÉLECTRICITÉ!... O Joyant! on nous annonce la mort d'Henri IV, et tu n'es pas sorti de ta tombe avec tes in-octavo de 1787, basés sur le plus pur électricisme?... Voilà comment la presse connaît l'histoire des sciences!

III

Lorsqu'on étudie cette histoire des sciences avec une certaine perspicacité, avec une haute impartialité philosophique : dérivant toutes les deux de l'expérience et du recueillement, on peut se convaincre, intimement, d'un fait décourageant pour ceux qui écrivent des œuvres originales et indépendantes; c'est que la réputation des livres : poésie, science, littérature, arts : ne prend, ce qu'on pourrait dire *une grande volée*, une popularité soutenue, que par les actes personnels de l'auteur; pouvant attirer l'attention sur ses ouvrages. On dirait que, semblable au gallinacé qui vient de pondre son œuf, il soit tenu de se mettre bien vite à chanter; et, que plus il fera de bruit, mieux cela vaudra pour l'excellence de son travail. Mais, s'il existe des natures qui n'éprouvent aucune contrariété en sollicitant les masses, qui n'écrivent même des livres que pour en arriver là ; il existe aussi des natures solitaires, des natures dédaigneuses ; qui se trouveront toujours primées par le caractère remuant, intrigant, de l'homme dont l'unique but est de se frotter au public. Lorsqu'un écrivain est haut placé dans l'administration de son pays, toutes les chances sont pour lui. Il est supposé, *ipso facto*, pouvoir dire des choses très-éminentes. Or, lisez deux ou trois mémoires, écrits depuis peu, par des gens autrefois revêtus des plus hautes dignités; et dites-moi ce qu'il y a de profond, de fort, d'éminent, enfin, dans ces œuvres si bien placées cependant pour attirer la faveur du public?... La meilleure chance de popularité, après les positions officielles, naît évidemment, pour leurs antagonistes : les hommes de l'opposition, persécutés, emprisonnés, exilés. Enfin, nous trouvons une troisième catégorie, celle des gens qui sont tombés à l'eau, qui ont été incendiés; et surtout ceux qui sont aveugles, qui sont nés sans bras, manchots, pieds bots, avec tache à la figure, ornés de belles bosses en avant ou en arrière ! Mais ceux qui ne sont pas grand'chose... rien du tout... qui ne taquinent jamais le pouvoir... qui marchent droit, avec un dos et des yeux vulgaires?... Ah ! la position n'est pas commode ! Il faut financer avec les journaux et les annonces ! Encore, si vous apparteniez à un parti... vous trouveriez peut-être quelque feuille politique qui se servirait de votre livre pour *éreinter* ses *concurrents!...* Heureusement qu'il en est de la presse comme des anciens gouvernements absolus, qu'elle laisse passer le bien sans s'en douter... Voilà la fortune du progrès!... En effet, compter que la presse se donnera la peine d'analyser des œuvres importantes, c'est se leurrer d'un fol espoir. J'en prends à témoin les propres paroles d'un des plus ardents publicistes de ce temps-ci. En parlant du *Roman alchimique*, il a dit, dans le *Courrier de la Librairie* : « Je ne m'étonne pas qu'on en parle si peu dans les journaux. En présence de ces livres-là, la critique s'arrête, étonnée et de mauvaise humeur : crainte de se fourvoyer dans un éloge intempestif, elle préfère « imiter le silence prudent de Conrart. » Si par un hasard sans pareil, vous avez la chance d'être accepté par un jour-

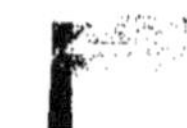

nal; la direction jette votre livre à ronger à un critique spécial : voué, corps et âme, non-seulement à une coterie; mais, bien souvent; le plus souvent; à un seul professeur en renom. La belle critique qui va sortir de là! On vous traite comme vous le méritez!... Comme les optimistes traitent les gens assez osés pour les déranger dans leurs bonnes fortunes!...

Que de livres sans valeur, dans l'antiquité et dans les âges plus rapprochés de nous, qui nous sont arrivés avec l'auréole factice dont je viens de parler!... Et que de livres enfouis, sans nom, dans les bibliothèques, d'où l'on tirerait des chefs-d'œuvre!... Je n'ai pas voulu laisser échapper l'occasion de cet ouvrage sans leur rendre hommage. Honneur à vous, donc, grands philosophes, modestes savants, vieux alchimistes enfermés dans la fosse commune, que vous devez à d'infatigables collecteurs et à quelques pieux bibliophiles!... Honneur à vous, savants chercheurs, que la popularité n'a jamais caressés de son aile éblouissante; mais dont les travaux sont dilapidés par les plagiaires de tous les pays!... Je me fais gloire d'être l'un de vos plus fervents disciples, et je vous tends la main à travers la tombe!... Newton n'est presque honoré, de nos jours, qu'en mémoire de ses PRINCIPES : qui présentent un roman mathématique dont, au premier jour, on sortira inévitablement; tandis que son *Optique*, chef-d'œuvre entre les chefs-d'œuvre, est mise à l'*index!* Barthez est glorifié d'une pensée physiologique éminente, dont il se défendit amèrement à la fin de sa vie. Tel autre grand homme n'est connu que par ses ridicules ou par ses vices. Rien n'est donc plus bizarre que les réputations... Et si Dante, Michel-Ange, ont placé en enfer des papes, des saints, etc., dans le jugement intellectuel des Champs-Élysées, combien de grands noms seront mis au rebut : tandis que leur gloire passera à des gens inconnus ou méconnus! Plus tard on se récriera contre la paresse, la légèreté, l'insuffisance et l'esprit superficiel des théoriciens actuels. Presque tous ils représentent des hommes de métier spécial, parvenus à une position trop synthétique pour leurs études et pour leur force réelle; médecins, chimistes, littérateurs, ils imposent à l'ensemble scientifique, les vices et les préjugés de leur vie de spécialiste. Les élèves savent déjà tout cela; mais, sous la pression des examens, ne sont-ils pas forcés d'acheter et de lire les livres des gens qu'ils craignent : des gens qui peuvent leur demander compte d'intérêts froissés chez leur éditeur? C'est donc exceptionnellement, que l'ouvrage d'un écrivain indépendant peut arriver à une publicité sérieuse. Admettez qu'un auteur parfaitement renseigné sur cet état de choses, n'ayant confiance, ni à la PRESSE achetée par l'*annonce*, ni aux libraires enfermés dans leurs éditions propres, se confie au seul bon sens de l'avenir ; ne sera-ce pas un spectacle assez curieux? On voit combien il a à craindre!... Son œuvre peut aller se perdre sous le pilon, après avoir été bel et bien saccagée par l'officialité ! C'est une chance... je dirai même une chance assez drôle, assez amusante, pour celui qui en prend bravement son parti!... Comme à un moribond en état de léthargie, il peut lui arriver de voir disposer cyniquement de ses dépouilles !

IV

Après les idées superficielles d'électricité, de magnétisme, de polarisation, etc., etc., c'est-à-dire de physique par à peu près : la chimie, en tant que chimie, a aussi envahi le domaine des sciences naturelles. On cherche la raison de tout avec une balance... ne se souvenant plus que la science ne peut être qu'un monument d'ensemble. Il y a un monde à découvrir dans cette voie, qui réinstaurerait la vraie physique au milieu des recherches : en chassant du temple la physique et la chimie amusantes. Assez donc, de jouer avec les bobines électriques, les cornues et les pipettes!... Rentrons dans le cabinet du physicien, qui étudie l'allure des condensations du mouvement. Pendant longtemps, la logique vraie, analytique, désertée pour la sophistique, a dominé les connaissances humaines. Les regrets que cette étude stérile a donnés à l'homme l'ont poussé dans la voie opposée : celle de la matière, de la chimie. Aujourd'hui, pour narguer la logique, on se vautre dans la chimie la plus matérialiste ; jusqu'au point de mettre la physique transcendantale en interdit. Et, comme si ce n'était pas assez de cette chimie dégradée, on y ajoute l'anatomo-physiologie ; c'est-à-dire la physique générale dégradée... Quand on compare cette voie physiologique, avec celle que suivirent Stahl, Boerhaave, Haller, Barthez, Grimaud, etc., on ne peut que l'appeler l'école des prosecteurs, ou

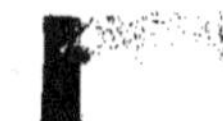

même des garçons de salle : tant cette école est misérable en hommes vraiment instruits, en dehors du scalpel... Et pourtant, ce n'est pas dans la seringue d'injections qu'est caché le mécanisme vital ! M. Dubois dit, dans l'introduction à son beau *Traité de Pathologie générale* : « S'il est vrai, comme le prétend Bacon, *que la force des théories repose sur l'harmonie de leurs parties*, harmonie au moyen de laquelle elles se soutiennent mutuellement, comme les pierres d'une voûte, et forment un tout cohérent ; NOUS DEVONS AVOUER QU'IL N'EXISTE ENCORE AUCUNE THÉORIE DE CE GENRE EN MÉDECINE ; et que, loin de pouvoir procéder dans cette science par voie de DÉMONSTRATION THÉORIQUE, nous en sommes presque toujours réduits à suivre la méthode d'assertion, méthode fondée sur des FAITS PARTICULIERS. » Je prends acte de la déclaration d'un homme aussi éminent. Le secrétaire perpétuel de l'Académie de médecine a très-bien établi la position dogmatique des études médicales : pressentant que la base de ces études n'est pas contenue dans les faits médicaux seulement, qui sont FAITS DE DÉTAIL ; mais dans les grandes lois de la physique, dont la médecine n'est que la plus belle et la plus noble application. Je l'avoue donc hardiment, dans les quelques lignes ci-dessus sont contenues et la raison de ce livre et le principe de mon travail. La raison de ce livre, puisqu'un homme du mérite de M. Dubois, déclare hautement la non-théorie des doctrines actuelles de la médecine ; le principe de mon travail, puisque j'essaye de faire sortir l'avenir, en médecine, des principes de haute physique, qui font la base de mes livres de physique et de chimie. Voilà ma foi... elle est ferme et entière... Dieu veuille que j'en puisse faire partager la certitude à des hommes capables de la comprendre et de la mettre en pratique ! Je sais qu'on va m'arrêter court et me dire : Tout cela est bel et bien, mon cher monsieur ; mais, pour parler médecine, avez-vous une clinique, un hôpital, un amphithéâtre ?... êtes-vous seulement prosecteur ou sous-prosecteur ?... Je serais obligé de répondre que je n'ai pas même de diplôme, et voici pourquoi : des raisons de famille m'ayant engagé à prendre mes grades dans la Faculté de droit, je n'ai pas cru devoir recommencer à m'astreindre aux inscriptions de médecine, dans un âge où les nécessités de la vie forcent à compter avec l'avenir. Depuis vingt-cinq ans que j'ai fréquenté l'école, les hôpitaux, les professeurs, les savants, et surtout l'école; j'ai bien dû faire la valeur de deux ou trois stages de docteur. En dehors de cela, que de recherches dans les bibliothèques, dans mon laboratoire! que d'efforts autour de moi pour saisir les grandes voies que je désirais découvrir! Par ma pratique, toute de contrebande, j'ai fait comme Sydenham: qui avait plus de confiance dans les soins donnés à son entourage qu'aux plus beaux travaux exécutés pour le public. Il a été dit par un grand maître: Rien n'est plus important que de bien connaître les sujets sur lesquels on opère, quand on veut faire une expérience vraiment concluante et *de principe*. C'est justement ce qui m'est arrivé; n'ayant absolument égard qu'aux grands faits de la science, toute mon attention s'est portée sur des données radicales. Quand même mes travaux sembleraient quelque peu restreints, je n'ai pas moins rassemblé autant d'observations qu'on en peut désirer. Et puis, n'avais-je pas l'arsenal des comptes rendus des journaux, des revues spéciales et des livres nouveaux? Obligé moi-même quelquefois, dans la presse, d'analyser ce qui doit intéresser le public, je n'ai eu rien à envier à qui que ce soit, dans les renseignements qu'on se procure de ce côté. Les documents de tout genre abondent dans ma bibliothèque. Voilà comment j'ai suivi et pesé les doctrines des coryphées de la science: voilà comment, le raisonnement et l'expérience en main, j'ai cru pouvoir les mettre à l'épreuve d'une critique sérieuse. Les faits nouveaux et importants que j'ai introduits dans la physique générale; touchant les évolutions du mouvement, ses condensations, ses décondensations; les rapprochements amenés par une étude de l'acoustique du mouvement; des aperçus tout nouveaux dans la chimie *sérielle;* me permettent de croire que je n'ai pas perdu mon temps: ce qui est un espoir que je ne le ferai pas perdre aux autres. D'un autre côté, j'ai un si grand respect pour la médecine, une foi si forte dans l'avenir prochain de cette science, que j'ai dû trouver des forces particulières en la traitant: on fait toujours bien ce que l'on aime, dit-on. Dieu veuille que je ne fasse pas mentir le proverbe! A l'étranger, où le programme universitaire n'existe pas; où l'on demande aux élèves de la science et non des airs de serinette, j'ai été bien compris et largement récompensé de mes travaux. En France, le succès de mes idées ne commence, pour l'étudiant, qu'après ses examens. Combien d'entre eux ne jettent-ils pas le manuel universitaire aux orties pour suivre mes leçons! Avant de terminer cette préface, désirant prévenir les objections de ceux qui pensent que les idées nouvelles doivent aller très-vite, je veux répondre... par une question : Est-ce que la révivification chimique du sang dans les poumons, indiquée par Lower, a été admise et professée l'année de sa découverte? Haller, Sénac, Cigna la rejetèrent, et tout un monde la dédaigna *pendant près d'un siècle!* Lavoisier, millionnaire : possédant un salon, une salle à manger et un portefeuille irrésistibles, ordinairement, pour la conviction des consciences très-éclairées; mit quinze ans à faire admettre ce phénomène, tout matériel, d'oxydation et de désoxydation; sur lequel il basa la chimie moderne! Encore, fallut-il obtenir la défection académique de Berthollet : qui livra la place en 1787; en même temps que Fourcroy; après dix ou douze années de brèche ouverte. Pourtant, si on eût été chercher au coin de la rue un portefaix quelconque : sa conscience et ses yeux lui eussent défendu d'hésiter cinq minutes dans la conclusion. Sydenham disait, en parlant du fameux système de Newton : « C'est singulier, toutes les grandes choses ont été repoussées, méconnues à leur origine; les idées de Newton seules font exception à cette règle ! Est-ce qu'il y aurait quelque grosse erreur, cachée sous ce système ? » J'ai peur que l'avenir ne confirme les appréhensions du grand médecin anglais !... La patience doit être la foi de tout travailleur sérieux; et même, pour celui qui a trouvé le bon numéro à la loterie, il faut encore dire avec un de mes amis :

« Le temps est le collaborateur du génie!... »

DISCOURS

A LA

MÉDECINE FRANÇAISE

I

Les doctrines et l'avenir en médecine.

Lorsqu'on lit l'ouvrage des plus célèbres novateurs, en médecine, ou ceux de leurs commentateurs même, on est frappé des magnifiques aperçus qu'ils contiennent, des aspirations heureuses vers une théorie rationnelle; mais, ces travaux pèchent tous par l'inconscience réelle des éléments organiques. La théorie de Brown, notamment, est l'expression la plus élevée, le tour de force le plus singulier, que l'*instinct* puisse réaliser en dehors de la vue des phénomènes. Cela seul prouverait suffisamment la puissance réelle, quoique obscure, de l'élément INSTINCTIF, vital, qui est en nous. Brown a écrit sous l'inspiration d'un *je ne sais quoi*... qu'il a entrevu comme dans un rêve, à travers la gaze de l'inspiration. Les déductions, seules, montrent à l'expérimentateur exercé, que les choses ne se passent pas avec cette diffusion dans la nature. Ce que je dis des *Études* de Brown, on peut le dire des autres théories célèbres; émanant d'hommes de génie qui ont tour à tour occupé l'attention du monde savant. Combien ces théories ne touchent-elles pas au vrai par certains points communs! Combien, avec quelque bonne volonté, ne pourrait-on pas les ramener à la normale: en les contournant, sans risque de les briser! Aujourd'hui nous avons bien plus à faire!... Il faut établir des bases physiques telles... qu'elles puissent servir de point d'attache à tous ces systèmes; telles... que tant de faces d'une même chose... la physiologie... ne semblent plus que les pétales d'une même fleur... la VIE! Hippocrate, représentant des doctrines les plus antiques, transmises par un monde inconnu, sera le centre de cette architectonie intellectuelle; avec lui, nous verrons Dieu à travers les pores de toute la NATURE. Thémison nous dira comment il faut surveiller les *contractalités* générales, le *laxum* et le *strictum;* Galien... ce qui manque ou ce qui excède dans la masse animée; Boerhaave, Hoffmann, Silvius, etc., les principes de mécanique, de physique, de chimie, qui peuvent se glisser jusque dans un appareil conduit par un moteur intelligent; Stahl, Van Helmont, Bordeu, Barthez, Grimaud: reprenant la NATURE d'Hippocrate, qu'ils rapprocheront de nos idées modernes, en suivront la forme *animique* dans les phénomènes innombrables de la santé et de la maladie. Enfin, l'École *anatomique*, sceptique ou railleuse, fera contre-poids à l'hypothétisme des enthousiastes; en portant la lumière des recherches sur le travail des phénomènes matériels, des phénomènes de détail. Le grand point, aujourd'hui, n'est plus d'établir des divergences de doctrines!... Ces divergences semblent avoir été abordées dans tous les sens. Ce qu'il importe de réaliser, c'est un *ensemble* de phénomènes qui démontre l'action organique: comme en chimie, par l'analyse, on découvre les individualités diverses de la matière. En un mot, considérant la force vitale, c'est-à-dire le MOUVEMENT, dans son état spécial de *condensation* et d'*organisation;* il faut agir sur lui au moyen du monde extérieur: comme on agit sur un corps chimique, au moyen des réactifs. Voilà les vrais principes de physique et de chimie organiques!

II

Les causes premières.

Il n'y a guère d'écrivain, grand ou petit, qui n'ait répété, depuis longtemps, que l'esprit humain n'est pas apte à connaître les causes premières. C'est ainsi que Barthez, un des derniers penseurs, en médecine, s'est cru fondé à dire : « Les phénomènes de la nature ne peuvent nous faire connaître la CAUSALITÉ ou l'action nécessaire des causes dont ils sont les effets, mais seulement nous manifester l'ordre dans lequel ils se succèdent... » Si l'on disait que nous ne pouvons voir *expérimentalement* la CAUSE première, je comprendrais un tel langage ; mais limiter les forces de notre intelligence à une suite de phénomènes ordonnés !... Je crois que l'esprit humain, en cela, a fait acte de trop de modestie !... Comme, généralement, la modestie est son moindre défaut, ce petit péché est tout pardonné.

Avant de passer outre, je désire m'aider d'une comparaison : « Admettez qu'un sauvage soit tenu dans un souterrain obscur jusqu'à l'âge de raison. Et que, dans un moment donné, on le conduise au milieu des plaines lombardes, la tête couverte d'un voile épais. Lorsqu'on arrivera à arracher le voile ; et à laisser le sauvage seul au milieu de ce vaste terrain : il est probable qu'il cherchera à se rendre compte de la distance des objets dont ses yeux sont nouvellement frappés. D'abord, il étendra les bras pour saisir et juger les montagnes lointaines ; puis, ne pouvant pas les atteindre, il courra dans cette direction, jusqu'à ce que la fatigue, s'en mêlant, lui fasse perdre courage ; en un mot, il essayera de franchir les limites les plus inabordables... il essayera de toucher l'infini ! Dans ce cas, on comprend l'impuissance de l'homme à SAISIR, de la main, ces lointains, encore moins l'infini !... mais, à la place du sauvage, placez un géomètre... Tout cela va changer !... Le savant n'essayera plus de vaguer, de droite et de gauche, pour asseoir ses recherches. Non-seulement il mesurera, avec les données que ses études lui fournissent, le sol voisin et les lointains ; il fera mieux, si l'envie lui en prend, il s'attaquera à l'infini de l'espace. Car, ce trian-

gle dont il limite le *sinus* à un point donné, ne peut-il pas être supposé infini ; et envahir l'absolu, par une rétrocession dans l'infiniment petit ? Allant donc, de l'infiniment grand à l'infiniment petit des projections, il jauge aussi par là le fini et l'infini ; et, comme je l'ai dit, il en tire l'absolu ; qui est une façon abstraite, de posséder la connaissance de l'espace. Pourquoi le physicien serait-il plus mal partagé que le géomètre ?... Cela n'est pas vraisemblable !... Pas plus que le géomètre, il ne doit chercher à voir ou à suivre *expérimentalement* le point de départ phénoménal. Le géomètre ne se préoccupe pas de l'essence des lignes, il en accepte le principe abstrait. Mais, une fois la ligne admise, il en tire les meilleures conséquences. Si le physicien attendait aussi que l'essence du *mouvement-type* lui soit révélée, il courrait grand risque de perdre son temps pendant l'éternité. Une fois le mouvement admis et expérimenté sérieusement, que ne peut-il pas en tirer ? D'après cela, je dis donc, que le travail des hautes données de la physique expérimentale doit nous fournir, aujourd'hui, la possibilité d'atteindre les causes dites *premières :* et nous mettre face à face avec Dieu... qui reste seul le mystère admirable, sublime et *premier !* En effet, admettez un *mouvement*, une force émanant de lui, *susceptible de revêtir* tous les caractères qu'on assigne à la *matière* et à l'*intelligence ;* il ne vous restera qu'à découvrir, à suivre le *comment* de ce *revêtement !...* c'est ce que je regarde comme très-possible à prouver par les phénomènes. Le grand point est de sortir de notre fanfaronnade moderne, qui fait de nous autant d'athées au petit pied. Comme dit le judicieux Grimaud : « Il y a toujours dans l'homme un petit fond d'anthropomorphisme !... » Ce qui veut dire poliment : une envie de tout rapporter à soi, à sa vanité, à son ignorance de paresseux, à ses passions égoïstes !... Entre croire à Dieu et se constituer donneur d'eau bénite, il y a un monde... et pourtant, cette distance est tout ce que je connais de plus difficile à faire comprendre et à faire franchir. C'est dommage !... car, vous pouvez m'en croire, l'admission d'un Dieu, sérieusement intellectuel, ne fera jamais passer quelqu'un pour un crétin !... Ah ! je sais combien, pour un livre, pour des idées, il serait autrement de bonne spéculation de choisir entre le goupillon et la crânerie athéiste ; mais on ne se refait pas ; je suis dans la physique... j'y reste. Que ne tente-t-on pas ordinai-

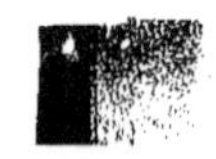

rement pour faire sortir les auteurs de cette position hétéroclite, qui ne favorise aucune des deux grandes sottises humaines... le fanatisme et l'utopie!... Quant à moi, une conviction ferme me tient aussi loin de l'une que de l'autre. Je ne m'en rapporte qu'à mes yeux... qu'à l'expérience!... Tant pis si les fautes, les abus du catholicisme, ont rendu suspectes les grandes vérités physiques sur lesquelles, autrefois, on appuya ses fondements et ses principes. La vérité est une... il nous faut la prendre là où elle se trouve; décrassez-la si vous voulez!... Quand le christianisme aurait pris sa trinité sérielle, base de toute physique vraie, chez les Hindous, les Assyriens, les Égyptiens, ou partout ailleurs!... cela nous importe-t-il?... Ne faut-il pas moins en passer par là?... Il y a des gens qui professent que le catholicisme est leur ennemi! Admettez qu'ils arrivent à le prouver... serait-ce encore une raison, parce que votre ennemi a des yeux, pour qu'il faille arracher les vôtres?

Le *mouvement* n'est connu, n'est admis dans la science, jusqu'ici, qu'au point de vue de la communication des forces; qu'en ce qu'il régit des corps pesants. Je pousse, avec une tige solide, une bille de billard sur une autre bille: je communique un mouvement à cette dernière; voilà tout ce qu'on sait, tout ce qu'on comprend aujourd'hui... *Communication d'un état de force acquis!* Ce qui existe, en dehors de cette façon d'expliquer les choses, dans les livres, est le partage de rêveurs ou n'est que médiocrement défini. Barthez déclara que cette communication de mouvement, qui semble si naturelle au premier abord, reste cependant incompréhensible pour le vrai analyste. Aujourd'hui, que l'on peut voir fonctionner les *courants* électriques, la force d'impulsion n'est plus un mystère: il en est de même de l'*attraction*, cette autre charade du siècle dernier. Pour quiconque comprend l'arrangement *sériel des forces*, les phénomènes qui simulent l'*attraction*, l'*affinité*, tombent pour ainsi dire sous les sens. Dans la *Chimie nouvelle*, j'ai fait voir que le *mouvement* est l'état NON DÉFINI de la force générale qui anime la nature; le mouvement est une force élémentaire: la seule que je comprenne, et dont je trouve qu'on doive se servir pour expliquer TOUS les phénomènes de la nature. Car le mouvement est susceptible de *plus* et de *moins*, c'est-à-dire de condensation et de dilatation... Électricité, *chaleur*, *lumière!* Il est susceptible encore de COMBINAISON de condensations! Enfin, on retrouve chez lui l'ORGANISATION de ces combinaisons! Que veut-on de plus que cela?... Est-il besoin de faire comme les anciens, qui émiettèrent ces combinaisons de mouvement en autant de causes premières?... ou de déserter la cause de l'intelligence, comme le font les modernes? Ils se croient bien braves parce qu'ils refusent le combat... sous prétexte d'opinion arrêtée! Le *mouvement*, supposé ACTIF, *matériellement* et *intellectuellement*, nous donne la clef de tous les phénomènes. Si je n'arrive pas à prouver cette grande vérité, par les expériences que je vais instituer, d'autres y arriveront; en suivant la même route et en creusant plus profondément la voie que je trace! Ce n'est qu'à mon insuffisance qu'on devra s'en prendre! Hippocrate, dans son temps, professa dignement cette admirable doctrine; la vraisemblance de sa méthode, qu'il tenait de l'inconnu, satisfit des hommes qui nous valaient bien, Platon, Aristote, Plotin, Campanella, Glisson, Jean Rey, Gassendi, et tant d'autres; aujourd'hui, les sciences se sont enrichies de faits nouveaux, que la NATURE d'Hippocrate semble insuffisante à expliquer; nos expériences sur le *mouvement* élémentaire, ses combinaisons, son organisation, doivent venir combler cette lacune et jeter un pont entre le passé et l'avenir : c'est ce que nous espérons développer amplement en son lieu.

III

Recherches sur le principe de la vie organique.

Si, au lieu de reprendre chronologiquement l'étude des innombrables et fastidieuses variations de l'esprit humain, en fait de doctrines médicales, on pense qu'il vaut mieux aborder, tout de suite, ce qu'il y a de plus sérieux dans la polémique contemporaine: sauf à revenir, suivant les cas, aux systèmes importants de nos devanciers, cela me place immédiatement en face des idées panthéistes de la physiologie allemande.

Cette école voit dans le sommeil le point capital, le fait primordial de la VIE. Ayant pris pour devise de la *vie*, l'*unité* dans la *multiplicité*, ils regardent le retrait de l'âme au milieu de l'organisme,

par le sommeil, comme le prototype de cette *unité supérieure*. C'est pour cela que leurs psychologues partent du *rêve*, comme du phénomène le plus propice, pour étudier les manifestations intellectuelles. Le long et très-remarquable article que Burdach, aidé de six collaborateurs, a consacré au sommeil, est un témoignage manifeste de la faiblesse physiologique de cette école, au point de vue des faits physiques réellement *vitaux*. Leur article est un beau roman, qui dissimule, sous le charme des anecdotes, un manque de conception générale. La *vie* n'est point un retour de la *multiplicité* à l'*unité*; car une création aussi sublime que la vie n'a pas été abordée pour réaliser simplement un *concept* vide. On ne jette pas dans l'univers l'EXISTENCE, dans le seul but de faire une addition! La vie est un acte autrement complexe qu'une réunion de fractionnements! Lorsqu'on entre profondément dans les mystères du panthéisme, surtout du panthéisme moderne allemand, dont Burdach s'est constitué, en quelque sorte, l'éditeur responsable; on voit à quel labeur stérile, à quelle monotone fatalité l'ÊTRE est condamné dans le monde. Spinosa, leur maître, avait encore plus serré la chaîne qui lie son dieu, *nécessaire*, à la NATURE, fatale dans ses évolutions. L'univers, en s'agitant, ne produit, avec un tel système, que des nodosités de matière; des agglomérats plus ou moins solides qui se prennent ou se défont suivant une loi, préconçue mécaniquement, et toujours *fatale*. La partie la plus subtile de tout cela est l'*âme*, qui peut être acceptée, comme le domicile avoué de la divinité; si toutefois on tient absolument à avouer un maître, car Dieu, dans ce système, n'a rien de *nécessaire*; vous pouvez le prendre ou ne pas le prendre; le prendre ici ou le prendre là; bien mieux, les Allemands ont eu au moins le cœur de l'avouer, vous pouvez vous faire Dieu si cela vous passe par la tête. Le panthéisme, au fond, se résout en une division et une addition!... ou la salade des deux... le MULTIPLE, puis le retour à l'UN... l'UN, puis le MULTIPLE. L'IDÉE, qui enveloppe tout dans ce monde, est le MULTIPLE enfermé dans l'UN: c'est un *substratum* de la DIVERSITÉ *totalisée!*... c'est l'INFINI, portant le FINI!... Cette doctrine, vieille comme le monde, s'est toujours fait remarquer, ainsi que je le disais plus haut, par son extrême stérilité pratique. Elle n'a pour elle que la grande simplicité de conception, qu'elle porte superficiellement. Mais, en philosophie, comme dans tout le reste, défiez-vous des idées faciles ! Spinosa, venant après l'essentialisme et le matérialisme purs, séparés par un abîme infranchissable, avait beau jeu à ramener tout à une matière unique, quoique modalisée. Cette première pensée est indiscutable. Tout est dans Dieu, tout appartient à Dieu ; tel est même le fondement de la croyance chrétienne. Mais Dieu n'a-t-il de fonction que d'occuper sa vie à passer du multiple au simple, ou à s'égrener du simple au composé?... Voilà ce qui rend Spinosa suspect, aussi bien que ses aïeux et ses descendants. A l'époque où Fénelon et tant d'autres rappelaient les arguments antiques de l'existence de Dieu, par la *montre*, par le *domaine bien cultivé*, etc., qui supposent un habile artisan pour la confection des mondes ; ils persuadaient plus de *convertis* que de philosophes sceptiques. De tels arguments ne portent pas avec eux un assez grand cachet d'*organisation* intellectuelle. De leur temps on ne connaissait, en musique, que le plain-chant, ou une harmonie lente et contrapunctée. C'est à Monteverde : inventeur de la dissonnance de septième, et du drame, en musique, par la tonalisation : qu'on doit l'introduction, dans cet art, des grands éléments de mouvement qu'on y rencontre aujourd'hui. De sorte qu'en face d'une partition moderne, on peut croire à un *substratum* des passions humaines. L'acoustique du mouvement sera plus tard, comme je l'ai tant répété dans mes livres, la science des combinaisons de force : et le livre d'or du culte que nous devons à Dieu. L'instinct humain n'a pas attendu si longtemps, pour rendre au grand maître de toutes choses le tribut qui lui est dû normalement ; puisqu'à toute époque de l'humanité, les prières et les louanges qui lui furent adressées ont généralement été accompagnées du chant et de la musique. Les peuples assez barbares, en fait de musique, pour ne pas savoir combiner deux idées de suite, se contentent de faire beaucoup de tapage : et se rattrapent, sur le bruit, de la mélodie qu'ils ne savent pas lui offrir. La musique est le symbole de l'ORGANISATION des *forces*. Par l'étude de ses combinaisons, on pénètre presque au cœur de la création du mouvement ; et l'on devient apte à en saisir l'enchaînement. Voilà pourquoi la musique a été longtemps regardée comme un art sacré, et qu'elle suit l'homme de la crèche au tombeau, au moyen de chants appropriés à ces divers états de notre existence. Au lieu donc de revenir à tel ou tel système philosophique, cent fois ressassés, j'entre de plein pied dans le domaine de la physique ; et, *de par les faits*, je proclame que la vie est un phénomène de TONALISATION ! Ceux qui ne connaissent pas les principes de la composition musicale auront beaucoup de peine, quoi qu'ils fassent, à se rendre compte de ces phénomènes, si peu appréciés, même des savants les plus éclairés. Tout ce que je puis ajouter, en dehors d'une science qu'il faudra étudier dorénavant, sous peine de rester aveugles aux voies de la physiologie : c'est que TONALISATION veut dire ASSERVISSEMENT du *multiple, pouvant renfermer déjà des antagonistes;* non pas à l'*unité*, mais à DES *unités* d'ordres divers, d'ordres ANTAGONISTES : enveloppées dans une unité supérieure qui les règle, qui les différencie; en tant que totalisation similaire d'unités ; sans jamais les absorber.

Il n'y a donc pas RETOUR du *multiple à l'unité* seulement; mais au contraire, ORGANISATION, entendez-vous bien, organisation du multiple, antagoniste ou non, en face de l'unité ! En me servant de ce dernier mot, *organisation*, je rappelle encore ce que l'instinct populaire a trouvé avant les plus ingénieux philosophes. Qui dit organiser, suppose une volonté supérieure, réfléchie, raisonnante... un Dieu ! Voilà ce que le bon sens humain avait entrevu avant le panthéisme : voilà ce qui fait que le même bon sens résiste au panthéisme, sans savoir pourquoi, sans essayer de discuter; par une force de conscience qui l'éclaire spontanément. Voilà pourquoi les philosophes de toute école; les hommes les plus savants et les plus vénérables, comme Volney et tant d'autres, n'ont eu qu'une faible action sur les croyances humaines; parce que, n'étant pas initiés dans les doctrines trinitaires, ils n'ont pas su contenter l'instinct humain... qui préfère rester dans de vieux dogmes, que d'accepter des théories vides : contraires aux phénomènes qu'il sent remuer en quelque sorte dans ses entrailles. Organisme ! c'est le mot qui doit effrayer tous les athéismes passés, présents et futurs !... se cachassent-ils derrière l'explication, si simple et si flatteuse pour l'homme, d'un Dieu en participation !... Je défie qu'on reste cinq minutes devant une œuvre de génie, en musique, sans être complétement convaincu de la RÉALITÉ, de la puissance et de l'intelligence infinie du Maître de l'univers ! Mon argument ne porte plus, comme ceux de Fénelon, sur la valeur artistique seule de l'œuvre; mais sur la contexture purement physique des résonnances : en un mot, sur le mécanisme organisateur des lois de cette résonnance. Qu'est-ce donc, en effet, que Celui qui fit les mondes, en comparaison de l'auteur d'un pauvre morceau de musique? Et pourtant, dans ce morceau, on voit, matériellement, comment les éléments les plus divers, les plus DISPARATES, LES PLUS ANTAGONISTES, se groupent les uns avec les autres dans un but commun : sans perdre leur originalité propre : et souvent, tout prêts à briser la tonalité qui leur sert de lien et de raison d'être. Or, avec les Allemands panthéistes, qui oserait dire que chacune de ces individualités, asservies à la tonalité, est une fraction de cette tonalité? est un petit dieu à soi-même? chaque fraction n'appartenant qu'à elle seule, *reste avec son élément propre;* et la tonalité qui la soutient, qui la régit, *reste* ELLE-MÊME : sans nuire au détail de cet ensemble. La *tonalité* n'a aucun *rapport de* PARTIE avec les *détails* qui la composent... elle est ELLE; elle n'est pas ce *détail!*... Dans une addition, la *totalisation* des *unités* exprime une réunion de choses *identiques :* quand je dis *trois,* c'est comme si je disais trois fois *un.* Cherchez à faire le *même raisonnement* sur la tonalité, je vous en défie!... Vous additionnerez vainement les individualités qui composent le morceau de musique, pour en faire une totalité... Ces éléments jureraient d'être ainsi rapprochés et confondus; ils sont surchargés de disparates et d'antagonismes. Le système de Pythagore basé sur le chiffre, sur des évolutions mathématiques : système vulgarisé au moyen de la plume d'or de Platon; repris lucidement par le géomètre Spinosa; exagéré par l'insolence humaine du panthéisme allemand; fourvoie l'esprit de tous par un manque complet de l'analyse des faits physiques. Entre un homme qui raisonne, c'est-à-dire qui ORGANISE ses idées : et une brute qui va où le vent la pousse, nous savons bien reconnaître un fait particulier; et nous ne pourrions pas, en ce qui concerne la cause première, discerner l'*organisation* de la *totalisation?*... Les mathématiques ont dupé le monde et l'égareront encore longtemps. Avec elles, on dirait que les phénomènes sont inutiles!... Il y a mieux, on a érigé en axiome : qu'un calcul scientifique est d'autant plus exact, qu'il contient moins de phénoménalisme! Cela passerait pour un teneur de livres; mais pour des physiciens?... Avouez que la bêtise humaine est sublime

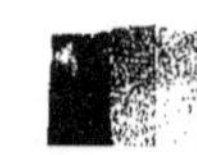

dans ses folies !... Avant d'étudier la table de Pythagore, et les racines plus ou moins carrées : les hommes devraient bien se placer quelquefois en face du monde, qui leur crève les yeux. Ils verraient, qu'ORGANISER n'est pas COMPTER !... ils verraient, qu'on ne fait pas de la physiologie à coups de logarithmes. C'est déjà bien assez qu'on abrutisse les enfants, avec des mathématiques dont jamais, peut-être, ils ne trouveront un emploi judicieux. Aujourd'hui, la chimie et la physique, de par les mathématiques, s'enfoncent dans un bourbier : dont il faudra plus de cinquante ans pour les faire sortir. La seule raison à tout cela : c'est que, bourrant des mathématiques, jusqu'à la gorge, aux pauvres élèves qui attendent un diplôme ; il faut que ceux-ci rendent tout cela, tant bien que mal, une fois placés dans l'enseignement [1].

[1] Un homme célèbre a fort bien fait entrevoir que l'éducation, toute spéciale, donnée aux ecclésiastiques, dans les séminaires, avait amené ce fatras de détails formalistes qui ensevelit la Divinité sous un amas d'oripeaux de théâtre. En est-il autrement des grands séminaires mathématiques?... On vous habille de chiffres des pieds à la tête... Le beau moyen, après cela, de se montrer tout nu !... Il faut tirer parti de la marchandise qu'on a achetée si cher!... Quinze ans de travail... ce n'est pas pour rien. Cela me rappelle une histoire assez curieuse, qui m'a été contée par un riche exportateur avec lequel je suis lié d'affaires. Dans sa jeunesse il était aussi fantasque que peu versé dans le commerce. Un jour, il lui prit fantaisie d'acheter dix caisses de plumes de paon, dans je ne sais quelle île éloignée. Il croyait en tirer bon parti à son retour, lorsqu'un demi-naufrage le jeta sur les côtes d'Afrique; au milieu d'un de ces royaumes pour rire, dans lesquels le roi s'habille, aux grandes cérémonies, avec un faux-col et une paire de bottes. Le naufrage lui avait enlevé quatre caisses de plumes; et presque tout ce qui lui restait de monnaie courante. Grand fut, comme vous pensez, son désappointement. La fortune, qu'il avait rêvée, ainsi que Perrette, si imprudemment, menaçait de grimacer plutôt que de sourire. Alors, il lui vint une idée de génie!... Au lieu d'offrir, comme c'est un usage inviolable, le peu d'argent qui lui restait au ministre dirigeant ; il lui fit cadeau de deux caisses de plumes. Quand le ministre vit arriver les caisses, il fut assez satisfait; car elles étaient très-grosses et très-belles; mais, lorsqu'il aperçut la marchandise... il fit une moue terrible, qui ne présageait rien de bon. « Que voulez-vous que je fasse de cela? dit-il à mon homme. — Seigneur, vous n'y pensez pas... répliqua impudemment celui-ci... c'est avec ces nobles plumes qu'on se distingue en Europe; et, si vous pouviez contempler, pour un instant, la majesté de nos cérémonies, vous ne feriez pas cette demande. — Où cela se place-t-il?... — Dans le dos!... — Haut ou bas?... — Comme vous voudrez. » Le grand ministre fut convaincu!... Cependant, comme j'ai appris plus tard qu'il louchait; je penche plutôt à croire qu'il se laissa convaincre; et voici pourquoi : dès le len-

L'étude de la tonalité, en musique, porte sur des phénomènes; quoique l'on n'y saisisse pas la matérialité au premier coup d'œil, il est patent néanmoins qu'elle s'y rencontre, puisque les notes sont représentatives de sons. Or, vous savez tous qu'aujourd'hui on établit très-souvent la densité des vapeurs, au moyen seul des différences de son, perçues dans leur émission. Le son représente donc la *matérialité au point de vue du sens acoustique*. Quand on voit les sons, ou la matière, susceptibles de s'organiser avec autant de perfection que cela se rencontre dans les œuvres des maîtres : on est porté à se demander, alors, de quel génie ordonnateur doit être doué Celui qui a composé l'œuvre admirable des mondes. Je ne puis comprendre comment il se fait que les Allemands, si bons musiciens généralement, aient pu avoir la pensée de fonder la *vie* sur le *sommeil;* de fonder, en un mot, le mouvement sur le *repos*. Le repos est une nécessité en physiologie comme en musique ; l'art du compositeur consiste à en établir une juste répartition dans son travail, par l'introduction prudente de ce qu'on appelle les *cadences ;* mais combien le musicien se défie de l'excès ! C'est au moyen des dissonnances, des antagonismes, des oppositions, qu'il évite de tomber dans ce piége; car le repos trop accentué est la fin d'une tonalité, comme le sommeil trop continué est la mort de l'animal ! Quand un morceau de musique finit, il ne résout pas la multiplicité en faveur de l'unité ; il résout le mouvement organisé sur une harmonie de détail... celle qui lui convient, qu'il DÉTERMINE, dit-on en musique. Celle-ci peut n'avoir aucune espèce de rapport avec la tonalité primitive et générale du morceau. Les *organismes* doivent donc être comparés à des tonalités plus ou moins complexes. Ici, la formule sera des plus simples ; là, elle se rencontrera très-composée. Le sommeil, en physiologie, n'est pas une concentration de

demain, il fit appeler, en grande pompe, un des hommes les plus en vue du royaume; et lui plaça... dans le dos... assez bas, ma foi, une superbe plume de paon, pour les bons et loyaux services rendus au pays! Quelques jours après, la première caisse de plumes avait rapporté des sommes très-raisonnables. Mais que dire de la seconde caisse, bon Dieu?... Ce fut au point que mon exportateur revint chargé de poudre d'or, en échange des caisses qui lui restaient. Il faut que chacun vende sa marchandise!... c'est un dicton parmi les exportateurs : « Tout se vend ou doit se vendre!... » Pourquoi les mathématiciens feraient-ils exception à cette règle si sûre?...

l'âme sur elle-même, en face du monde extérieur. Nous verrons que c'est un changement d'activité : ce qui fait comprendre comment et pourquoi les choses se passent autrement dans le sommeil que dans la veille ; pourquoi l'intelligence plus tenue, moins tendue dans le rêve, peut aborder des points intellectuels, qui lui sont impossibles pendant la tension normale de la veille.

La vie étant la base d'un organisme, a pour but une *production!*... comme un morceau de musique est composé en vue d'un effet quelconque. La vie se divise donc en deux parties : la partie architectonique, viscérale; la partie *sensuelle, industrielle.* Voilà ce que nous étudierons à part. Les Allemands ont expliqué le sommeil, et comme conséquence, la vie, par le retour à l'unité : c'est-à-dire par le pythagorisme; par un concept mathématique. Essayons de l'expliquer à notre tour, par une physiologie phénoménale. Burdach, au chapitre intitulé : *But de la vie,* nous montre la fonction animique sortant du *multiple* corps, pour s'élever en face de l'*infini*, de l'*un*, qui lui est adéquat. Voilà à quelle conséquence vague le panthéisme arrive. Nous avons assez dit que la loi d'*accommodation* des phénomènes physiques, dans un but d'organisation supérieur et complexe, rend cette manière de voir impossible. L'âme, formée par l'organisme, devient une création nouvelle : qui tire sa liberté et sa responsabilité du mouvement organique que Dieu lui a confié. L'âme est donc une création originale : nous appartenant en propre et présentant à l'éternité le flanc de sa responsabilité. Tous les physiologistes se rejettent sur le mot HARMONIE, pour cacher l'effet complexe de l'existence dont ils n'osent pas aborder l'analyse. Ce fait complexe ne pouvant être bien entrevu en nous, il faut le chercher ailleurs par analogie. Or, l'harmonie n'est qu'une partie d'un tout, appelé TONALISATION, comme je suis obligé de le répéter constamment malgré moi. Dans un morceau de musique entendu, ce n'est ni l'instrument : comparable à la matière de l'organisme ou corps, qui fonde la vie; ni même les divers sons qu'il rend et qui constituent DES *harmonies;* et non pas UNE *harmonie*, comme on le dit si improprement. Le son, représentant la force vitale, produit autre chose dans sa diversité extrême : il produit la TONALITÉ : d'où naît l'effet général ou l'âme; avec sa valeur spéciale et relative. Un orchestre est un organisme matériel, avec tous ses appareils composés : les sons, *leurs* HARMONIES, leurs combinaisons immenses; c'est le jeu des forces vitales; c'est l'étoffe du corps, d'où l'âme se crée et s'élève: comme de la tonalité se crée un sentiment général, définitif et résultantiel. Ainsi, la *tonalité* GÉNÉRALE: qui est étrangère et à l'instrument inerte par lui-même, et aux harmonies croisées qui sont en jeu: voilà l'*âme* du concert. Cette âme vaut ou ne vaut pas; vaut plus ou moins, disons plutôt; selon que le compositeur a réussi, plus ou moins aussi, dans son effet général. Sans cela, quelle différence feriez-vous entre Mozart et M. Barbanchu? Ne se servent-ils pas néanmoins des mêmes instruments, des mêmes musiciens, du même chef d'orchestre, DES MÊMES HARMONIES?... Il n'y a de différence entre eux que par la conception générale... l'âme de leur musique!... Dieu, dans le concert des êtres, a remis à l'homme un corps, — des instruments combinés en organisme: — au jeu duquel s'attachent des forces, variables comme les sons; il lui a confié, alors, la composition de la symphonie; dont la *tonalisation* est son organisme propre: comme l'effet général artistique, sentimental, sera son âme: effet définitif qui servira à porter un jugement, sur l'emploi des sons qui lui ont été confiés. Dieu a donc fourni à l'homme l'instrument, la force, l'âme, le but!... ou la possibilité de les tirer les uns des autres.

L'école panthéiste méconnaît complétement ces grandes évolutions de la nature, quand elle s'enferme dans la *rotation* stérile du *multiple* à l'*un* et de l'*un* au *multiple*. Pour elle, la conscience n'est qu'un accident sublime dans nos destinées: c'est le *summum* des évolutions organiques. On dirait, à entendre les panthéistes, que Dieu, l'*idée*, est bien heureux, lorsqu'il peut se servir du crâne étroit de quelque psychologue, pour y voir à se faire la barbe! Dieu nous lance dans le temps, munis de *matière* et de *force*, avec une indépendance relative à notre espèce: d'une façon ayant de certains rapports avec l'émission des germes que nous confions à la femelle. L'embryon est pourvu de tout le rudimentaire; il n'a qu'à lutter contre le monde extérieur. De même, notre organisme, composé de *matière* et de *forces*, est suffisamment pourvu pour élaborer son âme; et l'élaborer dans des conditions honorables pour lui; sa liberté, sa moralité, font le reste. Nous sommes responsables de notre œuvre, âme; nous sommes compositeurs de symphonie, comme Dieu l'est lui-même sur une échelle sublime. Dieu a créé ses tonalités comme nous créons la nôtre ; voilà pourquoi notre âme est taillée, non sur un patron roide et défini, mais sur une loi d'évolution similaire. Voilà pourquoi, aussi, Dieu n'est pas un aveugle, cherchant son bâton à travers les faits humains; mais un organisateur, un artiste universel : accordant en petit, à l'homme, la faculté de reproduire des évolutions similaires, dans sa petite sphère et sous sa responsabilité propre. C'est Dieu, en un mot, qui, dans son génie, a créé librement le monde : aussi bien que nous, dans notre moralité, nous formons notre âme. Dieu organise... L'homme organise! Dieu organise l'infini... l'univers. L'homme organise le fini... son âme! La vie des *sens*, chez l'homme, est toute une vie de production, une vie *industrielle;* c'est-à-dire une action qui peut s'employer d'après les lois de la liberté. Le bon ou le mauvais emploi de cette industrie constitue la responsabilité de l'homme; vis-à-vis de Dieu et des autres hommes, qui sont là pour juger la symphonie humaine. La vie entière des individus semblant nécessaire à la formation du produit-âme, voilà pourquoi le suicide a été regardé instinctivement par tous les peuples comme une sorte de désertion coupable. Les matérialistes, les gens à évolutions du *multiple* en l'*un* et de l'*un* en *multiple*, ont seuls fait exception à ce *consensus* universel de l'intelligence humaine. Quand on ne vit que pour soi ; et dans le but de jouir pendant quelques instants du spectacle de la conscience; il est clair que si ce spectacle déplaît, on est libre de passer sa contre-marque à de plus échauffés! Mais quand la vie a un but, quand la vie cache la formation d'un produit symphonique, aussi sublime que celui de nos âmes; c'est alors qu'il y a lieu de réfléchir; et d'y regarder à deux fois, pour arrêter le cours des harmonies qui doivent assurer la connexion de l'œuvre entière. Autour de nous, le végétal nous montre, par sa floraison et sa fructification, l'image frappante des évolutions arrêtées, fixées, que la nature impose aux individus. Le fruit ou la graine est son terme final. Pourquoi donc ne verrions-nous pas la reproduction de la même loi dans notre propre existence? Non-seulement alors la vie a un but, mais elle a un principe! L'âme étant le reflet de toutes les alternatives du *mouvement*, il faut qu'elle subisse ces alternatives dans toutes leurs phases, sous peine de rester incomplète dans sa représentation.

Le BUT de la vie, les PHASES calculées de cette vie, sont la preuve flagrante de la formation éducative de l'âme humaine, par les sens et par la révolution des années. Otez, à l'âme, la nécessité de cette IMPRESSION chronologique, vous tuez la moralité de l'existence; le but de la vie et la responsabilité humaine. Les moralistes, n'ayant pas saisi, jusqu'ici, le mécanisme des créations organiques et animiques, n'ont dit que des sottises à propos du suicide... à moins qu'ils n'aient eu le bon esprit de se rejeter dans le sentimentalisme. Mon opinion formelle est que, l'âme, composée de ce qu'il y a de plus éthéré dans le *mouvement* universel, se forme sous l'impression des organismes: comme le corps lui-même se forme sous la même impression: en recrutant ses éléments dans les parties inférieures de la substance sérielle. L'homme travaille pour l'éternité en organisant son âme; et il travaille pour lui, pour ses semblables, en appliquant son activité à ses besoins et à ceux de ceux qui l'entourent. Sans doute que ce dernier point lui est grandement compté dans l'avenir : si l'on en juge par les sacrifices qu'il s'impose sciemment, volontairement ici-bas; car tout n'est pas rose, quand il abandonne la pensée du présent pour regarder de trop près dans l'avenir!... La base de cette maxime : « Aidez-vous les uns les autres! » ne peut reposer que sur une suite multiple d'existences...; l'homme, sachant qu'il peut renaître pour d'autres efforts, est plus porté à respecter et à aider ceux qui l'entourent : qu'il s'agisse de son semblable ou d'organismes quelconques; depuis le fucus jusqu'au vermisseau; depuis le singe jusqu'à la race caucasienne. Sans entrer dans les idées hypothétiques de Pythagore, est-il possible de nier que ce corps, qu'on aime tant, qu'on caresse, qu'on dorlote si bien : ne passe, sous nos yeux, dans les plantes et dans les animaux les plus inférieurs de l'échelle organique?... Je ne dirai pas alors, en présence de la création tout entière : « Homme, respecte ton semblable!... » mais bien : « Homme, respecte ta chair... respecte ce que tu as tant choyé et caressé... un morceau de toi-même!... » Voilà une des bases de la morale universelle!...

Dans l'antiquité, où l'on se montrait bien autrement sérieux que nous ne le faisons actuellement, quant aux dogmes et aux actes de la vie religieuse : on ne faisait pas un repas qui ne fût une espèce de consécration pythagorienne à la Divinité; au grand Pan, d'où tout ressort. Les Orientaux, Indous, Arabes, Juifs, etc., ne tuent pas un animal, même à la chasse, sans une sorte de consécration mentale : s'ils ont l'intention d'en faire plus tard un aliment.

Jésus-Christ a-t-il fait autre chose qu'ennoblir, que diviniser, en quelque sorte, cette vieille doctrine, lorsqu'on rapproche ses paroles : « Prenez et mangez... ceci est mon sang... » de celles de ses disciples : « *In deo vivimus, et movemur et sumus...* »

Mais revenons à l'âme : la façon dont se conduisent les germes en général, chez lesquels la vie existe en puissance, tant que l'incubation n'a pas réalisé leur forme spéciale, donne une idée analogique de ce que peut être une âme dépouillée de corps : dont l'organisme futur reste aussi en puissance, tant que cette âme n'a pas rencontré une matière propre à revêtir sa nouvelle forme. Car l'embryon n'a en lui qu'une architectonie de formes : et une petite réserve provisoire des matériaux à employer pour cela. Il ne reçoit pas, utilement, un atome de sang ou de nourriture tout élaborée : même de la mère qui l'alimente ; il faut que ce sang, cette nourriture, entre dans ses propres organes pour le vivifier. Un embryon, en un mot, ne vit pas plus directement du sang qu'il tire de sa mère que nous ne vivons du sang chaud que nous tirerions de la veine d'un animal, et que nous ferions entrer dans nos voies digestives. Il faut toujours en passer par la digestion, et par l'assimilation surtout. Seulement, remarquons une chose, en fait de psychologie, c'est que l'âme ne peut être la représentation d'une idée fixe, arrêtée, préconçue ; transmise, par les espèces diverses, d'individu à individu ; sans détruire tout ce qu'il y a de progressif et de souverainement ascendant dans les phénomènes du monde. Le père transmet bien, organiquement, un germe de mouvement architectonique et intelligent. Mais ce germe ne contient que les facultés de la vie d'instinct ; l'âme se crée plus tard, et librement, du jeu de cette architectonie : de façon à pouvoir fournir des résultats variés et progressifs. Si l'idée, telle que les panthéistes la conçoivent, se transmettait de père en fils, immuable selon les espèces, toute ascension progressive en serait enrayée. Il n'en est rien. . Le germe ne renferme que la loi de l'espèce, sans porter la loi de l'individu. En effet, si, reprenant cette comparaison tirée de la musique, qui contient de si réelles analogies, nous cherchons à nous rendre compte des faits, nous voyons ceci : le père, par le germe, transmet à son fils un orchestre ; non-seulement garni d'instruments parfaitement en état, les organes ; mais composé d'artistes très-capables de faire valoir ces instruments, les *forces*, le *mouvement* élémentaire combiné. Bien entendu ces musiciens restent là, bouche béante : attendant le signal du compositeur chef d'orchestre.

Le mouvement combiné est intelligent, par sa nature, en tout ce qui concerne l'architectonie primitive ; la réfection et l'entretien de sa machine ; il n'a même pas besoin de l'âme pour cela ; voilà pourquoi les espèces les plus inférieures de l'animalité en savent tout autant, en fait d'architectonie, que les espèces les plus éminentes ; elles n'en diffèrent que par la capacité industrielle ; qui, chez elles, est plus ou moins limitée : comme quelquefois même elles se rencontrent supérieures à la nôtre, industriellement... Voyez plutôt les insectes ! L'instinct... c'est l'organisme composé de matière et de forces. Ces forces, au lieu d'être aveugles comme on le pense, sont douées d'une intelligence architectonique suffisante ; par cette raison que la force est organisée, combinée... puisque le but de l'ORGANISATION est justement la production d'un état architectonique. Au delà : se pose l'âme, chargée de diriger et d'utiliser ces éléments, dans un but supérieur. Le grand point, là dedans, à ne pas oublier, à ne pas confondre dans une pensée aveugle : c'est que le mouvement élémentaire, ORGANISÉ d'avance, transmis par le père, contient en lui une force architectonique ; qui ne s'arrête pas à l'embryonie, comme on le croit généralement, mais qui persiste toute la vie. L'embryonie, au contraire, n'étant qu'un commencement d'action passablement imparfait, ce qui constitue la création divine, c'est l'ORGANISATION du mouvement simple. Ce mouvement tout organisé a été accordé à un premier type, avec faculté de le transmettre à la descendance au moyen de germes. Or, ce MOUVEMENT, essentiellement ORGANISABLE, porte NÉCESSAIREMENT, FATALEMENT, avec lui, la propriété *architectonique*, qui est le résultat propre, inhérent à tout mouvement ORGANISÉ. Par cela même que le mouvement est ORGANISABLE, il construit et dirige... le mouvement étant une force foncièrement ACTIVE DE SOI. Il réfléchit autour de lui sa propre qualité... il organise ! Il ne faut donc pas croire que la transmission de cette organisation s'arrête à l'embryonie ! Chaque espèce vivante a sa forme propre, sa CONSTITUTION de mouvement spécial : comme dans une bibliothèque musicale il y a symphonie et symphonie. Une famille peut se passer, de père en fils, les morceaux de musique qui font son héritage : sans que les morceaux changent de valeur typique ; ce qui changera, ce sera la faculté d'en tirer parti. L'un n'en fera sortir que des charivaris ; tandis que l'autre transportera les sens dans un paradis de délices. De là on dit : que tel ou tel est un bon ou un mauvais artiste. L'âme, aussi, ne représente pas seulement la transmission du texte générique ; mais bien encore la valeur spéciale de l'occupant, le résultat de son éducation individuelle.

Quand Dieu créa le monde, il créa les êtres avec des gradations de mouvement combiné : relatifs à chaque espèce qui était tracée dans son plan. Il ne créa pas des machines inertes, obligées, au sortir de ses mains, d'aller quêter des forces libres, plus ou moins rebelles à leur propre état de construction. Il les créa avec une organisation complète, selon leur hiérarchie relative ; donnant à l'animal la matière, et *la force qui la meut*, TOUT ORGANISÉE ; de façon que la vie de ces êtres ne dépendît d'aucun phénomène matériel ou moral extérieur, NÉCESSAIREMENT ! Chaque organisme fut donc produit avec son instinct ; et cela, non pour le temps de l'embryonie, mais pour tout le temps de son existence. Il a fallu la timidité, j'allais dire la nullité philosophique des zoologistes : en face de l'argumentation antiexpérimentale des sophistes psychologues, pour qu'on n'ait pas fermé la bouche à ces derniers avec la vie de chacun des insectes les plus infimes de la création ; organisations qui naissent brusquement, portant le développement industriel dont ils seront susceptibles pendant leur existence, si limitée qu'elle soit. Et ce fait zoologique, se reproduit dans la série des êtres, avec une proportionnalité d'organisme désespérante pour la sottise humaine : à laquelle la folie ferme les yeux et du cœur et de l'esprit ! Si un mécanicien nous livre une machine, aujourd'hui même, est-ce qu'il nous la donne ne devant fonctionner que le jour de sa livraison ? Il la construit de façon qu'elle fournisse la carrière arrêtée par son contrat. Et nous irions accuser Dieu, ce grand constructeur, de créer des organismes sans valeur ? De même, Dieu, en accordant la transmission de la vie d'espèce à espèce, a entendu concéder ce bienfait, TEL QU'IL L'AVAIT LIVRÉ INITIALEMENT, avec son instinct au grand complet. A la symphonie traditionnelle, il ne manque pas une note, pas un accent. L'abeille, que Dieu fit dans les premiers moments de la création, butinait sur les fleurs : en fredonnant la même chanson, que celle que nous voyons courir maintenant à travers la campagne. Celui qui examinera, pendant cinq minutes, les allures d'un enfant nouveau-né cherchant des aliments nous comprendra mieux que par les plus beaux discours. J'ai vu un petit garçon qui, une heure après sa naissance, saisissait, comme un homme fait, la cuiller qu'on lui présentait ; et il cherchait, non pas à boire AVEC cette cuiller : ce qui est un procédé d'éducation, long et difficile à acquérir, mais il cherchait à boire la cuiller !... ce qu'il eût fait, si elle eût été liquide. Le biberon est-il autre chose ?... Donc il apportait son instinct tout préparé ! Le premier homme fut pourvu du même genre de cerveau, qui tomba plus tard en partage à Kant, à Descartes, à Voltaire. Les différences que l'on rencontre, comme puissance organique, entre des individus de la même espèce, sont prévues dans le grand concert universel ; et reposent sur la même loi qui refuse aux ellipsoïdes de révolution planétaire une même inclinaison sur l'elliptique... la loi de l'infinie variété des effets ! La grande erreur des physiologistes, et encore mieux des psychologistes, c'est de ne pas comprendre la loi de création initiale : avec ses nécessités rigoureuses ; et ensuite la transmission de ces créations organiques. Dieu n'a rien abandonné au hasard ; il a pris, en quelque sorte, la vie organique à forfait ; pour ne nous laisser que les soins de son emploi industriel ! L'Évangile l'a dit, avec la plus haute poésie : « Allez à ma vigne, et travaillez selon vos moyens ; à quelque heure du jour que vous commenciez ou que vous finissiez votre travail, j'en jugerai la valeur et vous serez récompensé selon vos œuvres. » L'organisme, la vigne, appartient au Seigneur ! Ceci le regarde... C'est le travail de l'ouvrier qui nous concerne uniquement. Mais, quoique Dieu nous fournisse le matériel, il n'empêcha jamais l'ouvrier de l'étudier, pour mieux le soigner et le diriger ; c'est même pour cela qu'il établit autour de nous ces accidents systématiques, qui servent à préjuger cette valeur industrielle. Voulant nous éprouver... il s'ensuit, naturellement, la nécessité des épreuves ! Car, si la nature organisée obéissait à une harmonie

compassée : ainsi que le croient et que l'enseignent les psychologues et les physiologues : tout ne tarderait pas à rentrer dans le néant du repos. L'harmonie, ou accord parfait, est le symbole de ce repos invariable... Étudiez plutôt la musique, si cela ne vous fatigue pas trop!... La vie universelle, pour les grands corps célestes, est livrée à des ellipsoïdes de révolution; à des librations et à des trépidations même, sous peine de monotonie générale. La dissonance, l'antagonisme, fluants à travers des repos relatifs et ménagés : sont les plus sûrs garants de la vie, du mouvement et des existences générales. Puisque Dieu consent à nous laisser l'analyse et la connaissance du matériel qu'il nous confie : profitons-en pour instaurer avec cela une physiologie rationnelle, qui serve à nous diriger dans nos travaux. Le meilleur chef d'orchestre est celui qui est le plus versé dans la composition : comme le meilleur conducteur de machines à feu est celui qui connaît le mieux le mécanisme ; d'où, pour les flatter, on les a appelés *mécaniciens* de locomotive ; quoique, au fond, ils ne soient que des conducteurs de train. Devenons-nous donc mécaniciens aussi, physiologistes, quoique nous n'ayons que des appareils à diriger. Dieu n'a pas fait de son matériel un secret insondable ; il semble même nous dire à chaque instant : Devine si tu peux!... et sers-t'en pour mieux faire. Ne craignons pas de nous engager dans des études aussi profondes ; pour tenter de faire de nous des artistes dignes d'un tel maître!...

IV

Opinions des écoles diverses sur le principe de la vie.

Après avoir cherché, comme je viens de le faire, à élucider la vie et les organismes ; en face des idées si diverses des penseurs ; je ne crois pas inutile de dire un mot de leurs opinions sur l'*âme* : pour faire ressortir les grandes erreurs qui se sont glissées, à ce sujet, dans les plus hautes régions des intelligences. Toutes les religions antiques, la cabale juive, l'alchimie, le christianisme des saints Pères, donnent à Dieu une substance UNIQUE ; quoique DIFFÉRENCIÉE dans ses parties. On a appelé cette différenciation du nom de TRINITÉ ; ce qui, pour nous, veut dire SÉRIEL ! Avec cette substance unique, mais différenciée, Dieu compose les combinaisons les plus variées que l'on puisse imaginer. La substance unique, sérielle, admise pour Dieu est immortelle, intelligente, etc... La philosophie, dès les temps les plus anciens, mécontente de ces doctrines, ou par un esprit d'innovation particulier à la nature humaine, a établi une sorte de protestantisme psychologique, et elle a dit : « Le *principe premier* ne peut être qu'IMMATÉRIEL !... car ce qui est matériel est composé de parties : et tout ce qui est composé de parties est mortel ; à cause de la mutation possible de ces parties. Si vous voulez donc un *principe premier* immortel, ne le composez pas de parties : c'est-à-dire de matière. Gardez cette dernière, la MATIÈRE, pour les combinaisons mutables que nous voyons défiler devant nos yeux ; en un mot, la nature est divisée en deux parties seulement : l'ESPRIT... la MATIÈRE !... Dans la *Chimie nouvelle*, nous croyons avoir répondu suffisamment à cela ; en ce qui touche la physique générale ; ici, il ne nous reste qu'à nous occuper de l'âme, dans ses rapports avec la physiologie et la médecine. Le raisonnement ci-dessus pèche par un côté facile à saisir : par le postulat d'*immortalité*. Les philosophes auraient mieux fait d'employer tout de suite le mot d'IMMUTABILITÉ ; le vice de raisonnement eût alors sauté aux yeux des plus distraits. En effet, si quelqu'un prétend que son âme doive être stéréotypée, à la fin de sa vie, de façon à ne jamais recevoir de changement ultérieur... les philosophes ont eu raison ; car il n'y a pas d'immutabilité possible, sans une substance abordable aux transformations ; donc l'âme doit être inétendue, une essence pure en un mot. Mais le progrès éternel et les analogies repoussent l'IMMUTABILITÉ, pour admettre seulement l'IMMORTALITÉ. J'ai dit, dans mon livre *des Alchimistes*, comment il est absurde de penser que l'âme imparfaite de tel ou tel idiot, ou moitié d'idiot, puisse aller encombrer les mondes ; sous prétexte d'un droit d'*immutabilité* irrationnel. Tout, dans la nature, semble monter de l'imparfait au parfait ; depuis le minéral qui se fait végétal, jusqu'au végétal qui se fait animal. Les âmes, au lieu d'avoir droit à une sotte *immutabilité*, ont besoin d'être sensibles aux changements heureux, aux adjonctions utiles qui se présenteront dans l'infini des existences. Quand un enfant chétif accroît ses organes pour devenir homme : est-ce que la raison doit y mettre obstacle; et vouloir que son identité soit enrayée à telle ou telle phase de sa vie organique?... le bien, le désirable, c'est qu'il suive une carrière de développements utiles. Il en est de même à l'intellectuel; l'âme a des évolutions infinies qui la mettent en des rapports de développements que nous ne pouvons pas préciser, mais qu'il est facile de pressentir. La philosophie à *essence* et à *substance* strictes est séparée du monde SÉRIEL par toute une éternité de progrès! La substance qui produit les combinaisons mutables est éternelle et intelligente: *soit!*... Je l'admets ainsi dans sa nature générale, première... et non dans les réalisations spéciales que nous nommons âme!... Au lieu de cela, les philosophes anciens la douent de ces hautes qualités que la logique n'accorde qu'à de pures conceptions de l'esprit. Prenons exemple du monde matériel qui nous entoure... Là où autrefois on ne voyait que des atomes, on découvre le mouvement et ses condensations! Est-ce que nous croyons en avoir fini avec les découvertes?... La partie supérieure des séries de la substance divine, unitaire, quoique sérielle, n'a été qu'énoncée par les grands hommes qui se sont rattachés à ce dogme sériel; attendons que l'esprit humain ait sondé plus avant les grandes évolutions animales, pour renier les dons de perception que Dieu a déposés au fond de nos cœurs. Les philosophes ont beaucoup plaisanté cette trilogie divine, qui se coupe en morceaux, et qui se rejoint, à volonté, comme un animal mutilé. Si les psychologues n'étaient pas d'aussi grands fainéants, je les engagerais à prendre un prisme : et à se donner le plaisir de sérier la lumière; puis de la ramener à l'unité, autant de fois que cela pourrait leur être agréable. La série physique, en nous montrant l'unité sériable et désériable à volonté, a tué la psychologie. Aujourd'hui on peut parler du mystère de la trinité sans se faire rire au nez!... Et moi, qui n'ai guère peur de braver le ridicule au nom de la science, je regarde comme mon meilleur titre de chercheur ce soin infatigable que j'ai apporté à montrer la liaison des grandes vues religieuses d'une antiquité inconnue, avec les phénomènes sériels, *concordants* dans *toutes les forces libres* de la physique. Un critique célèbre m'a fait l'honneur de me classer parmi les mystiques! Si je n'avais pas répondu ailleurs, implicitement, à cette boutade : je demanderais, ici, quel mysticisme y a-t-il à décalquer les lois fondamentales de la physique, pour en faire une psychologie nouvelle?...

Nous avons vu la philosophie, entrant dans l'impasse du dualisme, admettre la *matière* et l'*essence* comme deux nécessités, entre lesquelles il n'y a pas de composition possible. Les penseurs se sont, naturellement, divisés, suivant leur tempérament, entre ces deux voies extrêmes : les uns penchant pour que tout dans le monde soit essentiel, ce sont les spiritualistes ; les autres, croyant que tout doit être *matériel*. Les sceptiques riaient, en bafouant les uns et les autres. Les panthéistes sont venus plus tard, matérialisant le spiritualisme, dont ils ont fait un tout aveugle ; ils ne sont séparés des mystiques, qu'en ce que ceux-ci accordent une existence propre à Dieu ; tandis que le panthéiste enferme le principe premier dans la création, d'où il ne peut rien voir que par les tristes lucarnes du cerveau humain. Le mystique fatigue le souverain Maître du monde par une intervention ridicule dans son incessance. Le panthéiste l'a détrôné pour se faire dieu à sa place ! Sachons reconnaître l'existence consciente et infiniment grande, intelligente, puissante, de la Divinité : en la définissant avec les hautes analyses du panthéisme ; et nous serons bien près de la plus belle ontologie que l'homme puisse atteindre. Maintenant que nous avons esquissé, à grands traits, les tendances de l'esprit humain, au point de vue des *causes premières :* voyons comment la physiologie les a utilisées dans les études des organismes animaux.

Si l'on ne veut pas embrouiller la question, comme cela se pratique, trop souvent, dans les histoires de la physiologie ; il faut tracer de grandes coupes, qui laissent la vue libre dans ces vastes perspectives. Les hommes ont fait un appel à Dieu pour expliquer le jeu de la vie, ou ils ont essayé de s'en passer. Les animistes de toutes nuances, en admettant une âme régulatrice, sont pour le premier parti ; car l'âme n'est qu'un ricochet divin, pour tous les spiritualistes. La seconde classe, dans laquelle on peut ranger les mécaniciens, les mathématiciens, les humoristes, les solidistes, les micrographes, les nervosiens, les anatomistes, les physiciens, les chimistes, etc., présente toujours, au fond, des chercheurs occupés à trouver le ressort matériel de la machine. Comme des gens qui rusent, pour payer d'une dette le moins possible ; ils sont là, fouillant le corps humain : tout prêts à renier Dieu, s'ils rencontrent un bout de fibre qui puisse faire jouer la marionnette animée. Malheureusement, jusqu'ici, ni le scalpel, ni le microscope, ni la statique pure ou appliquée, n'ont donné des résultats bien brillants pour expliquer le grand mystère de la vie. Paracelse, Stahl, Van Helmont, accordent à l'âme, intelligente, toute la responsabilité des travaux organiques. Si l'âme nous sert de directeur, répondait à Stahl, Hoffmann, il faut avouer qu'elle nous dirige assez mal; car la vie et la santé humaines n'ont rien de bien brillant. Stahl fit un plongeon en invoquant, de guerre lasse, le péché originel. Bientôt vint l'école de Bordeu, qui essaya de séparer le principe vital de l'âme et du corps. Barthez allait entrer à pleines voiles dans la physiologie réelle, quand, sous l'impression des encyclopédistes, il s'arrêta à un mot de convention, pour la commodité de l'enseignement : comme on accepte un jeton pour représenter de la monnaie. Je suis si convaincu qu'un sot respect humain, ou un amour malheureux de la popularité a damné Barthez, que je ne sais comment assez appuyer sur ce contre-temps fâcheux, qui nous fait perdre les fruits naturels de son génie. Nous avons essayé d'entrer dans l'examen des idées panthéistes allemandes, développées par Burdach ; nous ne pouvons mieux faire, en ce moment, que d'en rapprocher le spiritualisme de l'école de Montpellier : particulièrement représentée par Barthez.

Mais, avant d'entrer plus avant dans le labyrinthe inextricable des systèmes physiologiques, qui ont pour base l'animisme et le vitalisme, cherchons à trouver un fil pour nous guider plus sûrement. Je crois avoir démontré, en son lieu, et avec tous les développements nécessaires, ceci : le mouvement, supposé non défini, est susceptible de se *condenser*, de s'*organiser*, de se concentrer ou *tonaliser*. En se *condensant*, il fournit une *force* d'un pouvoir *relatif*... en s'*organisant*, il devient apte à conduire, à *diriger* des *organes* spéciaux, même des faisceaux d'organes. Enfin, en se *concentrant*, en se *tonalisant*, il lui est possible de réfléchir sur toute la machine et de diriger l'ensemble de l'organisme. Mais, chose singulière, lorsque ce mouvement *tonalisé*, que nous nommons vulgairement intelligence, centre cérébral, veut réagir sur les organes intérieurs de détail : i n'a pas plus d'autre puissance, à très-peu près, que n'importe quel agent extérieur. Admettons qu'un viscère vienne à se déranger : que la plèvre s'enflamme, par exemple, dans la pleurésie,... le mouvement *tonalisé*, ou intelligence supérieure, ne pourra pas plus agir sur la plèvre, organe intérieur, qu'un stimulant quelconque présenté à l'organisme souffrant; parce que la tonalisation n'a d'effet que par rapport à un ensemble. Le raisonnement intellectuel pourra seulement amener des phénomènes de volonté et de discernement ; des méthodes curatives, soit instinctives, soit raisonnées; qui fourniront des indications thérapeutiques favorables. Mais sa réaction de mouvement pur, sur le mouvement pur spécialisé dans l'organe, n'est que d'un effet très-minime et très-obscur.

Ce *mouvement*, plus ou moins circonscrit dans ses condensations, ne représente pas les petits archées de Van Helmont : absolus dans leur département propre, comme le grand archée était absolu dans le sien. Mais, le mouvement suit la nature de la fibre pour s'organiser. Il faut donc marcher dans cette voie, en abandonnant toute idée systématique et préconçue. Dans les systèmes, vous retrouvez une intuition admirable, sublime : des voies de haute physique que nous avons aujourd'hui sous les yeux, phénoménalement. Admirons, si vous voulez, ces efforts du génie pour réaliser, par la conception, de si étranges mystères; et n'oublions pas qu'aujourd'hui l'intuition doit céder le pas aux faits, la rêverie à l'expérience !... On a cherché, en vain, à circonscrire les phénomènes de l'intelligence dans des replis de la matière : cette matière fût-elle même comprise dans les circonvolutions si mystérieuses de la pulpe cérébrale. Supposez un tissu, cent fois plus ténu que celui-là, vous n'arriveriez pas encore à donner de la vraisemblance à votre opinion. Le *mouvement* seul, en réagissant sur lui-même, sous l'influence du monde extérieur, peut acquérir et conserver une empreinte aussi délicate que celle des faits accomplis; peut réaliser, en un mot, le phénomène de la connaissance. Ce qu'il faut, au mouvement organique, c'est moins une table matérielle, qu'un support de condensation. Tout mouvement, pour opérer d'une façon spécialisée, doit s'appuyer sur un corps, et sur un corps approprié à la nature du mouvement désiré : mais là s'arrêtent les faits nécessaires, relatifs au mouvement. Ce mouvement opère de lui-même le restant... Il s'organise, de façon à produire les grands phénomènes de l'intelligence, de la volonté, de la mémoire. Donnez-lui un support... il suffit à tout! Il ne faut donc pas croire que la pulpe cérébrale soit apte, seule, aux condensations de mouvement, d'où sortent la mémoire et la volonté; toute partie de l'organisme peut faire concurrence à cette pulpe privilégiée en de certaines circonstances définies. C'est avec une sorte de vérité qu'on a dit : Les danseurs portent leur esprit dans les jambes!... On eût pu dire aussi bien : portent leur cerveau dans les jambes!.. Car, la condensation de mouvement s'opérant obstinément dans les jambes, à cause de la nature répétée de leurs exercices; il s'ensuit que, la condensation dans la pulpe cérébrale étant délaissée, la condensation ordinaire, pour eux, s'établit effectivement dans les jambes. N'en doit-on pas dire autant des pianistes, des instrumentistes, etc.? Ce qui a amené ce proverbe : Il a de l'esprit, quoique musicien. Dans les animaux, le fait s'aggrave encore... à cause du peu de prééminence relative du cerveau sur les autres parties de l'organisme; pour les êtres inférieurs surtout. Il existe tel animal qui a son vrai cerveau dans les pattes, les antennes, etc.

Voilà la clef des contradictions, sans nombre, qui ont fait naître ces longues disputes entre les animistes de toutes les époques et les vitalistes de toutes les sectes. Les animistes, ne sachant reconnaître qu'une évolution dans les faits de *mouvement*, se heurtaient contre l'argument de Hoffmann: répondant à Stahl, auquel il reprochait l'ignorance thérapeutique de son idée d'âme, en face des embarras d'organe spécialisé. De même, les vitalistes, les écoles de Bordeu, de Barthez, de Bichat, etc., en émiettant l'animisme, en refoulant toute la conduite organique sur l'anarchie des commandements de détail, restaient sans conclusion possible.

Il faut donc absolument revenir à l'étude sérieuse des *substratum* de mouvements, étudiés dans les faits acoustiques. Les organes spéciaux représentent ces tonalités de détail, soumises à une loi de concentration unique tonalisante. Ces organes spéciaux jouissent d'une telle indépendance relative, d'une telle richesse de propriétés spéciales, que souvent on peut les croire réellement indépendants du centre régulateur. Mais cette manière de les juger est impropre; et bientôt les faits viennent donner un éclatant démenti à celui qui voudrait s'en tenir là. De même, la tonalisation centrale prend naissance au moyen du jeu de ces tonalisations spéciales d'organes, sans être tout ou partie de cette tonalisation spéciale: mais une conséquence seulement du jeu de ces tonalisations. Les médecins ont donc parcouru, dans l'explication physiologique, le même chemin que les philosophes parcoururent eux-mêmes, en face du spiritualisme et du matérialisme. Les physiologistes se sont rangés sur deux files... les uns accordant toute puissance à l'âme centrale, avec Stahl, Van Helmont, etc.; les autres, dépossédant l'*ens*, la *tonalisation centrale*, de tout commandement pour en revêtir, soit les organes spéciaux, soit des propriétés spéciales... en un mot, arrachant la couronne monarchique de l'*énormon*, pour en couronner les petits seigneurs du vitalisme. Ces idées, vulgarisées par l'irritabilité du grand Haller, s'étendirent jusqu'aux propriétés sans nombre de tissus réinventées par Bichat; en passant par les aperçus ingénieux de Bordeu, Barthez, Grimaud, etc. L'observation incomplète des faits physiologiques conduit donc fatalement au despotisme de l'*archée*... ou à l'anarchie des propriétés de tissu... à l'animisme pur ou au vitalisme!

Ces derniers, les vitalistes, ont fait surtout des efforts surhumains pour fonder une religion des propriétés multiples; les uns dans un but purement scientifique, pour échapper à l'âme inconsciente et inhabile de Stahl... les autres sous l'influence de véritables tendances athéistes.

Je le répète et je ne saurais trop le répéter: pour un point si important des doctrines physiologiques, l'étude sérieuse, l'examen *de visu* de l'algèbre des sciences, de l'acoustique, nous montre comme dans un miroir les rapports réels et intimes qui se créent dans le travail des corps animés... nous pouvons suivre l'anatomie des fonctions de détail... aussi bien que la dépendance que crée pour eux la tonalisation de l'ensemble. Et cela, non par le moyen du mélange éclectique et peu raisonné qui amènerait la confusion des deux doctrines: mais par la perception pratique, palpable, des modalités les plus ténues, les plus délicates de ces divers éléments. Comme nous reviendrons à satiété sur tout cela, je crois inutile de m'y étendre davantage pour le moment; faisons plutôt une revue succincte des idées particulières à ces diverses écoles.

V

Écoles de Montpellier et de Paris.

Barthez, après s'être nourri d'une façon merveilleuse des doctrines antiques, grecques et latines, croyant dépasser l'animisme métaphysique de Stahl, est venu échouer devant le pseudo-athéisme de l'Encyclopédie. Hippocrate avait dit franchement : « La nature est active, *intellectuellement* et *matériellement;* incessamment elle est soulevée par une force *immortelle* appelée *chaleur* qui en règle les *formes*. Cette chaleur, percevable en nous, jusqu'à la mort, a une existence RÉELLE ; c'est là ce qui constitue l'*énormon*, ce qui meut!... » Van-Helmont, Stahl, Lacaze, se dépêchèrent d'unir la puissance *organique* à la puissance *intellectuelle*, en les confondant dans un principe unique, *anima;* tantôt sage, tantôt fou : quitte à recourir au péché originel pour se tirer d'affaire. Le tort de Barthez, en face des fautes de l'animisme, a été de vouloir faire du nouveau en médecine sans attirer les railleries de ses amis, les encyclopédistes de Paris qui l'avaient si bien choyé. Barthez, que l'on appelle le *spiritualiste*, le *vitaliste* par excellence, aujourd'hui, est peut-être le plus dangereux matérialiste qu'on puisse imaginer. On verra plus tard, en le relisant bien, que son esprit est tendu pour expliquer le mécanisme des organismes au moyen d'un fait unique : la *force* qui est propre aux corps vivants! Force innomée... presque atomique! Ce qui appuie cette façon de juger Barthez, c'est sa querelle avec Dumas; bien mieux, la contrariété, la jalousie qu'il éprouve à voir celui-ci le devancer dans la voie des négations vitales, pour entrer dans cette étude anatomo-physiologique que Bichat devait exagérer encore après les derniers rejetons de l'école de Montpellier. « Un nouveau physiologiste, dit Barthez attaquant Dumas (page 15, vol. Ier de la *Science de l'homme*), dans un ouvrage qui n'a paru qu'en 1800, y a exposé *avec une singulière conformité, la* DOCTRINE QUI M'ÉTAIT PROPRE : ce qu'il eût dû reconnaître. Ainsi il a dit : « *La*

« *chose qui se trouve dans les êtres* VIVANTS *et qui ne se trouve pas* « *dans les* MORTS, nous l'appellerons âme, archée, principe vi- « tal, » etc., etc. Est-ce que Dumas n'était pas bien fondé à lui répondre : « Il fallait vous décider pour le *spiritualisme* ou pour l'*anatomo-physiologie!...* » Et ne pas écrire : « Je terminerai en observant que pour les progrès de la science de l'homme qui se borne à des combinaisons de faits bien vus, il suffit de concevoir d'une manière ABSTRAITE et SCEPTIQUE cet être d'une nature inconnue qui est le principe de la vie dans l'homme. » Plus loin : « Dans la première édition de mes *Nouveaux Éléments de la Science de l'homme*, j'ai rapporté les phénomènes de l'économie animale à l'action d'un principe vital ; cependant JE N'AI JAMAIS AFFIRMÉ (*comme on me l'a fait dire*) que ce principe soit un être EXISTANT PAR LUI-MÊME et DISTINCT de l'*âme* et du *corps* de l'homme. »

On voit combien, à ce moment-là, le pauvre Barthez jalousait les succès de demi-athéisme obtenus par Dumas. Rien *évidemment* ne ressemble plus que ceci au *vitalisme* moderne, qui se sert du MOT et qui essaye de se passer de la CHOSE ! Or, aujourd'hui, pour faire de la vraie physiologie, il faut retourner tout cela; percevoir, étudier, comprendre la CHOSE, en se préoccupant fort peu du MOT ! Il ne s'agit pas de décréter une entité qui soit *propre au corps de l'homme*, et d'où l'on part pour abandonner l'analyse des faits scientifiques; il faut prendre ce que la nature nous fournit, RÉELLEMENT, dans la physique générale; dans la physique seule!... il faut trouver les lois qui font monter cette force mystérieuse du minéral au végétal, du végétal à l'animal!... qui nous montre le chemin qu'elle a suivi, depuis l'organisation simple d'un cristal... jusqu'à l'organisation sublime d'une idée!... toujours, je le répète, sans sortir de la physique. Si la physique actuelle ne vaut rien pour cela, refaites-en une autre... vous n'y perdrez guère!...

Barthez est un métaphysicien!... Devançant cette école écossaise, qui a su cacher la nullité de ses doctrines sous des jongleries physiologiques, toute son argumentation s'appuie sur la nature matérielle du corps, sur la nature essentielle de l'âme : quoiqu'il prévienne lui-même de l'inanité de ces conceptions purement psychologiques et *à priori*. Tant d'efforts, pour lui, ne sont amenés que pour prouver la division de l'organisme en corps, esprit vital, âme.

Mais, étant empêtré dans les idées métaphysiques de *substance* et d'*esprit*, il prend le parti de Locke, il se récuse. Voilà la véritable faiblesse de Barthez, son talon d'Achille. La métaphysique avait empoisonné et frappé de mort ses admirables vues de détail sur la force inhérente aux tissus vivants. Dans la nature il n'y a ni esprit ni substance, il y a un mouvement qui crée tout par ses incarnations infinies. Voilà la base du christianisme, base que toutes les grandes religions peuvent revendiquer aussi bien. Avec cela on fait de la vraie physique !

Il n'est donc pas vrai, comme on le dit encore, que l'école de Paris ait opéré une scission complète avec le spiritualisme de Montpellier, par ses travaux d'anatomie physiologique ; Barthez marchait déjà sur cette pente ; Dumas n'a fait que l'exagérer ; comme Bichat et les autres n'ont fait qu'en suivre la trace. Jamais, à mes yeux, gradation intellectuelle n'a été mieux observée ! Le vrai spiritualiste n'est donc ni Paracelse, ni Van Helmont, ni Stahl, ni Bordeu, ni Barthez ! C'est notre maître à tous, c'est Hippocrate ! Nous venons de voir ce qu'on doit penser des opinions animistes ou vitalistes de l'école de Montpellier, qu'on regarde généralement aujourd'hui comme le phare du spiritualisme le plus avancé ; il serait peut-être généreux, maintenant, de revenir en arrière et de payer une dette de justice à des gens qui ont été condamnés au matérialisme le plus grossier : sous l'impression d'une petite vengeance d'amour-propre blessé et de sotte envie... Je veux parler surtout de Galien et de Boerhaave, notés comme les plus grands hérétiques en fait de spiritualisme. Or, voici notre manière de penser à ce sujet : Galien, dans son génie méconnu, frappé, comme Boerhaave le fut plus tard, des rôles sérieusement pratiques qui se passent dans les éléments matériels de l'économie, essaya d'attirer l'attention sur des voies qui mettaient entre les mains du médecin une activité plus réelle, plus sûre que la passivité expectante d'Hippocrate. Galien et Boerhaave sont des génies de premier ordre ; ils reprendront leur place à la tête des vrais médecins quand on reconnaîtra, en face des faits, que le médecin est un homme *actif* et non un *charmeur* de maladies. Dans le corps humain il y a plusieurs choses distinctes ; reconnues pour telles, par la majorité des grandes intelligences qui honorèrent les sciences à toutes les époques. Ces éléments divers doivent être attaqués suivant leur nature spéciale. J'admets le moraliste qui parle hygiéniquement à mon âme; bien mieux, le sorcier qui agit sur le mouvement organique par l'imagination; j'admets le magnétisme qui, comme *force*, s'oppose à une *force;* de même de la chaleur, de l'électricité, de la lumière, etc. Mais laissez-moi donc admettre aussi, avec Galien et Boerhaave, que moi, médecin, je puis agir sur un fluide, un solide, un gaz de l'économie; avec des fluides, des solides, des gaz! La médecine, pour avoir son armement complet, doit attaquer chaque point capital de l'organisme; et cela, avec les armes appropriées à chacun de ces points. Au moraliste... l'âme! au vitaliste... la force! au physicien et au chimiste... la matière! Quand, après cela, on vient marquer du fer rouge des ridicules Galien avec ses quatre humeurs, Boerhaave avec son humoro-mécanisme... c'est un déni de justice! On les condamne sur la foi d'une biographie de cinq sous! Lisez Galien, lisez Boerhaave, et vous verrez si, en proposant leurs armes contre la matière, ils ont répudié l'animisme!... Leurs travaux tout entiers sont là pour y répondre! Galien, pas plus que Boerhaave, n'a été inférieur à Barthez dans la conscience des facultés du fluide vital. Seulement, de même que Barthez essayait de se passer, non pas d'un vitalisme innomé, indéfini, mais du rôle logique et conséquent que le créateur-Dieu joue dans les phénomènes; de même aussi Galien, comme Boerhaave, avait une propension bien marquée à se passer d'une force mal définie, l'*énormon*, pour entrer dans les faits très-pratiques de l'élémentarisme. Quand donc Barthez reniait presque l'animisme organique, en face des encyclopédistes qui lui faisaient peur; était-il plus pardonnable et plus avancé que Galien et Boerhaave, délaissant l'*énormon :* dont le temps n'avait pas encore permis d'élucider et la base et les allures? C'est l'électricité à laquelle nous devons ces belles études. Je crois donc qu'en dehors des matérialistes avoués, de ceux qui se sont fait gloire de ce drapeau, il y a plus d'animistes qu'on ne le pense! Qui n'eût pas été tenté de faire comme eux, à propos d'une explication aussi mal définie touchant le principe vital? Dans ces temps-là, chercher autre chose qu'un *énormon* obscur me semble presque la marque d'un esprit sérieux et actif; comme aujourd'hui, en présence du monde électrique, ce serait un signe d'entêtement et d'obscurantisme que de ne pas se rendre à l'évidence des faits.

VI

Écoles étrangères.

D'après Jourdan et Boisseau, dans l'introduction au livre de Rolando, Brown serait le premier à reconnaître un agent vital unique dans le corps humain; il paraît que ces messieurs, à part Hippocrate, n'avaient pas lu Paracelse et ses élèves, qui insistent tant sur ce point. « *Spiritus vitæ spiritus est in corporis membris* OMNIBUS *positus ut cumque illa seorsim denominentur. In his omnibus a item et singulis* UNUS *inhabitat, ac omnium promiscue una virtus est.* » (Paracelse, *De spiritu vitæ*, tome III, pag. 1re.) Ce n'est pas moi qui souligne le mot *unus*, dans le texte, c'est Paracelse lui-même. Bien mieux, il emploie des répétitions ennuyeusement corroborantes pour commenter cette idée première, base de sa physiologie. On voit donc, par là, combien le combat, sur le terrain de l'animisme, a été de tout temps passionné et mal éclairé : Van Helmont, Stahl, auxquels on fait les plus grands honneurs de l'animisme, ont plutôt affaibli que rehaussé cette pensée de Paracelse, leur maître. La fameuse diathèse asthénique de Brown, qui finit par englober tout le restant dans son système, répond à la pensée de Paracelse : « *Quocumque spiritus vitæ penetrare non potest, ibi morbus suscitatur.* » Ce qui reste à Brown après les anciens, comme à tant d'autres, ce sont ses erreurs d'application. Au lieu de partir d'une analyse physique des faits, de suivre les phénomènes tels qu'ils se présentent, il établit des lois générales qu'il écorche dans la pratique. Aussi allons-nous voir, maintenant, l'animisme avec Brown et Broussais s'écourter dans l'analyse générale, pour prendre vite possession de la pathologie. Entrons donc avec eux dans cette étude. Quittant, à cette heure, les principes généraux de l'organisme, nous voici arrivés à une époque médicale où l'on s'est fait remarquer par de grandes disputes sur les causes prochaines des maladies. C'est dire que nous touchons à cette école de Brown dont je viens de parler.

Dès le premier coup d'œil que nous jetons sur la base de cette école, nous voyons immédiatement qu'elle est antique comme le monde, sous le nom de *force exagérée* et de *faiblesse* relative. Mais, avant d'entrer dans l'examen de ces doctrines, je crois qu'il est nécessaire de faire précéder cet examen d'une étude préliminaire de la question. Cherchons donc à savoir en effet quels sont les rapports logiques et physiques qui lient entre eux les concepts de *cause*, *effet*, *traitement* : ce n'est pas parce qu'une maladie a son point de départ dans l'atonie ou la phlogose, qu'il faut la traiter en vertu de son origine. La cause d'une maladie n'est pas son *effet*. Vous figurez-vous une place assiégée qui mépriserait ses remparts et qui essayerait d'arrêter les boulets ennemis; en tirant, non sur les assiégeants, mais sur les boulets émis par eux : sous prétexte que ces boulets ayant pour cause l'explosion, il faut se défendre par la contre-explosion? Il est aussi difficile d'attraper un boulet à la course, que de suivre la cause d'une maladie dans les désordres qu'elle occasionne. Quand un médecin se trouve en face d'une fièvre dont la cause lui semble franchement atonique, il ne faut pas croire pour cela qu'il ait toujours affaire à une lésion atonique! Le résultat acquis est inflammatoire! Il n'y a pas à sortir de là. Lorsque la maladie sera passée, et qu'il s'agira de garantir le malade de son retour, la question changera entièrement. Là, il faudra agir en se pénétrant de la *cause* et non de l'*effet* présent. C'est ce qu'Hippocrate avait si bien recommandé, quatre siècles avant notre ère, sans se douter que notre génie transcendant amènerait d'aussi piètres raisonnements. On pourrait dire que le principe qui doit diriger l'Acte médical n'est ni dans la *cause*, ni même dans le *résultat* morbide : ce sont des renseignements, voilà tout! Il est dans l'étude de la transformation de la *cause* en *résultat*. En effet, prenons pour exemple une maladie que beaucoup de gens regardent comme atonique par sa cause... la fièvre paludéenne! Si, me préoccupant de la cause, je donne des toniques, je risque de tuer le malade par exacerbation! Si je le saigne comme fiévreux, je puis le tuer par atonie récurrente! Il faut donc que, pensant à la *cause* et au *résultat*, je maintienne une sorte d'équilibre, qui ramène la santé, entre la *cause*, qui est trop basse en force vitale; et le *résultat* fébrile, qui est trop haut dans le même sens. Je dirai ailleurs ce que c'est que la fièvre, avec tous les détails que ce grand sujet comporte; il me suffit de rappeler, ici, que je la considère comme un débordement des condensations du mouvement. Prenons encore un autre exemple physique : j'ai une chaudière à vapeur fonctionnant parfaitement; mais si, par une raison d'incurie quelconque, je laisse trop évaporer l'eau saline qui sert à l'alimenter, il arrivera un moment où ces sels, devenant insolubles, encrasseront la machine et seront susceptibles d'amener de grands troubles de tension; et finalement, même, cette explosion si connue aujourd'hui dans l'industrie. Or, dira-t-on que la pénurie d'eau dans cette machine (atonie), qui fait le point de départ des dangers postérieurs, soit de même nature que le débordement explosif final (la fièvre)... et que ces deux termes se répondent autrement que comme cause et effet?... Quel rapport philosophique y a-t-il entre un affaiblissement comparatif et un trop-plein?... entre le MOINS et le PLUS?... La *cause*, comme le *résultat*, n'ont aucun rapprochement logique... ils sont antipathiques, en quelque sorte. C'est un fait, complétement intermédiaire et accessoire, qui porte, non la CAUSE de la *maladie*, mais la RAISON de son traitement. Les médecins, assez mauvais spéculateurs, ont presque toujours confondu les CAUSES des maladies avec les RAISONS de leur traitement. Si vous n'aviez pas oublié d'entretenir votre chaudière à son niveau, il n'y aurait ni *diminution* ni *trop-plein!* la machine irait toujours son train.

Dans les organismes, en vue de réalisations industrielles, le corps a été formé de façon à pouvoir concentrer les effets de sa force expansive, pour les rejeter sur telle ou telle partie; là où il est besoin, et dans telle circonstance donnée. Mais ce jeu, qui ressemble assez à un jeu de soupapes dans nos machines à feu, porte avec lui les inconvénients de ces machines. En effet, allons plus loin, reprenons encore notre comparaison sous un nouveau jour... Si, par une suite d'atonies dans la force expansive de cette vapeur, les soupapes, tiroirs, etc..., viennent à s'engorger, à se roidir, à perdre en un mot la rapidité de mouvement qui est nécessaire à la marche normale de l'appareil? Est-ce que c'est à l'atonie qu'on devra recourir, comme base de réparation, ou à des principes appropriés à cette réparation? Le fait, ici, parle de soi; on ne comprend pas que les choses apparaissent autrement en médecine. Au lieu de favoriser l'atonie de la machine à vapeur, que de fois ne serrera-t-on pas les freins, ne chargera-t-on pas le foyer pour briser la résistance de ces organes accessoires paresseux? Là est tout le talent, le génie du machiniste et du conducteur d'appareils : donner du jeu aux organes affectés, sans faire sauter l'ensemble! Répétons-le donc hautement, il y a un abîme, un abîme physique, un abîme logique, entre la CAUSE d'une maladie et la RAISON de son traitement. Jusqu'ici je vois bien des *systèmes* de CAUSE, tyrannisant le TRAITEMENT; mais je vois peu de principes rationnels, appuyés sur une philosophie de l'art de guérir. Pourquoi disputer sur l'*atonie* et la *tonie* primitives; la sténie et l'asthénie? Ceci est de l'hygiène, mais non de la médecine. CAUSE et HYGIÈNE sont corrélatifs! Mais non CAUSE et TRAITEMENT... CAUSE et thérapeutique! La logique médicale présente le plus admirable gâchis qui se puisse imaginer. Les uns ont la candeur de développer leurs erreurs de logique à la face du public, comme Brown; les autres, avec Broussais, se contentent d'offrir cette erreur logique au bout d'une longue perche qui s'appelle l'irritation; emmanchée dans une tige, plus vague encore, appelée irritabilité. C'est l'irritation qui produit la maladie, etc., etc. Au lieu de s'en prendre à la CAUSE, comme Brown, ces derniers s'en prennent au RÉSULTAT!... et ils croient avoir bien avancé les choses! Les premiers montent sur les épaules de l'hygiène pour faire de la thérapeutique! Les derniers empruntent à l'anatomie pathologique des RAISONS de médication! Mais l'*anatomie pathologique*, pas plus que l'*hygiène*, n'ont rien à voir là dedans! L'une est le point de départ, l'autre le point d'arrivée! Voilà pourquoi Broussais, appuyé sur une base fausse, n'a pas tardé à déconsidérer son principe par une application désastreuse. Tout, sous la lancette implacable, se transforma en *irritation*; comme avec l'incitabilité de Brown, l'asthénie, envahissant tout, incendiait les organes sous prétexte de sténisation.

Ah! combien je préfère les idées simples et larges des méthodistes Thémison et consorts; sorties de la doctrine plus judicieuse encore d'Hippocrate; car le fils illustre des Asclépiades ne proposait les troubles du *laxum* et du *strictum* que comme un RENSEIGNEMENT : comme une des voies les plus générales des introductions morbides. Il dénonçait en même temps les allures de la NATURE, du principe interne avec lequel il faut compter; il faisait du médecin un artiste; quelque peu lent dans son intervention, mais toujours attentif au lit du malade. Si le bras d'Hippocrate se remuait difficilement... son cerveau et ses yeux restaient toujours tendus et agiles. Quand on comprend bien l'école de ce grand maître, on voit qu'il ne nous reste rien à faire, après lui, que de mettre en œuvre les connaissances spéciales que nous devons aux belles découvertes des siècles derniers. Les principes existent... il nous faut uniquement en démontrer le jeu physique.

Sans parler des fièvres, dites essentielles, il n'y a donc guère de maladie où, avant de traiter l'organe affecté, on n'ait à étouffer la pyrexie générale, qui menace d'enlever le malade avant toute explication. Quand le mécanicien, distrait, arrive en face de son manomètre affolé; croyez-vous que, dans son bon sens pratique, il va se poser là, le coude dans la main, à rêver sur les causes médiates et immédiates de la tension-vapeur?... il court vite à son robinet de décharge; bien heureux s'il lui est permis de philosopher encore après le danger vaincu! Les grandes inflammations se posent le plus souvent entre le médecin et la maladie locale... comme un vestibule qu'il faut traverser pour entrer au centre du logis. Or, une inflammation générale, qu'on l'appelle du nom qu'on voudra... est toujours un appel à la physique générale de la médecine... à la physiologie! On a beau appeler celle-ci le roman de la médecine... il n'en faut pas moins arriver à connaître les allures du mouvement condensé et de ses transmutations, d'où la pyrexie tire sa source. En un mot, dans presque tous les cas pratiques, il faut faire de la physiologie; avant de faire la thérapeutique pathologique des organes. Je dis cela à dessein, pour rabaisser la superbe de ceux qui croient avoir sauvé le monde, quand ils ont pu attacher leur nom à une fibrille anatomique, dont l'œil perd la trace au bout d'une aiguille! J'ai la conviction qu'Hippocrate et bien d'autres que lui, dans l'antiquité, ont été des anatomistes plus forts qu'on ne veut bien le dire; cependant, j'admire ce grand homme d'être resté, presque toujours, dans le domaine de la philosophie médicale... c'est-à-dire de la physiologie.

Mais arrivons à Broussais!... Les peintres ont l'habitude de regarder le tableau qu'ils composent, par réflexion dans une glace; souvent même dans une glace noire de faible dimension, qui a pour effet de dépouiller en grande partie ce tableau de la magie des couleurs. L'analyste doit faire de même. Au lieu d'écouter le langage éloquent du maître dont il veut juger les œuvres, il lui faut descendre dans les ouvrages des élèves : afin de ne pas être distrait par la puissance de l'inventeur, presque toujours autant poëte que savant. Si donc, soumettant la pensée de Broussais au miroir de MM. Jourdan et Boisseau, ses élèves, nous voulons connaître la conclusion de ces messieurs, voici ce que nous trouvons dans l'introduction au livre de Rolando : « M. Broussais, partant des opinions fondamentales de Brown, mais surtout de celles de Bordeu et de Bichat, voit dans le corps humain une collection d'organes qui sentent et se meuvent chacun à leur manière, réparent leurs pertes par une action chimique vivante, et sont subordonnés principalement à l'influence de la membrane muqueuse des voies digestives. L'action nerveuse préside à l'exercice de la vie; mais les actes qui l'entretiennent ont lieu dans le système vasculaire sanguin et lymphatique. »

Donc, M. Broussais « voit dans le corps humain une collection d'organes qui sentent et se meuvent chacun à leur manière. » Il ajoute : « L'action nerveuse préside à l'exercice de la vie... » Paracelse avait dit : « *In his omnibus autem et* SINGULIS *is unus inhabitat... Prout v. extenditur ac diffunditur, ita secundum varias sedes* VARIUS *existit...* » La différence qui existe entre l'exposition des élèves de Broussais et celle de Paracelse, c'est que cette dernière se montre philosophique, analytique, didactique; tandis que MM. Jourdan et Boisseau, logiquement, placent la charrue avant les bœufs; en mémoire et par singerie de Bichat et de toute l'école anatomique, qui eût bien voulu s'en tenir aux *propriétés* DISTINCTES de la force vitale. Bordeu, Barthez, Dumas, l'école de Paris, depuis le premier jusqu'au dernier, ne présentent qu'un long et perpétuel imbroglio! Un homme qu'on ne soupçonnera pas d'intelligence avec mes idées, M. Dezeimeris, a spirituellement flagellé ces tendances déraisonnables : « Malgré les efforts de nos Platons modernes pour restaurer le spiritualisme sur le trône de l'opinion, un système d'animisme médical, lié dans toutes ses parties, et présenté dans toutes ses formules qui le font reconnaître aux plus inattentifs, ne serait aujourd'hui accueilli que par des sifflets; et pourtant, admirez l'inconséquence! On laisse passer tous les jours, dans une foule d'écrits, des idées qui n'auraient pas de sens si elles ne se rattachaient à un système de cette espèce. Vous surprendrez, donnant des éloges à l'opinion qui fait consister la fièvre dans un système de réaction *concerté* pour annihiler des causes de maladie, qui y voit distinctement une série d'efforts habilement dirigés vers ce but, tel médecin qui hausserait les épaules à la lecture d'une dissertation sur les procédés de la sage nature, où seraient sérieusement déduites les facultés qu'une telle opinion suppose à cette bonne mère. Partout l'animisme se glisse et corrompt la pureté des doctrines expérimentales. Quand cessera cette funeste aberration de l'esprit? Il serait bien difficile de le prévoir; car sur quoi compter pour la détruire? Sur une étude approfondie des principes de la méthode expérimentale? Mais comment faire comprendre la nécessité de l'étude approfondie de cette méthode, discréditée en quelque sorte par l'emphase avec laquelle en ont parlé tant d'écrivains qui n'en connaissaient que le nom, et par les applications que prétendent en avoir faites tant d'autres qui l'ont étudiée sans la comprendre? Mais, d'ailleurs, combien peu doit-on compter sur l'influence des principes abstraits, qu'oublient si facilement les esprits même les mieux faits pour les comprendre! Compterons-nous davantage sur l'exemple? Son influence est incomparablement plus étendue et plus constante; mais jusqu'ici c'est le mauvais exemple qui est partout sous les yeux, et nous aurions quelque embarras à citer un seul auteur qui soit resté constamment fidèle aux principes de la bonne méthode. »

La logique veut qu'on établisse l'unité du principe vital, ou sa division absolue! Qu'est-ce que la membrane muqueuse digestive a à voir là dedans, en tant que principe? Plus loin, MM. Jourdan et Boisseau ajoutent : « C'est l'irritation qui constitue les fièvres, les inflammations, les hémorrhagies, presque toutes les névroses, et presque toutes les lésions dites organiques. Le reste est du domaine de la faiblesse. » Quel reste?... il n'est pas gros! surtout quand on se hâte de dire : « Toutes les fièvres sont des gastro-entérites déguisées! » Mais qu'est-ce que l'irritation donc, s'il vous plaît, puisqu'elle soustend de si grands phénomènes?... L'irritation!... c'est... c'est ce que vous voudrez!

Broussais définit ainsi cette irritation dans le canon médical, inscrit en tête de l'*Examen des doctrines:* « Certains corps de la nature, outre le calorique, augmentent la sensibilité et la contractilité dans les parties de l'organisme avec lesquelles ils sont mis en contact : *c'est la stimulation ou irritation;* ces corps sont donc aussi des stimulants. » M. Broussais, dont le style est souvent très-remarquable, eût pu construire mieux sa phrase, sans se faire de tort, et dire : *« D'où naît la stimulation ou l'irritation? »* la prenant telle qu'elle est; il nous faut admettre que l'*irritation* serait amenée par des corps stimulants!... La vie, la maladie, la mort, ne sont point soumises à des corps... Elles obéissent à des effets... que les corps peuvent influencer, sans doute, mais qu'il faut étudier dans leur source, dans leurs allures, dans leurs résultats! Avant de parler de ces effets extérieurs, Brown, comme Broussais, aurait dû nous donner la connaissance des érétismes intérieurs sur lesquels ils agissent. Cette école met en présence l'anarchie des *stimulants* extérieurs, avec l'anarchie d'une propriété intérieure qu'ils n'aperçoivent que par lambeaux; auxquels ils refusent toute connexité. C'est avec un sentiment pénible, que je vois les membres de l'école physiologique s'enfoncer dans le détail des phénomènes, avec un entrain qui les fait ressembler à des enfants échappés à la dure férule du magister. Quel aplomb, lorsqu'ils décrètent la déchéance de ce pauvre Barthez, qui criait merci... qui chantait une si belle palinodie du haut de sa seconde édition de la *Science de l'homme!...* « L'hypothèse du *principe vital*, dit Rolando, n'ajoute rien à la masse de nos connaissances, car, en l'admettant, on n'acquiert aucune notion de la cause inconnue d'où peuvent dépendre les propriétés des forces vitales. » Voilà des gens bien fiers; parce qu'ils ont découvert dans la fibre isolée, ce reste de force qu'y abandonne le grand arcane de vie au moment de sa séparation d'avec elle!... ils ne voient pas que ce qu'ils adorent comme un Dieu, l'irritabilité de la fibre, n'est que le rebut d'un TOUT, autrement digne de notre attention et de nos études... le mouvement organisé! La fibre offre une contraction! mais qui a contracte?... Elle-même?... Non, puisqu'elle est passive...

Les *stimulus* externes?... Cela n'est pas plus possible, puisque le mouvement de contraction se produit d'une façon SYNTHÉTIQUE... Or, ces *stimulus* n'ont rien de *synthétique*... C'est donc un agent *interne* à la fibre, agent *synthétisé*, qui répond à l'agent ou *stimulus* externe qui l'aborde! Si la *substance* créait par elle-même l'irritabilité, comme le veut l'école anatomo-physiologique, cette irritabilité n'aurait pas une durée si courte, aussitôt qu'elle est séparée de la source qui l'alimente. Brown, appliquant à la médecine la formule philosophique de son compatriote Locke, a prétendu que tout tient aux corps organisés par des stimulants extérieurs. Le premier soutenait que rien n'entre dans l'entendement que par les sens. Locke est jugé... Brown est jugé... l'anatomo-physiologie se juge en ce moment.

Rolando, interprétant Brown, se lance dans les *ténèbres extérieures*, lorsqu'il lui faut aborder la STIMULATION des DÉBILITANTS... et la DÉBILITATION des STIMULANTS!... C'est là, c'est dans ces parallaxes intellectuelles et scientifiques, que les absurdités des théories ébauchées apparaissent avec tout leur cortége de non-sens et de contradictions. Combien ne se montre-t-il pas plus éclairé, lorsque, rappelant les théories de Lamarck, il s'adresse aux agents impondérables pour régler les phénomènes d'irritabilité! Or, Lamarck n'est que le continuateur d'Hippocrate, qui appelait FEU les éléments multiples du mouvement; aussi bien que Paracelse, qui les redivisait en quatre éléments : « *Spiritus vitæ nutritur ab elemento ignis, in quo quatuor elementa refulgent...* » Pourquoi donc faire tant de chemin pour revenir au point de départ? Traduisez librement la phrase ci-dessus de Paracelse : « Le *principe vital* a pour base le MOUVEMENT (*ignis*), qui se manifeste à nous aujourd'hui par des condensations principales appelées électricité, chaleur, lumière, » etc... vous aurez la vraie physiologie de l'avenir. On ne crée pas des systèmes nouveaux, à moins d'inventer des monstruosités... et encore le passé, en cherchant bien, vous en présentera-t-il des jumelles!— Notre métier, je l'ai dit, est de reprendre le *disque* déposé par les savants défunts, et de le lancer plus loin. Certes, les choses ne se passent pas ainsi sans la pratique; quand on fait un système, généralement on le crée tout d'un jet, avec toutes ses conséquences; les détails seuls varient. Maintenant, quelle différence existe-t-il entre l'homme sage, éclairé, laborieux; et l'homme étourdi, impatient de jouir de son œuvre? La voici : l'homme impatient ne lit rien, ne veut rien lire... quand même on lui placerait sous le nez un double de sa doctrine, il nie... il devient aveugle; lui seul, son idée seule, existent en ce monde; le passé, le présent et l'avenir lui échappent et lui sont parfaitement indifférents. L'homme judicieux, au contraire, frappé d'une grande pensée, subit au premier abord les mêmes aberrations que l'étourdi : il tombe dans l'exclusivisme! mais bientôt il se relève. Armé du flambeau de son idée, il reprend le travail des siècles passés, et voit par quels étroits sentiers cette idée première a dû passer pour arriver au monde moderne. Alors il accepte courageusement la faible part qui lui échoit, et il perfectionne son travail par le contact des œuvres étrangères, par la lutte de la dialectique. Oh! qui comprendra l'amertume du chercheur lorsque, après un long travail, il voit la place occupée!... Son cerveau n'en a pas moins subi les dangers de l'invention... ce qu'il retrouve ailleurs... il ne l'a pas moins fait sortir, seul, de son intelligence... et d'un bond! N'importe, il est trop juste que le passé reprenne sa place dans l'avenir... il faut s'incliner! il faut se relever d'une première chute et marcher en avant! On compte bien moins de plagiaires qu'on ne le pense! dans les créations originales, s'entend!... Tout chercheur crée d'un jet, ou à peu près, la base de son œuvre; l'unique différence que j'aie remarquée, dans mes longues lectures, entre les hommes profonds et les hommes superficiels : c'est que les derniers ne sortent jamais de leur première illusion; tandis que les premiers s'y soustraient par de nouveaux sacrifices de temps et de travail. Quand l'homme superficiel tombe... comme un cheval manquant de sang dans une course de haies, il ne se relève pas... tandis que le travailleur vraiment original s'élance de nouveau en avant! Les doctrines que nous voyons choir les unes sur les autres, comme un château de cartes renversé, ne mériteraient pas réellement d'aussi grandes chutes; si elles ne se présentaient à nous, avec la prétention de suffire à tout en médecine. Cette science, si haut placée autrefois, dut, alors, la position qu'elle a perdue à l'obligation qu'elle semblait avoir prise, d'élucider entièrement les mystères de la nature organique; dans son principe comme dans sa fin. On pardonnera toujours à Paracelse, à Stahl, à Van Helmont, leurs revers dogmatiques; parce qu'ils n'ont pas menti à l'engagement, pris par leurs collègues, de nous éclairer sur les grands faits de la science. On ne sait, en revanche, comment recevoir sans irritation les idées de Cullen, de Brown, de Broussais même; qui descendent de la haute physique, pour déclarer que le travail du médecin ne doit consister qu'à chercher le point immédiat des troubles organiques... qui commencent une science, aussi vaste, aussi sublime que la médecine, en pleine pathologie!... c'est ce ravalement des idées générales qui a fait leur succès éphémère; parce que l'on trouve plus de paresseux que de chercheurs; c'est aussi ce qui fera l'infériorité de leur position dogmatique.

VII

L'irritation.

Maintenant, entrons un peu plus avant dans les théories de l'irritation.

Broussais, dans son traité de l'*irritation*, après avoir fait une revue, très-superficielle, des doctrines médicales : surtout de celles qui ont quelque rapport avec l'irritation; conclut en faveur de l'originalité exclusive de cette dernière doctrine. Cependant, d'après cette revue, si incomplète, il est facile de voir que la plupart des animistes ont dû avoir recours à un phénomène, très-ressemblant à l'irritation, pour expliquer les faits de haute physiologie auxquels ils s'adressaient. Le mot, comme l'idée d'irritation, est tout dans Van Helmont; à qui nous devons la célèbre explication par l'aiguillon initial, des inflammations dites essentielles. Broussais, comme les novateurs de ce genre, a donc plutôt exagéré un fait nuisible dans la théorie de Van Helmont, qu'il n'a créé une nouveauté propre à l'École du Val-de-Grâce. Hippocrate, Paracelse, Van Helmont, Stahl, Leibnitz, vont, pour moi, bien au delà de la pensée de Broussais; par leur animisme plus ou moins bien compris. J'ai déjà fait voir que la doctrine d'un agent unique, intérieur; avec les nuances infinies qui peuvent s'étendre, depuis la constitution d'un *centre* défini (Leibnitz, Platner), jusqu'à l'émiettement des qualités animiques (Bordeu, etc.); n'a jamais cessé de se produire en médecine, au milieu des documents qui nous restent des travaux physiologiques de toutes les époques. Mais Broussais, prenant la prudence et l'hésitation de ses devanciers, touchant l'irritation, pour une faiblesse; a cru se constituer un domaine propre, en entrant résolûment dans cette voie. Il n'a pas vu que, si Van Helmont, notamment, n'insistait pas sur ce point; c'est qu'il n'était nullement convaincu que les effets animiques, ceux auxquels il croyait, se traduisissent nécessairement par des phénomènes d'IRRITATION. Tous ils déclaraient que l'âme, l'archée, l'énormon, le fluide vital, etc., *a une action* sur l'organisme; mais avaient-ils tort d'hésiter à limiter cette action à un fait purement irritatif? Leurs travaux, leurs longues élaborations théoriques sur ce sujet, leur faisaient un devoir de s'abstenir: ou au moins de ne définir qu'au moyen de plusieurs circonlocutions, plus limitatives qu'explicatives. Broussais a commis un de ces actes de légèreté, qui seront le cachet distinctif de notre époque, toute superficielle en fait de dogmatisme. Broussais, comme Brown son compétiteur, est tombé, en application, dans un abîme de fautes qui pouvaient être prévues; en considérant le point de départ exclusif, dangereux, qui lui sert de base. Au lieu de fouiller jusqu'au fond des actes chimiques et physiques de l'organisme, pour en apprendre le jeu; ils se sont contentés d'une *tonicité* ou d'une *atonicité*, d'une *phlogistie* et d'une antiphlogistie. De là, à la combustion, à la corrosion du canal alimentaire; ou à la saignée à blanc, il n'y a qu'un pas. Je le répète, Thémison et ses imitateurs me semblent plus près du vrai que les écoles récentes; et surtout moins dangereux dans la pratique. Admettre que les substances ne sont douées que d'une seule qualité, au milieu d'un travail aussi compliqué que les organismes, c'est dire une sottise: sans qu'on ait besoin d'entrer le moins du monde dans le fond de la question; car il est des affirmations qui tombent d'elles-mêmes, avant tout examen. Les écoles spiritualistes, après avoir tant tourné et retourné le mystère des causes vitales, ont encore péché par le même endroit; endroit essentiel : c'est qu'elles n'ont pas aperçu *de visu* ce qu'elles avaient à traiter. Il faut tenir les faits sous ses yeux quand on veut bien décrire : pour faire un bon portrait il faut posséder le modèle. J'ai déjà peine à comprendre comment quelques hommes, à force de génie, ont pu se passer assez des faits, pour atteindre aussi près de la vérité. Ceci seul suffit pour faire croire à des inspirations, à des révélations divines.

Jusqu'ici, les médecins s'étant divisés en deux camps principaux, les *matérialistes*, les *spiritualistes;* aux premiers se rattachent sciemment ou obscurément les *solidistes*, les *hydraulistes*, les *pneumatistes*. Aux seconds, les *animistes*, les *vitalistes*, etc. Avec l'ancienne physique, qui plaçait tant de choses entre la production du mouvement *propulsant* et les diverses phases du mouvement élémentaire, il était impossible de s'entendre. Mais aujourd'hui, que le mouvement *mécanique* peut être produit par les forces générales libres : électricité, chaleur, lumière; ou être transformé en ces forces; il est difficile de compter sur les accidents, les propriétés spéciales de ces forces pour baser des systèmes. Quand on croyait la PROPULSION un état de la matière, spécial, uniforme; il était loisible de se dire solidiste; et de calculer les actions et les réactions de frottement des angles des vaisseaux, etc., etc.; on pouvait aligner des chiffres pour exprimer la résistance d'un muscle, etc. Comme il a été permis, au moment de la vogue électrique, de tout attribuer à l'électricité. Mais, je le répète, aujourd'hui que les forces se confondent par des transformations irrécusables, il ne reste plus qu'un agent admissible, le MOUVEMENT, dans son plus grand état de simplicité. Ce ne sera donc ni l'électricité, ni la chaleur, ni la lumière; ni la propulsion, ni l'animisme : même essentialisé, qui nous aideront à bâtir l'échafaudage de belles utopies : *il faut étudier le* MOUVEMENT *dans* SES LOIS *de* MODIFICATION!...

En conséquence, lorsque Broussais fait voir que Brown, exagérant Cullen, son maître, a le tort de donner aux maladies inflammatoires une origine de *trop grand excitement;* arrivant ainsi à l'asthénie par un excès d'excitation; les explications fournies à cet égard, qui transportent le système des *excitations* de Brown en celui de l'*irritation;* donnent une nouvelle preuve que Broussais, aussi bien que Brown, se payait de mots, d'entités; et négligeait encore les phénomènes. En effet, que vous acceptiez l'irritation, établie comme propriété de tissus; ou un excitement organique adventice; c'est toujours à une entité que vous avez affaire. Au lieu de cela, nous devons faire voir que l'état anomal, plus ou moins pathologique, tient essentiellement à un défaut des fonctions expansives ou condensatrices du mouvement; sur lesquelles sont basés les actes de la vie. C'est dans son livre de l'*Irritation et de la Folie*, au moment où l'auteur « cherche à expliquer *comment le défaut d'excitation produit les maladies irritatives* (section II, page 275), que l'on voit clairement les défauts de ce que Broussais appelle la méthode physiologique : base de tout son système. Jamais des idées préconçues, comme l'excitabilité de Brown, l'irritabilité de Broussais, n'arriveront à éclaircir des actes aussi complexes que le mouvement des corps gazeux, liquides, solides, à travers l'organisme; leur expansion périphérique, leur concentration centripède, etc. Ce n'est pas un manque d'irritation, ou un abus de celle-ci qui rend malade; quoi qu'en disent ces messieurs; mais les phases excessivement complexes des migrations du mouvement et de ses annexes; à travers les tissus, les canaux et tout le reste de la machine vivante. Autrefois, Van Helmont, commenté en cela par Vicq-d'Azyr, eut la pensée de présenter l'introduction d'une épine, dans l'organisme, comme le prototype le plus exact de ce qui se passe à la naissance des irritations et des inflammations générales. Ce fait est patent et irrécusable pour tous les accidents traumatiques; mais n'explique rien de ce qui se passe en des circonstances, si générales, qu'elles embrassent, à elles seules, la quatre-vingt-dix-neuvième partie des cas usuels Qu'il m'advienne une pleurésie, une méningite, une péricardite... et tant d'autres inflammations intérieures, dans lesquelles il est plus que vraisemblable qu'il n'a jamais pu intervenir aucune action mécanique de ce genre; que devient la supposition d'une épine et ses dérivations théoriques? De même que j'admets le type-épine pour tout ce qui a un fonds traumatique; de même je choisirais le type-courbature, entre bien d'autres semblables, pour démontrer la véritable origine de toutes les irritations, et plus tard des inflammations qui en naissent. Admettons donc qu'un sujet, pris dans le meilleur et le plus certain état de santé, se mette, par exemple, à fendre du bois?... S'il pousse l'action mécanique au delà de certaines bornes que commande la prudence; s'il s'échauffe trop, par rapport à la température ambiante; il éprouvera bientôt ce qu'on appelle une courbature. Je dis, moi, qu'il a amené, par ce fait, la fixation, dans la partie fatiguée, d'une certaine portion de *tension* de mouvement vital ; qui eût dû rester normalement répandue dans la généralité de l'organisme. Il n'y a ici aucune stimulation extérieure; c'est une tension organique déplacée et indûment accumulée dans un point de l'organisme : l'épaule généralement, pour l'action précitée. Si ce déplacement n'a rien d'exagéré, l'afflux sanguin, déterminé par la tension anomale, retournera bientôt là d'où il est sorti, et tout rentre dans l'état primitif; mais, si les choses ont dépassé les limites assignées à ces migrations éphémères; il se détermine une stase spéciale; d'où dérivent l'inflammation d'abord, puis la suppuration s'il y a lieu. C'est ainsi que se créent les actes pathologiques qui échappent à l'idée traumatique émise par Van Helmont. Il existe encore une annexe à cette manière d'expliquer les sources de l'irritation : je veux parler de la migration de tension qui s'opère, lorsqu'un organe particulier est soumis à une réaction extérieure tellement intense, qu'elle pousse la tension normale, résidant dans cet organe, à se jeter sur un autre organe plus ou moins sympathique de tension avec lui; un froid de pieds, un coup d'air sur le côté, amènent des pleurésies, des céphalalgies, des gastrites et autres irritations et inflammations locales de toute nature. Ces phénomènes prennent naissance par suite d'une migration forcée des tensions générales ou locales. De sorte qu'on pourrait établir la gradation suivante, en supposant aux phénomènes une certaine gravité et une certaine persistance : la *tension* amenant l'irritation ; l'irritation amenant l'inflammation ; l'inflammation amenant la suppuration, la gangrène, etc. Les explications données par l'école *vitaliste*, à l'endroit de ces faits si simples, ont besoin de recourir à des théories compliquées et reflexes sortant de l'excitabilité, de l'irritation et de la stimulation. Tandis qu'en saisissant le rôle que jouent directement les TENSIONS de mouvement dans l'organisme, les faits s'éclairent d'eux-mêmes de la plus vive lumière. Les vitalistes ont été très-embarrassés pour expliquer les phénomènes névralgiques dits *névroses*... dont ils ne savent fixer ni l'origine ni le siége. Ces névroses ne sont absolument que des migrations simples de TENSION, amenant des douleurs souvent cruelles, mais dont la puissance éphémère ne peut aller jusqu'à enflammer les tissus et leur faire subir un changement mécanique stable. Nous reviendrons largement là-dessus.

Broussais croit avoir bien avancé la question, quand il suppose à l'irritation une propriété réellement organique... C'est un don gratuit de sa part à la physiologie, car rien ne prouve cette propriété nouvelle. Cullen, Brown, Broussais, ne diffèrent entre eux que par l'explication asthénique ou sthénique qu'ils attribuent aux différents rôles de leurs agents. Broussais avait raison, thérapeutiquement, contre la théorie de Brown; mais ce sont les vices de sa propre thérapeutique, qui ont éclairé le plus vite les médecins, sur les erreurs de sa théorie physiologique générale. Dans la marche des phénomènes vitaux, il ne se glisse aucune entité nécessaire: comme l'*excitement*, l'irritation, etc... qui réagisse en bien ou en mal sur les tissus. Une force DIRECTE, sans intermédiaire d'ENTITÉ, est là présente; qui compose les effets les plus inattendus, les plus variés. La même force, accumulée par un acte morbide quelconque, se montrera médicatrice en certains cas, ou homicide en certains autres. Comme un coup de fouet, bien lancé, sauvera le postillon imprudent; ou le précipitera dans le ravin; selon que ses chevaux se trouveront avoir assez ou trop peu de force pour triompher de l'obstacle à vaincre. Dans les mouvements pathologiques, la même force qui fait marcher la machine à l'état normal l'enraye lorsqu'elle s'exagère; comme le trop-plein du courant noie la roue hydraulique qui en reçoit normalement son impulsion. Dans ces arrangements mécaniques, peut-on dire que l'irritation, l'excitement, etc., opèrent ceci ou cela sur la roue motrice? Pas le moins du monde!... La roue motrice, qu'un niveau d'eau suffisant faisait tourner normalement : se trouvant au milieu d'un trop-plein quelconque, cesse de tourner : parce que les forces composantes qui lui donnaient le branle se trouvent décomposées par des forces antagonistes, qui diminuent ou détruisent son mouvement normal industriel. Un faux-fuyant servait Broussais dans sa théorie de l'*irritation*, c'était l'action reflexe du cerveau, qui, par l'intermédiaire des nerfs excités, portait à volonté de nouveaux troubles dans l'organisme; ces troubles étant inexplicables, ou difficiles à expliquer par une action directe de son *irritation*. Les *stimulus* ont joué un si grand rôle dans ces derniers temps, qu'il est nécessaire de nous en occuper pendant quelques instants.

VIII

Du stimulus.

Le penseur qui vient de fermer, après une lecture attentive, l'*Histoire des Systèmes médicaux*, finit par ne plus saisir, en fait de contours fortement accusés, que les deux principes antagonistes de la *force* et de la *faiblesse*, de la *sténie* et de l'*asthénie*; dont une interprétation différente a porté si haut, ainsi que nous venons de le voir, les noms de Brown et de Broussais. En effet, comment s'arrêter aux idées spéciales du solidisme, de l'humorisme, du gazéisme même : lorsqu'on vient à réfléchir que tous ces éléments font nécessairement partie de l'organisme, et que c'est leur action harmonieuse qui donne la vie et la santé? Il en est de même, au fond, du *laxum* et du *strictum*; partis d'Asclépiade et du méthodiste Thémison, pour arriver jusqu'à Brown, en passant par toutes les écoles intermédiaires. On comprend parfaitement, avec cela, que les grands hommes de l'époque moderne, après avoir parcouru le cercle des petits systèmes de détail, aient été amenés, de force, devant cette question qui leur barrait obstinément le passage : « La vie s'entretient-elle, oui ou non, par un *stimulus?* » Malgré toute l'outrecuidance des doctrines régnantes en ce moment, nous leur demandons la permission de reprendre ce point qu'elles dédaignent, pour juger la valeur de leurs actes et de leurs propres opinions. Pendant vingt ans, Broussais et son école battirent en brèche les travaux de Brown; ils dominèrent si bien l'opinion publique, parce qu'ils avaient un fond de raison contre la doctrine anglaise. Broussais, étudiant mal le *stimulus*, ou feignant de le voir ainsi dans Brown, faisait de ce *stimulus* un point mathématique insaisissable; comme une entité d'où il n'était pas possible de sortir sans entrer dans l'inflammation. Alors, certes, Broussais avait raison; car, ce postulat admis, Brown tombait dans des piéges sans nombre; traqué de catégories en catégories, il ne trouvait plus que quatre maladies asthéniques; ce qui faisait le triomphe de Broussais. Mais, brisez le *postulat* fondamental de Broussais : cette entité du *stimulus* qui ne peut sortir de son néant métaphysique sans tomber dans l'inflammation; et la théorie de Brown reprend une partie de sa puissance. Comment se fait-il qu'à cette époque, pendant des luttes qui mirent les deux mondes en émoi, il ne se soit pas trouvé un médecin, un physicien, un chimiste, qui ait assez examiné la question; au point de démasquer, et l'erreur de Broussais comme postulat, comme argumentation; et la marche réelle de la matière médicale; comparée avec les faits physiologiques et thérapeutiques: pour abattre tout ce tapage dans lequel se perdait la voix de tant d'hommes utiles et intelligents. Aujourd'hui, nous savons que la majorité des médecins a repris les idées de Brown; bien mieux, qu'elle tend vers l'animisme; mais, nous avons le regret de le dire: ce retour est un retour d'instinct; tout aussi peu conscient, tout aussi mal digéré, que ne fut naguère leur adhésion à la doctrine physiologique du Val-de-Grâce. Qui peut se vanter, en ce moment, de bien préciser l'inflammation; et quand il y a inflammation; quand cela vient du fait de l'organisme souffrant, ou du fait de l'agent thérapeutique? Si quelqu'un d'impartial dans la question eût sondé les faits, il était facile pour lui de démontrer que beaucoup de corps très-énergiques n'ont pas une action inflammatoire; bien mieux, que tous les corps de la matière médicale, si âpres, si violents qu'on les choisisse; jouissant de la réputation la plus stimulante, peuvent être réduits à un état assez ténu, assez bénin, pour ne produire que des effets de simple stimulation. Il suffit de citer la marche physiologique de l'arsenic, de l'or, du mercure, de l'acide prussique, pour voir que tous leurs effets dépendent des quantités et du mode de traitement. La matière obéit à des lois de formes, inexorables. Tel métal qui, en lingot, se montre souverainement électrique; réduit en poudre, descendra au rang de corps à peine sensibles à cet agent. Cela est une affaire de condensation et de décondensation. Quand Bichat écrivait en tête de son livre: « La vie est l'ensemble des fonctions qui résistent à la mort, » ne disait-il pas, implicitement, que la vie est produite par une suite de *stimulus* ou d'EFFORTS? Comment admettre une résistance sans effort? La physique de notre époque, tout incomplète qu'elle soit, au point de vue philosophique: est assez avancée cependant, pour montrer que toute *résistance* suppose une force dissimulée. Bichat, comme Brown, comme bien d'autres, est forcé de se rendre à l'évidence de la nutrition nécessaire. A-t-on vu bien des gens vivre sans manger? Si l'on mange, c'est donc pour se procurer un aide, un *stimulus* indispensable. Or, pour le plus piètre chimiste, l'aliment ne se distingue en rien du médicament. Bien mieux nous démontrerons que le médicament accompagne forcément la nourriture qu'on croit la plus normale, la moins entachée de thérapeutique et d'hygiène. Et, si la nourriture usuelle contient des corps doués d'un *stimulus* : non suivi de ce qu'on appelle l'acte inflammatoire; on peut donc supposer qu'il y a d'autres éléments, assimilables ou absorbables, doués des mêmes effets, des mêmes propriétés. Donc, en dehors de la force et de la faiblesse, de la *sténie* et de l'*asthénie*, des *stimulus* officiels de ces écoles, il y a quelque chose : et c'est ce quelque chose que nous reprendrons plus loin. Car il est nécessaire de s'arrêter, comme donnée historique très-instructive, à la révolution dogmatique qui renversa le système de Broussais. Nous l'avons dit, la position faite par ce chef d'école à la thérapeutique générale était intolérable, puisque du *stimulus* naissait l'irritation, suivie bientôt de l'*inflammation*, et de l'inflammation une menace de mort. La portion active et intelligente de l'école française, lancée dans la voie de l'anatomie par les travaux de Bichat, proclama l'infaillibilité des vues anatomo-pathologiques. Le *vitalisme*, resté au fond de l'escarcelle des docteurs à cravate blanche, se présenta timidement pour partager le gâteau. Enfin, Bretonneau, de Tours, et ses émules levèrent le drapeau de la décentralisation dogmatique. De même, qu'en docteur provincial il cherchait à battre Paris en brèche : comme argumentateur systématique, il faisait tous ses efforts pour constituer la fédération des maladies; ayant leur existence spéciale, leurs mouvements propres; et tout au plus, rattachées les unes aux autres par des principes à discuter... dans l'avenir. De sorte que nous voilà revenus, avec les anatomo-pathologistes, à des gens qui, de mécomptes en mécomptes, seront obligés d'arriver à la fibrille; usant leur vie à chatouiller des microscopes. Dans les vitalistes, nous retrouvons ces excellents docteurs, tant vantés par Molière; que j'ai déjà montrés, allant de maison en maison, en faisant résonner leur canne à pomme d'or ou d'ivoire; faisant grincer une tabatière luxueuse, pour arriver à laisser agir la *force vitale!* L'enseignement me semble tourner dans un cercle vicieux, qui conduit, comme par une spirale, à une sorte d'abrutissement. Ne serait-il pas assez intelligent de sonder l'origine de ces tendances fatales... en descendant un peu dans l'éducation des jeunes médecins? C'est ce que nous croyons devoir faire.

IX

De l'éducation des médecins.

La logique, cette mère de toute philosophie, est abandonnée aux écoles primaires; qui l'ânonnent, écrite en de petits livres, imprimés sur papier à chandelle; soi-disant extraite de Port-Royal. On bourre mon jeune néophyte, médecin, de toute espèce de bonnes choses, telles que mathématiques de trente-six degrés; lui qui plus tard ne saura pas faire une division. On le force à raconter en vers boiteux les malheurs de Priam, la bonne humeur d'Achille et la modestie d'Agamemnon; si, en géographie, lors de son examen de bachelier, il a le malheur d'oublier une ville d'Illyrie, de Crimée : dont pas un géographe, par parenthèse, ne connaissait le premier mot avant la dernière guerre, c'est un homme perdu; autant vaudrait, pour lui, avoir prononcé son grec à la façon indiquée par l'avant-dernier inspecteur de l'Université; jamais il ne sera docteur. Plus tard, voit-on pour le jeune médecin une de ces thèses sérieuses, intelligentes; portant sur quelque point philosophique, d'où l'aréopage puisse induire une capacité quelconque?... Non... C'est un appel à la paresse des spécialistes, cet arrangement qui le place en face de mots, de faits : et jamais en face de l'idée et du raisonnement. Nous dirons plus, c'est en quelque sorte une illégalité : car le fondement de la loi française, la base tacite des conventions humaines, étant une égalité du citoyen devant tous les tribunaux; avec un système de mots à retenir, on force des gens qui n'ont pas de mémoire à s'en procurer une. Et, comme la vanité humaine préfère un échec à un aveu, il arrive que le malheuceux qui pense plus qu'il ne retient se trouve primé par celui qui retient plus qu'il ne pense. La vanité, ici, sauve les vices du tribunal, mais elle ne les excuse pas !... Chose singulière, que le plus sot des habitants de Paris ait besoin d'un domestique, il saura le juger en le mettant à l'œuvre ; et les hommes revêtus d'un haut caractère d'instruction et d'expérience sont forcés d'agir comme s'ils se promenaient dans une volière de perroquets !... Ce n'est pas comme cela qu'on prépare des hommes, encore moins des médecins. Cependant, quelle noble et admirable mission que celle du travailleur auquel est confié le bonheur des familles, l'espoir d'un pays ! Quant à nous, nous ne craignons pas de le dire : après les vœux exprimés par des facultés tout entières, l'avenir de la médecine est dans le développement donné aux connaissances générales et philosophiques du médecin.

Nous voudrions traiter un point médical de la plus haute importance. Bien entendu que ce que nous écrivons s'adresse exclusivement aux médecins, puisque nous parlons une langue qui n'est guère comprise par d'autres personnes. Eh bien, qui pourrait assurer que nous soyons entendus ? Car, en même temps que nous essayerons de parler médecine, nous devrons parler aussi la langue philosophique ; or, dans cette tour de Babel de l'instruction actuelle, les hommes doivent vivre côte à côte sans se comprendre. En effet, admettez pour un instant que j'aie à parler du *dualisme*. Qu'est-ce que c'est que le dualisme ? me répondra-t-on ; quelle filiation a-t-il avec ceci, avec cela ? Pour bien entrer dans la valeur de ces considérations, il faudrait que le jeune médecin fût versé dans les travaux des penseurs qui ont constitué l'ensemble de la philosophie humaine ; sans cela il apportera une attention distraite à ce qu'on lui présentera, par la fatigue de comprendre ; il tournera les feuillets jusqu'à ce qu'il arrive à un mot à la mode, gastro-entérite, dotinenthérie, coxalgie ; ou toute autre invention grammaticale d'un auteur en renom. Avec cela on reste docteur patenté, et peu médecin. Quoi qu'il en soit, jeunes élèves, il faut que je vous dise un mot du dualisme dans les méthodes d'enseignement.

Le dualisme, scientifiquement, est la plus lourde erreur, le piége le plus funeste dans lequel puisse tomber un homme qui veut s'instruire. Avant que Newton eût écrit son livre si neuf sur l'optique, qui divulguait des expériences inestimables; le vulgaire ne connaissait guère, en fait de variations optiques, que des phénomènes d'ombre et de lumière. Tout était noir ou blanc, avec des dégradations dans les intensités. Le monde, manichéen jusqu'à sa dernière fibre, n'admettait que Dieu et le diable, le bien et le mal, le chaud et le froid, le sec et l'humide; et surtout, comme nous venons de vous le dire, le blanc et le noir. Il suffit d'un morceau de cristal prismatique, autrement dit angulaire, pour changer cette excellente manière de penser, en ce qui concerne les faits de l'optique. Newton commença par dérouler, les uns après les autres, les faits sériels qui sortaient du dualisme éventré. Il fit voir, en traçant des rapprochements concluants, que la lumière blanche est un fait très-complexe : composé d'une série de couleurs diverses, dont les teintes sont infinies; et qu'il crut devoir rassembler en six groupes principaux, rouge, orange, jaune, vert, bleu, indigo ou violet. Il montra que la couleur blanche est une sorte de compromis, ou *tonalisation*, entre toutes ces couleurs : dont la réunion forme la lumière blanche. Puis, il combina tout cela et en tira des conclusions merveilleuses, dans lesquelles nous ne le suivrons pas. Newton rendit donc un service immense à la physique, en faisant sortir de son cerveau toute une science à combinaisons. Mais, chers docteurs, pensez-vous que le service rendu par Newton à nos connaissances, n'ait de valeur, de portée, que pour un faiseur de lorgnettes? Descendez en vous-mêmes... et vous serez fort étonnés de vous trouver, quant à vos doctrines, à votre foi de médecin, dans ce trop célèbre *blanc* et *noir ;* dans ce dualisme qui illustrait l'optique avant les découvertes du grand Newton. BLANC ou NOIR, *sténiste* ou *asthéniste*, animiste ou vitaliste, etc., voilà les alternatives dont il vous est défendu de sortir, en doctrine générale médicale; à moins de rentrer dans des doctrines de même nature ou dans les idées de détails qui se pavanent, bien à tort, vous pouvez le croire, avec la prétention d'idées générales.

Je sais bien qu'on voit des livres où les auteurs se défendent, comme de beaux diables, de *chercher à penser!...* En vérité, est-ce bien la peine... et ces auteurs sont-ils sûrs de ne pas se calomnier, eux-mêmes, en se donnant la POSSIBILITÉ d'un tel travers?

Cependant il y a du vrai dans le dualisme ; car une méthode vue *grosso modo* présente toujours un antagonisme véritable. Ce même prisme, d'où Newton tirait la série entière des couleurs, pris d'une certaine façon; d'une façon incomplète ; ne donne que deux séries brisées, opposées : la série bleu-vert, puis la série rouge-orange. Telle aussi se montre la polarisation optique.

Voilà pourquoi le dualisme, doué de quelque vraisemblance, a séduit la paresse des gens qui n'aiment pas à creuser les sciences ; la fatigue des majorités a été son meilleur auxiliaire.

Quoique l'état et la nature des études fournies au jeune médecin soient peu propres à nous encourager dans la voie philosophique, dans la voie analytique que nous nous traçons ; nous n'en suivrons pas moins l'exposé des principes sur lesquels le raisonnement dogmatique peut s'appuyer. « Fais ton devoir, advienne que pourra !... » Voici donc notre conclusion dogmatique :

Depuis la doctrine d'Hippocrate, réellement synthétique ; quoique trop obscure, trop peu définie dans ses éléments, nous avons vu tomber l'un après l'autre chacun des systèmes médicaux arrivés à une grande vogue. Pourquoi cela?... parce que chacun de ces systèmes ne représente jamais qu'une face de la question de haute physiologie médicale.

Thémison avait raison avec son *laxum* et son *strictum ;* mais cela ne s'appliquait qu'aux faits de déplacement des corps... Les animistes avaient raison en établissant une âme centrale qui conduit la machine..., mais avec les restrictions que l'étude des faits nous force d'accepter en ce moment !... Les vitalistes ont eu raison de chercher des propriétés de détail dans les tissus... parce que le mouvement organisé nous montre l'existence réelle de ces propriétés de détail !... Cullen, Brown, Broussais, ont eu raison d'admettre des états relatifs de force, de faiblesse, d'irritation, de stimulation, etc.; mais à la condition que cela ne se rapporte qu'aux prodromes de la pathologie et de la thérapeutique !...

Qu'avons-nous donc à faire après eux?... Instaurer un système de physique générale qui englobe toutes ces vues de détail et les mette chacune à sa place, comme on le fait pour la pierre des mosaïques. Gardons-nous donc bien de prendre pour base unique et fondamentale de nos études le *strictum*, le *laxum*; la force, la faiblesse, l'irritation, etc.... Cherchons un élément organique général qui les contienne tous, les rallie tous, les utilise tous!... Cet élément supérieur, je l'ai dit, je le répète, c'est le mouvement!... Mais ce mouvement a été connu et prôné dans tous les temps, par toutes les écoles; que peut-il nous apprendre de neuf?... Le fait est vrai... seulement, le mouvement qui a été invoqué de tant de façons... n'a jamais été étudié dans ses lois réelles... Ce sont donc *les lois* SÉRIELLES *du mouvement que nous avons à fonder*. C'est une physique générale, une physiologie qu'il faut instaurer. Laissons là l'idolâtrie du DUALISME... marchons résolûment vers l'étude abstraite des lois sérielles du mouvement!...

X

Profession de la médecine.

Dans un temps où le corps médical se montre si jaloux de ses prérogatives, je ne trouve pas mauvais qu'il s'entoure de tous les éléments d'honorabilité qui sont en son pouvoir. Mais, par cette raison qu'il demande la justice pour lui, il faudrait qu'il l'accordât loyalement aux autres. Dans les régiments français, le grade d'officier s'accorde généralement, presque normalement, aux jeunes gens sortis des écoles spéciales; cependant, les soldats que le hasard ou les circonstances ont placés en dehors de cette voie ordinaire peuvent gagner l'épaulette, soit par une capacité démontrée, soit même par une honorable ancienneté. Nous en dirons autant d'une autre carrière, celle des ponts et chaussées; dans laquelle un simple piqueur peut prétendre à des degrés jadis fermés à toute espérance d'avenir. Ce qui se passe dans ces administrations s'étendra bientôt à toutes les autres parties spécialisées; car il n'y a pas de profession où il soit plus difficile de remplacer l'école, par des travaux solitaires, que dans les ponts et chaussées, où les leçons sont si coûteuses. Pourquoi n'en est-il pas de même en médecine?... Que de nécessités infranchissables ne séparent-elles pas l'instinct médical de la fréquentation régulière des écoles! Les uns voyagent à l'étranger, pendant les jours qui sont ordinairement consacrés aux examens; les autres essayent de diverses carrières avant de pouvoir s'assurer d'une vocation réelle. Dans une profession où le génie est si rare, comment se fait-il qu'on soit assez coupable pour le repousser quand il se présente... d'où qu'il vienne?... L'exemple de M. Raspail eût dû édifier la compagnie, sans avoir besoin d'aller au-delà. Voilà un chimiste qui montre un talent hors ligne : un novateur original, qui éclaire les fonctions physiologiques les moins bien comprises jusqu'à lui ; un thérapeutiste dont les effets ont une action inniable, dans nombre de cas, sur l'organisme... ne serait-ce que par la vulgarisation qu'il a opérée des emplois de l'alcali volatil : si connu autrefois, si vanté par Paracelse et tous les alchimistes. Mais, parce que du côté de l'école, comme du côté de M. Raspail, on n'a pas voulu faire de concessions ; voilà un homme dont on tourmente la vie, qu'on aigrit, qu'on pousse dans les voies extrêmes; en le livrant à la haine et à la morsure de ces agents inférieurs du métier ; meute dépravée, toujours prête à donner le coup de dent... en société, sous la protection des dogues. Je puis le dire, à cause de la vénération toute particulière que je ressens pour la profession de médecin, la Faculté devait, d'elle-même, et à cause d'elle-même, faire admettre dans ses principes disciplinaires les cas exceptionnels d'admission que je signale à propos de l'armée et du corps des ingénieurs, etc.; de façon, après un délibéré solennel, à envoyer un diplôme à M. Raspail, désormais empêché d'hérésie, et livré à toute la responsabilité de ses actes. Plus on aime une personne, plus on lui doit la vérité... Depuis vingt ans que je vais demander à l'enseignement médical de Paris mes meilleures inspirations, je ne crois mieux reconnaître les services qu'il m'a rendus qu'en lui faisant cette confession. Seulement, je voudrais que le fait fût *légal* et non de complaisance. Comment voulez-vous que la logique, que le bon sens public, s'arrangent de ce fait : qu'un homme de la taille de M. Raspail, au simple vu de ses livres, ne soit pas aussi responsable, médicalement parlant, que le dernier des médecins de campagne dont vous connaissez si bien et la science et l'orthographe?... Du temps où les monopoles d'idées étaient sagaces et prudents, ils absorbaient avec soin les capacités qui pouvaient leur nuire ; il n'y a que depuis le jour où l'on a cru devoir se passer de tout le monde que sont nées les hérésies et les révolutions. L'école de médecine n'est pas en dehors du droit commun; il lui faut absorber toutes les capacités de son genre, si elle veut qu'on croie à son infaillibilité. On répondra à ma communication que jamais la Faculté n'a repoussé personne... qu'elle a toujours été prête à donner ou faire donner une exemption d'inscription, telle, qu'en un examen seul il soit loisible de rattraper tout le temps perdu!... Ce sont là des réponses trop sournoises, par le temps qui court. J'ai eu la fantaisie d'assister à un examen de sorbonne, qui devait faire un docteur ès-sciences, d'un homme éminent à tous égards, très-éminent; mais resté trop longtemps en dehors des facultés enseignantes... Malgré la présence de patrons puissants, irrésistibles, mon homme dut subir la taquinerie de gens irrités contre sa présentation insolite... et je jure que pour une place de professeur de physique, je n'aurais pas voulu être mis sur la sellette à ces conditions. Quand une société, de la valeur de nos écoles enseignantes, rend justice ou fait un cadeau, il faut qu'elle le fasse avec grandeur, avec magnanimité... J'aime moins le père qui fait mettre son fils à genoux, pour lui débiter une fastidieuse morale, que le cœur compatissant qui se jette dans les bras de son enfant... même prodigue!...

En vérité, je ne crois pas que l'école ait toujours le sentiment, bien précis, de la dignité scientifique à laquelle elle appelle le médecin. On dirait qu'elle se ressent, elle-même, de l'effet dénigrant, abaisseur, qui est tombé sur la Faculté par l'influence de M. Raspail et de ses imitateurs!... Sans cela, fermerait-elle les yeux aux exemples de convenance que lui donne l'Institut, dans la réception d'un de ses membres? Est-ce qu'on attache au pilori de la rivalité et des mauvais vouloirs le travailleur qui se présente appuyé sur ses œuvres?... On met sa candidature au scrutin, hors de sa présence; avec tous les ménagements que comportent l'amour-propre et la politesse; et, si ce candidat échoue, on lui laisse la liberté d'être plus heureux une autre fois. Qu'on fasse les régents avec la jeunesse, cela se comprend... sans cela la Chartreuse et la brasserie chômeraient moins que l'amphithéâtre... Mais avec les hommes faits... avec les hommes qui viennent les mains pleines, à quoi bon le *coup monté* des barettes et de la toge? Que la Faculté le sache bien... de même que le passé gouvernemental a été aux avocats et aux hommes de parole... de même, l'avenir social est réservé aux hommes de science; et particulièrement aux médecins... La Faculté doit s'illustrer dans ses membres, par des moyens plus intelligents que des exclusions!... Il arrivera un moment où les plus hautes capacités intellectuelles s'honoreront du titre de médecin... La profession de médecin touche à ce qu'il y a de plus profondément humanitaire et social... Préparez donc les voies!... A tout cela je n'ajouterai plus qu'un mot, c'est l'épigraphe de ce livre : La médecine reconquerra son principe... le sacerdoce!

LA
MÉDECINE NOUVELLE

PHYSIQUE GÉNÉRALE ORGANIQUE

I

Idée élémentaire du mouvement organique.

La philosophie brille, dans son histoire, par une suite de variations bien curieuses; mais il est impossible d'en comparer, et le nombre et l'étrangeté, à ce qu'on a vu de tout temps en médecine. Un philosophe, si bizarre qu'on le suppose, est un homme qui réfléchit encore, qui compare, qui coordonne. Au bout d'un certain temps de travail, il arrive à se dégoûter d'un système laborieusement échafaudé, s'il s'aperçoit que cela devient par trop ridicule. Il n'en est pas de même du médecin, du médecin moderne surtout! On le voit varier ses croyances, placer les bases de sa foi médicale sur des idées, et même sur des choses. L'antimoine, le mercure, l'iode, l'huile de foie de morue, la flanelle, le camphre, ont été tour à tour des panacées universelles; comme l'alcalest, l'archée, le *stimulus*, l'irritation, ont été acceptés, tour à tour, comme un point de départ définitif. Le caractère essentiel du médecin, c'est l'idéophobie... Jamais il ne manquera l'occasion de protester contre tout système large et bien digéré. « Ce sont des utopies, » dit-il...

5.

voilà comme il s'en tire. Il est certain que le métier de médecin a quelque chose de terrible, dans l'état actuel de la constitution pratique médicale. Ils donnent presque raison à cette boutade d'un vaudevilliste : « Ne parlez pas de vos médecins... ce sont des *coureurs d'escaliers!* comment voulez-vous que de tels gens aient de l'esprit aux jambes et à la tête? » Nous avons une si grande confiance dans l'avenir de la médecine, un tel respect pour les services qu'elle rend, et surtout qu'elle pourrait rendre, que cela nous permet d'être très-sévère dans l'appréciation que nous en faisons aujourd'hui; aussi, sommes-nous sûr que tout cela se modifiera avant peu. Aujourd'hui, tout est à l'électricité! chaînes électriques, bagues électriques, corsets électriques, sous-jupes électriques! Il n'y a pas usqu'aux boutiques de marchands de vin où l'on ne voie écrit : « *Tourniquet électrique!...* » A cette vogue immense de l'électricité, le médecin ne pouvait répondre que par un cri; digne de son instinct, si souvent entaché de cymbales et de grosse caisse... « *Médecine électrique!...* » A l'Institut, dans le concours pour le prix Bréant, je parierais d'avance que, sur cinq cents mémoires déposés, il y en aura quatre cent cinquante qui se résumeront en ces mots, publiés par un médecin, dans un récent Mémoire : « *Le choléra est un défaut d'électricité!...* » Comme dans une école d'enfants, on voit aux séances des instituts quelconques, des gens fort bien vêtus, se lever d'un air digne, sombre, prophétique, concentré, et dire : « *Mes-sieux*, j'ai l'honneur de déclarer à la docte assemblée, aussi bien qu'à son illustre ou à ses illustres, ses célèbres présidents, que ceci ou cela est un phénomène électrique!... » Qu'il s'agisse de choléra, de peste, de pneumonie, de teigne, de crapauds, de caoutchouc ou de lanternes!... Après cela, la personne si bien vêtue se rassied; regarde l'assistance et notamment ses voisins; de l'air d'un homme qui vient de couper la ficelle du ballon intellectuel, pour lui permettre de voguer à travers les délices de l'espace. Malheureusement, un autre individu non moins bien vêtu se lève — il ne comptait pas sur cette intempestive sortie, — et d'un air effaré, il déclare qu'en 1815, dans une brochure de trois quarts de feuille qu'il a publiée aux Ponts-de-Cé, il a dit son fait à l'électricité, et qu'il demande la priorité. D'autres se lèvent encore, comme poussés par des ressorts cachés; et montrent ce que peut la bêtise individuelle, quand elle est sollicitée par la complaisance collective... Il suffit de consulter les comptes rendus de séances, pour voir que nous ne changeons que dans les mots ; mais que nous restons étrangement au-dessous des faits. Un monde électrique !... Voilà la situation qui nous est faite par la science de 1861. Instituts... industrie... industriels... journaux... tout est électrique !... Électrisés... quand?

Dans la nature, l'électricité n'est qu'un détail... comme dans le spectre solaire le rouge n'est qu'une nuance. Les organismes contiennent de l'électricité : comme tel ou tel minéral, telle ou telle fleur, portent la couleur rouge. Électricité, chaleur, lumière... sont trois phases générales du *mouvement*, dont les nuances intermédiaires sont infinies. Il me plaît de ranger le spectre solaire en trois phases principales : rouge, jaune, bleu... Personne n'a rien à y redire ! De même que je ne pourrai rien objecter à celui qui voudra les établir en six cases, comme Newton : rouge, orangé, jaune, vert, bleu, violet ; ou encore, comme les modernes, en sept nuances : rouge, orangé, jaune, vert, indigo, violet. On irait ainsi à l'infini en s'emparant des travaux d'Herchell, et de tant d'autres sur les éléments visibles et invisibles du spectre, d'où naîtraient de nouvelles classifications. Mais une chose sur laquelle il est impossible de ne pas tomber d'accord, c'est le mouvement simple ; ce mouvement qui préside à la formation de toutes les nuances. La vie n'est pas plus basée sur l'électricité que le spectre optique n'est basé sur une seule couleur. La vie contient de l'électricité, comme le spectre contient telle ou telle couleur. De même que le spectre contient du jaune et du bleu : de même aussi la vie contient de la chaleur et de la lumière ; et, ce qui est bien plus important, les condensations, les antagonismes, les variations et les tonalisations de ces modalités. La chaleur est commune à tout ce qui a vie. Il est rare de trouver un être organisé, même une plante, qui ne se soustraye, par une différence, si petite qu'on la suppose, à l'état thermométrique du monde ambiant. Il y a aussi des organismes qui nous montrent la lumière produite, de toutes pièces, par une condensation spéciale de mouvement. Quoique ce phénomène soit plus rare que celui de la chaleur libre, même de l'électricité libre ; les lucioles, les yeux de certains animaux nocturnes ne nous offrent pas moins des condensations de mouvement, qui peuvent arriver jusqu'aux phénomènes lumineux. Chez l'homme en colère, la grande condensation de force, accumulée dans son regard, a quelque chose de phosphorescent qui n'a échappé à aucun observateur sérieux. Nous allons bientôt montrer la torpille comme étant l'exagération du système contractile; nous pouvons anticiper sur ce point de vue, en y comparant les phénomènes spéciaux de chaleur et de lumière, proportionnels aux condensations effectuées.

Le MOUVEMENT libre, simple, fait la base de notre organisation. Il n'y a pas si petite partie de ce mouvement, qui ne puisse s'ajouter l'une à l'autre; puis se condenser, se tendre; en manifestant à nos sens, non-seulement les trois grandes phases distinctes, apparentes, de l'électricité, chaleur, lumière; mais encore des phases importantes, quoique intermédiaires, dont nous ne savons bien, ni reconnaître ni constater la valeur organique. De même qu'un corps quelconque, animé ou non, revêt des couleurs pour nos sens; de même, un organisme revêt les phases apparentes du MOUVEMENT élémentaire libre; qui sont appelées et classées par nous sous le nom d'électricité, chaleur, lumière. La lumière, la chaleur, l'électricité décondensées, retournent au mouvement simple; comme le mouvement simple, en se condensant, arrive, monte aux phases supérieures d'électricité, chaleur, lumière. Je constate donc de l'électricité dans le mouvement libre des êtres organiques: comme mon œil y constate des raies, des plaques, des zones colorées. Il en est de même pour la chaleur et la lumière. La vie est-elle donc régie par les phénomènes électriques proprement dits?... Non, vraiment!... Les phénomènes électriques se rencontrent à leur heure et à leur place, comme le reste. La chaleur organique amène une tension qui se rapproche des faits électriques reconnus dans la machine d'Armstrong; en même temps que le générateur produit des tensions susceptibles de travail. Dans certaines circonstances, il produit encore de la tension électrique; d'où peut naître ensuite de la lumière, avec quelques autres précautions; toute tension étant transformable et pouvant passer par tous les degrés de condensation quelconque. Si nous acceptons donc le MOUVEMENT le plus simple, le plus élémentaire, comme base unique de toutes les phases composées, appelées électricité, chaleur, lumière: il nous faut montrer la loi qui préside à ces transformations, puis les lois qui en appliquent la valeur organisante et productive. C'est ce que nous avons déjà développé amplement dans la *Chimie nouvelle*, et que nous reprendrons ici brièvement sous le titre de loi des DÉFILÉS: car, dans les sciences, il ne suffit pas seulement de nommer un fait, un phénomène vraisemblables : il faut surtout en montrer le *pourquoi*, le *comment*, et les combinaisons multiples. La chaleur, dans les organismes, semble présider particulièrement à l'alimentation ; l'électricité aux phénomènes de déplacement ; la lumière à ceux de l'entendement. Ne craignons pas d'insister sur ce point : l'électricité, la chaleur, la lumière libres, ambiantes, peuvent donc être recueillies par nos organismes, en tant qu'électricité, que chaleur, que lumière ; mais elles ont besoin d'être élaborées, détruites, en quelque sorte, digérées par cet organisme : aussi bien que la viande, absorbée par notre estomac, ne va pas se caser immédiatement au bout d'un muscle en action ; que du sang avalé n'entre pas comme sang dans nos vaisseaux ; que des os triturés par l'estomac ne vont pas se coller à nos os. Le mouvement condensé électrique, lumineux, calorique, se disperse dans nos organismes, sans être employé de suite et dans leur état actuel. S'il en était autrement, lorsqu'on a soulevé des cadavres par l'action galvanique, on leur eût tout aussi bien rendu la vie. C'est cette assimilation singulière que nous devons étudier et décrire. Car ce rayon de soleil qui me réjouit, ce feu qui me réconforte, cette électricité atmosphérique qui m'excite, sont bel et bien l'aliment de mes forces : comme la matière résistante que j'ingère dans mes repas quotidiens. On a pu se convaincre, par des expériences répétées, par des circonstances fortuites, de la possibilité de rappeler à la vie des reptiles, des poissons glacés, etc. Il semble que ces êtres vivants suivent, dans le rappel à la vie, l'échelle des éclosions plus ou moins entourées de soins étrangers. En un mot, un organisme aurait d'autant plus de facilité à revenir à la vie, une fois glacé, que son éclosion a demandé moins de soins, moins de dépenses maternelles, pour lui former un bagage de *tensions vitales*. Les œufs des poissons ne sont-ils pas abandonnés aux éclosions les plus hasardeuses? Le mâle vient y apporter cependant l'appoint de son intervention sexuelle... Mais en quoi consiste cette intervention? Les reptiles, quoique parturiant leurs petits vivants, ne les couvent pas ; ils ne peuvent guère leur donner une chaleur qu'ils possèdent eux-mêmes à un si faible degré.

II

Idée transcendantale de la physique organique.

De tout temps, on a cherché à sortir des hypothèses purement médicales, pour entrer dans la voie des faits physiques observables et mesurables. Combien d'hommes pratiques, combien d'hommes d'imagination, n'ont-ils pas essayé de faire plier les phénomènes de la physique officielle aux errements probables d'une physiologie raisonnée? Bichat, convaincu par son génie que là seulement était la voie fructueuse, ne craignit pas d'affirmer ceci, au milieu des ténèbres physiques qui l'entouraient alors : « Le chaos n'était que la matière sans propriétés : pour créer l'univers, Dieu la doua de gravité, d'élasticité, d'affinité, etc.; et de plus une portion eut en partage la *sensibilité* et la *contractilité*. » Malheureusement, le médecin, absorbé par les détails infinis de l'anatomie, qu'on a essayé de donner pour base à la pathologie dans ces derniers temps, a déserté toute étude de la physique; de sorte que cette mère des sciences, qui comptait autrefois parmi les médecins ses chercheurs les plus éminents, Stahl, Boerhaave, Savart, etc., est le plus souvent désertée pour le bistouri; qui a tant promis et donné si peu, en fait de principes philosophiques. Je suis heureux de faire quelques rares exceptions, et sans que j'aie besoin de les indiquer, chacun les désignera du doigt. C'est à ces écrivains consciencieux que je dois tout ce que je sais sur la méthode moderne.

Quand les nuées d'automne se répandent en déluge sur les campagnes; quand la fonte des neiges, au printemps, crée ces innombrables filets d'eau qui vont former de grands fleuves ; il faut, avant d'arriver à ce résultat ultime, que les vapeurs condensées aient formé une infinité de petits ruisseaux ; qui enlacent les continents de leurs replis, pour constituer, plus tard, les cours d'eau à la marche glorieuse qui ressemblent à des mers prisonnières. La Providence, dont les voies paraissent plus ou moins obscures, plus ou moins détournées à nos faibles aperceptions, n'agit pas autrement dans la direction qu'elle imprime à nos connaissances intellectuelles. Avant de nous laisser constituer de vastes doctrines, on dirait que, se défiant de la paresse humaine, elle entende que nous explorions tout d'abord les faits de détails; sûrement abandonnés, dans notre insoucieuse indifférence : si nous n'y cherchions une sorte de pierre philosophale qui nous soutient et nous excite. L'anatomie, telle que la médecine la possède aujourd'hui; bien mieux, l'anatomie philosophique, présente un des plus grands triomphes des temps modernes; c'est une topographie humaine, acquise définitivement aux études. Cette topographie n'a pas encore constitué la doctrine physiologique, c'est possible, c'est même essentiel; mais attendez, et de ce réseau de petits ruisseaux, sortira le grand fleuve qui a sa source dans la physique générale; comme le fleuve le plus limpide prend son origine dans la nuée obscure. Nous retrouvons, ai-je dit, ces analogies *fatales*, jusque dans le travail humain. C'est lorsque l'Europe, prototype des nations civilisées, fut couverte de routes admirables, que le chemin de fer surgit de la pensée de quelques gens hardis. Or, lorsque je verrai le sol couvert de voies ferrées; lorsqu'on placera la dernière traverse du dernier railway; en vérité, je regarderai involontairement dans le ciel bleu; pour voir si je n'aperçois pas le premier des navires aériens. Le temps est donc venu de reprendre le chemin du cabinet de physique; certes, on peut quitter sans regret l'amphithéâtre, en contemplant quels progrès magnifiques la science anatomique a faits depuis seulement un demi-siècle! Cependant, le médecin ne doit pas reprendre sa physique abandonnée, telle qu'il la laissa du temps de Franklin et de Galvani. Pendant les jours qu'il a cru devoir consacrer aux connaissances de détails, la physique a entrepris, elle aussi, à peu près le même travail : un travail topographique; une sorte de jauge générale des phénomènes naturels. Mais, comme si elle attendait que la médecine, ce but suprême de toutes nos connaissances, rentrât en maîtresse au logis, elle n'a rien osé entreprendre, jusqu'ici, de capital. On la retrouve, philosophiquement parlant, vêtue comme aux beaux temps des hommes célèbres que nous venons de citer. Quand je dis que la médecine est le couronnement de toutes nos connaissances, je comprends avec elle l'hygiène générale ; qui, bien saisie, embrasse tout ce dont l'homme a besoin en ce monde pour bien vivre et pour mourir dignement. Si une large pensée d'hygiène publique et privée ne préside pas à nos études, à nos efforts de tous les jours, nos travaux d'agriculture ou d'industrie deviennent des dangers; nos plaisirs des désastres. La vie reste sans but : et le suicide ou l'hypocondrie disputent aux enchères tenues par la mort, nos pauvres dépouilles; convoitées par le fanatisme, l'abrutissement; par toutes les mauvaises passions de l'asservissement humain. Admettez donc un instant que, par conviction ou par simple complaisance, la médecine veuille bien se déclarer provisoirement satisfaite des travaux d'investigation anatomo-physiologiques; ou même anatomo-physiologiques qu'elle poursuit si ardemment depuis bon nombre d'années; qu'elle consente à me suivre dans le sein de la physique. Le premier mot qu'elle va m'adresser sur ce sujet, à moi, qui me présente témérairement pour lui offrir les prémices d'un travail si peu officiel, va être celui-ci : « Que voulez-vous que je fasse de votre physique? Pensez-vous pouvoir nous montrer du nouveau, après tant d'hommes illustres sortis de notre sein, qui se sont rebutés à la peine? L'électricité, et la chaleur sa sœur jumelle, qui semblent être les deux forces physiques d'où la médecine puisse tirer les plus réels enseignements, consultées à satiété, ne nous ont répondu que par le *négatif* et le *positif;* c'est-à-dire par zéro ; une négation et une affirmation égalant ce remarquable chiffre ou signe, comme vous voudrez. D'un autre côté, l'électricité ayant l'air de n'admettre des rapports réels qu'avec les corps dits conducteurs; il s'ensuit que l'organisme, composé de carbures, a bien du mal, malgré les liquides qui le baignent; malgré les sels qui se glissent çà et là, dans ses canaux, à se faire passer pour une base sérieuse de principes physiologiques. Depuis Armstrong, cette marmite parvenue, qu'on appelle une machine à vapeur, a détrôné les joujoux électriques de l'homme. Autrefois, on s'amusait à enflammer des verres de cognac dans les cabarets; au moyen d'un plaisant, qui consentait à monter sur le tabouret aux pieds de verre ; aujourd'hui, on incendierait une ville avec une machine à vapeur constituée électriquement. Peut-être me jetterez-vous sur un autre sujet : me citant des travaux physico-physiologiques; vous allez me faire voir que mon mollet, pris ici est *négatif*, pris plus haut est *positif*; que les pepins de la poire que je déguste développent tel effet par rapport à la pulpe, etc.?... Après... que voulez-vous que je tire de là?... *Négatif, positif... conducteur, non-conducteur!...* J'ai beau faire, y mettre toute la complaisance possible; je ne trouve rien qui vienne me donner seulement un soupçon d'espoir dans mes recherches!... Lisez toute notre biographie et notre bibliographie médicale, vous n'y trouverez qu'un certain nombre d'opinions, qui se réduisent synthétiquement aux suivantes :

« Les maladies sortent des lésions anatomiques perceptibles ou imperceptibles!... On appelle ceux qui professent cette façon de comprendre l'étiologie des phénomènes : anatomo-pathologistes!... Bien entendu, il y a plusieurs sectes dans cette église très en vogue. Voilà pourquoi je la cite la première, quoique historiquement elle soit une nouvelle venue. Les uns s'attaquent aux solides, les autres aux liquides. D'autres enfin admettent les réactions doubles ou alternatives des solides et des liquides. Il est vrai que, sous le nom de *vitalistes*, nous avons une secte particulière de docteurs, qui attribuent les lésions organiques à un principe essentiel, inconnu, peu défini; qui réagirait sur les systèmes organiques en de certaines circonstances, plutôt indiquées que précisées!...

« Pensez-vous que la physique puisse nous sortir de cette balançoire, sans répit, qui use le plus beau de notre existence à combiner des hypothèses de plus en plus obscures? »

J'arrête le médecin sur ce mot hypothèses! En effet, tant que la médecine s'en tiendra à des constructions idéologiques, sortant tout armées du cerveau de la doctrine; la médecine ne pourra pas échapper à la loi éternelle qui régit la subjectivité pure, en psychologie. Notre instrument de travail intellectuel, le cerveau, marchant à vide, ne peut donner exclusivement que le *pour* et le *contre, thèse, antithèse;* enfin, par un procédé particulier, la réunion des deux voies: leur synthèse... *peut-être...* le doute! Mais recourez à l'expérience, vous ne resterez plus éternellement parqués dans des concepts vides, qui s'équivalent en se balançant; les faits vont illuminer tout cela... de l'analyse *réelle* surgira, non une synthèse vide, mais une hiérarchie de détails conduisant a une solution d'ensemble. La philosophie, non expérimentale, semblable à un métier qui bat à vide, n'a de fin raisonnable que dans l'immobilité; car, de l'affirmation et de la négation, la synthèse s'appelle scepticisme ou indifférence. Mais, arrivez à l'étude des phénomènes; oh! alors il n'y a ni thèse, ni antithèse, ni synthèse... la hiérarchie se forme et la vie apparaît. La physique ne va donc point vous répondre par le *vitalisme*, ou l'*anatomisme*, mais par une hiérarchie de causes et d'effets d'où sortira une conviction. Seulement, je demanderai à la médecine de vouloir bien m'accorder quelques lignes, pour rétablir la physique à un point de vue nouveau; et avec lequel il est nécessaire d'envisager les phénomènes, si l'on veut y trouver quelque chose de sérieux.

Tout le monde peut se mettre d'accord sur ce point : que la chaleur, la lumière et l'électricité, ne sont que les faces variées d'une force unique, dans laquelle baignent tous les êtres créés. Or, ne m'occupant, pour le présent, que de l'électricité, qui va avoir trait plus particulièrement à notre travail; je ferai remarquer que cette électricité est loin d'être douée exclusivement d'une force dualistique, *négative, positive;* comme on s'efforce malheureusement de l'enseigner dans les écoles. Le négatif et le positif ne sont que les deux termes extrêmes d'une série complète, parfaitement hiérarchisée. C'est un phénomène dont on peut se rendre compte en optique, par une suite de prismes plus IMPARFAITS les uns que les autres. Si, dans une chambre obscure, vous faites passer un rayon de lumière à travers un prisme de flint-glass, d'une composition très-réfringente, vous obtiendrez la série du spectre optique dans une intégrité remarquable. Mais, à ce premier prisme, substituez successivement des prismes, de même forme exactement, mais de matière de moins en moins réfringente? La série optique tendra à s'appauvrir; et, finalement, vous n'obtiendrez que les deux parties extrêmes, antagonistes, de cette série : le rouge, le bleu. Donc, de la série naît la polarisation; lorsque cette série manque des moyens d'analyse suffisants; ou est traitée trop superficiellement. Dans la polarisation réglée, qui s'opère au moyen des appareils de Noremberg et de Biot, les cristaux de quartz interposés ne donnent point les lunules, naturellement; selon la taille du cristal, il se produit des anneaux colorés. Lorsqu'on mire, à travers un quartz, coupé perpendiculairement à l'axe de cristallisation, on voit les anneaux dans toute leur intégrité. Or, dans ce cas même, où la polarisation n'existe nullement ; puisque les anneaux colorés sont l'expression la plus élevée de la série optique ; si vous interposez un diaphragme d'une certaine forme, et dans une certaine position, la série ne pouvant être intégralement perçue par l'œil, se décompose en ses voies extrêmes; elle produira les lunules complémentaires ; reproduisant le blanc par conjonction. Parce qu'effectivement elles sont une somme des deux parties antagonistes d'un spectre. Lorsque vous coupez le cristal de roche obliquement à l'axe, le même phénomène se produit immédiatement : car l'œil perçoit, polariquement, ce qui lui est donné d'une façon sérielle, mais compliquée. Au fond, et RÉELLEMENT, la polarisation n'existe pas plus dans l'optique que dans l'électricité. *La polarisation est une façon* INCOMPLÈTE *de voir les phénomènes, sensitivement.*

L'électricité n'apparaît négative et positive, polarisée en un mot, qu'à cause de nos expériences spécialisées. L'électricité est une force vague que tous les corps de la nature modifient à leur gré, lorsqu'ils sont traversés par elle ; de sorte qu'il y a des myriades d'électricités; ces myriades de nuances, rasssemblées en deux faisceaux polarisés, antagonistes, forment ce qu'on appelle l'électricité positive, puis l'électricité négative; diversifiées autant de fois qu'il y a de modifications de corps dans la nature. Pour comprendre ceci dans toute son étendue, il faut savoir aussi que les corps ne doivent nullement être rangés en bons et en mauvais conducteurs de l'électricité; mais en condensateurs et en décondensateurs de cette électricité. En effet, les uns, les corps métalliques, donnent une violence particulière à ce fluide; ce qui tend à le pousser au rayonnement extérieur; voilà pourquoi on a donné aux métaux le nom de *conducteurs* de l'électricité. Au contraire, les substances peu douées des qualités métalliques ; les substances organiques, carburées surtout, donnent à l'électricité une forme et une puissance toute différente. La baleine, les cheveux, le bois, la corne, etc., transforment l'électricité condensée, expansive et violente, en une force douce, glutineuse, peu expansive, peu dispersive ; et, jouissant de la propriété singulière d'attirer et de garder en suspension des corps fort lourds ; aussi lourds qu'on le voudrait, sans doute, si l'on pouvait étendre le phénomène à volonté.

Cette découverte, que j'ai faite depuis la publication de la *Chimie nouvelle*, et que tout le monde peut répéter, se vérifie de la manière suivante : si l'on suspend à une tige de métal, isolée avec soin[1] par un long tube de verre, une bande plate de baleine; un morceau de buse, par exemple; puis, qu'on approche de l'autre extrémité de la tige une bouteille de Leyde, une batterie électrique chargée par une machine statique ou par une pile : la lame de baleine s'entourera d'un fluide sans tension, gluant, qui soutiendra des corps très-lourds; cela en rapport avec la puissance de la source électrique; et, en général, de la disposition heureuse de l'appareil, dans son harmonie générale. Il existe donc des corps qui modifient l'électricité d'une façon antagoniste aux métaux; qui, au lieu de donner de la violence à l'électricité, lui donnent de la cohésion; lui donnent une nature adhésive accompagnée d'une tension relative : de sorte que la même cause peut amener la cohésion organique, en dégageant assez de tension pour produire les phénomènes de déplacement, d'alimentation, de locomotion, etc. Ce phénomène, parfaitement inconnu; aussi bien que beaucoup des conséquences que j'ai développées plus longuement ailleurs, démontrent que l'électricité, considérée dualistiquement, *négatif* et *positif;* comme bonne ou mauvaise conduction, ne satisfaisant en aucune façon aux besoins de la science; a été la cause de la longue station que fait la médecine, dans ses plus désirables considérations physiologiques.

Maintenant, que nous avons jeté un rapide coup d'œil sur les principes plus rationnels de cette partie de la physique; essayons, par curiosité, d'en poursuivre les conséquences dans l'application même. On reconnait un arbre à ses fruits. Si donc nous parvenons à tirer de cette nouvelle doctrine des faits importants, nous prouverons plus que par tous les raisonnements de la scolastique passée et présente.

[1] Je me sers du mot isoler, quoiqu'il soit tout à fait impropre ici, pour ne pas trop obscurcir mon explication. Car, ne considérant les corps que comme des modificateurs de la condensation électrique, je suppose que cette condensation ne peut s'opérer qu'autant qu'on lui fait parcourir un chemin plus long et plus étroit, qui laisse le temps à la condensation de se produire relativement. Ceci sera mieux compris, lorsque l'on aura lu le chapitre de la *Loi des défilés.*

Dans tous les temps, le médecin a déclaré que des alimentations quelconques la plus immédiatement nécessaire à l'animal c'est l'ingestion de l'air dans les poumons. *Homo vescitur aere*, écrivaient les anciens. On dirait qu'Hippocrate savait ou devinait le phénomène que nous allons décrire, lorsqu'il donnait pour base à la pathologie une perturbation dans le τα ἐρμῶντα, ce qui imprime le mouvement. Veuillez admettre, un instant, avec moi, comme j'ai cherché à l'établir, que chaque corps est porteur d'une électricité modifiée par lui; l'oxygène de l'air, qui sait, l'azote lui-même peut-être; au moins comme pondérateur; apportent au poumon une somme d'électricité qui a pris une condensation proportionnelle à la faculté condensante de l'oxygène; condensation dont nous ne pouvons pas établir actuellement la valeur, puisque l'étalon de comparaison n'existe pas encore. Cet oxygène, en contact avec le réseau pulmonaire; en contact avec le sang affluant, abandonne de sa condensation électrique au sang, qui de noir et veineux : passe à l'état rouge et artériel. Voilà ce qui explique un phénomène instantané; attribué trop exclusivement à une combustion, exécutée dans des proportions trop faibles, à cet endroit, pour amener le changement capital dont nous venons de parler. Car le mouvement vital est bien mieux équilibré dans le composé, air, que dans l'oxygène seul. Voilà pourquoi la qualité de ce mouvement atmosphérique est préférable dans les faits, à l'ardeur chimique attribuée à l'oxygène obtenu de toutes pièces.

III

Expérience capitale.

Après cette simple constatation, nous sommes arrêtés; il faut recourir à une autre expérience, si nous voulons trouver de nouvelles lumières sur ce sujet. Eh bien, de même que la lame de baleine nous a instruits sur les modifications que les carbures opèrent dans l'électricité; un tube de verre, attaché à cette lame modificatrice; et contenant un liquide coloré, de l'eau rougie, par exemple, va nous reporter sur d'autres voies plus vastes encore, dans le domaine de la physiologie. Au lieu d'agir, comme dans l'expérience précédente, sur une lame de baleine seulement; ajoutons à cette lame de baleine un petit tube capillaire en verre, de 20 centimètres de long sur 2 millimètres de diamètre; maintenu, au moyen d'une bride en caoutchouc, à la lame de baleine; et, plaçons dans ce tube, à l'extrémité inférieure, une goutte d'eau rougie; de façon que cette goutte, lorsqu'elle n'est pas encore électrisée, se maintienne seule en suspension, dans le tube; par la force de la capillarité. Aussitôt qu'on approche la bouteille de Leyde de la tige métallique qui établit la communication entre la lame de baleine et la bouteille; par conséquent, médiatement, entre la bouteille et le tube capillaire; aussitôt, la goutte d'eau se met en mouvement, se forme en pointe, par le bas, et prend une rhythmique complétement semblable au battement du pouls!

. . . .

Tel est le phénomène dans toute sa simplicité!... Nous avons établi expérimentalement et facticement un cœur en verre... des poumons en baleine... du sang tiré du vin [1]!...

[1] Voici comment s'exprimait le rédacteur du Journal la *Presse*, à la date du 5 avril 1855 :

« M. Louis Lucas, l'un de nos physiciens les plus distingués, vient d'ouvrir une voie nouvelle aux investigations de la science. Il est parvenu, après de savantes recherches, à reproduire synthétiquement les phénomènes physiques dont on avait renoncé à étudier la causalité. M. Lucas a établi, dans sa *Chimie nouvelle*, que *tous les corps sont aptes à modifier l'électricité*. Il s'est appuyé sur ce principe en montrant que l'électricité statique s'enroule atmosphériquement autour des corps, de façon à simuler tous les effets de la pesanteur. Dans ses dernières expériences, M. Louis Lucas a reproduit artificiellement certaines variations du baromètre, en accolant un tube capillaire portant un liquide à des corps fortement doués de la faculté modificatrice de l'électricité. L'atmosphère électrique dans laquelle le tube est placé opère des effets visibles sur le liquide qu'il contient. Les phénomènes découverts par M. Lucas feront époque dans l'histoire des connaissances humaines et donneront lieu aux expériences les plus intéressantes. L'électricité dans laquelle nous baignons agit incontestablement sur le cœur et sur la circulation du sang; car, par un mouvement d'*intermittence* que les physiciens s'expliqueront difficilement aujourd'hui, vu les théories actuelles, mais qui n'en existe pas moins, le corps modificateur de l'électricité, une lame de baleine, par exemple, simulant les poumons; le tube et son liquide normal, simulant la circulation et le cœur : on voit que les actions électriques produisent tous les effets des battements du pouls, son accélération, son ralentissement, les catalepsies, etc. On voit s'opérer devant soi les phénomènes les plus mystérieux de la vie, sans *mécanisme*

Essayons de poursuivre, maintenant, les phénomènes de la respiration, de la vie, dans toutes ses phases. C'est de là que partent les espérances qui m'ont soutenu, dans le rude labeur que j'ai cru devoir entreprendre, pour élucider les bases d'une physiologie nouvelle.

J'ai pensé, en demandant ainsi des enseignements à la haute physique, me rapprocher plus sérieusement des nécessités d'une philosophie des organismes, qu'en allant fouiller dans les tiroirs d'une pharmacie ; ou même, dans les replis d'une membrane séreuse; dans les restes infects d'une machine en putréfaction!... Lorsqu'une expérience de physique est bien instaurée, elle fournit des connaissances, générales et de détail, auxquelles on est loin de s'attendre.

Ici, quand l'électricité est violente; soit parce que la source extérieure, par sa puissance relative, n'est pas en rapport avec le calibre de notre cœur factice en verre capillaire; soit parce que la baleine et les verres délaissés ont fait place à des corps métalliques condensateurs; le liquide est vivement projeté au dehors du tube, ou se réduit peu à peu.

Diminuez-vous, au contraire, cette puissance électrique... les choses restent dans le même état, avec support en baleine et tube de verre... La rhythmique sera modifiée; et le pouls prendra les pulsations que vous voudrez : à proportion de l'électricité que vous lui imposerez dans un temps donné.

Si vous allez plus loin... si vous fournissiez une trop faible quantité d'électricité, pour établir une rhythmique régulière... il arrivera, le plus souvent, que le mouvement s'interrompra jusqu'à ce qu'il s'en soit emmagasiné une certaine portion, amenant une tension nouvelle. Alors, une rhythmique réapparaîtra; mais intermittente, saccadée; simulant tous ces effets de syncope, de palpitations, qui ont tant exercé, et sans résultat, l'esprit curieux des physiologistes.

a cun, et par la seule force de l'électricité ambiante, modifiée par les phénomènes dont nous avons essayé de donner une faible description. Du reste, tout cela est tellement inattendu, tellement étrange, que nous sommes obligé de renvoyer les curieux, les hommes spéciaux, aux développements que M. Louis Lucas ne manquera pas d'en donner lui-même. »

En physique, toute force qui s'éteint : la combustion, la cristallisation, etc., est intermittente ; car il lui faut le temps de se refaire, pour pousser un dernier jet.

Ainsi, pour résumer cette expérience si étrange, je répéterai que : nous modifions l'électricité libre par des poumons de baleine ou d'un corps non condensateur quelconque. Puis, nous pouvons agir sur la rhythmique du liquide, en changeant : 1° la force de la source électrique ; 2° le corps modificateur. Nous obtenons, enfin, des intermittences ou des projections ; dans les cas extrêmes, de force ou de faiblesse de condensation.

La nature est si simple dans sa variété, que vous serez frappés, j'en suis sûr, des immenses lumières que vont nous apporter ces deux expériences ! Dans le cas où les physiologistes ne les trouveraient pas suffisantes, qu'ils fassent comme moi ; qu'ils les varient à l'infini. Sur chaque difficulté ils pourront ainsi éclaircir leurs doutes !...

Je demande bien pardon à mon lecteur, si, comme le tisserand, je suis obligé de tendre tous les fils de ma chaîne dogmatique, avant de saisir la navette et de commencer le tissage !... Les faits s'enchaînent dans la nature matérielle, comme dans la nature intellectuelle ; dans la logique, comme dans la mécanique. Si j'expose ces points de détail, et d'autres encore, c'est que, sans cela, je retomberais, plus tard, dans des redites qui feraient perdre un temps trop utile.

Le mouvement atmosphérique, qui sature l'air avec des intensités variables, est donc le point de départ des phénomènes de la vie ! La rhythmique a commencé à s'exercer, pour l'animal, dès le ventre de sa mère. Là, elle a puisé une chaleur normale, que l'air seul ne serait pas apte à produire dans les conditions ordinaires. En sortant de la matrice, toutes les fonctions organiques sont préparées à entrer en exercice. Le jeu de l'électricité se prononce aussitôt. Mais on sait, par l'asphyxie des nouveaux-nés, que ce travail initial ne se montre pas toujours sans danger. Il ne faut pas s'attendre à voir l'électricité libre se manifester avec les condensations qu'elle revêt au contact des métaux. Quand le physicien enfonce son aiguille ou son fil de platine dans un muscle, et qu'avec cela il obtient un effet de condensation ; il a tort de ne pas reconnaître que cette condensation est *créée par le métal,* qui la transmet à l'électromètre : et cela, sans doute, aux dépens du muscle vivant ; jamais, en tout cas, dans l'état où le muscle la développe. Voilà l'électricité, libre ou combinée à l'air, modifiée par la composition chimique des carbures du poumon : les formes, physique et organique, lui aident dans son développement ; soit comme intensité, soit comme instantanéité. Maintenant, que devient cette électricité, et à quoi sert-elle ?

Ici, je suis obligé de présenter une autre considération physiologique, avant d'aller plus avant. Je veux parler de ce qui se passe dans la respiration des plantes et dans la cristallisation des minéraux.

IV

Du mouvement organique dans les plantes et dans les minéraux.

Les physiologistes ont essayé de rapporter la marche de la sève végétale, à toutes espèces de raisons, plus faciles à repousser les unes que les autres ; surtout à la capillarité, aidée d'une certaine évaporation ; à une contractilité, qui n'a jamais pu être démontrée. D'après la meilleure de leurs hypothèses, le tronc d'un arbre mort, mis dans une cuvette pleine d'eau, et soumis à une chaleur évaporante, conserverait indéfiniment ses facultés organiques et végétatives. Certes, il n'en est rien !... un tronc, ainsi mutilé, n'est plus bon qu'à faire des planches. On n'a pas vu que la portion, vraiment cellulaire des organismes, est toujours affectée à un phénomène respiratoire : soit que la respiration se produise directement, normalement ; comme dans les cellules du poumon ; soit qu'elle ne se produise qu'accessoirement, par surcroît, par dépôt, par emmagasinage ; comme cela se voit dans la moelle des végétaux, dans leur tissu cellulaire, intra-ligneux ; dans les animaux : à travers les pores aréolaires de la peau, des cellules osseuses, des interstices vasculaires ; dans les poissons : par la vessie natatoire, coadjutrice des branchies ; chez les insectes : par toutes les ouvertures interstitiales de leur corps, et par les canaux intersticiels de leur composition organique. Les plantes, les végétaux, en général, soutirent, ainsi que je l'ai démontré dans la *Chimie nouvelle*, l'air et ses facultés motrices; par les pointes de leurs feuilles et de leurs appendices pileux,... voilà leurs poumons!... Ils emmagasinent cet air, dans toute la trame cellulaire dispersée à travers la contexture de leur substance ; c'est sous l'influence active de l'air composé qui les instille, que le mouvement végétal se manifeste. Cela est si vrai, que l'air n'est pas moteur par lui-même; il faut qu'il soit pourvu d'une certaine dose de chaleur, ou mouvement complexe et condensé; d'une dose d'électricité, d'une dose de lumière. Sans ces condensations, relatives et mal définies aujourd'hui, la vie ne se fait pas ou se fait mal ; une condensation spéciale de mouvement, étant forcée de remplacer, anomalement, les condensations adjonctives du mouvement général : électrique, calorique, lumineux, etc. L'air, très-froid, arrête la végétation ; comme il arrête la vie animale un peu plus loin!... La lumière, absente, fait dévier d'abord, puis anéantit, bientôt la végétation : comme elle étiole et supprime les fonctions chez les animaux. L'électricité, diminuée dans l'atmosphère, pervertit les actes végétatifs. Elle foudroie les animaux, sous les noms d'affections typhiques. Ce qui fait monter et descendre la sève ; ce qui élabore sa composition progressive ; comme ce qui sert de base à la circulation animale, c'est l'absorption du MOUVEMENT libre, par la respiration du mouvement enchaîné ; et, en quelque sorte, condensé dans l'air ambiant. La carie des os ; la carie des tissus végétaux ; ne représente qu'un phénomène de respiration, exagéré dans ces parties spéciales. Il en est de même de la phthisie, réagissant sur l'organe respiratoire. La carie est une phthisie des os ! Si, dans les végétaux, les effets de capillarité et d'évaporisation, seuls, servaient de base au travail circulatoire ; on n'arriverait pas à sortir de là, pour monter jusqu'au travail si mystérieux et si compliqué de l'accroissance. Pour étudier cette accroissance, je veux même sortir de la végétation ; et descendre à la matière, inerte en apparence. On peut voir, dans un vase poreux, contenant un sel en dissolution ; le chlorure de sodium, par exemple, les effets les plus singuliers de l'accroissance végétale. Sous l'influence de la lumière ; d'une certaine chaleur ; et, sans doute, de l'électricité inhérente à l'air amblant : le sel de soude et chlore, connu par sa persistance à revêtir la forme cristalline cubique, prend des allures de végétation si singulières, que j'ai pu en retirer des cristallisations en aiguilles, de trois centimètres de longueur; ressemblant, à la vue simple, à des cheveux : ou à des formations cryptogamiques végétales. La lumière intervient, avec une telle réalité, dans le phénomène : que j'ai fait passer des cristaux à travers un écran de carton, percé d'un trou d'aiguille; tandis que tout le reste du vase, plongé dans l'obscurité, ne donnait pas la plus petite trace de cristallisation allongée. Ces phénomènes indiqués, jusqu'ici, dans la science, sous le nom de *végétation des sels,* ont été plutôt collationnés qu'étudiés, au point de vue de la physiologie du *mouvement.* Cependant, comment ne pas se préoccuper des formes de la vie; quand on voit des combinaisons, aussi élémentaires que le chlorure de sodium, obéir à l'instillation du mouvement condensé, lumineux? Comment des liquides, aussi compliqués que la sève; et, à plus forte raison, que le sang, seraient-ils rebelles aux effets généralisés du mouvement libre?... Bien longtemps, les expériences que je cite, sur la végétation des sels, m'ont occupé et préoccupé! Je les ai variées à l'infini; après m'être procuré plus de deux cents vases poreux; sur lesquels j'agissais, par des moyens différents; selon les hypothèses que je me posais à moi-même. De la sorte, j'ai pu me convaincre que toute la nature obéit au mouvement : dans la proportion de ses forces, et de sa composition spéciale. Partant de ce point rationnel, je suis arrivé, au moyen de liquides plus complexes, comme l'urine, le sérum, le lait, l'albumine, à produire de véritables organisations. C'est ce que je ferai voir plus tard. Par ces procédés, on peut faire obéir la matière à toutes les excitations du mouvement!... Si la puissance de combinaison organique nous était donnée : nul doute que nous ne puissions assister aux évolutions les plus étranges de la confection des êtres vivants. Heureusement que Dieu, dans sa sagesse, nous a refusé ce grand arcane; car le monde ne tarderait pas à se peupler de monstres; tant notre esprit est bien avisé, en fait de bonnes idées.

Le point capital, dans le mécanisme de la respiration, est que : *la masse organisée a la faculté de décomposer le mouvement condensé : électrique, calorique ou lumineux; pour en tirer, non-*

seulement un effet dynamique; mais les résultats complexes qu'on attribue à une multitude de forces hypothétiques; dont la réalité ne va pas plus loin que le vocable qui les désigne.

Dans mes expériences sur la transformation de *l'électricité* en *magnétisme*, au moyen des *carbures* le fait est patent!... Comme aussi, dans la transformation que je signale ici, de l'électricité en force dynamique.

Ces transformations successives sont la base la plus curieuse de toute physiologie. Au lieu de tant de *forces*, sans liaison entre elles : appelées au secours d'études aveugles, nous nous trouvons enfin placés en face du *mouvement libre;* force unique, générale : transformable à l'infini et à volonté. Lorsque le poumon, et la masse charnue, ont décomposé, à l'envi, le mouvement condensé; pour en faire tout ce qui convient à l'organisme... le physiologiste peut faire reparaître une des formes de ce mouvement décondensé; et la recondenser, en employant un corps dense, métallique. C'est ce qui a lieu, disais-je ci-dessus : lorsqu'on sonde un muscle: au moyen d'aiguilles, chargées de désigner sa qualité électrique!... Ce muscle ne contient pas d'électricité toute formée. C'est l'aiguille, *métal*, qui la condense!... le muscle n'en est que la source.

V

De l'érétisme organique.

Avant de commencer cet article sur *l'érétisme*, je dois faire une observation à mon lecteur. Il s'étonnera, tout d'abord, que je prélude aux développements physiologiques par cette étude de l'érétisme, qui est reléguée à la fin de nos livres scolaires; et dans un coin de ces livres, comme un pauvre honteux se cache derrière un vieux mur. La pruderie moderne enraye la science sérieuse, par tous les moyens qui sont en son pouvoir; j'y sacrifie, moi-même, le plus que je puis; mais il est des cas où toute composition de ce genre devient une lâcheté, après avoir été une faiblesse. Les phénomènes récents que l'électricité fournit nous placent en face de l'érétisme organique; bon gré mal gré!... Il s'agit donc aujourd'hui de savoir : si l'on veut faire de la médecine à la Loriquet, ou étudier ce que la physiologie vraie nous impose !

Les théories faites sur l'érection sont généralement déplorables. Il est beaucoup d'hommes, distingués d'ailleurs, qui n'ont pas craint de dire que le phénomène est dû à une propriété érectile !... le *même* par le *même;* comme dans l'électricité ! Cependant, là, il existe quelque chose de particulier, auquel on n'a pas voulu faire attention ; quoique cela ait été signalé récemment par des hommes du plus grand mérite ; et que cette théorie de l'érection cachât en quelque sorte ce qu'il y a de plus important et de plus mystérieux dans la physiologie ; à ce point, que je la regarde comme une *théorie-principe :* avec laquelle on doit particulièrement compter. En effet, au moment de l'érection, sous l'influence d'un déterminatif de mouvement extérieur, inconnu : répondant à ce qui a lieu dans la respiration, pour le cœur : la verge acquiert un excès de vitalité passagère ; une sensibilité propre, qui lui fait exécuter, comme au cœur, des mouvements de diastole, et de systole. De sorte qu'il se crée ainsi un partage réel de vitalité entre la verge et le système cardiaque. Ces phénomènes d'érection fournissent, nous le pensons, la plus grande lumière sur ce qui se passe dans la respiration elle-même. Supposons dans l'érection un fait analogue à ce que nous croyons voir dans les tensions électriques ; où le positif s'oppose au négatif et réciproquement. C'est dire : que toute tension, toute force accumulée amène un antagonisme extérieur correspondant. Sous l'influence d'un excès, d'une accumulation spermatique; ou d'un frottement adventif; une condensation se forme dans la verge, comme par une réaction du vagin ou des attouchements extérieurs, elle s'excite, s'exaspère; ainsi que cela arrive à deux électricités tenues en haleine, à distance. C'est alors que la faculté éphémère de la verge à revêtir une sensibilité dominante se montre et s'étend; jusqu'au moment où l'émission spermatique diminue avec la condensation du mouvement acquis anomalement et les effets qui en sont le résultat. Les deux forces antagonistes se sont annulées; les deux électricités se sont neutralisées.

Ce mouvement de rhythmique est de la plus haute gravité, dans les phénomènes si étranges déjà, de l'érection ; on dirait que c'est un second cœur qui s'établit dans la verge. Il en est de même, à des titres bien différents, sans doute, pour le bout des seins ; où une dépense de force, un mouvement condensé, une chaleur éphémère, un attouchement, un frottement, etc., déterminent et une érection, et un sentiment qui a beaucoup de rapport avec celui de la verge. On pourrait en dire autant, en diminuant toujours l'effet physiologique, des lèvres et de l'extrémité linguale ; chez lesquelles on retrouve, en petit, les effets physiologiques qu'on a surtout étudiés dans l'érection pénique. Mais allons plus loin, et rappelons : que beaucoup de simples excroissances charnues possèdent la faculté érectile à des titres pareils. Les physiologistes se sont montrés très-embarrassés pour expliquer tous ces phénomènes d'érection ; y compris le plus important de tous, celui du pénis. Que n'a-t-on pas dit et fait, pour se tirer de là ! En se confinant dans l'examen anatomique seul du pénis, il est douteux qu'on arrive à quelque chose de clair ; même en admettant ces fibrilles musculaires entrevues par Stanley, Hunter, Valentin ; et admises par M. le professeur Bérard. Il faut prendre les choses de plus haut, dans la généralité de l'organisme ! Il faut voir que dans cet organisme, la faculté érectile est beaucoup plus commune qu'on ne le pense ; qu'elle se produit chaque fois qu'une condensation de mouvement s'accumule sur un point quelconque. Les effets en sont particulièrement saisissables à l'œil distrait, dans le cas seulement où la partie érectile est proéminente : mais les résultats généraux n'en existent pas moins. Nous pensons donc que le phénomène de l'érectilité n'est pas autre chose qu'un des phénomènes les plus généraux de la vie elle-même. Et voici comment nous le comprenons : sous l'influence d'une condensation quelconque de forces : ce que nous appelons une *déterminative :* la circulation devient tout d'abord plus vive dans l'endroit affecté de cette déterminative ; puis, comme la cause agit toujours, le flux arrivant ayant plus de force que le flux sortant, à cause de la *déterminative* toujours subsistante et ensuite du rétrécissement dont nous parlerons bientôt à l'endroit de l'énonciation de *la loi des défilés ;* il se forme un afflux, comme dans la replétion du pénis et du gland en particulier, qui ne peut diminuer et disparaître qu'avec la cause qui a amené tous ces phénomènes. La nature, chez l'homme, comme cela se remarque d'une façon exagérée chez le Chien, s'est entourée de précautions accessoires, par l'adjonction de ligatures, de brides, etc., qui semblent fermer le retour à l'afflux sanguin ; ces appareils sont fondés sur le système des pompes; par soupapes circulaires de resserrement. Dans tout l'organisme une fibre ne peut pas se dilater à un bout, qu'elle ne se contracte à un autre. Donc, toute cause d'introduction de sang dans les vaisseaux, anomalement, amènera une compression ligaturale et une obstruction résultante. Je prouverai bientôt, contrairement à l'opinion de certains physiologistes; qui ont cherché à faire croire que les effets de resserrement portent aussi bien sur l'entrée que sur la sortie; qu'ils ont méconnu les actes de la déterminative initiale, d'abord; secondement, la force propulsive de l'afflux; troisièmement, enfin, les lois mécaniques et physiques qui président au jeu des étranglements et des brides organiques. Une saillie charnue, comme celle du pénis; très-abstrait du tronc; et mieux encore, pourvu de ligatures restrictives; présente les qualités les plus favorables pour coërcer l'afflux sanguin, une fois soumis à la cause déterminative; mais là ne s'arrêtent pas les phénomènes! est-ce que le cœur, lui-même, n'est pas autrement conformé pour ces étranglements circulatoires que le pénis le plus exagéré? A-t-on bien réfléchi à cette forme ovoïde, si singulière; qui a fait de cet organe le type d'une forme qu'on ne peut exprimer que par le terme de forme en cœur. Réfléchissez à cet étranglement inouï ; et voyez si le gland, comme des physiologistes modernes l'ont déjà vu, ne fait pas fonction d'un cœur de passage! Les poumons, incités par l'approche de l'air, chargé d'une condensation spéciale de mouvement, transmettent au cœur la condensation qu'ils ont emmagasinée ; et le cœur, gland de l'appareil érectile qui doit soutenir notre vie, est chargé de centraliser cette force, pour servir de grande déterminative à l'organisme. Par là, la déterminative centrale se trouve instaurée. Le cœur dispense, d'une façon assez égale, la circulation, le mouvement; et tout ce qui est nécessaire à l'existence. Ce que je dis du cœur s'applique tout aussi bien à la construction du cerveau et des grandes viscères!... Comment, devant une forme si générale, les physiologistes sont-ils restés aveugles... s'en tenant à l'opinion absurde que j'ai rapportée ci-dessus?... Là encore pourtant, nous retrouvons cette série trinaire qui éclaire tous les faits de haute philosophie scientifique. Dans l'acoustique en mouvement, nous voyons l'antagonisme du premier et du cinquième degré rester toujours en présence, sans pouvoir s'accorder. L'effet du troisième degré, si bien appelé médiante, à cause de la fonction médiatrice que ce troisième degré exerce sur les antagonismes extrêmes, est frappante dans l'étude de la physiologie générale. L'homme primitif, sauvage, est ballotté entre les passions bestiales qui l'attirent en bas, du côté du pénis; tandis que les aspirations supérieures cherchent à l'élever par en haut, vers le cerveau, vers l'idée et l'intelligence !... Le cœur, là encore, joue le rôle de médiateur : il accorde le travail du cerveau et celui du pénis en les balançant dans une juste mesure. Malheur à celui qui donne trop d'importance à l'un de ces antagonismes extrêmes. En composition, cette erreur ne constitue qu'une tache, dans l'œuvre musicale... En physiologie, elle devient une menace de mort !...

Mais revenons à un autre point de vue de la question, devenu célèbre par l'importance que lui ont donnée successivement Van Helmont et Vic-d'Azyr : je veux parler des afflux sanguins intérieurs, déterminés par un obstacle étranger à l'organisme. Supposons donc qu'une épine, qu'une pointe imperceptible quelconque, vienne à être introduite dans les chairs ; et voyons ce qui se passe. La partie atteinte par la pointe vulnérante va prendre, elle aussi, une érectilité propre. Quoiqu'il ne soit pas toujours facile de se rendre compte directement de ce point de départ vulnérant, l'observateur attentif pourra, par une étude répétée, constater dans la partie lésée un rétrécissement, un obstacle suivi d'une turgescence ; et une chaleur, une circulation anomales. Cette déterminative nouvelle et anomale est venue se placer en face de la grande déterminative normale du cœur ! Au lieu d'une simple épine, admettons une lésion plus profonde encore. Il pourra se faire que la fonction décentralisante de ce mouvement anomal vienne balancer la puissance qui doit rester uniquement au centre cardiaque ; pour garder cet équilibre qui représente notre vie ; de là, des troubles immenses, un état de balancement entre la vie et la mort ; cette dernière arrivera nécessairement même, si l'afflux sanguin, emprunté avec excès à la centrale typique du cœur, détermine un mouvement qui prend une extension dominante dans l'organe affecté, sur la circulation cardiaque en brisant ainsi l'équilibre. L'érectilité n'est donc pas autre chose que la création, plus ou moins anomale, éphémère, d'un mouvement déterminatif; qui peut s'étendre depuis la simple érection d'une glandule, d'une papule, d'une saillie muqueuse, du pénis, etc.; jusqu'aux créations morbides qui affectent les organes les plus engagés dans le tronc; et dont la prépondérance fâcheuse conduit à la mort. Pour expliquer tous ces phénomènes, dans lesquels l'érection, comme la turgescence, ne sont que des actes secondaires; il faut savoir que, dans toute force déterminante, l'afflux est plus puissant que le reflux. Comment en serait-il autrement? Sans cela, y aurait-il détermination d'effet?... car, *détermination* veut dire une force plus puissante dans un sens que dans un autre. Nous ferons voir plus tard, qu'en conséquence de ces déterminations organiques et de cette propension des brides, des étranglements à se fermer obstinément sous l'influence de tel ou tel effet extérieur, atmosphérique ou mécanique, naissent des érétismes spéciaux à tous les organes; même au cerveau; où ils partent depuis la simple migraine jusqu'à la congestion la plus prononcée; depuis l'hébétude jusqu'à la folie!... de sorte qu'un viscère, un organe, sont menacés d'inflammation, en raison de leur forme en défilé; beaucoup plutôt qu'à cause de leurs relations intimes avec le grand sympathique; suivant l'opinion émise par Richerand. Mais n'anticipons pas sur les faits de détail.

VI

Loi des défilés.

Il y a déjà longtemps; lorsque je communiquai au public mes premières découvertes; je démontrais la modification du mouvement, au moyen de l'expérience suivante : dont la simplicité pratique égale la facilité de conception.

Je plaçais un fil de platine, de faible diamètre, entre deux supports. Le mettant en communication avec un seul élément Bunsen, je faisais remarquer qu'il naît aussitôt, de ce rapprochement, des effets ÉLECTRIQUES indiscutables; décélés par la boussole aidée d'un condensateur quelconque.

Maintenant, si j'ajoutais un ou plusieurs éléments Bunsen; *entièrement pareils au premier;* j'arrivais à produire de la CHALEUR; décelée, elle aussi, par la fusion d'un morceau de cire.

Continuant la démonstration; si j'ajoutais de nouveaux éléments Bunsen; *toujours semblables aux premiers;* j'arrivais à obtenir, sur mon fil de platine, un état LUMINEUX.

J'avais fait passer, successivement, sur le même fil de platine; et avec des éléments pareils; les effets d'ÉLECTRICITÉ, CHALEUR, LUMIÈRE!... Ces divers résultats ne dépendent donc que d'un fait de QUANTITÉ!... En un mot, étant donnée une surface quelconque; une source de mouvement, *condensé* plus ou moins, doit se traduire, *progressivement* sur cette surface, sous la forme consacrée d'électricité, chaleur, lumière!... Telles sont les phases prévues et bien connues de cette transformation progressive du mouvement.

Mais d'après quel procédé, sous l'influence de quels principes se produisent-elles? Voilà ce qui est moins connu... Je dirai même, sans modestie, ce qui n'était pas connu du tout, avant que je développasse, dans la *Chimie nouvelle*, cette *loi des défilés;* qu'il me faut reprendre en ce moment et adapter aux faits de la chimie vivante.

Nous venons de voir que : sur une surface définie, les condensations variables et successives du mouvement se produisent en raison des quantités relatives de mouvement qui est appliqué à ces surfaces dans un temps déterminé.

On conçoit, d'après cela, que le temps, ici, faisant varier les quantités relatives de *mouvement*, opposées aux surfaces; tout arrangement matériel, organique ou non, qui arrêtera, qui retardera le mouvement dans son écoulement; produira, par cela même, un changement de condensation dans ce mouvement; et par conséquent un changement de forme apercepti ble. Revenons à l'exemple donné par l'expérience ci-dessus. Si, à un seul élément Bunsen, j'oppose un fil de platine d'un diamètre de 0,001 millimètre; il ne se produira rien que des traces d'électricité. Si, au lieu de ce fil de 0,001 millimètre je substitue des fils successivement plus petits; j'amènerai, sans rien changer à la source électrique, des phénomènes progressifs de chaleur et de lumière. C'est la vérification du principe posé ci-dessus, par le retournement de l'expérience; cela prouve que le TEMPS peut, *pratiquement*, remplacer la QUANTITÉ ; en opposant plus de mouvement à une surface donnée, dans un temps donné ; par le rétrécissement de cette surface. Dans le premier cas, j'ai augmenté, progressivement, le nombre des éléments électriques : la surface restant la même. Dans le second cas, j'ai diminué la surface : le mouvement restant le même ; et les résultats ont gardé la même identité.

Cette conséquence expérimentale, qui semble assez simple au premier abord, et toute logique ; a été très-méconnue dans l'application ; aussi bien dans la physique, dans la chimie, que dans la physiologie... c'est tout un travail à reprendre... tout un monde à conquérir ! Car, dans les faits organiques, telle est la voie la plus générale que la nature ait suivie pour amener les grands résultats qui nous étonnent ; et qui nous étonneraient bien davantage, si nous saisissions réellement la simplicité écrasante des principes sur laquelle elle se base pour les produire. Un simple rétrécissement : un collet, une nervure, une bride, voilà les chétifs instruments que la nature emploie pour arriver à combiner les sublimes ressorts de la vie organique !... Ces rétrécissements, qui affectent toutes les formes, m'ont semblé ne pouvoir être mieux peints et définis dans leur principe que par le mot DÉFILÉ... C'est pour cela que j'ai appelé *loi des défilés*... l'énoncé d'une des voies les plus grandes et les plus usuelles que nous ayons à saisir dans les études du mouvement et de ses applications scientifiques. Toutes les fois que nous verrons sur le trajet d'un canal, d'un conduit, d'un vaisseau quelconque, se produire un étranglement, un rétrécissement... soyons sûr que la condensation du mouvement change en cet endroit ! Ai-je besoin de faire remarquer, après cela, quelle peut être la portée physiologique d'une semblable découverte ?... Les anciens médecins, qu'on a désignés sous le nom général de *mécaniciens*, avaient eu soupçon de ce principe ; mais les faits nouveaux des courants électriques ne leur ayant pas été révélés, ils avaient dû recourir à une idée de frottement qui est fausse dans ses bases comme dans ses conséquences. Ce n'est pas une perte, un *moins* qui peut produire un *plus !*... Les effets amenés par la *loi des défilés* nous montrent le *mouvement réagissant sur lui-même*, en face d'un *obstacle*... Ce qui est bien différent que de voir l'*obstacle*, la résistance produire quelque chose. Si l'on doutait un seul instant de ces faits... qu'on analyse ce qui se produit dans un courant d'eau, d'une façon si puissante, que cela frappera de conviction. La rivière qui s'écoule paisiblement, rencontrant un rétrécissement en un endroit particulier de sa marche, devient tout à coup rétive. Est-ce à cause du frottement qui s'opère contre ce rétrécissement? le frottement n'est ici qu'une des modalités de la résistance... c'est, on peut le saisir, *de visu*, la réaction d'une force emprisonnée !... c'est la conséquence d'une même masse en action, devant passer, dans le même temps donné, par un espace relativement moindre. Toute l'action a lieu dans le liquide en mouvement... rien ne part de la masse inerte qui lui fait obstacle!... En effet, rétrécissez, avec des précautions convenables, le canal qui précède l'obstacle en question... et tout effet postérieur sera détruit. C'est toujours le *temps* et la *masse* qui sont en jeu. Nous n'avons pas le loisir, en cet article tout théorique, de poursuivre l'explication de tels principes au milieu des faits physico-anatomiques dont se compose l'étude de la physiologie... Mais quels horizons splendides on découvre déjà... partant de ce simple aperçu! Comment ne pas songer aussitôt à la forme ovoïde du cœur, du gland, du cerveau et des viscères en général?... Comment ne pas deviner en un instant les grandes conséquences qui vont découler organiquement de la *loi des défilés?...* D'où naîtront la chaleur animale... et malheureusement aussi les pyrexies et les inflammations locales!... D'où sortiront les cruels effets des défilés parasites que nous voyons s'engendrer, depuis l'apparition d'un simple bouton, d'un clou... jusqu'aux accidents compliqués des ulcères phlegmoneux, des syphilides et enfin des cancers!... Sorte d'organisations spéciales luttant avec l'organisme général!

VII

Actions vives, actions lentes soumises aux lois du choc.

Voici un principe, celui du choc, que j'ai amplement développé dans la *Chimie nouvelle;* je pourrais donc y renvoyer; néanmoins, comme cela contrarie souvent le lecteur, j'en dirai deux mots ici. La loi du choc est une conséquence immédiate *de la loi des défilés*. Cette loi du choc régit les maladies ainsi que la tension des organismes. L'électricité qui devient lumière, en se condensant, nous en donne la raison. Je tourne une meule?... si je la tourne lentement ; c'est à peine si je produirai un phénomène quelconque, autre que celui du déplacement des solides. Mais, du moment où j'accumule le mouvement, de façon qu'il ne puisse se transmettre ; je produis de l'électricité, puis de la chaleur, puis de la lumière. La non-communication équivaut donc à une condensation. Le réservoir qui reçoit plus qu'il ne rend, s'emplit et devient puissant... à proportion de la force propulsante et de l'effet adventif. Tout mouvement simple conduit aux plus extrêmes condensations par le système des *défilés* et des *non-communications de force*. Le *mouvement* est tout, la *condensation* n'est qu'un procédé! De là les maladies se produisent, foudroyantes ou chroniques, selon la dose de choc qui les amène. Étudier les communications et les variations de condensation dans le mouvement, c'est circonscrire toute la nosologie. Or, de même que l'électricité négative, rencontrant l'électricité positive, produit un *choc;* de même, le monde extérieur venant à frapper trop violemment l'*énormon*, il en résulte un choc qui abolit quelquefois la condensation vitale. Semblables à la lumière qui ne naît, en physique, que dans le cas d'un écoulement brusque, les contacts extérieurs ne créent la sensation; ne font sentir de la jouissance ou de la douleur, que dans les cas d'un rapprochement rapide. Il en est de même des sécrétions et des dispersions, qui n'apportent de jouissance, dans l'organisme, qu'autant qu'elles se font assez rapidement pour exciter un ébranlement convenable dans les appareils de sensation. Une pollution lente énerve sans donner de plaisir; voilà pourquoi les excitants voluptueux sont tirés de toutes les circonstances qui peuvent amener une tension dans la force vénérienne, avec un écoulement énergique et rapide. Ce qui peut être favorable au contentement des jouissances sensuelles, est souvent, très-souvent défavorable, en matière de thérapeutique. Les anciens médecins, Hippocrate, Guy-Patin, Hoffman, se sont élevés contre l'emploi des remèdes violents; pour eux, cela signifiait, d'une façon plus ou moins consciente, une action rapide et brusque. Prenons les purgatifs pour exemple : bien des gens constipés croient changer cet état, en abordant les remèdes minéraux ; bien mieux, ils croient atteindre ce but avec d'autant plus de sûreté, que ces remèdes agissent plus violemment. L'histoire de la médecine Leroy, qui a tué tant de monde, explique le fait mieux que les plus beaux raisonnements. Or, c'est le contraire qui a lieu. Un purgatif de cette trempe laisse bientôt le malade dans un état plus fâcheux que celui dans lequel il l'avait pris Au lieu de cela, qu'on se mette à l'eau miellée, aux tisanes de chicorée, etc., etc., c'est-à-dire à tout ce qui disperse la tonicité excessive des voies digestives, et ces faits prendront une toute autre allure.

L'adoucissement des constrictions se fera attendre sans doute, mais persistera. Voilà en quoi les actions vives doivent être séparées des actions lentes. C'est tout le contraire qu'il faudra conseiller, dans le cas spécial où le malade peut courir un danger, par le moindre retard. Quelquefois même, c'est la commotion de l'action brusque qu'on cherche; tantôt à titre de révulsif; tantôt comme stimulant général. Le choc préside encore aux phénomènes désignés en physiologie sous le nom bien connu de *sensations*.

VIII

Antagonismes organiques ; rhythmique normale.

Maintenant que nous avons vu comment et pourquoi naissent les érétismes dans l'organisme, examinons les cas dans lesquels ils peuvent se trouver en antagonisme avec le moteur normal placé au centre.

Bichat, en écrivant son livre *De la vie et de la mort*, avait choisi un grand parti théorique ; pour me servir d'une expression consacrée dans les arts. En vrai anatomiste qu'il était, la vie n'étant, pour lui, qu'un travail de *fonction ;* la mort devait être la cessation de ce travail de fonction. Aussi, son livre présente-t-il une magnifique analyse des cas où chaque cause morbide peut être plus ou moins bien rattachée au travail fonctionnel. Les animistes se sont posés courageusement en face de ces prétentions, patemment fausses ; mais, tout le monde le sait, leur protestation brille plus par la bonne intention que par des arguments solides ; elle est toute d'instinct. Seulement, quand ils montrent la *péritonite* enlevant le malade avec une rapidité désespérante, et qu'ils demandent à l'anatomie pathologique comment il se fait qu'un tissu sans fonctions de haute vitalité puisse réagir ainsi sur la vie?... l'école de Bichat ne sait répondre que par des inflammations répercutées ou par des épanchements, contestables. Rien n'est plus simple, cependant, que de satisfaire aux nécessités physiologiques de ce genre. Les appareils viscéraux souffrent aussi bien par leurs propres lésions, que par l'antagonisme de force que leur oppose un tissu quelconque de l'organisme : que ce tissu soit chargé normalement d'une grande fonction viscérale ; ou qu'il devienne simplement le foyer transitoire d'un travail inflammatoire, d'une congestion, d'un afflux de mouvement. Dans le cas où les liquides s'en mêlent il y a congestion sanguine : à laquelle s'unit bientôt l'afflux de mouvement, amenant une rhythmique spéciale ; si cette congestion et cet afflux arrivent à des degrés de condensation hors de proportion avec ce que l'organisme peut supporter ; en un mot, si la rhythmique anomale l'emporte sur la rhythmique fondée normalement dans le cœur, il y a usurpation du tissu non fonctionnel ; il y a détrônement de l'organe normal. La mort doit s'ensuivre naturellement, puisque, même avec l'idée de Bichat, la vie n'est que la conséquence d'un travail viscéral ; fonctionnant d'après des lois normales prévues et immutables. Que je reçoive un coup à la tête?... si la blessure est telle, que l'afflux sanguin et l'afflux de mouvement condensé se portent vers cet endroit en délaissant le cœur plus qu'il n'est possible pour la conservation de la machine, la rhythmique organique abandonnera petit à petit les viscères fonctionnants, pour se porter où est le *stimulus* absorbant, prépondérant ; et la vie cesse, non pas parce que le cerveau, *intus*, sera lésé d'une façon serieuse ; non pas, parce qu'il s'établira ici ou là une sympathie excédante ; mais, parce que la rhythmique a été déviée, sous l'influence d'un ébranlement très-énergique. Si l'on a bien compris les développements physiques que nous avons établis sous le nom de *loi des défilés*, on sera parfaitement convaincu du rôle que jouent les brides musculaires sous l'impression des afflux sanguins. Tout le danger, dans les maladies, vient de la non-détente de ces brides, dont la construction n'est pas, organiquement, aussi sûrement établie que celle de nos pompes industrielles. La rigidité métallique permet souvent une marche sûre pour la condensation hydraulique et le retrait de cette condensation. Dans les faisceaux de matière vivante il n'en est pas tout à fait ainsi... La détente organique doit se produire doucement et progressivement ; ce qui fait que les brides organiques ont jusqu'à un certain point un avantage sur les soupapes métalliques ; en ce sens que la soupape métallique dévie de son jeu, se brise ou devient impuissante à reprendre son service ; tandis que nos brides charnues restent presque toujours non fracturées ; je dirais presque non fracturables, si on leur laisse le temps de ressaisir leur jeu normal. Le point capital, dans l'étude physiologique de ces instruments, c'est la question de temps!... Voilà pourquoi les grands maîtres ont toujours conseillé de commencer à abattre la fièvre générale dans toutes les phlegmasies violentes, pour laisser le temps aux brides de se détendre ; le temps est donc la grande affaire dans ces antagonismes de rhythmique!... C'est ce que nous avons remarqué aussi, à l'égard du mouvement élémentaire, dans la loi des détilés. On cite, dans certains auteurs, des gens qui sont morts pour avoir coupé, jusqu'au sang, un cor aux pieds qui les gênait outre mesure. Et cependant il fut constaté que la perte de sang, effectuée par le cor en question, n'atteignit pas le volume et l'importance de la saignée la plus ordinaire. Sous l'influence de l'excitation nerveuse habituelle à ces concrétions fibro-nerveuses, qu'on appelle cors, la rhythmique normale fut affaiblie, à ce point que le cor douloureux devint un autre centre rhythmique ; un pseudo-cœur, en quelque sorte, qui usurpa les droits de celui-ci et fit péricliter tout l'organisme. Que le médecin soit donc bien pénétré de cetté vérité : ce ne sont pas toujours les faits les plus grossiers, les plus matériels, qui dirigent les lois de la machine organique ; mais les principes concordants, généraux, de la physique transcendantale. En effet, si le pénis et le cerveau ; disons mieux, si le cœur lui-même : organe si bien accoutumé aux difficultés et aux dangers des érétismes rhythmés qui font l'objet de sa course ; si, répété-je, ces organes ont déjà tant à craindre pour eux-mêmes des hasards de l'afflux exagéré de sang, au milieu de leurs brides de condensa-

en régissent les actes dans les grands phénomènes de la vie animale. Si l'on regarde la charpente solide des êtres organisés, on est frappé de la structure brisée, mais harmonique de toutes les parties. Dans l'arrangement des vertèbres dorsales, dans celui des côtes; comme dans la division des carpes et des métacarpes, on dirait d'une irradiation faite successivement et par ondes; ainsi que cela est plus frappant encore dans le travail des coquilles et des végétaux. Rien n'est plus beau que ce système, au point de vue de l'économie musculaire; mais rien n'est plus semblable aussi, à un instrument de résonnance. Supprimez, par la pensée, la tête et les bras d'un tronc humain; supposez que les deux jambes ne consistent qu'en un seul prolongement? et vous aurez la forme très-approchée que l'art empirique a cru devoir donner aux instruments à cordes. Les jambes sont le manche; le torse, le corps; le cœur, l'âme; l'estomac, l'archet; du système organique. Le mouvement condensé qui naît de ce jeu des fonctions organiques est une sorte de résonnance spéciale, inconnue à nos observations actuelles; mais qui peut s'étendre et se contracter sur elle-même, en formant tantôt des actes de condensation prépondérante, tantôt des actes de distension excessive. J'ai fait voir, *matériellement*, ci-dessus que la condensation électrique déterminée par des carbures même inertes se compose : 1° d'un fait d'agglutination, de resserrement; puisque ces carbures deviennent aptes à SAISIR et à soutenir des corps étrangers, pesants, et de toute nature! 2° que ces mêmes carbures, et par le même phénomène, développent une irradiation, une tension électrique; *contemporaine* avec la constriction CENTRALE. Il semble résulter de là, ce que j'ai tant cherché à faire comprendre dans ma *Chimie nouvelle*, que la condensation du mouvement modifié par certains corps : notamment par les carbures, ne s'établit pas seulement, comme on le croit, dualistiquement en négatif et positif; mais se range en série, comme un spectre solaire; et cela, avec d'autant plus de perfection, que l'organisme est plus voisin lui-même d'une perfection relative. Disons donc bien haut : que la condensation de mouvement, qui constitue l'*énormon*, non-seulement n'est pas purement électrique, comme le croient d'ignorants physiologistes; puisqu'elle tire sa force dans les condensations générales, de chaleur et de lumière, aussi bien que dans

en régissent les actes dans les grands phénomènes de la vie animale. Si l'on regarde la charpente solide des êtres organisés, on est frappé de la structure brisée, mais harmonique de toutes les parties. Dans l'arrangement des vertèbres dorsales, dans celui des côtes; comme dans la division des carpes et des métacarpes, on dirait d'une irradiation faite successivement et par ondes; ainsi que cela est plus frappant encore dans le travail des coquilles et des végétaux. Rien n'est plus beau que ce système, au point de vue de l'économie musculaire; mais rien n'est plus semblable aussi, à un instrument de résonnance. Supprimez, par la pensée, la tête et les bras d'un tronc humain; supposez que les deux jambes ne consistent qu'en un seul prolongement? et vous aurez la forme très-approchée que l'art empirique a cru devoir donner aux instruments à cordes. Les jambes sont le manche; le torse, le corps; le cœur, l'âme; l'estomac, l'archet; du système organique. Le mouvement condensé qui naît de ce jeu des fonctions organiques est une sorte de résonnance spéciale, inconnue à nos observations actuelles; mais qui peut s'étendre et se contracter sur elle-même, en formant tantôt des actes de condensation prépondérante, tantôt des actes de distension excessive. J'ai fait voir, *matériellement*, ci-dessus que la condensation électrique déterminée par des carbures même inertes se compose : 1° d'un fait d'agglutination, de resserrement; puisque ces carbures deviennent aptes à SAISIR et à soutenir des corps étrangers, pesants, et de toute nature! 2° que ces mêmes carbures, et par le même phénomène, développent une irradiation, une tension électrique; *contemporaine* avec la constriction CENTRALE. Il semble résulter de là, ce que j'ai tant cherché à faire comprendre dans ma *Chimie nouvelle*, que la condensation du mouvement modifié par certains corps : notamment par les carbures, ne s'établit pas seulement, comme on le croit, dualistiquement en négatif et positif; mais se range en série, comme un spectre solaire; et cela, avec d'autant plus de perfection, que l'organisme est plus voisin lui-même d'une perfection relative. Disons donc bien haut : que la condensation de mouvement, qui constitue l'*énormon*, non-seulement n'est pas purement électrique, comme le croient d'ignorants physiologistes; puisqu'elle tire sa force dans les condensations générales, de chaleur et de lumière, aussi bien que dans celles d'électricité; mais, en outre, que cette condensation vitale s'y trouve à l'état SÉRIEL de contraction et de dispersion contemporaines; en un mot, que sa forme, loin d'être soumise au dualisme, à la polarisation de deux effets strictement antagonistes, positif, négatif; est au contraire dans un état harmonique semblable à ce qui se voit dans les spectres lumineux et caloriques. Cela suppose, de prime saut, que le *mouvement énormon* n'a pas les allures de l'électricité rayonnante des machines statiques; mais une nature complétement à soi, dont on peut suivre les effets dans les expériences que j'ai instaurées le premier.

L'*énormon*, placé au centre de notre corps, est tendu du centre à la périphérie, comme ces spectres physiques : le point de *condensation* au *centre*, les points de *dilatation* à la *périphérie*. Si donc, la source de mouvement, *simple* ou *complexe*, qui alimente cette génération harmonique de l'*énormon*, vient à varier en plus ou en moins ; les effets de condensation et de dilatation de ce SPECTRE ORGANIQUE varient aussi. Sur notre haleine, lorsque la source électrique n'est pas supérieure à l'effet condensateur du carbure, la condensation devient prédominante; quand, au contraire, la source est supérieure à la puissance modificatrice de ce carbure, l'effet dispersif domine bientôt à son tour. Il en est de même ici, dans le SPECTRE ORGANIQUE OU ÉNORMON : si la source du mouvement condensé est supérieure à la force *constrictive* de notre organisme, la *dispersion* a lieu immédiatement, et cette dernière prend le pas sur la constraction : c'est ce qui fait, ainsi que nous le verrons plus tard, que le sommeil, dispersif, suit le plus souvent, la fatigue et les réplétions trop condensatrices de mouvement. Si, au lieu de cela, la source de mouvement devient relativement inférieure à la force constrictive de l'organisme ; l'effet dispersif général s'arrête aussi et la constriction redomine.

Je suis heureux de faire remarquer, ici, que ce n'est pas un roman que j'écris ; puisque je me borne simplement à transcrire des phénomènes que tout le monde peut répéter et qui sont présentés au chapitre intitulé EXPÉRIENCE CAPITALE.

Le physiologiste doit donc étudier profondément : 1° le jeu des sources de mouvement condensé ; 2° le jeu des antagonismes de ce mouvement ; qu'ils soient situés dans l'intérieur de notre organisme, ou qu'ils lui fassent opposition du côté du monde extérieur. Notre corps baignant dans une atmosphère matérielle, quoique gazeuse, reçoit le contre-coup de ce monde extérieur ; de la même façon, si ce n'est avec autant de puissance, qu'il reçoit ce contre-coup, dans le cercle fermé de son organisme. Il est vulgaire que le mouvement condensé doit réagir sur les phénomènes invariables qui l'entourent, à proportion de la puissance envahissante de ces phénomènes : l'homme de l'Orient ne s'alimente pas comme l'homme du Nord. Il s'habille différemment, etc., etc. Notre *énormon*, ou spectre organique, est là, tendu ; le tronc sur notre cœur ; les branches dispersives à la périphérie ; cherchant à pousser ses rameaux avec le plus de puissance possible ; mais souvent refoulé avec violence par l'organisme qui l'étreint d'une façon mauvaise, ou par le monde extérieur qui cherche à l'envahir. Ce spectre organique, comme une plaque vibrante, subit des influences sans nombre. Souvent il est troublé ou détruit. Quand on met le doigt sur un corps résonnant, la vibration s'arrête dans tout le corps ou sur ce point particulier; c'est là encore une des modalités de l'inflammation locale. L'éréthisme sériel ne pouvant plus faire vibrer normalement un point engorgé et engagé dans une résistance spéciale ; il s'ensuit quelquefois que l'effet organique en est réduit à des forces qui ne sont pas toujours suffisantes. En d'autres cas, l'arrivée d'une vibration étrangère contemporaine modifie, paralyse ou détruit une vibration en activité. Les facteurs d'orgue connaissent bien ce phénomène de lutte entre deux vibrations ; d'où sortent ce qu'on appelle des battements. Chose singulière ! le même effet dans notre organisme a reçu la même dénomination ! si inconscient qu'il fût, jusqu'ici, pour le physiologiste comme pour le facteur. C'est la constriction portée vers le cœur, par l'antagonisme des phénomènes extérieurs, qui va amener ces battements de cœur, qui s'élèvent à l'approche d'une épouvante, d'un malheur ; ou seulement d'un resserrement atmosphérique anomal. Les hypocondriaques, les hallucinés tristes, qui touchent à ce premier état par tant de points, pourraient témoigner de cette vérité ; les bruits violents, les surprises, le bourdonnement de la foule dans les grandes villes, a un effet désastreux sur leur état pathologique. Ai-je besoin, maintenant, de faire ressortir les dangers qui dérivent de la concentration et de la dispersion exagérées?... Non, sans doute, tout le monde m'a prévenu dans les déductions qu'on peut en tirer. L'homme chez lequel les condensations deviendront anomales verra le travail de l'*énormon* se retourner contre lui-même et détruire son propre organisme; car il faut que cette force soit employée; dans ce cas, l'emploi est délétère. Les liquides, les tissus, les organes, se déforment petit à petit, ou brusquement, selon la violence de l'effet; et la santé fait place à un état morbide plus ou moins menaçant. Au contraire, si la dispersion se fait outre mesure, on tombe dans une impuissance économique désastreuse pour l'état social. On devient fou, cataleptique, épileptique, somnambule, choréen, etc. Voilà pourquoi la douche froide, glacée; la douche à surprise, est attachée aux maladies de ce genre comme une étiquette menaçante. La routine, l'instinct, le tâtonnement, ont fait plus, ici, que tout le reste.

De même, l'éther, la digitale, l'opium; ces puissants dispersifs, sont les plus grands moyens auxquels on ait recours dans les congestions centrales. On appelle même, *cordial*, une combinaison composée des essences les plus volatiles, les plus aromatiques qu'on connaisse. L'instinct humain, que je me plais à consulter sur chaque sujet important, a saisi que dans les maladies, dites mentales, aussi bien que dans la colère, etc., il faut faire rentrer de force au logis l'*énormon*, qui s'en échappe follement; comme il demande des ailes à la volatilité des hydro-carbures, pour soulever une concentration qui croupit à l'intérieur. Pour faire rentrer l'*énormon*, on emploie l'assa-fœtida, le musc, et autres choses violentes; les acides concentrés et volatils : sels anglais, essence de menthe, etc. Ou l'on fait du bruit, en frappant dans les mains, comme s'il s'agissait, en vérité, de ramener des abeilles à la ruche.

Mais, si je dénonce l'instinct populaire et général à l'attention du penseur, je ne prends pas, pour cela, la responsabilité du traitement; j'ai la ferme conviction que la science peut faire mieux sur les dispersions que les douches à surprise; car, il faut compter avec des réactions intérieures trop violentes!... Si la folie compte plus de causes expansives que condensatrices, il n'est pas moins vrai que bien des congestions viscérales ou cervicales amènent également la folie. On voit, par là, à quoi on s'expose quand on va à tâtons dans les phénomènes thérapeutiques. Les fous par hypocondrie en sont un exemple. On a vu des folies expansives ayant l'orgueil, l'amour, pour point de départ, guéries par une peur accidentelle, qui réagissait de l'extérieur à l'intérieur. Comme l'on a vu des folies tristes, hypocondriaques ; ou de condensation; guéries par l'ivresse, par la musique, par le bruit du canon, l'odeur de la poudre, etc., etc. J'engage le médecin à bien réfléchir sur les émissions sanguines. Est-il bien commode de diriger la marche de l'*énormon*, quand on a vidé les canaux qui renferment ce précieux liquide? Ce qui se passe, d'une façon *mégascopique*, dans les maladies mentales, se retrouve microscopiquement dans les affections ordinaires ; soit de concentration, soit de dispersion. On doit donc s'aider de l'exemple des unes et des autres, dans le traitement des maladies. Il n'y a rien d'étonnant à ce qu'un bruit imprévu, une secousse inattendue, aient tant d'effet sur les phénomènes vitaux... Lorsqu'on a jeté un coup d'œil rapide sur les mouvements intérieurs propres à l'organisme, on peut comprendre plus facilement certains effets généraux et inexpliqués qui sortent du monde extérieur. Ainsi, le mal de mer, produit, au milieu de la santé la plus florissante, par le tangage du navire, n'est pas sans quelque rapport avec cette fièvre jaune qu'on croit n'avoir de siége sérieux qu'à l'embouchure des fleuves dont le mouvement lutte en sens inverse avec le mouvement de la mer. On sait combien les mouvements s'appellent et s'influencent. Deux montres se rejoignent dans leurs séries horaires, lorsqu'on les établit sur la même planche ; de même, si un mouvement anomal, pathologique, se glisse partiellement dans certaine masse d'hommes ; il faut, souvent, que toute cette masse subisse le même mouvement. La peste égyptienne suit régulièrement les mouvements du Nil. Pourquoi le choléra n'aurait-il pas une cause similaire? Seulement, je suis fondé à croire, qu'ici, le mouveme t extérieur qui nous influence a une attache géologique; il semble n'agir puissamment que là où les couches terrestres se montrent pauvres en condensation de mouvement; les terrains granitiques, solides, etc., ayant conservé une certaine immunité en face du choléra.

X

Communication et condensations relatives de l'érétisme, énormon, tension vitale, etc.

Qui dit ORGANISATION... entend par là une constitution isolée... un système qui s'appartient... un être à soi! Que vous preniez donc, depuis la capsule cellulaire fermée, portant dans ses flancs un liquide plus ou moins complexe; jusqu'à cet organisme puissant qu'on appelle homme; vous n'en aurez pas moins toujours affaire à un système défini, solitaire, égoïste, qu'on appelle un animal. Depuis la cellule fermée, aussi, jusqu'à l'organisme humain, le fait le plus grave est ce phénomène de force emprisonnée, de *tension* patente, qui constitue la plus sérieuse propriété d'un être vivant. La cellule fermée, en vertu de cette tension, résiste, proportionnellement, aux influences du monde extérieur, aussi bien que le système animal le plus compliqué; tout étant relatif dans les résistances comme dans les forces. Or, le propre de la *tension* renfermée dans un organisme est son état spécial d'*opposition* possible aux phénomènes d'*agression* qui peuvent venir l'éprouver. Chaque tension subira un plus ou moins dans sa quantité: suivant les partages ou les accessions auxquelles elle sera soumise dans tel ou tel cas donné. VIVRE, pour un être ainsi ÉGOÏSÉ, c'est se placer dans des circonstances favorables à la *conservation* des *tensions accumulées* qui font la base de son existence propre. MOURIR, c'est perdre l'avantage de la *spécification* organique; par le retour d'éléments plus ou moins complexes à des combinaisons extérieures. Un être vivant est donc un être construit de telle façon, que ses éléments, quoique assez connexes pour se prêter un mutuel secours, se montrent cependant assez énergiques aussi par leur structure, par leur *composition*, pour emprisonner et retenir les moyens de tension qui vont servir d'aliment à la force vitale.

« Il n'y a pas d'ORGANISME sans *occlusion*... sans remparts contre les efforts trop dominants, trop destructeurs du monde extérieur; ce qui fait qu'on peut dire: « Un *organisme* est une *forteresse*

« *vivante!...* » De même, il n'y a pas de VIE sans TENSION!... » Tension garantie par des organes appropriés.

Laissons de côté, ici, l'organisme et ses occlusions diverses; dont nous trouverons les lois plus loin; pour nous occuper exclusivement de la VIE, ou des *tensions*.

Le mot FORCE n'exprime rien de solitaire dans un fait... Car une *force* est un *mouvement* tendu sur un point *résistant*. Il n'y a pas de force étalée dans un néant sans réaction!... Tout s'arc-boute en ce monde... Le point capital, pour un physicien, c'est d'apercevoir ces arcs-boutants; qui ne sont pas toujours très-saisissables à l'œil préoccupé ou distrait.

La vie animale, tendue suivant une position normale, poursuit les phases de son existence : en parcourant une course connue, prévue, qui équilibre suffisamment sa *tension* propre avec les tensions qui s'arc-boutent avec elle. Mais supposons que l'organisme, par des faits inopinés, change brusquement les rapports de sa *tension* arc-boutée avec le monde extérieur?... Cette *tension*, à lui, pourra éprouver des rapprochements d'actions qui seront en plus ou en moins de sa réaction habituelle. De là, naîtront des troubles, des perturbations spéciales; proportionnelles aux réactions opérées nouvellement. Dans tous ces cas, et quel que soit le résultat définitif, le contact des deux forces : la force de *tension*, la force de *réaction* arc-boutée, il s'établit un partage qui détermine une sorte d'équilibre particulier. La force nouvelle s'empare de toute la force accumulée, tendue, que l'organisme animal ne sait ou ne peut retenir en lui-même; et la réciproque est vraie. Si donc l'organisme vivant n'est pas construit de façon à pouvoir se mettre en garde contre l'action extérieure violente; ou si cette action est par trop forte, la mort s'ensuit. Car, MORT... veut dire, en physiologie, triomphe du monde extérieur sur la tension retranchée dans sa forteresse vivante. Les phénomènes réactionnaires des corps, en ce qui touche la communication de la chaleur, nous éclairent complétement sur ces grandes lois du partage des forces libres. Il est donc inutile de nous y arrêter ici plus longtemps. Les organismes sont constitués, par leur structure occluse, par leur composition intrinsèque, de façon qu'ils puissent dérober leur tension propre à des corps inertes; qui la leur arracheraient dans toute autre circonstance, celle d'une co-inertie. En dehors de ce bénéfice de forme et de composition intime, l'animal est doué quelquefois de grands priviléges. Il peut réagir, SPÉCIALEMENT, sur un point donné, par un phénomène volontaire; comme un commandant de citadelle peut jeter la majorité de sa garnison sur le point attaqué. Cela appert, d'une manière exagérée, dans les décharges électriques, volontairement locales, des torpilles. On comprend alors que les effets s'ajoutent; et que l'organisme dispose d'une force réactionnelle, multipliée à un point très-élevé. L'homme qui tiendra impunément son bras pendant un laps de temps donné, dans un bain de mercure à zéro; ne vivrait pas longtemps couché tout entier dans ce même bain glacial. On peut réagir partiellement avec une certaine puissance; on ne le peut plus lorsque tout l'organisme se trouve engagé!... A cause de cela, l'organisme a été tellement fractionné, dans sa vascularité enchevêtrée, que les actions extérieures ne peuvent l'attaquer qu'en détail; à moins d'employer des moyens d'un grand développement; c'est une ville qu'il faut assiéger rue à rue, place à place; dont la garnison en fin de compte peut se retrancher dans la citadelle. De même la tension, par une surprise trop grande, subissant une *panique*, peut se jeter inconsidérément sur le centre viscéral qu'elle opprime. Comme la place assiégée, qui nous sert de figure, abandonne ses faubourgs pour sauver la citadelle; sachant qu'elle réagira, de là, plus efficacement.

Quoi qu'il en soit, l'organisme n'en est pas moins dominé par un agent général, un *summum*, une tension capitalisée, régularisée; qu'on a appelé tour à tour *énormon*, *stimulus*, force vitale, etc.

Au lieu de lui donner, ici, un nom nouveau encore; en compliquant les faits, par des redites fastidieuses; nous la débaptiserons complétement; en lui laissant seulement le nom qui caractérise son rôle essentiel. Donc, au lieu de *force vitale*, de *stimulus*, nous l'appellerons TENSION! Car, de cette tension, dont la force organique est le phénomène capital, sortent les myriades d'effets qu'il est plus facile d'apercevoir que de suivre dans leur existence.

La VIE naît de la TENSION *du mouvement*, accumulé dans l'organisme; et la puissance animale suit la puissance de la *tension*; en des limites déterminées par l'équilibre de ces organismes. Voilà pourquoi un simple coup d'épée, la balle d'un pistolet; dont les ouvertures présentent quelquefois si peu d'importance; suffisent pour laisser épancher au dehors cette tension singulière qui nous donne la vie. Tout animal TENDU vers le monde extérieur résiste par des *tensions* opposées aux tensions de ce monde extérieur. Il attaque ou il se défend par une décharge de TENSION. La torpille, qu'on regarde comme un être à part dans le domaine animal, n'est beaucoup plutôt que l'exagération de ce phénomène de TENSION, spécial à tout être organisé. Les réactions vivantes des tensions ne diffèrent entre elles que par l'instantanéité et l'intensité de la force réagissante tensionnelle. La torpille peut réagir doucement; sans employer les moyens violents qu'elle consacre ordinairement à sa défense. C'est ainsi qu'elle hébète à distance les petits poissons qui font sa nourriture. Il en est de même des organismes variés, plus ou moins réagissants à ce point de vue; si l'on réfléchit un instant sur les phénomènes inhérents aux poissons électriques, rapportés par Valsh, Becquerel, de Humboldt, Linari et Matteucci; on voit parfaitement que la tension spéciale électrique dont ces poissons sont pourvus est une réaction volontaire; et proportionnelle à cette volonté de réagir. De sorte que la torpille comme les silures, comme le gymnote, ont la faculté d'employer leur tension en réaction musculaire seulement : ou en réaction graduée électrique; suivant leur effort de concentration et d'instantanéité de ressort. Nous voyons formellement, dans les circonstances qui président aux développements de l'électricité, que ce qu'on appelle TENSION électrique, figurée par un *choc* et une *étincelle*, n'est jamais déterminé que par la concentration de *place* et de temps. En effet, si l'on produit un *mouvement* simple; en tournant ou en agitant des corps résistants, on n'arrivera au *choc* ou à l'étincelle qu'en emprisonnant ce mouvement dans un espace relativement étroit; avec un corps puissamment condensateur; et en se mettant en contact avec cette tension effectuée, dans un temps relativement très-court. Car j'aurais beau produire du mouvement : même avec les meilleures machines statiques isolantes; si le condensateur est plus vaste que ne le comporte la source électrique agissante, mon résultat sera mauvais. De même, si je soutire l'électricité avec une pointe, le choc ne sera guère apparent; parce que l'action n'est pas assez instantanée, de la quantité électrique au temps de la réception du fluide. Il en est de même sur les poissons électriques, lorsqu'on ne se met en contact avec eux que par un point très-peu étendu. De Humboldt était surpris de trouver la puissance foudroyante exercée par le gymnote sur les chevaux qui servaient à le pêcher; lorsqu'il fit l'observation, très-judicieuse, que cette puissance tenait à l'étendue du contact que les gymnotes avaient soin de se ménager sous le ventre ou sur les flancs de l'animal. « *Concentration du mouvement dans un espace rétréci; instantanéité et intensité large d'action dans la décharge.* » Voilà les deux grandes conditions qui amènent les phénomènes énergiques, non-seulement des communications électriques, mais encore de *toutes les communications de forces.* Admettez donc, pour un instant, que l'organisme normal des êtres vivants soit construit sur ces principes. Que toute machine animale, en un mot, ait pour base de son système, le moyen de concentrer des *tensions*, le moyen de les lâcher instantanément, et largement. Toute l'échelle animale va se montrer, comme l'échelle des machines inertes, appuyée sur un ressort; dont l'étoffe seule variera de l'un à l'autre genre. Dans les machines inorganisées, c'est un morceau d'acier qui se tend, un liquide ou une vapeur surchauffée; dans la machine organisée, c'est aussi un ressort musculaire, des liquides ou des gaz qui se tendent; seulement les machines organiques sont automates : tandis que les machines inorganiques sont inertes par elles-mêmes. La force humaine est enfermée au milieu d'appareils, destinés à tendre cette force sortie d'un *mouvement* accumulé. Cette force a été engagée dès la conception, dans un organisme rudimentaire : auquel on prêtait, provisoirement, une structure convenable d'occlusion; garnie d'un état calorique et d'un réservoir de tension, suffisants pour travailler à son perfectionnement organique. Le sac embryomaire qui procède de l'ovaire, voilà la petite machine nouvelle. La vie utérine représente, à son tour, le prêt de tension et de développement que la mère apporte à son germe. Dans cela, qu'a été le rôle du père?... Les physiologistes nous le diront peut-être un jour! Est-ce lui qui produit cette étincelle qui met le premier feu à la machine? Laissons ces mystères encore inexpliqués, et suivons une autre route!

La TENSION étant la condition essentielle de la VIE, dont la machine organique n'est que la structure *occlusante;* on peut maintenant imaginer des séries progressives de structures organiques, enveloppant la tension normale, abrupte : de façon à en modifier, à en varier les effets de communication à l'infini. Dans la zoologie, on a construit une échelle qui représente deux lignes limitant un angle droit.

Supposez ces deux lignes venant s'insérer sur un zéro, figuratif d'une cellule imperforée ; vous aurez la figure la plus claire, la plus palpable de l'échelle des existences organiques. La verticale disposée en graduations quelconques montrerait l'homme à la pointe de l'angle, sous la forme d'une cellule ronde simple, occluse ; l'élevant toujours ; depuis la vie embryonnaire où il se trouve de pair avec la cellule simple occluse des êtres inférieurs, jusqu'au sommet des réalisations organiques les plus perfectionnées que nous connaissions. La ligne horizontale continuant dans un autre sens montrerait cette cellule occluse se graduant exactement sur le modèle de la verticale, moins un degré final ; mais, distinguée, en cela, de la verticale, parce que chaque nuance, chaque station de progrès organique est scindée, et n'appartient qu'à des existences fractionnées, indépendantes les unes des autres. De sorte que l'homme, que la ligne verticale, aurait en quelque sorte sa monnaie divisionnaire, dans les séries animales qui forment la ligne horizontale des créations zoologiques.

Maintenant, pourquoi dans l'ensemble du système humain, ou de l'échelle fractionnaire horizontale correspondante, ne voit-on pas la tension exercer ses décharges, ses communications de mouvement, comme la torpille et les poissons électriques nous en donnent l'exemple ?... Le voici : les effets organiques eussent épuisé, tout de suite, toutes les combinaisons ; et retourné aux habitudes des condensations inertes, si la tension n'eût eu qu'une façon d'agir. Qui dit échelle zoologique dit aussi variété de communication avec le monde extérieur. Le génie du Créateur s'est exercé à habiller, à broder sa force développable sous toutes espèces d'accidents, de combinaisons : d'où naît la variété même des organes. Car un ORGANE est l'instrument intermédiaire des dépenses de tension. A celui-ci on a donné des nageoires, à celui-là des pieds, à cet autre des ailes ; avec des appareils accessoires et confirmatifs. La tension simple, dans le genre de la torpille, c'est la manifestation normale de la force abrupte inorganique. Et, si la torpille, aussi bien que beaucoup d'autres poissons, en sont pourvus ; c'est à titre d'appareil spécial : comme la nature a concédé des ongles, des dents, des cornes à d'autres animaux ; mais nullement comme un modèle qu'elle voudrait voir s'étendre bien loin. Des naturalistes, grands observateurs, prétendent que beaucoup d'individus, d'espèces inférieures, appartenant aux poissons, aux reptiles ; en général, aux animaux qui sécrètent une liqueur conductrice, assez répandue sur la surface de leur corps pour mettre en contact leurs deux électricités; sont plus ou moins électriques. Par exemple, que tel poisson, nullement désigné comme ayant la propriété ci-dessus, nous montre autre chose qu'une impression musculaire, dans la secousse qu'il opère sur nos mains; au moment de son appréhension. Tout le monde a éprouvé, plus ou moins, cette espèce d'engourdissement bizarre que nous donne un poisson qu'on saisit au sortir de l'eau ; surtout le brochet et l'anguille. Le chat fournit aussi des secousses dans certaines circonstances appropriées. Nous allons plus loin, et nous prétendons, qu'il n'y a pas un animal doué de quelque vivacité d'action, qui ne montre une sorte de décharge électrique, lorsqu'on le saisit violemment à l'improviste ; avant que le cerveau, par sa réaction, lui ait fait choisir ou employer son moyen propre de défense. Quand nous frappons brusquement sur l'épaule de quelqu'un complètement inattentif; et tourné de façon qu'il ne puisse être prévenu de notre approche ; cette personne éprouve, ce que l'instinct a si bien surnommé, une *commotion;* et, nous-mêmes nous en recevons le contre-coup ; quand nous nous arrangeons de façon à saisir finement cette réaction. Seulement, l'organisme humain, comme l'organisme des animaux supérieurs, enveloppe si amplement l'organe distributeur de ces tensions de décharge, que c'est notre organisme intérieur viscéral qui reçoit la commotion presque à lui seul.

A part les contes des hommes et des femmes électriques, dont la puissance n'a jamais été clairement constatée ; il est certain qu'il existe des natures si *tendues,* si nerveuses, dit-on, que leur attouchement fait souvent éprouver une commotion saisissable. Il suffit de supposer, dans ce cas, que l'appareil tenseur des forces accumulées possède une tournure spéciale, qui le rapproche plus du monde extérieur que les autres organismes n'ont accoutumé de le montrer. Je ne parle pas, ici, de la force fluidique attribuée à certains magnétiseurs: mon intention étant, dans ces études, de ne m'appuyer en quoi que ce soit sur le magnétisme animal; dont je n'ai pas eu le bonheur de voir assez de faits pertinents et concluants en ce genre. Le but de la nature semble être, très-particulièrement, la conservation et l'appropriation des forces. On conçoit donc que son travail organique ait été de charger l'appareil central de *tension*, de tous les appareils accessoires utilisants qui étaient à sa disposition. Dans ces derniers temps on a beaucoup parlé de la construction de canons à vapeur. La force tendue de l'eau, presque gazéifiée, eût produit un effet de propulsion tel, que des corps resistants, comme des boulets, eussent certainement pu remplacer l'effet tensionnel de la poudre de guerre. Mais, en me promenant par la ville, je vois jusqu'ici infiniment plus de tensions-vapeur : utilisées au moyen des machines innombrables qui lui font des organismes propres; que des machines dont la tension ne doit amener qu'une décharge meurtrière. La nature a raisonné de même; elle aime mieux voir son générateur de tension s'atteler à des organes, à des membres dont la réaction produira un travail quelconque, que de le dépenser en décharges inutiles. La torpille et les poissons manifestement électriques n'ont reçu leur singulière conformation qu'à titre d'appareil spécial; et peut-être pour nous mettre sur la voie des découvertes dans le déchiffrement si long et si pénible de la grande étude des organismes. On a tant divagué sur le fond et sur la forme de ce qu'on a appelé la *force vitale*, que nous regarderions comme une grande fortune pour l'humanité, de mettre enfin la main sur les causes des phénomènes qui président au développement de cette force organique. Résumons-nous donc : *Un* MOUVEMENT, *si faible, si élémentaire qu'on veuille bien le supposer, finit par se grossir, se condenser, se* TENDRE. *Pour cela il faut une structure* OCCLUSE, *une* COMPOSITION *spéciale*. Toute TENSION est particulièrement servie, dans son énergie, par LA DIFFICULTÉ de se *communiquer vite* et *largement*. C'est de ces circonstances qu'on tire la loi du CHOC et celle des DÉFILÉS, que nous avons traitées ailleurs. (*Chimie nouvelle*, etc.)

Un ORGANISME est donc un ensemble de machines spéciales, convergeant vers un but commun; auxquelles se trouve jointe la tension centrale qui est la base de l'existence des êtres vivants. La façon dont cette TENSION se produit, s'exerce, se répartit; la conformation, l'utilisation des appareils qui lui sont soumis; voilà, en somme, l'objet d'une véritable physiologie. La TENSION-vapeur de nos usines fait agir les machines qu'elles commandent; mais elles reçoivent aussi un contre-coup par la résistance de ces machines. De là naissent dans les organismes, par correspondance, la sensation et la sensibilité extérieures; la tension intérieure se bande pour agir; elle reçoit du dehors un contre-coup; comme un piston de machine à feu perçoit toutes les résistances qui lui sont opposées du dehors. Un organisme reçoit ce choc extérieur... il a beau faire, sa périphérie, ou une partie de cette périphérie, doit au corps choquant un certain partage de sa *force tentionnelle;* si faible que soit ce partage. Un tel partage de force amène, *inévitablement*, une RÉTRACTION de la part de l'organisme. Car il n'existe pas de corps armés de tension, même les corps mertes, qui ne montrent cette rétractilité au moment d'un partage électrique; un corps chaud perd sa chaleur, *momentanément*, à l'endroit où il y a eu partage de calorique. Il en est de même dans les absorptions partielles de la lumière. Dans les êtres vivants, on peut suivre cette *rétractilité* FATALE, depuis le plus simple infusoire jusqu'aux systèmes les plus élevés de l'échelle. Qui n'a pas vu les rétractions des huîtres, moules, limaçons, chenilles, etc.? celles du hérisson, du chat effrayé, etc.? De cette *rétraction* naît la SENSATION, représentative du CHOC extérieur, dont la *sensibilité* n'est que la voie de constatation intellectuelle. On doit envisager la PEUR comme une rétractilité sur une grande échelle, une rétractilité frénétique, composée! Une fois le *choc* passé; dans un instant généralement insaisissable à notre appréciation distraite, le cerveau se mêle de la partie en continuant la rétractilité commencée; en la réglant, en l'exagérant; ou il réagit plus ou moins franchement, par une *tension* énergique, qui doit prendre le nom d'EXTENSIBILITÉ. De la RÉTRACTILITÉ-sensation; puis de l'EXTENSIBILITÉ-tension naît ce fait composé, mal analysé jusqu'ici, qu'on appelle contractilité. On entend par là la faculté qu'a la fibre vivante d'exécuter des mouvements automates. Malheureusement, comme on n'est pas descendu dans le fond des phénomènes vraiment physiques, on a fait du mot contractilité une *entité* superbe qui refuse de s'expliquer sur son origine. Tantôt, on a confondu l'acte de *réaction*, ou *tension en retour*, avec cette contractilité mytique; tantôt, on a décrit ainsi des phénomènes purement spasmodiques; confus dans la tête et sous la plume de celui qui les signale. Quant à nous, nous voyons dans le mot CONTRACTILITÉ un saint physiologique de moins à vénérer... à moins de le garder, comme tant de locutions confuses, dont on se sert quand on tient à ne rien définir.

RÉTRACTION... EXPANSION... ne sont pas des mots exprimant les deux termes conjoints d'un fait normal synthétique; ce sont des locutions accusant des phénomènes complétement étrangers l'un à l'autre; partant d'un point complétement différent. Les vitalistes, voyant s'opérer dans les tissus, presque contemporainement, une rétraction et une expansion, ont dit, d'une façon légère : « Les tissus sont doués, fatalement, d'une contractilité et d'une rétractilité natives; se faisant équilibre alternativement et sous la puissance de la volonté organique. » Il n'en est rien... les organismes ne sont doués que de cette *tension* générale d'où sort l'expansion. La rét:action qui semble son pendant fatal naît uniquement des efforts du monde extérieur. L'organisme possède l'expansion!... il souffre, il supporte la rétraction! L'expansion lui appartient... la rétraction lui est imposée par le dehors! Les vitalistes ont coupé au plus court!... Pour éviter d'analyser des faits physiques très-complexes auxquels ces conséquences entraînent; ils ont marié deux antagonismes!... Cette paresse analytique a fermé la porte aux observations supérieures qu'on était en droit d'attendre de la physique abstraite. Dans la paralysie, par exemple, quoique la sensibilité se taise, on peut supposer une action *rétractile*, en face d'une action extérieure; qui ne soit pas suivie de la réaction de tension venant du centre cérébral; ou autrement, selon qu'on professe telle ou telle opinion à l'égard des mouvements de la volonté. Maintenant, acceptant le mot *contractilité* pour ce qu'il vaut, on peut dire avec Broussais : que la contractilité n'est pas du tout une conséquence de la *sensibilité*. C'est un fait propre à la constitution des matières organiques; qui le possèdent de plus en plus, en partant de l'albumine, gélatine, fibrine. Les phénomènes complexes qui dérivent du jeu alternatif des *rétractions* et des *expansions* constituent une vibration du mouvement, dont la *sensibilité* n'est que la *résonnance*. On sait que la vibration et la résonnance peuvent avoir des phases où chacune d'elles se trouve interceptée. Voilà pourquoi Broussais cite avec raison des cas où la sensibilité est détruite, quoique la contractilité persiste; et d'autres cas, où la contractilité semble détruite, quand la sensibilité se montre augmentée. Le corps humain, semblable à un instrument sonore, perçoit tous les mouvements vibratiles de l'extérieur : et les reproduit avec le phénomène complet des résonnances multiples. Quand le sperme s'accumule dans les testicules, l'érétisme génital, réagissant sur le cerveau, préoccupe celui-ci d'une résonnance incessante qui produit plus ou moins les phénomènes dont la réunion a été appelée *amour*. Comment changer le cours de ces résonnances?... 1° en détruisant l'organe qui résonne dans le tronc; 2° en étouffant sa résonnance par des résonnances plus fortes. On voit donc par là que les organes ont une existence propre, passionnelle, instinctive; et que leur ablation peut en faire cesser les effets. Le sang étant la matière du corps humain la plus propre à recevoir une tension importante, par l'écartement de ses globules; on comprend que l'inflammation ait souvent le sang pour base. Un nerf, un vaisseau; à plus forte raison un tendon, un os, ne peuvent s'enflammer que dans le cas où des tissus sanguins seraient venus s'y mêler; ou créer des vascularités capillaires. Ce qui a beaucoup trompé dans la définition de la *contractilité*, c'est le mécanisme insidieux des muscles, qui semblent obéir à deux forces impulsives *contraires ;* dans le développement successif de deux effets opposés. Je lance mon bras en avant!... un homme du peuple voit là seulement, et grossièrement, un fil rigide qui développe les muscles moteurs. Si je ramène mon bras en arrière, il se figure alors un fil rigide qui tire sur ce même muscle, pour lui faire exécuter un mouvement rétrograde. Mais, qui meut ces fils? Aujourd'hui, que la mécanique des corps inertes est poussée si loin, il n'est plus permis de raisonner ainsi. Allez voir les tiroirs de la première machine à vapeur venue, et vous reviendrez convaincus que c'est LA MÊME FORCE IMPULSIVE qui produit ces ALLER et RETOUR; bien entendu par le déplacement du point d'insertion des jets de vapeur! Nos mouvements, *dits contractiles*, tant qu'ils ne représentent que des manœuvres musculaires, ne peuvent être attribués à une force dualisée, *antégrade*... rétrograde. C'est la même *pro-tension*, la même propulsion ! Les physiologistes sérieux ne s'y tromperont plus. La mémoire seule, à défaut des actions du monde extérieur, peut obtenir ces *rétractions* organiques qui constituent un des chapitres les plus curieux et les plus terribles de notre difficile existence !... C'est ce que nous verrons en parlant de la peur, des hallucinations et de la folie. Autrefois on disait : Le bois qui brûle est chaud; le fer rouge est chaud; le soleil est chaud, etc. Cela a duré jusqu'à ce qu'il soit venu à quelqu'un la pensée que ces phénomènes sont l'application variée d'un phénomène plus général appelé calorique. Aujourd'hui on dit encore : La fibrine jouit de la contractilité; la gélatine moins, l'albumine presque pas ou pas du tout. Il s'agit de dire dans l'avenir : Le mouvement se condensant dans un tissu réagit sur ce tissu, de façon à lui faire partager son état actuel de condensation ou de dilatation relatives; et les effets de déplacements organiques sont en rapport avec les insertions, actuelles, des *tensions* qui résultent de ces condensations de mouvement.

XI

Quel fut le but des vitalistes en se retranchant dans les propriétés de tissu ?

On me demandera quel fut le but des vitalistes en se retranchant dans les propriétés de tissu? Le voici!... Newton, au moyen d'une hypothèse géométrique, avait tiré parti des immenses découvertes de Képler ; et par une constatation des *effets* astronomiques, semblait avoir trouvé la loi des mondes. Les encyclopédistes lui servirent de truchement dans toute l'Europe. Grâce au génie de Voltaire ; au talent et à l'opiniâtreté de ses élèves ; il se créa, au dix-huitième siècle, une école qui crut tout faire sortir de la RAISON, au moyen d'un calcul mathématique. Je suis grand partisan de la raison, mais non de la raison infaillible et aveugle ; je préfère le raisonnement sérieux et voué au travail. En haine du clergé on prit Newton pour pape; en haine de la foi on se confessa aux mathématiques. Une fois dans cette voie, les encyclopédistes ne surent plus où s'arrêter. Comme ils étaient mauvais physiciens; qu'ils n'ont rien laissé en fait d'analyse sérieuse; il s'ensuit que leurs élèves et leurs flatteurs ne sont pas sortis de cette idée étroite des constatations de détail. Or, les médecins se sont presque toujours constitués les singes de tout ce qui prend de la vogue. Au temps des miracles, ils guérissaient avec de l'eau bénite et des amulettes. A la Renaissance, lors de la découverte de nouveaux continents, ils encombrèrent la matière médicale de mirobolants sans nombre; dont on ne sait rien tirer aujourd'hui; si l'on en excepte quelques remèdes vraiment héroïques, comme le quinquina. Les alchimistes du dix-septième siècle portèrent l'art de guérir du côté des sublimations; prenez les vieux formulaires, vous vous noierez dans ce fatras de liquides distillés, dont la propriété diffère très-peu des alcools ordinaires. Comment voudriez-vous que ces mêmes médecins ne tombassent pas aussi bien dans la suffisance scientifique des encyclopédistes? C'est ce qui eut lieu réellement!

Il se créa une école en médecine qui repoussa « *toute introduction,* DANS LA SCIENCE, *des connaissances étrangères à la médecine.* » Vous trouvez cela écrit, en toutes lettres, dans la plupart des livres du temps. Ils avaient le front d'appeler SCIENCE une étude, celle de la médecine; qui n'est absolument que l'application des sciences à l'art de guérir. La médecine n'a pas un mot à elle... un principe qui lui appartienne!... C'est une simple mise en œuvre!... Elle emprunte à tout le monde!... Le physicien, le chimiste, le moraliste, le botaniste, le zoologue, le voyageur, le boucher, même, lui donnent des enseignements nécessaires. Mais le médecin, comme le prêtre, aime à se renfermer dans son sanctuaire; l'un et l'autre ils ont tellement l'habitude de parler à des malades, qu'ils ne connaissent plus la contradiction... à la première observation qu'on leur fait, ils sont toujours tentés de vous dire : A genoux! C'est déjà bien charmant pour le prêtre; pourquoi cela ne le serait-il pas aussi pour le médecin?... Singeant Newton, l'ecole des vitalistes eut donc la prétention de créer ses petits *principes mathématiques de la vie.* Elle se décida pour la CONTRACTILITÉ... « *comme étant une propriété inhérente au corps vivant,* » et, avec un peu de complaisance, devant servir de base à une foi médicale; à une petite église *sui generis*. Le physicien, le chimiste, etc., ne pouvaient plus dire aux médecins : Vous êtes nos élèves!... Pas du tout... La médecine s'enfermait chez soi... et prétendait se passer des autres au moyen de cette force dualisée de la contractilité. En effet, pour rompre entièrement avec la physique analytique, il fallait bien une force double qui produisît l'aller et le retour du moteur vital!... Mais, à la rigueur, il ne fallait que cela... Le reste était fourni et au delà par l'anatomie physiologique!... Oh! quelle joie d'enfant durent ressentir ces détestables physiciens, qu'on appelle les médecins du dix-huitième siècle; en constituant leur nouvel évangile; sans cela, auraient-ils pu admettre deux forces à sens contraire dans le même organisme?... Où voit-on en mécanique, en physique, en histoire naturelle, un fait dualisé sans un double moteur?... Il n'y en a pas et il ne peut pas y en avoir d'exemple. Si un phénomène de force semble se dualiser... cherchez bien... vous verrez que ce sont ses moyens d'insertion qui varient seulement. Ou alors il existe là deux organismes; ce qui ne fait pas l'affaire d'une saine physiologie. Le subjectif ne peut porter l'objectif et réciproquement. Les effets de dualisme ne sont que des illusions, des confusions de résultats complexes, antagonistes. Voilà d'où sort la mauvaise physique de la contractilité. Vous sondez un muscle, pour lui faire avouer sa contractilité... Mais, votre main... ne la comptez-vous pour rien?... C'est elle cependant qui agit pour une part dans ce phénomène double. Faisons de la physique simple; cela nous éclairera peut-être mieux que la majestueuse anatomie physiologique?... Si je donne un coup de poing sur un coussin, composé d'un duvet franchement élastique... je produis tout d'abord un enfoncement dans ce coussin!... Il y a donc retrait du coussin. Maintenant, je vois au bout de peu de temps, l'enfoncement détruit; et la forme arrondie du coussin qui a repris sa place ordinaire... Dois-je conclure de là que le coussin est doué d'une force d'aller et retour; d'une force double, antagoniste dans ses effets?... Dois-je conclure en un mot qu'il possède la contractilité?... Il n'y a pas plus de raison de lui refuser cela, qu'au muscle qui va et vient sous une influence extérieure!... Le coussin semble aller et venir... parce qu'il est doué d'une force de tension... FORCE UNIQUE!... Vous détruisez localement cette tension... elle semble se retirer parce qu'elle a perdu cette force locale actuelle !... Mais elle revient, parce qu'elle emprunte à sa masse intérieure une nouvelle puissance qui fait équilibre à l'effet extérieur, antérieurement produit.

Il en est de même absolument dans l'organisme. Vous touchez un muscle avec un instrument d'étude... le muscle vous cède de sa tension *locale*... il se retire... parce que sa forme actuelle ne s'appuyant que sur une tension fondamentale, si vous lui enlevez une portion de cette tension localisée, il doit perdre de cette tension et s'affaisser localement. Mais bientôt, sa tension générale reprenant le dessus, la tension locale reparaît; et il se passe sous vos yeux distraits un phénomène d'aller et retour, qu'il vous a plu d'appeler... contractilité! Cela est si vrai, que le phénomène de contractilité ne dure qu'autant que la tension organique dure elle-même dans le muscle. Plus tard, tout s'affaisse avec l'affaissement de cette tension générale; comme dans un ballon gonflé, tout phénomène d'élasticité disparaît lorsque le ballon est dégonflé.

Vous me demanderez pourquoi je me donne tant de mal, pour différencier un phénomène qui a l'air de revenir absolument au même, dans l'une et l'autre explication ?... Demandez pourquoi on empêche les voyageurs engourdis par le froid de se coucher dans la neige ?... c'est qu'ils y resteraient pour l'éternité !... Si je tiens tant à détruire la contractilité, comme foi dualistique et immobilisée, c'est qu'elle représente la mort de l'analyse, en médecine !... c'est la démission de l'intelligence et du travail dans la science. Avec la contractilité trompeuse, qui sert d'oreiller au médecin indolent, la physique est mise à la porte !... et avec cette physique toute relation se brise avec la science... avec la masse des connaissances humaines. Le médecin répond à tout avec la contractilité ; force dualisée qu'il ne se permet plus d'étudier et de suivre dans ses divers errements. Se mettant en dehors des lois physiques, il décrète obstinément de *hic* et de *nunc*.. comme le Dandin de Racine jugeait à sa fantaisie.

J'ouvre donc brutalement la porte des idolâtres et je leur dis : Il est temps de rompre cette scission avec le monde extérieur... la *tension* simple produisant des effets doubles, triples, infinis, vous rappelle au milieu des forces de la nature, au milieu des grands principes de physique dont vous n'auriez jamais dû vous éloigner... et comme physicien je vous exproprie de votre contractilité mensongère pour cause de bon sens public!... Comme physicien je vous chasse du temple!... indignes trafiquants qui avez fait marchandise de la plus noble des croyances... celle des forces libres!... Votre religion idolâtrique de la contractilité est un bien qui appartient à tout le monde.... Ce qui remue une fibre musculaire remue aussi bien le végétal enchaîné... le minéral qui cristallise!... C'est la structure particulière des appareils et des organismes qui fait ici l'unique différence. Votre fausse science ne possède donc pas à elle seule un principe placé en dehors du reste de la création... la contractilité!... Cette contractilité est un vol fait aux forces générales.

XII

Actions extérieures qui influencent l'érétisme vital.

Tout le monde a été frappé des poids, énormes relativement, qu'un homme robuste peut lever. Ce qu'il y a de plus extraordinaire encore, c'est la vue de ce même homme tirant à soi une charrette pesamment chargée. Dans le premier cas, la contractilité puissante; à l'exercice de laquelle nous sommes si habitués; nous fait prendre le soulèvement d'une forte masse, comme un effet de la matière inerte se gonflant sous l'impression d'un corps pénétrant; mais dans la traction simple, dans ce petit corps attirant après lui une masse considérable, la puissance de la contractilité musculaire apparait dans tout son jour. Il faut donc qu'à la base de cette contractilité il y ait une force bien énergique? L'organisme n'effectue de tels efforts, qu'en concentrant sur un point spécial, déterminé, toute la puissance de mouvement condensé qui est enfermée dans ses tissus. Disons mieux, comme souvent il faut effectuer en même temps une transformation partielle de cette puissance; en faisant passer la portion *concentrative* en portion *expansive*, et *vice versa;* il arrive que l'homme non habitué par l'art et par le temps à ces transformations court les plus grands dangers; souvent même celui-ci, s'il dépasse la moyenne de ses habitudes, ou s'il s'égare dans son calcul, détruit, brise certaines parties des viscères; ceux-ci se trouvant trop à court de fluide vital, ou étant frappés brusquement, inconsidérément par ces transformations. De là, ces hémoptisies, ces épanchements de tout genre, qu'on désigne sous le nom vulgaire et complexe d'*efforts*.

S'il était donc besoin de faits graves, tendant à prouver l'existence d'un érétisme dans l'organisme; érétisme normal, un, quoique sériel; tendu harmonieusement comme un réseau au milieu de l'appareil qu'il commande; il suffit de penser un seul instant aux troubles, aux dangers amenés par la création occasionnelle de ces érétismes antagonistes dont nous avons parlé; et de ceux dont il faut nous occuper présentement. « Comment supposer, dit M. Dubois (d'Amiens) qu'une éruption légère à la surface muqueuse des intestins, a pu seule produire la mort; ou un tubercule dans le cerveau, ou une simple injection arborisée de tel ou tel organe, lorsqu'on a vu la vie persister avec des dégénérescences cancéreuses de presque toute la surface de l'estomac, d'un lobe presque entier du cerveau: lorsqu'on a vu la respiration s'exécuter avec un poumon creusé de cavernes profondes?» M. Dubois oublie même ce qu'il y a de plus frappant et de plus curieux dans le sujet; ces morts foudroyantes, inexplicables par aucune lésion ni intérieure ni extérieure. Un journal de Baltimore rapportait naguère qu'un hercule de baraques foraines ayant voulu, par pari, dépasser le poids déjà considdérable qu'il avait l'habitude de lever devant le public, tomba foudroyé au milieu de cette tentative malheureuse. La Faculté eut beau sonder tous les coins de la machine humaine de ce pauvre saltimbanque, il fut impossible de découvrir la plus petite lésion; encore moins un bris ou une rupture des vaisseaux. Je viens d'expliquer que l'homme a la faculté de porter volontairement, partie de son érétisme normal, central et dirigeant, sur un point périphérique quelconque de son corps; mais je dois répéter encore, que ce transport est toujours effectué aux risques et périls de l'ensemble; aux risques et périls de la vie elle-même. Admettez donc que le pouvoir dirigeant de ces érétismes fasse fausse route, se trompe dans son calcul; il arrivera ce qui arrive si souvent aux ouvriers couvreurs, aux maçons qui franchissent un endroit périlleux; s'ils ne sont pas sûrs de leur mouvement, de leur coup d'œil, ils sont précipités dans le vide. Il en est de même de l'éréthisme organique. Nous pouvons le tendre à volonté du centre vers la phériphérie; mais à la condition de laisser au point central une base prépondérante; tout en aidant suffisamment, par son appui adjonctif, la partie périphériquement engagée. Sans cela, il se fait un trébuchet; et la force vitale s'épand au dehors; comme dans un niveau d'eau, la masse la plus lourde entraîne la partie la plus légère; comme la tête emporte les pieds, etc., etc.: telle est la conséquence de la grande loi acoustique de l'entraînement des masses, sous l'effort d'une détermination trop prépondérante.

La condensation du mouvement, chez l'être organisé, étant essentiellement double quant aux effets apparents, concentrante et expansive; c'est là ce qui a fait croire à une PROPRIÉTÉ unique de TISSU *appelée contractilité*. On peut voir par les mouvements entortillés de ces doctrines, combien la force vitale, engagée dans ces tissus, ainsi que dans un labyrinthe, a été stérile pour éclaircir les grands mystères de la physiologie générale. Si nous reprenons les faits cités plus haut pour en faire une analyse de détails, nous voyons que dans le cas où un athlète prétend donner un coup de poing; il faut que, par un effort de tension localisée, il porte la plus grande partie de la force condensée dans son organisme, à l'endroit où doit être fait effort: c'est une expansion localisée. Quand, au contraire, ce même athlète tire à lui un lourd fardeau, en saisissant des pieds ou des mains un point d'appui; n'appelle-t-il pas à lui la masse pesante par un effort localisé de concentration?... Ce n'est plus seulement le muscle de tel ou tel membre sur lequel il agit; c'est la force condensée en lui-même qui opère tout entière par tension, simulant une contraction. Dans les actes musculaires de détail, ce mécanisme admirable d'insertion des forces agit ainsi que nous pouvons le voir fonctionner aujourd'hui sous nos yeux, dans les communications antagonistes de la vapeur appliquée. La condensation normale de mouvement se fait uniformément, par expansion, à sa source-vapeur dans les machines à feu; mais ses effets se diversifient, se tournent même en concentration antagoniste, par le jeu admirable des annexes mécaniques qu'on lui adjoint. Nos membres représentent absolument ces annexes; et ils sont d'autant plus parfaits qu'ils exécutent, avec plus de rapidité et de puissance les effets de double dynamisme issus du mouvement vital. Dans les cas de somnambulisme, de magnétisme, d'extase, de catalepsie, sollicités; les choses se passent absolument de même que dans les faits de mécanisme industriel. Un homme doué de la faculté de tendre volontairement le fluide organique impose ce mouvement en excès; par la loi *fatale* de la consonnance des états du mouvement condensé; il amènera bientôt, chez un sujet faible; homme, femme ou enfant; ces états de mouvement spécialisé, que nous avons vus être la base du somnambulisme, du magnétisme, de l'extase, de la catalepsie, etc. Les Chinois savent très-bien reproduire tout cela à ciel ouvert, sans le charlatanisme des salons mystérieux de nos adeptes. La loi de consonnance, que l'on a admise souvent en physiologie sous le nom de phénomènes d'imitation; fait que le sujet passif subira la direction de mouvement indiquée par le sujet actif, ou magnétiseur. Dans cet état nouveau, le magnétisé perdant la plus grande partie de l'exercice de sa volonté, il s'agira d'étudier plus tard par quelles voies la volonté d'un autre, celle du magnétiseur, se substitue à la sienne. Ici, nous restons complétement dans la loi physiologique; car ce n'est pas le magnétiseur, le fanatique, l'halluciné que nous montrerons en possession des moyens extatiques; nous avons dit, et nous le répétons, tout ce qui peut tendre outre mesure la force vitale; tout ce qui peut transmuter une partie suffisante de ce qui est normalement concentrateur en expansif et réciproquement, amènera un résultat pareil. Ce sont donc des plaisanteries faites pour amorcer la foi de l'adepte, ces émissions d'un fluide magnétique dont la transmission ne pourrait se faire qu'en détruisant les phénomènes qu'on tend à produire. On impose une direction de mouvement, c'est déjà bien assez; ce mouvement est aussi naturel, aussi physiologique que celui que nous avons le malheur de subir dans les cas d'épidémie et de maladies à base d'imitation.

Pour que le phénomène de la sensibilité s'exerce, il faut que la force centrale ne soit pas devenue tellement expansive quelle ait perdu son effet récurrent; sans cela, il y a constamment émission du centre à la périphérie; et non récurrence de la périphérie au centre.

Il va sans dire que la puissance du magnétiseur, comme celle de l'athlète, porte sur tous les états quelconques du mouvement. Ils peuvent tour à tour imposer à l'organisme l'expansion, la concentration extrême ou les moyens termes. L'athlète agit sur lui-même; le magnétiseur agit sur les autres par imitation; en simulant d'abord chez lui l'effet qu'il veut produire. L'athlète agit directement; le magnétiseur agit par ricochet. Au fond, leur travail physiologique ne diffère en rien dans les deux cas.

Cela est si vrai, qu'une fois l'état de mutation obtenu, cet état peut être modifié à volonté par tous les agents physiologiques de mouvement ambiant; et surtout par la musique, cet élément étrange des bases du mouvement général. On est étonné, à la vue des impressions singulières que la musique produit sur tous les extatiques quelconques. Cela s'étend même sur les animaux; rien n'est aussi simple pourtant... puisque l'extase est l'état physiologique le plus propre à produire toutes les imitations. Or, l'extase présente tant de degrés de force dans sa variété, qu'elle s'étend depuis les plus petits mouvements d'exaltation jusqu'à l'insensibilité la plus complète. C'est ainsi que les chevaux des cirques publics ont tellement reçu cette faculté d'imitation, par un dressage approprié, qu'ils deviennent sensibles aux plus petites variations du rhythme; bien mieux, aux variations de nuances, dans la manifestation du sentiment musical. C'est au principe d'imitation que les arrieros d'Espagne doivent la sécurité de leur marche à travers les défilés des sierras. Couchés nonchalamment sur un des mulets de la caravane; et fumant tranquillement leur cigarette, sur le bord de précipices effrayants, leur vie tient à la hardiesse, à la force de volonté du premier mulet conducteur; car de ce premier mulet part le rhythme imitatif, qui soutient et dirige tous les autres. Ce rhythme est produit par le tintement plus ou moins vif de la sonnette qu'il porte sur sa tête ou à son cou. On n'en finirait pas si l'on relatait tout ce qui existe de semblable parmi les êtres organisés. Le mouvement vital est un clavier qui produit toutes les nuances de forces; depuis la concentration rigide, jusqu'à l'expansion extrême. Ces états organiques sont déterminés en nous par des combinaisons en tout point semblables à celles qui régissent l'acoustique en mouvement; c'est là qu'il faut aller l'étudier!...

On peut se convaincre de ce que j'avance en observant les sympathies.

XIII

Sympathies et synergies.

Je disais, il y a un instant, que la CONTRACTILITÉ des physiologistes n'est pas une *propriété de tissu;* lorsqu'on entend par ce mot, mal choisi, un effet double de *contraction* et de *rétraction.* Si l'on doutait de la valeur RÉELLE des condensations générales de mouvement, on n'a qu'à réfléchir un instant sur les phénomènes de sympathie physiologique. Non-seulement ce ne sont pas des groupes fournis des mêmes nerfs qui entrent en sympathie; mais, souvent, ce sont des groupes exerçant un véritable antagonisme de fonctions. L'anatomo-pathologie, comme l'anatomo-physiologie, avec lesquelles on a prétendu dans ces derniers temps avoir raison du grand mécanisme vital; en poursuivant, le scalpel en main, le microscope à l'œil, les plus petits réduits de l'organisme, n'ont apporté que des raisons de confusion dans les oppositions de détail que nous venons de signaler. On pourra démontrer victorieusement, dans l'opinion anatomique, que la section de tel nerf interrompt telle ou telle marche d'appareil plus ou moins fractionnaire; mais par le jeu de ce même nerf: comparé au jeu sympathique d'un nerf, dont la correspondance n'est ni saisie ni saisissable, on se trouve refoulé dans les obscurités de la doctrine la plus niaise et la moins admissible. On a ri, tour à tour, des animistes! Que sait-on de plus, aujourd'hui, que ces penseurs éminents? On ne sait pas même qu'on ne sait rien... tant la suffisance dogmatique de notre époque est ardente à nier ses déconvenues! Haller, malgré ses tendances de haute localisation, sentait bien, dans la force de son génie et de sa loyauté scientifique, que de tels phénomènes ne pouvaient être expliqués que par l'intervention du *sensorium commune;* sorte d'appel à l'inconnu! mais à l'inconnu synthétique. Whytt trouva, par la même raison, une excuse à sa théorie de l'âme; dans la nécessité de concentrer quelque part une énergie normale, étiquetée plutôt qu'expliquée, par le mot de sympathie. Comment veut-on aborder sérieusement la thérapeutique des affections complexes; si l'on méconnait, ou si l'on néglige l'étude de ces sympathies mystérieuses, que notre organisme subit à chaque instant; et à propos de tout ce qui le concerne? Quel est le pathologiste assez osé pour nous affirmer qu'il ait jamais rencontré une affection nosologique pure, absolument pure de sympathie concomitante?... Et, si l'on accepte ces sympathies, avec la valeur qu'elles ont réellement dans la pratique, comment pourrait-il aborder sans trembler la médication de troubles spéciaux qui peuvent n'être que de simples accessoires de la maladie principale?...

Les synergies qui résultent de l'action imprimée à l'estomac par les aliments, par un cordial; les phénomènes concordants amenés par la puberté; les troubles généraux sortant d'un accident local; indiquent des irradiations sympathiques, faciles à saisir par l'intelligence de notre théorie. Tantôt l'expansion normale sera arrêtée par la localisation d'un foyer enflammé qui déviera le cours des excrétions du mouvement condensé; tantôt un trouble à la peau opérera une dispersion générale du fluide vital; en détruisant la condensation centrale au profit des parties périphériques.

« Ce n'est pas seulement, dit Adelon, la structure et la vitalité des organes qui décident si ces organes seront en maladie le point de départ d'irritations sympathiques, c'est encore la nature de la maladie. *En général, toutes les maladies qui consistent en une augmentation vive et survenue rapidement du mouvement vital, normal, déterminent des phénomènes sympathiques;* et comme on le conçoit, l'intensité des phénomènes sympathiques sera en raison du degré d'augmentation. Si, au contraire, les maladies consistent dans *une diminution de mouvement* vital, *il n'y a pas,* ou il y a moins de phénomènes sympathiques, » etc.

Quoi de plus concluant que ces aveux?...

On a beau admettre, avec Broussais et Georget, que la sympathie est un effet récurrent du cerveau; avec Marshall-Hall, Muller, un effet du bulbe rachidien et de la moelle; avec Prochaska, un travail des ganglions du sympathique; on reste toujours dans le même embarras! car la sympathie, prise de la périphérie au centre ou du centre à la périphérie, n'est-ce pas tout un?...

Les sympathies sont les actes de correspondance et d'équilibre qui sont nécessaires aux condensations de mouvement, pour se maintenir en tension normale. Le jeu de ces sympathies ; leur localisation, les allures qu'elles revêtent; dépendent uniquement des appuis qu'elles touchent, qu'elles meuvent, pour atteindre leurs réactions!... les sympathies représentent, en très-fin et très-délié, le jeu, alternatif et grossier, des tiroirs de machines à feu; s'aidant, tour à tour, dans leur marche conjuguée... Les sympathies... enfin, indiquent les arcs-boutants du mouvement en action!...

XIV

Comment s'affaiblissent et se perdent les tensions organiques.

Avant de quitter l'énonciation générale des effets de tension, je crois devoir dire un mot des causes qui les détruisent. La première chose qui baisse dans la vitalité organique, c'est, dit-on, la force de génération ; vient après cela la force de la voix ; puis enfin la force de la vue. Mais, quoique ces phénomènes soient de beaucoup les plus apparents, il y en a nombre d'autres qui les précèdent, les accompagnent ou les suivent. C'est ainsi que le vieillard perd la faculté d'uriner, normalement, bien longtemps avant d'avoir touché aux pertes indiquées ci-dessus ; celle d'expectorer énergiquement ; la force musculaire, etc., et le tout, faute d'une tension suffisante. Les sympathies, que nous avons vues déceler une sorte de trop-plein de la force tensionnelle, sont éteintes ; c'est-à-dire, que chaque action n'ayant que ce qu'il lui faut de mouvement condensé pour se développer, n'envahit pas d'autres appareils; comme cela se voit dans la jeunesse ; et en des maladies franchement pyrétiques. La sécrétion de la peau est nulle ou presque nulle dans l'état de santé, il y a mieux, dans l'état de maladie et dans les cas où cette réaction est généralement vulgaire, attendue ; c'est à peine si on peut la distinguer chez le vieillard. La cécité devient en quelque sorte, fatale, à un âge plus ou moins avancé ; selon les pays et les tempéraments. Il en est de même de la mémoire. Les vieillards ne sont plus sujets aux grands exanthèmes fébriles : variole, rougeole, fièvre typhoïde, etc.; le cancer, chez eux, remplace le tubercule. De même, ils ont moins besoin de dormir longtemps, que de dormir tranquillement. S'ils coïtent inconsidérément... ils s'affaiblissent à un point menaçant ; et s'éteignent tout à fait en certains cas. Les gens du peuple dont l'habitude est de dépenser leur tension normale au jour le jour ; bien mieux, d'emprunter aux liquides alcooliques des secours factices contre l'affaissement, perdent la possibilité de résister aux dé-tensions comme les gens oisifs et sobres. C'est à ce point, qu'ils sont moins aptes aux saignées que les gens riches. (Barthez, IIe vol., p. 170.) La force civile, artistique ; et surtout la force militaire des peuples, semble se montrer en rapport avec l'état tensionnel dont ils sont doués. C'est avec ces notions économiques, qu'on peut éclairer les observations présentées à cet égard par Hérodote, Aristote, Vico et Montesquieu. Enfin, quand la vie va cesser ; après qu'une longue maladie a détruit la partie nécessaire des tensions, il se fait un suprême effort très-souvent ; au point d'illusionner sur les forces du malade. Mais cette tension dernière a fini de tout dépenser, et la mort s'ensuit fatalement. Voilà pourquoi toute maladie, dans laquelle le patient reprend brusquement des forces, est généralement si dangereuse. Une fois le corps vivant passé à l'état de cadavre, la vie n'est plus possible... Mais un simulacre de tension normale peut encore être essayé, au moyen de l'éléctricité, des gaz, etc.; en un mot, de tous les moteurs de tension artificielle. Sous ces influences variées, les cadavres reprennent un certain air de vie ; exécutent des mouvements ; montrent des yeux brillants, des muscles roides, des tensions sympathiques, etc. Mais, combien cela dure-t-il ?... et combien cela vaut-il ?... Ce que durent et ce que valent les tensions non tonalisées organiquement... Rien !...

XV

Sensibilité organique.

Broussais a bien raison de dire, que la sensibilité n'est pas le phénomène le plus capital de la vie organique ; que de sensations restent inaperçues! que de sensations perçues sont détruites par telle ou telle cause occasionnelle : l'habitude, un dérivatif, le sommeil, etc.!

La sensibilité sort essentiellement d'un phénomène de récurrence; tout ce qui enrayera ou détruira cette récurrence abolira par cela même la sensibilité. La colère, la fureur guerrière; la tension artistique, érotique, religieuse, extatique, ne lui laissent aucun accès vers la perception intime. La sensation est donc : « tout effet révulsif du mouvement expansif se tournant en condensation. » Tantôt cette récurrence portera sur les viscères, sur le système ganglionnaire; tantôt par le cerveau s'irradiera sur tout l'organisme. Voilà pourquoi une lésion quelconque est si dangereuse; puisqu'elle pousse la force vitale à un retrait qui brise les expansions normales de la vie. La douleur, instrument de la sensibilité, est donnée par Dieu pour nous avertir, au moyen de son intensité, des dangers que nous fait courir cette révulsion fortuite de mouvement. Si la lésion est locale, partielle; le retrait d'expansion peut être aussi local, partiel; mais, si la douleur s'irradie, se généralise; cela nous avertit aussi que l'expansion du mouvement opère un retrait plus considérable sur elle-même et qu'il faut y pourvoir. Notre organisme, comme la sensitive, comme le dernier des mollusques, a pour jeu normal de se retirer, de se contracter à l'approche d'un contact quelconque. Le mouvement de condensation qui en résulte dans la force pure entraine un retrait correspondant dans les tissus qu'elle imbibe; cela en proportion de la vitalité propre à ces tissus. Quand donc une lésion locale s'établit dans nos organes, cette lésion agit absolument comme le contact d'un corps étranger; il y a rétraction du mouvement expansif en ce point, et en d'autres, en cas d'irradiation!

Maintenant, la perception de cette contraction ne se produit, bien entendu, que dans les cas où l'organe percevant se trouve convenablement en rapport avec la sensation objet de cette perception. Quand M. Flourens fait tant de bruit, à propos des erreurs de l'école sensualiste, qui n'a pas su distinguer la sensation de la perception; c'est faire un procès de mots. Il n'est jamais venu à l'esprit de Condillac de demander des sensations à un homme décapité. Cette école regardait toute sensation non percevable, comme non avenue; et ne séparait pas deux termes qui se confondent dans le raisonnement comme dans la pratique. Broussais n'a-t-il pas dit (*Physiologie*, vol. Ier, p. 145) : « C'est ce qui constitue la *sensation*, ou, si l'on veut, la *perception*. » L'argument de M. Flourens ressemble étrangement à cette gasconnade de prédicateur qui sommait son bonnet de répondre; et qui le couvrait de sarcasmes parce qu'il restait muet.

La limitation est une loi fondamentale de la rencontre de deux forces; l'électricité, le magnétisme, la lumière, les corps en mouvement, nous donnent une preuve irréfragable de cette façon d'agir. La *contractilité* n'est donc que la *limitation* d'une force contenue dans notre organisme, par un autre force qui lui est extérieure. Chaque fois que vous agirez sur un élément porteur de forces expansives; sur un élément dit contractile, vulgairement; vous opérerez un retrait de cette force; proportionnel à l'antagonisme que vous lui opposerez. Si, au lieu de cela, vous l'abreuvez d'une force de même nature que la sienne; qui puisse s'ajouter normalement à ses éléments intimes : au lieu d'une rétraction vous opérerez une expansion. Ce retrait des forces internes, en face des antagonismes, s'effectuera avec douceur, ou avec violence; avec *choc;* selon la manière dont les rapprochements auront lieu, trop brefs, ou trop lents. Le mot contractilité n'est qu'un symbole grammatical, servant à désigner deux faits complétement étrangers l'un à l'autre : mais qui s'accompagnent vulgairement dans la pratique. Je me suis tellement étendu sur l'explication fondamentale de ces principes, que je crois inutile d'y revenir encore; je ne puis qu'ajouter un mot ici, c'est que les actes des grands organiques présentent une telle complication de combinaisons et d'arrangement, qu'on est toujours tenté de leur accorder plus qu'il ne leur est dû physiquement. Aux personnes qui douteraient de mes paroles, je propose l'expérience suivante :

XVI

Forme de la force organique dans ses mouvements apparents d'aller et retour.

Qu'on choisisse une de ces pelotes de coton avec lesquelles on tisse les bas; et qu'on la place en rapport avec une machine électrique statique. Le bout de cette pelote étant déployé de vingt centimètres environ, se tendra aussitôt que la machine fournira des condensations électriques. Si alors vous approchez un corps étranger à la condensation de la machine; une pointe, une tige quelconque; que vous dirigerez vous-même; vous ferez suivre le bout de coton ainsi tendu, comme s'il était un animal vivant. Dans le temps où je faisais les expériences sur l'électricité statique; consignées dans la *Chimie nouvelle;* j'entendis un jour mon petit garçon, âgé de sept ans, qui poussait des cris de joie inusités. Il avait trouvé le moyen de se glisser dans le cabinet de travail, en compagnie d'une jeune bonne; l'une tournait la machine électrique, tandis que l'enfant jouait avec la langue de la pelote et l'agaçait comme on fait avec certains reptiles inoffensifs. L'idée me vint d'utiliser scientifiquement cette découverte du savant par excellence... le hasard; je fis faire une torsade en coton, imitant un serpent; et, quand il y avait chez moi des personnes un peu rebelles aux idées abstraites, j'aimais à les frapper par de telles expériences. Rien n'amusait ce pauvre Aussandon, que nous venons de perdre, comme le serpent en coton!... il eût passé des heures entières à le faire aller et venir... à le tromper; à ruser avec lui. « Ah! mon cher, me disait-il quelquefois... personne ne me ferait croire qu'il n'y ait pas quelque chose là-dedans! » J'ai vu des gens très-intelligents auxquels je cachais la ficelle; et qui s'en allaient bien convaincus que le reptile était vivant. Je ne dois pas dire le dernier mot à cet égard en parlant de la contractilité; je prétends seulement, qu'il faut prendre garde de trop accorder... en fait de qualités occultes!... Le serpent de coton est aussi rusé pour suivre nos mouvements; aussi attentionné à les éviter, s'il le faut, que l'animal le plus alerte. Craignez d'accepter pour des propriétés à NULLES AUTRES PAREILLES ; pour des propriétés affectées, PAR PRIVILÉGE, aux êtres vivants ; des apparences... des modalités du mouvement physique seul !... Réfléchissez à la distance qui sépare de simples effets électriques, d'avec les tonalisations organiques du mouvement... Et vous verrez où cela vous conduira !... Quand la seule tension électrique produit tant déjà ; que doit-on attendre des manifestations harmonieuses combinées par la main sublime de Dieu ! Les tissus organisés sont aptes, non-seulement à accaparer le mouvement condensable, et à s'en servir pendant l'état de vie ; mais encore, à le retenir après la mort générale de l'organisme ; qui n'est pas toujours la mort exacte et complète de toutes les parties de cet organisme. La mort par cessation des fonctions, conformément aux idées de Bichat, nous montre la destruction du jeu synthétique de l'organisme. Mais il reste encore à mourir, une chose qui échappe facilement à nos yeux distraits ; c'est l'érétisme des agglomérations de fibrilles, amenant la mort des tissus !...

Dans les rapports qui s'établissent entre notre mouvement propre et les mouvements extérieurs, il y a des nuances d'intensité et de développement qui varient à l'infini. Le retrait simple, partiel, de notre expansion ; qui formera la sensibilité, quand les phénomènes seront contenus dans de justes bornes ; deviendra menaçant, terrible ; si l'effort extérieur est assez violent, ou assez développé, pour agir sur une grande surface de notre expansion intime. Frappez sur la touche isolée d'un clavier... Vous aurez la perception simple, claire, d'un rapport de sons. Si, au lieu de cela, vous vous précipitez avec violence sur tout ou partie de ce clavier ; vous risquez une rupture, un bris ; ou, pour le moins, une vraie cacophonie. Notre organisme n'a rien ou presque rien de ces instruments grossiers auquel l'homme est obligé d'avoir recours pour produire des effets mécaniques ; notre organisme, par sa tension normale, suffit à tout ; il reproduit les actions lentes, les actions distinctes : comme les actions brusques et les actions confuses. Les premières sont appelées sensations percevables ; les secondes ne portent pas un nom défini ; mais sont comprises sous l'appellation générale de troubles organiques. Une expansion modérée du mouvement organique, est l'état normal de notre être. Tout ce qui concentre avec excès cette expansion, en retarde la sortie; tout ce qui exagère cette expansion, en favorise le développement. Broussais rappelle à juste titre, l'impossibilité de faire rire, en la chatouillant, une personne en proie à une congestion viscérale violente. Au contraire, une personne se trouvant dans un état préalable d'expansion, rira pour le plus petit motif. Ce qu'on appelle un caractère gai, n'est pas autre chose qu'un tempérament chez lequel l'expansion est légèrement en excès sur la concentration.

L'hystérique rit sans motif apparent; quoique l'excitation n'en soit pas moins extérieure à son être; parce que l'hystérie est un état anormal de mouvement fluidique. Je viens de prononcer le mot TEMPÉRAMENT; on voit avec quelle justesse ce vocable explique l'état habituel de notre être; dans lequel la concentration du mouvement condensé est convenablement équilibrée avec l'expansion de ce même mouvement. Broussais dit : « PATIOR, *je souffre*, ou, *plus généralement, je sens;* » ne sait-on pas, effectivement, que sentir, c'est subir une action quelconque : viscérale ou extérieure. Personne n'a mieux compris que lui le peu de connexion *essentielle* qui existe entre les phénomènes de la SENSIBILITÉ. Il décrit (p. 155, *Physiologie*) toutes les phases de la sensibilité pendant l'état sain, l'état malade, le sommeil, etc., et il en conclut que cet état de sensibilité est un *état violent*, qui *coûte à la nature*. Un pas de plus, et il apercevait que la sensibilité n'est qu'une phase de la tension du mouvement élémentaire; phase sans existence concordante... qui va, qui vient; qui paraît, qui disparaît; comme l'ombre après la lumière; suivant un simple phénomène d'interposition. La sensibilité est amenée par le jeu du mouvement vital, se balançant sur lui-même; ce mouvement vital est-il trop contracté dans le centre viscéral, à cause d'un état physiologique ou morbide, la sensibilité n'a pas lieu; parce que les phénomènes de contact extérieur n'ont pas de prise sur un mouvement dont le retrait est en excès. Des causes opposées amèneront des résultats opposés; lorsque l'expansion, très-violente, n'admettra rien qui puisse lui imposer un effet récurrent.

Il n'est pas de trop, ici, de présenter encore une expérience nouvelle, qui mette sous les yeux du penseur un phénomène matériel pouvant fixer son opinion.

XVII

Forme de l'écartement tentionnel de l'énormon.

Chargeons deux bouteilles de Leyde, d'égale intensité, si cela est possible. Au col de cuivre de la première, — col très-allongé, — suspendons, un ou plusieurs de ces cahiers de papier spécial, qui servent aux marchands d'or à renfermer les feuilles destinées à la dorure. Nous verrons, alors, cet ensemble de feuilles s'écarter comme un éventail; et en raison de la force électrique condensée dans la bouteille de Leyde. Remarquez bien ceci : chaque feuille s'écartera PROPORTIONNELLEMENT l'une de l'autre, si l'on a bien organisé l'expérience; c'est-à-dire si les cahiers de papier à dorure sont suspendus à la tige de cuivre de la bouteille de Leyde, de façon qu'ils ne puissent jamais rencontrer ni la bouteille ni son armature de cuivre; en un mot, si les cahiers sont isolés de l'appareil, au moyen d'un fil métallique, assez bien assujetti pour que toute liberté d'action reste aux cahiers. Ceci compris, prenons la seconde bouteille de Leyde, chargée à saturation, comme la première. Si, plaçant ces deux vases sur une table, nous les rapprochons l'un de l'autre, progressivement; nous voyons les cahiers ouverts, suivant la proportionnalité d'écartement ci-dessus, se fermer sous l'impression, *même éloignée*, du second appareil; et avec une PROPORTIONNALITÉ de rapprochement et d'écartement, en tout semblable aux faits premiers que nous avons annoncés en commençant. L'électricité ne marche donc pas dans ses réactions, comme on nous le dit; par un système de décharges successives... Car alors les faits ne prendraient pas la forme ci-dessus, que tout le monde peut vérifier. Chacune des feuilles de papier s'affaisserait SUCCESSIVEMENT de l'une sur l'autre, jusqu'à extinction de tension électrique; ainsi que cela se voit, lorsqu'une série de volets, maintenus en équilibre vertical, se renversent les uns sur les autres; en se chassant mutuellement, suivant une ligne horizontale. L'électricité garde, au contraire, une *proportionnalité complète dans ses écartements;* comme cela convient à une force connexe. L'expérience présente est des plus curieuses; non point pour l'amateur de bric-à-brac universitaire : qui cherche des engins de physique amusante pour prestidigiter dans ses cours; mais pour le philosophe qui veut s'entretenir avec la nature. J'ai été sobre, dans ce livre, de démonstrations de physique; parce que j'en aurais trop à présenter, si je me laissais aller aux fantaisies de mon portefeuille. J'ai choisi les plus nécessaires, les plus simples, les plus faciles à reproduire pour tout le monde; plutôt que les brillantes et les coûteuses. Il me faudrait un volume et un atlas de planches pour contenir ce que j'ai expérimenté à cet égard. Je dois me rappeler avant tout que je m'adresse à des médecins mal pourvus d'instruments de physique; et auxquels il ne faut fournir que des travaux de vérification de la plus extrême simplicité. Un physicien rompu aux expériences a beau jeu pour faire de l'érudition; mais il n'avance guère par là le succès de son livre. Scheele, l'aigle de la chimie pratique, faisait ses plus belles découvertes dans des verres à boire, en compagnie de quelques vessies de porc!... dépensant, par an, la somme énorme de cent livres!... Les temps ne sont pas changés... C'est avec de très-faibles éléments d'expérience, qu'on peut consulter encore la nature.

Les cahiers de papier, soumis à l'expérience précédente, vous démontreront la PROPORTIONNALITÉ des allées et venues du mouvement. Je dis mouvement... parce que l'électricité, telle qu'elle se présente à nous, nous prouve ce principe *à fortiori*, par analogie; vu la nature si tendue de ses éléments. Nous devons donc supposer qu'un mouvement aussi parfaitement organisé et tonalisé que l'esprit vital, se mouvra proportionnellement; puisque l'électricité violente et peu arrêtée se meut de la sorte avec évidence. De tels faits éclairent complétement la marche, aller et retour, des condensations de mouvement vital; à laquelle on a donné paresseusement les noms de contractilité, sensibilité, irritabilité, excitabilité, perception, sensation, etc., etc. La tension intérieure qui nous est propre s'étend *proportionnellement;* elle se retire *proportionnellement* encore; mais, ce second mouvement a lieu sous l'influence d'une force qui lui est étrangère, qui lui est extérieure. Et quoique les deux faits soient antagonistes, ils gardent la même forme dans leur développement. Ce sont là des apparences qui ont illusionné sur la concordance et l'identité des points de départ. L'aller et le retour sont exécutés avec l'apparence d'une force motrice unique; tandis que ce sont deux forces étrangères qui alternent pour produire ce résultat qui a l'air si connexe pour le mauvais analyste. N'allons pas confondre ces faits d'aller et retour du mouvement vital, de la force tonalisée qui est en nous, avec le travail spécial musculaire; nous avons expliqué ailleurs ce mécanisme, nous n'y reviendrons que pour garantir le chercheur contre des rapprochements fautifs. Je parle, ici, du grand moteur vital, dans son ensemble; de celui qui, au milieu de notre organisme, est toujours tendu en regard du monde extérieur; tandis que dans le travail musculaire, les effets les plus opposés en apparence ne reconnaissent aucun antagonisme; mais, seulement, des effets d'insertion de force; appliquée à des points différemment choisis.

Nous devons tirer les conclusions suivantes de tout ce que nous venons d'établir : c'est que l'*énormon*, ou tonalisation du mouvement vital, condensé en nous, avance ou recule; s'épand ou se resserre; se dilate ou se contracte; en conséquence des forces extérieures auxquelles il se trouve soumis actuellement, avec une marche simple et proportionnelle dans ses tensions. Nous verrons, chacune en son lieu, les applications nettes et précises qu'on peut tirer de là.

XVIII

Rôle du sang dans les mouvements de la sensibilité.

La présence du sang, au milieu des phénomènes de la sensibilité, amenés par le mouvement du fluide vital, a une influence très-compréhensible. Tout érétisme organique ne se détermine bien que par le secours d'un afflux sanguin. Le pénis ne roidit, les mamelons ne durcissent, la pupille ne se distend, que sous l'influence de cet afflux. Or, qu'on réfléchisse un instant à la composition chimique du sang, par rapport aux éléments fibrineux de l'organisme, on verra que l'intervention du sang, dans ces mouvements généraux, a pour effet de baigner les *modificateurs*-NERFS d'un élément plus condensateur de mouvement; et, par conséquent, plus riche en tension de ce mouvement. Les globules du sang étant formés, eux-mêmes, sous l'effort d'une tension qui les organise en écartement; qui les globulise, en un mot; c'est dire que le sang est un des agents, pour ne pas dire l'agent le plus sûr de la *tension* vitale. Comment veut-on alors que la sensibilité ne soit pas ou exagérée ou amoindrie par ce bain physico-chimique ; qui fournit au nerf modificateur les éléments dont il a besoin pour produire les effets que nous connaissons?... Gardons-nous de faire intervenir alors ces théories imparfaites qui reposent sur des décompositions chimiques immédiates. La force organique contenue dans le sang imbibant les réseaux nerveux peut et doit avoir été puisée, dans un temps donné, à la source réactionnelle des corps les uns sur les autres : réaction de l'oxygène sur les carbures, sulfures, phosphures de l'organisme, etc.; réaction des chlorures, hydrures sur d'autres substances encore. Mais l'influence ACTUELLE du sang, qui établit un érétisme et une congestion, n'est pas chimique ; sa condensation de mouvement est tout acquise, toute formée; il n'y a plus qu'à la présenter au nerf qui doit la modifier : et qui la modifie instantanément; qui la draine, comme la baleine le fait à l'égard de l'électricité statique.

XIX

Formation mécanique des érétismes.

Maintenant, disons par quelle voie MÉCANIQUE les érétismes se forment dans l'organisme! N'est-il pas facile à saisir qu'une fibrille ou un faisceau de fibrilles musculaires vienne à sortir du groupe dont elle fait partie, par un relâchement ou une contraction adventice? Il suffit pour cela d'un effort de mouvement; d'un travail trop actif, trop prolongé; d'un froid ou d'un chaud inattendus; d'une maladresse dans la marche des membres, etc., etc. Ainsi que nous l'avons vu au chapitre, LOI DES DÉFILÉS, ce changement de longueur dans la fibrille ou faisceau de fibrille, faisant dévier les calibres des canaux; ou la direction des groupes musculaires; il s'ensuit forcément un *défilé;* qui subit la loi de ces phénomènes, tels que nous l'avons décrite en son lieu. Que de circonstances, diverses, imprévues, incalculables, ne peuvent-elles pas conduire à ce résultat! Au lieu de se lancer dans les entités vagues et vides des *stimulus* de l'*excitabilité* et de l'*irritation*, etc., il est bien autrement simple de rester dans la physique générale, et d'en étudier les lois immuables. Aussitôt que le DÉFILÉ s'est créé, par une des causes indiquées ci-dessus, l'érétisme en sort fatalement; d'après ce principe, que les brides, les étranglements produits par la différence de longueur des fibres ne peuvent disparaître en un instant; qu'il faut même des circonstances de fait et de temps très-favorables pour remettre les choses dans l'état primitif. Ce que nous venons de dire, plus haut, du rôle du sang dans les mouvements musculaires, finit d'éclairer ces mystères physiologiques. Le flux sanguin suivant constamment les érétismes, il se forme des congestions liquides; d'où sortent bientôt de la chaleur, de la pléthore; et ces troubles de toute nature, qui ont été très-bien décrits sous les noms d'irritation et d'inflammation. La filiation des causes est fautive chez les auteurs que nous citons; parce que leur doctrine appuie ses bases sur une entité idolâtrique, au lieu de descendre aux grandes lois de la physique générale. Mais, les détails des faits sont très-ingénieusement observés et décrits par eux. Il n'y a donc pas plus d'irritation que d'excitation, en tant que principe!... Il y a des DÉFILÉS de produits, avec tout leur cortége de phénomènes résultantiels. Quand le défilé a amené l'érétisme... l'érétisme amène une rhythmique! C'est ce dont tout le monde peut se rendre compte en étudiant avec soin ce qui se passe dans la lésion commençante; avant que l'afflux sanguin s'établisse bien solidement; même, d'une façon apparente. On sent, pendant un espace de temps assez long, souvent, de petits mouvements spasmodiques; déterminés par cette espèce de boitement musculaire né de l'inégale tension des fibres organiques. J'ai déjà comparé ce phénomène à celui, bien mieux connu, des battements acoustiques. Ces deux cas reconnaissent absolument la même cause physique; et produisent des effets semblables en harmonie et en physiologie. La claudication musculaire attire bientôt les afflux sanguins et tout ce qui en procède; comme les battements acoustiques amènent la dissonnance et les mouvements désordonnés.

XX

Division industrielle de l'érétisme.

On est tellement habitué à voir émietter les propriétés du mouvement général; qu'il faudra un effort extrême pour lui restituer ces mêmes qualités dans une synthèse unique. Ceux qui admettent une FORCE organique *matérielle*, lui dénient la possibilité de *se montrer* sous un jour intellectuel; ceux qui admettent, quoique divisément, une force intellectuelle et une force organique, n'acceptent pas de puissance organique, etc., etc. Rien n'est plus simple, cependant, que de reconnaître au mouvement condensable, des états de *condensation*, et D'ORGANISATION de condensation; d'où toutes ces qualités dériveraient. Le chimiste de l'Institut le plus rétif aux idées *métamorphiques* avoue aujourd'hui que dans certains carbures organiques, à famille nombreuse, il n'y a aucune différence chimique, ou de composition qui distingue des substances complétement variées de forme, de couleurs, de réaction, etc. Il admet que tout cela doit être attribué à des combinaisons de groupement. Le zoologue vous dira, pareillement, que certaines espèces vivantes, ayant des organes identiques, ne se distinguent entre elles que par des variétés d'arrangement économique. Si j'envisageais, de plus, le travail du botaniste, nous arriverions au même résultat!... Et l'on refuse au mouvement général la faculté de se différencier, de se qualifier; et par l'INTENSITÉ de ses condensations, et par le GROUPEMENT de ces condensations infinies!... C'est perdre tout bon sens analytique... C'est fermer les yeux à l'évidence! Oui... la loi de tout organisme est multiple; trinitaire, comme la série qui fait la base des mondes; elle se présente à peu près ainsi :

1° CONDENSATION *relative;*

2° GROUPEMENT de condensation;

3° TONALISATION de ces groupements.

Le mouvement, dans l'organisme, est plus ou moins énergique en condensation; de là sa débilité ou sa force, relatives. Le mouvement se constitue en *groupes;* d'où naissent et vivent les appareils viscéraux. Le mouvement condensé, groupé, s'asservit... se tonalise... en fournissant l'intelligence, pour les actes de conscience; et le travail viscéral, pour la vie organique. L'enfant qui sait mal distinguer, par faute d'une tonalisation cérébrale énergique, vit cependant de la vie organique; et cette vie, tout aveugle, tout obscure qu'elle nous paraisse, n'en est pas moins une œuvre synthétique; soumise à un arrangement spécial qui la dirige avec une certaine puissance. Quand, plus tard, l'enfant devenu *raisonnant*, plutôt que *raisonnable*, arrive à produire des actes intellectuels ; il sacrifie, industriellement, une portion de sa tonalité organique, à des jouissances de conscience. Mais, ce qu'il tire du fond premier, est souvent un danger pour toute la machine; s'il ne sait pas s'arrêter à temps. J'ai fait une comparaison, entre la vie sociale des peuples et la vie organique des êtres vivants, j'y tiens beaucoup et je la rappelle : une société vit par l'agriculture; depuis que la chasse et la pêche ont été regardées comme de misérables spéculations nourricières ; or, ce qu'on peut prévoir des excès ou de l'insuffisance industrielle, en regard de l'agriculture, se rapporte en tout point au travail organique. Détournez-vous la force nationale des travaux agricoles, pour exagérer l'industrie... la disette arrive; et l'industrie s'arrête faute de nutrition. Restez-vous, au point de vue agricole, dans une crasse ignorance qui vous refuse les admirables secours d'une sage industrie?... Votre agriculture ne se développera pas; et vous perdez, d'un côté, ce que vous n'avez pas su dépenser utilement de l'autre. Dans la machine animale, le fond nourricier... c'est le travail viscéral! Les sens lui empruntent, INDUSTRIELLEMENT, pour produire du déplacement, de la nutrition, etc. Bien mieux, de même que dans un État, les connaissances se divisent en *professionnelles* et en *libérales*; de même aussi, l'emprunt que les sens font à la vie animale se divise en travail industriel-sensuel; et en travail industriel-intellectuel. En un mot, le trésor animal viscéral prête de son fond aux membres qui le déplacent, pour chercher sa nourriture, pour le chauffer, pour le vêtir, etc., etc.; comme il prête au cerveau, pour discerner les sensations, les juger, les raisonner. Mais, tout cela est purement INDUSTRIEL, par rapport à l'organisme basique; quoique nous soyons habitués à en admettre le contre-pied; par une vanité habituelle à notre excellente espèce. Le polype et les animaux inférieurs, qui attendent leur nutrition sur place, ne sacrifient rien ou presque rien à la vie industrielle ; tout, chez eux, est employé à la vie viscérale ; ce qui en fait de tristes producteurs de choses conscientes. Il est aujourd'hui de mode, de sacrifier complétement la vie animale, zoologiquement parlant, à la vie intra-crânienne ; depuis que les physiologistes ont eu le génie de limiter à la grosseur d'une épingle ce qu'on croyait gros comme le petit doigt, les attaches crâniennes de la vie ; tout est rapporté au cerveau !... N'est-ce pas faire coup double ?... Car les congrégations donnent un *satisfecit* à celui qui n'offense pas la Bible. Mais, pour qui fait de la physiologie sans arrière-pensée, la boite crânienne doit être vue comme un sens à part ; un sixième sens, qui fonctionne INDUSTRIELLEMENT ; aussi bien que le toucher, l'odorat, l'ouïe, la bouche, les yeux, etc. A l'égard du cerveau, au lieu d'un sixième sens... nous devrions dire le premier sens ; si nous considérons la noblesse de ses produits : *c'est le sens de la raison !...* Quand nous en serons à l'examen du cerveau, nous ferons voir qu'on a confondu, à tort, sous ce nom, deux choses complétement distinctes : c'est-à-dire, la partie du rachis qui envahit la boite crânienne, avec les lobes antérieurs. Il est prouvé, qu'on peut détruire les lobes antérieurs, sans attaquer la vie basique viscérale ; tandis qu'on ne peut détruire la fin du rachis sans tuer l'animal. Les lobes antérieurs font donc partie, seuls, du sixième sens dont nous parlons, le sens intellectuel raisonnant ; tandis que le reste, contenu dans la boite crânienne, se rapproche du rachis. Mais, tout cela a besoin d'être plus amplement développé, pour être compris sérieusement. Les sens sont assujettis à une marche hiérarchique, prévue et connue de toute antiquité. Prenez un homme sortant de syncope... vous verrez que le passage du travail viscéral pur et exclusif, ou état syncopal ; au travail industriel, ou vie usuelle, se distingue : 1° par un mouvement, le toucher ; 2° par l'ouïe ; 3° par la vue ; 4° par le cri ; 5° par la pensée ; 6° par la parole, etc. Les condensations, extérieures à l'organisme ; ou industrielles ; se manifestent en raison de la richesse possible du mouvement, prêté par le fond viscéral pour être épandu dans les sens.

Le mouvement *condensé, groupé,* qui fait la base de tous nos actes, n'a donc pas son siége dans le cerveau ; comme on le croit ;

mais dans les viscères. La VIE réside au centre du tronc, avec tous les priviléges que nous lui retrouvons dans ce miroir que nous nommons cerveau. Quand nous disons n'avoir conscience de quelque chose, que du moment où la vie se reflète dans ce sens suprême, c'est parfaitement parlé ; on ne voit dans un miroir que l'image réelle de ce qui s'y oppose : pour saisir la VIE dans le cerveau, il faut qu'elle soit constituée de toutes pièces dans les viscères. Lorsqu'un homme est en proie à la syncope, pourquoi ne sent-il et ne connaît-il rien par le cerveau?... C'est que la vie organique ne s'épand pas assez dans ces appareils industriels-sensuels, qui nous donnent la conscience de nous-même et du monde extérieur. De là, à comprendre l'énergie et la puissance de cette expansion viscérale au milieu des sens, il n'y a qu'un pas. Le penseur verra, d'après cela, pourquoi l'athlète qui a reçu de la nature et de l'art la faculté de diriger son superflu industriel-vital sur les sens du mouvement, restera peu propre aux élaborations délicates des fonctions intellectuelles; pourquoi un danseur a l'esprit dans les jambes, comme l'athlète l'a dans les poignets ; pourquoi un chanteur l'a dans le gosier, un musicien dans l'oreille, un coloriste dans l'œil, etc. Mais, un penseur portera tous les menus plaisirs que lui accorde la vie viscérale sur les lobes intra-crâniens. N'approuverez-vous pas alors la guerre intelligente qu'Hippocrate faisait aux gymnasiarques de son temps; eux qui croyaient pouvoir fonder la santé, la beauté, la raison... sur l'emploi industriel-musculaire, presque exclusif, de la tension organique?

Chaque *sens* étant un *appareil industriel*, il reproduira la vie, avec la force de condensation relative qu'on lui appliquera. Quand même, avec M. Flourens, on admettrait que le cervelet COORDONNE les mouvements de relation ; ce qui ne veut pas dire qu'il les *produit;* conclusion fort contestée déjà ; il n'en est pas moins vrai que bien des animaux, mal pourvus du côté des centres nerveux intra-crâniens, exécutent des travaux instinctifs, après l'ablation de la tête; comme s'ils n'avaient rien perdu. Tout nous porte donc à regarder le cerveau, non pas comme le point de départ des organismes ; mais, comme un point d'arrivée suprême, inespéré ; dont nous avons tous les droits de nous montrer fiers et très-fiers. Ce point éclairci, combien n'allons-nous pas trouver de lumière dans le travail organique! Ces viscères que nous croyons si inintelligents dans leur marche, parce qu'ils n'accusent aucune conscience à nos sens; sont tout aussi vivants, aussi sagaces dans leur travail, que le cerveau le mieux éclairé; seulement, ils n'ont pas pour mission de se révéler à nous dans le miroir du cerveau, autrement que par leur excédant de force. Et la preuve, c'est que, dans ce même miroir, ils nous apparaîtront avec leur état *actuel* d'ensemble; contracté ou dilaté; sous la forme d'une tristesse ou d'une gaieté générales. Les viscères subissent-ils une contraction anormale de leur mouvement TONALISÉ... aussitôt nos pensées se rembrunissent et le cerveau en décèle la nature. Qu'un effet antagoniste de dilatation vienne à se produire... Le cerveau réfléchira à nouveau des idées riantes, qui ne sont que la copie textuelle de la vie viscérale. Le cerveau est donc un SENS... et pas autre chose!... Sens, peu développé dans l'échelle zootique placée en dehors de l'homme; comme, dans cette échelle, il se trouve d'autres sens plus développés, relativement, que les siens. Le monde extérieur ne vient pas mieux se peindre dans l'œil, par la rétine, que le mouvement viscéral ne se reproduit dans ce même cerveau par l'appareil rachidien. La rétine du cerveau, en face du monde viscéral, c'est le rachis!... Il reçoit toutes les impressions du tronc, par une construction étonnante dans son développement. Le cerveau étant un sens *sui generis*, un sens qui commande tous les autres, devient un instrument de relation tout aussi précieux que l'œil qui aperçoit l'obstacle; que l'ouïe qui pressent le danger; que le toucher qui écarte la blessure. Est-ce à dire pour cela que le cerveau soit la base et le point de départ de notre existence?... Non... ai-je dit; car un sens n'est pas un organisme!...

L'homme, avec le développement extrême de ses lobes intra-crâniens, offre une exception dans toute la nature. Les plantes nous montrent la vie à l'état inconscient ou bien peu conscient... et dans l'homme même que de natures végétatives! Habituons-nous donc à voir dans les trois états du mouvement, condensation, groupement, tonalisation, tout ce qu'il faut pour produire les myriades de phénomènes qui peuvent s'apercevoir dans le monde. Que ces états du mouvement s'enrichissent par l'adjonction d'appareils de luxe, industriels-sensuels, très-bien!... mais ne prenons pas l'exception pour la règle... l'accessoire pour le principal!

Si l'on doute de ce que j'avance, il suffit de chercher des analogies dans l'organisme, pour y voir plus clair. Personne ne niera que le pénis et les testicules ne soient d'une très-grande importance dans l'acte de la génération et de la reproduction des espèces!... Avez-vous vu des gens privés de ces deux appareils qui aient conservé la faculté de reproduire leur espèce?... Non... sans doute! Or, dans cette reproduction de l'espèce, vous voyez exactement revenir le même fait que dans les travaux du cerveau, relatifs aux besoins de l'intelligence. L'appareil générateur, dans sa complexité, reçoit, plutôt qu'il n'élabore; et surtout, plutôt qu'il ne crée; une matière spéciale portant avec elle la ressemblance exacte, merveilleuse de l'organisme qui lui a donné naissance... On dirait que chaque viscère, chaque organe, chaque ligament, chaque fibrille, ont fourni un morceau d'eux-mêmes; ou encore, sont venus poser, à part, dans le sperme pour composer cette ressemblance si exacte qui établit l'hérédité. C'est à ce point que, chez les êtres vivants, chez les êtres inférieurs de l'échelle zoologique surtout, il faut souvent chercher bien des jours, avant d'arriver à découvrir l'ombre d'une différence entre plusieurs générations de ces créatures.

Est-ce la forme du pénis, ai-je dit, qui crée de toutes pièces de semblables résultats?... Non, vraiment, puisqu'on a vu des pénis incomplets, monstrueux, tronqués, produisant les mêmes combinaisons!... Sont-ce les testicules?... Pas plus... Car ils ne font que colliger, en quelque sorte, les éléments de mouvement qui sortent tout photographiés du reste de l'organisme! Les testicules auraient-ils même un effet, que ce ne serait qu'un effet collecteur, condensateur et centralisateur. Le point capital, ici et avant tout, est la stéréotypie exacte de toutes les parties de l'organisme... stéréotypie qui ne peut être atteinte qu'en dérobant une empreinte exacte aussi du mouvement attaché à chaque organe. Le pénis, aidé des causes extérieures d'excitement, attire dans le coït cette représentation générale du mouvement organisé... Le sperme, sorte de matière sensibilisable, reçoit l'impression de ce mouvement représentatif; et dans toutes ses parties il devient apte à porter le souvenir de cet ensemble, dont il fut naguère une infime portion.

Ce qui se passe dans le cerveau, organe du sens intellectuel, ne diffère guère du mécanisme que nous venons d'examiner. Le cerveau attire, lui aussi, une représentation de ce mouvement organique attaché intimement aux appareils vivants. Cela est si vrai, que le travail de la pensée s'arrange très-mal avec celui du coït... Si l'on y regardait de bien près, on verrait que cela ne s'arrange même pas du tout. Le mouvement représentatif de l'ensemble est donc un point très-adhérent à la machine; il est indivisible, identique; et doué seulement de la faculté de se photographier sur des matières sensibilisées. Les deux voies ordinaires de cette organographie sont l'appareil générateur et l'appareil pensant. Chose singulière... si l'on regarde l'ensemble de la pulpe cérébrale, on est tout étonné d'y rencontrer la forme presque exacte d'un pénis énorme... d'un pénis écorché!... Le pénis doit aller au delà de la formation d'idées insaisissables... Il lui faut créer des organismes... Le cerveau, lui, se contente de faire arriver la représentation du mouvement général organique dans son miroir et d'en répartir l'image et les actions aux sens qui sont à sa portée; toujours prêts à recevoir *ces impressions*. Nous verrons que cette manière de comprendre les choses élucide complétement ce qui se passe dans la folie, l'hypocondrie, les hallucinations, etc.

Il est si bien nécessaire que le mouvement se tonalise en nous, revêtant les formes très-exactes de nos organes; que, sans ces tonalisations spéciales et générales, nous manquerions complétement de l'identité qui préside aux phénomènes de conscience. Le mouvement se forme, se moule; puis, forme et moule chacune des parties de notre corps. C'est une sorte de charpente idéale; une photographie vaporeuse, aux contours de laquelle obéit la matière incrustante. Les miracles de la galvanoplastie nous donnent le meilleur aperçu des voies suivies en cela par la nature; aujourd'hui, la télégraphie, par une force spéciale, reproduit, à des distances énormes, des caractères, des figures, des objets d'art. Le mouvement est donc éminemment propre aux travaux dont l'annonce nous eût trouvés incrédules il y a un siècle; mais qui, aujourd'hui, nous arrachent à peine quelques signes d'étonnement. Dans nos membres, dans nos viscères, réside cette photographie dont je parlais; non une photographie plate et inanimée; mais une photographie vivante; enrichie de tous les reliefs nécessaires à la plasticité que les organismes doivent atteindre. Comment s'étonner, après cela, des bizarreries anatomo-physiologiques citées dans nos recueils d'observations : les bonds que fait la queue d'un lézard récemment coupée; la rétraction de la patte extirpée à une grenouille vivante? Les muscles nécessaires pour exciter ces mouvements se contractent alors; quoiqu'ils soient éloignés ou antagonistes de ceux qui sont les plus voisins de la partie irritée. La vipère de Perrault se dirigeait, sans tête, vers son repaire, etc. La conscience de notre identité naît, justement, de la persistance des tonalisations de mouvement, présidant aux mutations incessantes qui s'opèrent en nous matériellement. Cela fait que, tout en changeant moléculairement, nous restons, au fond, très-identiques à nous-mêmes. Dans le cas où l'on coupe l'extrémité d'un membre, le mouvement sténographié dans l'extrémité de ce membre se reportant sur les parties voisines, nous donne, en certaines circonstances, la sensation de douleurs perçues dans le membre amputé. Sans cette persistance du mouvement, photographié dans le membre absent, pourrait-on rien percevoir de semblable?

En établissant le cerveau comme étant un appareil industriel, un appareil des sens, je sais qu'on peut me faire une objection ; objection mal fondée ; qui dériverait de la manière fautive avec laquelle on examine l'appareil cérébral dans sa complexité. Quoique ce soit au chapitre qui traite spécialement de la structure de l'appareil intra-crânien, et physiologiquement, que je devrais renvoyer pour répondre à cet argument ; je me permettrai cependant d'indiquer le fait ici. « Le cerveau, dira-t-on, ne peut être un sens, parce qu'il est nécessaire au maintien même de la vie... tandis que le propre d'un sens est de pouvoir agir ou ne pas agir ; agir aujourd'hui, manquer demain, etc., etc. ; le tout sans danger pour le reste de l'organisme. Le cerveau, au contraire, a besoin de présider à certaines fonctions purement intérieures et viscérales, d'où la vie dépend absolument. Si, par exemple, vous interrompez les relations qui lient le cerveau avec le poumon, l'estomac, etc., la respiration, la digestion vont s'arrêter et la machine se détraquera. » Je l'ai déjà exprimé, on a fait souvent une analyse fautive de la distribution de la pulpe intra-crânienne. On a tout confondu pêle-mêle. C'est ainsi que la partie qui régit les mouvements organiques viscéraux a été rattachée inconsidérément à l'organisme intellectuel-sensuel proprement dit. Une portion de la pulpe intra-crânienne n'est-elle pas réellement la prolongation séquestrée de la pulpe rachidienne elle-même; ainsi que tant d'auteurs l'ont fait voir en détail dans leurs œuvres physiologiques? Ce qu'il faut donc établir ici, uniquement, c'est une distinction préalable qui ne fasse pas hausser les épaules au lecteur nonchalant; enchanté de rencontrer quelque prétexte pour tourner le feuillet, et se créer des arguments trop faciles contre les difficultés du progrès scientifique. Laissons donc la polémique préventive pour affirmer et répéter notre principe : le cerveau, proprement dit, est un appareil érétiseur du mouvement... C'est lui qui invite le mouvement central à sortir des organes spéciaux pour se concentrer et se peindre dans son miroir... où les sens de détail viennent saisir la figure de ce mouvement; repris, élaboré et tonalisé par le cerveau en certains cas. L'élaboration facultative du cerveau est la preuve flagrante de la constitution sensuelle de cet organe; il en est de même des gradations si variées qu'on rencontre dans cet acte élaboratif, sans sortir aucunement de l'espèce homme, elle-même. Un appareil qui varie tant en plus et en moins dans sa production ne peut être qu'un sens spécial. Est-ce que, dans l'échelle zoologique, vous rencontrez de ces étranges défaillances, de ces vacances forcées en dehors du travail des sens?... Est-ce que le cœur, les poumons, l'estomac, etc., peuvent se permettre de semblables infractions au travail régulier des organismes?... Non... Les sens seuls ont ce privilége!

Certaines gens pourraient trouver mauvais encore que, dans la division de la vie viscérale et de la vie industrielle, je n'aie pas accepté, *à plano*, la division rendue si célèbre par Bichat : la *vie organique* et la *vie animale*. Ma raison est contenue dans Bichat lui-même, qui répond pour moi : « Tous les philosophes ont presque remarqué, dit-il, cette prééminence alternative des deux vies. Platon, Marc-Aurèle, saint Augustin, Bacon, saint Paul, Leibnitz, Van Helmont, Buffon, » etc. Il eût pu ajouter à ces noms ceux de Bordeu, de Barthez, de Grimaud, de toute l'école moderne. Il n'y a pas un physiologiste, à toute époque, qui n'ait aperçu la différence qui existe entre les viscères intérieurs et le travail des sens, en tant que sens. Nos livres sont même divisés, de façon à faire ressortir ces deux points capitaux. Là n'est pas la question, pour ce qui regarde le progrès. Il s'agit d'entrer plus profondément dans les bases de haute physique, qui lient deux phénomènes placés jusqu'ici beaucoup trop en antagonisme. Il faut abandonner la donnée banale du mot SENS; qui trompe complétement, ainsi que nous allons le voir; et remplacer ce mot par quelque chose de moins vague; pouvant exprimer les phénomènes à définir. Je dis que le mot sens est la cause de graves erreurs. Pourquoi? Est-ce que les sens restent tout passifs... ne servant absolument qu'à nous rendre compte du monde extérieur? Voilà ce que rend le mot sens ; *sensus* ou connaissance des corps étrangers, par le toucher, l'ouïe, etc... N'y a-t-il rien d'actif en tout cela?.. rien d'industriel?... Si vraiment!... Tout ce qui nous entoure répond invinciblement à cette question. Il existe donc une lacune immense en physiologie!... Celle qui doit surveiller la partie industrielle des sens; la partie active, utile, vulgaire et incessante. Bichat l'a mise en oubli, aussi bien que ses devanciers. Ce n'est pas lui qui doit nous servir de guide ici... Ce sont les analyses sérieuses des voies actives et passives de l'organisme. Il faut même se garder de suivre Bichat sur son terrain, puisqu'il dénie de telles bases, et nous convie à passer outre. Notre travail doit consister au contraire à reprendre la donnée antique des forces générales naturelles; de voir par quels liens réels tout cela se combine. Donnons en passant à Bichat, et derechef, un tribut d'éloges que son admirable talent mérite à tous égards; mais, comme les chevaliers de l'Arioste, au milieu des jardins d'Armide, ne nous laissons pas enchaîner par les liens du plus beau génie!... Bichat a porté son attention surtout à différencier les actes des deux vies; dont la description magnifique l'a rendu, entre autres titres, si justement célèbre. Bichat, qui basait particulièrement sa théorie personnelle sur la symétrie des organes de la vie animale; par opposition à la dissymétrie des organes de la vie organique; a été si amplement réfuté par toutes les écoles, que je n'ai pas à y revenir. Dans ses essais, il passe à côté des lois transcendantes de la physique. Il existe dans Bichat une telle complication d'idées purement descriptives; mêlées à des idées dogmatiques; qu'il est impossible au vrai physicien de s'y reconnaître. Le livre *de la vie et de la mort* est un chef-d'œuvre qu'on ne saurait trop admirer, sous certains points de vue de détail; mais dont il faut bien se défier aussi, quant à l'ensemble. Ce livre possède un fond anecdotique qui charme toujours; et qui endort souvent, sur la fin réelle de toute physiologie; c'est-à-dire sur la poursuite opiniâtre des *grandes lois* CONNEXES de la nature. Si l'on doutait de mes paroles, qu'on lise l'ARTICLE *sept;* on sera étonné des prétentions de Bichat, contre les idées générales; c'est au point que beaucoup de penseurs trouveront que je me montre bien faible à son endroit; d'après mes principes ordinaires sur la connexion des lois générales de la physique; je l'avoue facilement et je prends pour excuse ce charme incroyable des écrits de ce grand maître, sa probité incontestable, son amour vrai du progrès. Car l'*article sept* est faux et paradoxal dans toutes ses parties; cela se voit bien lorsqu'il aborde les distinctions des diverses *contractilités;* est-il rien de plus diffus, de plus antianalytique que le dénombrement qu'il en fait en prenant pour principe son idée fixe de distinction physiologique des deux vies? Ce n'est pas ainsi qu'on peut créer des lois sérieuses aux organismes. La lecture de ce malencontreux article a perverti bon nombre de médecins de notre époque en leur faisant croire à l'infaillibilité définitive de la science qu'ils ont reçue dans les quelques années passées à l'école de médecine. Bichat, pensant que son idée de symétrie et de dissymétrie suffirait à tout et resterait inattaquable, s'avise dans cet article sept, de défier la philosophie et l'analyse transcendante; qu'en est-il résulté?... C'est que les médecins eux-mêmes ont ruiné la base sur laquelle Bichat comptait; et renvoyé le jugement physiologique à de nouvelles assises. Plus tard est venue l'école des anatomo-physiologistes, qui prétend, au moyen de ses dissections et surtout de ses vivisections, indiquer la place de chaque force; en coupant ou en faisant mouvoir des séries de nerfs. Les noms des disputeurs varient en se multipliant à l'infini, mais les conclusions restent toujours les mêmes. On peut les ranger sous trois chefs principaux seulement : 1° ceux qui prétendent que les appareils de la vie générale doivent tout aux ganglions; 2° ceux qui admettent la moelle épinière comme seule engagée dans ce travail; 3° enfin ceux qui ne reconnaissent de puissance qu'au cerveau, pour de si graves labeurs. Pas un de ces physiologistes ne me semble dans la question; pourquoi séparer la physiologie humaine de la physiologie générale, commune à tous les animaux? Est-il vrai qu'il puisse exister des acéphales?... est-il vrai, encore, que l'on rencontre des familles vivantes, tout entières, dans lesquelles on ne trouve aucune trace ni de rachis, ni de ganglions, ni de nerfs bien déterminés?... Alors à quoi bon ces querelles?... La vie n'est donc pas liée nécessairement dans la généralité animale à des systèmes spécialisés. Si l'homme, placé au haut de l'échelle vivante, court de si grands dangers dans les lésions des trois grands systèmes nerveux ci-dessus; c'est que la machine qui lui sert de base est exagérée dans certains points de vue de sa construction. On a vu des êtres humains tomber dans un tel état de dégradation organique, qu'il est difficile de savoir si, réellement, le cerveau conservait une direction bien nécessaire au milieu de leur existence imparfaite. Ne cherchez donc pas seulement les lois de la vie dans l'exception, tout au haut de votre échelle de comparaison; examinez aussi les parties moyennes de cette échelle; même, à la rigueur, les parties extrêmes et inférieures. La physique vous donne des exemples à suivre. Est-ce avec une batterie de mille piles électriques qu'Orsteedt a découvert la grande loi des aimants?... Il agissait sur une simple boussole! Est-ce au milieu d'une cité en flammes que Melloni a saisi les secrets de la chaleur?... Non... Ce sont de pauvres et infimes petits barreaux métalliques soudés, dont il a fait sortir les mystères inconnus du calorique! Les lois de la vie se cachent aussi dans les infiniment petits : *In minimis Deus!*... Beaucoup d'animaux vivent avec l'aide des nerfs disséminés dans leurs muscles; d'autres semblent suffire à l'existence avec ces seuls muscles faisant fonction de nerfs. Le cerveau n'est donc ni un moteur nécessaire, ni un moteur unique; ce que Galien disait de la physiologie spéciale devrait être étendu à la physiologie générale : *Nil plane sincerum*, s'entend du rôle que jouent nos appareils en toute circonstance; à ce point, qu'on devrait voir dans un os, un nerf, un muscle, des spécialisations d'emploi très-utiles, très-saillantes même; mais nullement nécessaires à la vie absolue. Un animal peut sans aucun doute se passer de tout cela. Et ne se s'en passe-t-il pas, lorsqu'il reste en puissance à l'état abstrait vers le commencement de la vie fœtale?... Où sont alors ses os, ses nerfs, ses muscles, ses organes?... etc., etc. Il n'a rien encore de matériel... il n'a que la vie... une vie abstraite... mais elle y est bien! Il existe réellement quatre systèmes nerveux qui sont indiqués par les grandes divisions de l'anatomie comparée. En effet, à la base de la zoologie la moins compliquée on trouve les masses gélatiniformes qu'on nomme polypes; chez lesquels il ne se rencontre aucune espèce de filaments nerveux. Autrefois cette première famille était plus nombreuse et s'étendait aux rayonnés, et à beaucoup de mollusques. A tort ou à raison, on a prétendu trouver des nerfs dans presque tout; sauf à imiter ce dindon de la fable qui croyait voir quelque chose, mais qui ne distinguait pas très-bien. Cela ressort des aveux de Cuvier lui-même. Malgré tout, les micrographes au cachet ont reculé devant le genre polype; va donc pour les polypes comme seuls a-nerviens. Quand même on leur adjoindrait cent genres différents, le principe n'y gagnerait rien. Ne suffit-il pas au penseur éclairé d'un seul être au monde, et une fois bien observé, pour conclure que des existences peuvent se soutenir sans l'appareil spécialisé des nerfs? La nature, si riche dans ses combinaisons, dans ses appropriations, a donc voulu nous montrer une fois au moins, d'une façon incontestable, qu'elle peut se passer de tout arrangement spécialisé; et, par cela même, prouve combien elle est riche et puissante dans les organes compliqués. Si nous passons au second degré de cette échelle, nous voyons encore les articulés très-pauvres en nerfs concordants. Il existe là une série d'êtres chez lesquels des filaments directs ne présentent pour toute complication que des nodosités; qu'on a décorés du nom bien ambitieux, je crois encore, de ganglions nerveux. Au troisième degré se présentent les constructions animales qui sont pourvues d'un appareil plus sérieux, moins contestable, celui des engainements spino-rachidiens; cela se rencontre dans les vertébrés. Enfin, nous arrivons au quatrième degré constitué par tous les animaux supérieurs, chez lesquels s'ajoute, à tout ce que nous venons de voir, une boîte crânienne mieux développée et tout ce qu'elle contient. L'homme possède donc, à lui seul, un spécimen de tous les systèmes nerveux; à partir des mollusques, des animaux les plus inférieurs jusqu'aux espèces qui touchent à sa propre constitution : des filets directs chargés de plus ou moins de ganglions par-ci, par-là; tapissant certaines parties du tronc, comme s'ils étaient chargés de présider à cette espèce d'existence vermiforme de la vie intestinale. La moelle épinière, par ses ramifications radiées et puissantes, montre bien qu'elle commande aux grands appareils viscéraux; et qu'elle prête l'appui de son faisceau aux récurrences intra-crâniennes, chargées de diriger les grands appendices sensuels et industriels des bras et des jambes. Enfin, là, plus particulièrement qu'ailleurs, le cerveau obtient tout son développement; fermant la grande œuvre des êtres organisés, par une construction coronale qui met le comble à tant de merveilles. Donc, lorsqu'on veut traiter de l'organisation des animaux, on devrait partir de ce point : Dieu leur a donné la somme de puissance intellectuelle qu'on leur attribue généralement sous le nom d'instinct; non pas pour qu'ils fassent, mais surtout pour qu'ils ne défassent pas son travail; il a gradué leur innervation, en puissance, pour qu'ils agissent dans des limites extrêmes de liberté et de convenance relatives. Seulement, la portion de libre arbitre; la portion que j'ai définie travail intellectuel industriel, semble se raccourcir à mesure qu'on descend l'échelle des êtres; et l'homme est le moins attaché de court à cette chaine de l'instinct, que Dieu a rivée pour toute la création et dans les limites de laquelle il entend que nous agissions. Malgré cela, croyons bien que partout où il y a un ganglion, un plexus; à plus forte raison des hémisphères et leurs appendices, il existe une sorte de libre arbitre, proportionnel à ce mécanisme spécial. Les nerfs ressemblent à des chemins creux et encaissés, des rives desquels il est impossible de s'écarter par la trop grande élévation des berges; il faut aller jusqu'à un carrefour pour changer de voie, si l'on y tient. Un plexus, un ganglion, un rachis, des hémisphères, produisent seuls ces effets de déraillement par plaque tournante; appropriés aux besoins du mouvement rigide et rectiligne des faisceaux nerveux. L'homme, si richement doté en fait de liberté organique s'est vu enlever néanmoins toute la direction de la vie viscérale. Or, comme cette vie viscérale occupe un point capital de l'organisme, cela ne nous indique-t-il pas clairement les desseins du grand Créateur de toutes choses, par le refus presque absolu de nous en laisser l'administration sérieuse?

XXI

Lois qui régissent la marche et le déplacement des érétismes.

Toute émission extérieure du mouvement est l'objet d'une jouissance. Non-seulement cela a lieu dans l'éjaculation spermatique; mais bien encore dans l'éjaculation extatique, religieuse, érotique, poétique, artistique, etc. L'expansion est la forme du bonheur chez tous les êtres organisés, animaux ou végétaux. Aussi, les extatiques sont-ils désolés lorsqu'on les arrache à cette émission mystérieuse de mouvement condensé; émission si précieuse à retenir néanmoins, pour entretenir les phénomènes de la vie. La joie n'est qu'un diminutif des expansions de mouvement dont nous venons de parler. Mais la forme et le fond de cette émission sont bien moins importants, moins saisissables que dans les cas précédents. L'expansion ne se produit pas d'elle-même, sans un déterminatif extérieur. Voilà pourquoi on appelle PASSION la faculté d'entrer en mouvement sous l'influence de ces déterminatifs. Si riche que soit une organisation, son état reste tout passif, tant qu'elle n'est pas sollicitée à l'extérieur, par un agent ACTIF de détermination. Il en est de même dans la végétation. Au printemps, pendant les floraisons; au moment où il s'établit une émission quelconque de mouvement intérieur condensé; les plantes revêtent certaines formes, certaines habitudes, qui indiquent une expansion réelle. Ces phénomènes prennent, dans les pays très-chauds, une puissance dont nous n'avons pas le soupçon sous nos latitudes tempérées. Quelques voyageurs ont été jusqu'à dire qu'il se montrait des apparences d'érétisme, dans les rapprochements de plusieurs végétaux des tropiques. De telles combinaisons se voient presque matériellement dans la haute composition; où l'on a sans cesse besoin d'attacher une *déterminative* aux accords parfaits les plus riches et les plus éclatants. L'harmonie trop exacte est le symbole d'un repos fatal. Si vous ne créez pas des dissonances ou déterminatives, vous restez en chemin; et la vie cesse avec la possibilité de changer de place.

J'ai déjà dit, et je le répète, la vie n'est pas UNE harmonie, comme on l'a prétendu, comme on le prétend encore. La vie est une série d'actes harmoniques; modifiés, entraînés dans leur cours par une suite, non interrompue, de dissonances résolutives et déterminatives, alternativement. Les médecins ou les savants qui vont lire ces lignes comprendront superficiellement mon idée et passeront outre, sous prétexte que je parle musique; parce qu'ils ignorent complétement la physique abstraite contenue dans les mystères de l'acoustique en mouvement. Mais qu'y faire?... Expliquons-nous une fois encore sur la valeur de l'acoustique; afin que je ne pousse pas inutilement mon lecteur dans cette voie sans lui en indiquer les raisons. On comprendra, je l'espère, que je ne puis me mettre à détailler dans un chapitre de physiologie générale un ensemble de principes que des volumes ne parviendraient point à développer!... Ma vie n'y suffirait pas elle-même. En veut-on une preuve?... Je la tire des mathématiques et de l'algèbre. Descartes, en sondant les beautés de cette algèbre, s'aperçoit que le raisonnement, la philosophie, les sciences, peuvent y puiser les plus vastes conceptions; a-t-il saisi cette algèbre de sa main puissante, l'a-t-il étreinte de façon à en faire sortir une théorie rationnelle abstraite, capable d'entrer *à plano* dans les cadres existants des connaissances générales?... Non!... Descartes s'est contenté de dire aux savants : « J'ai rencontré dans l'algèbre une source mystérieuse, d'où j'ai pu tirer un monde d'idées nouvelles; faites comme moi, étudiez, remuez cette algèbre; nourrissez-vous-en; puis, vous verrez à en appliquer les éléments, à ce qui vous concerne divisément. Le premier, moi aussi, j'ai entrevu les mystères étonnants de l'acoustique en mouvement; bien mieux, j'ai commencé par refaire cette acoustique à un point de vue plus rationnel. Dédaignant l'ignorance, l'étroitesse de vue des compositeurs et des écrivains didactiques en musique, j'ai fait mon possible pour ramener l'acoustique à des lois abstraites, générales; applicables à autre chose qu'à la musique; si l'on sait bien s'en pénétrer. Voulez-vous donc que j'aborde, ici, le *substratum* de lois qui ne se comprennent pas, si on les détache des faits qui les sous-tendent?... Non... ce serait aussi niais qu'illogique! Tout ce que je puis dire aux savants de l'école actuelle; c'est ce qu'a dit Descartes aux gens de son époque;

à propos d'algèbre et de géométrie : étudiez les mathématiques. Si la physique et les sciences n'ont pas reçu de ce grand génie une impulsion radicale; c'est que Descartes s'est mépris sur la valeur absolue des éléments mathématiques. Il a oublié que ces formules toutes *subjectives*, choisies par le travailleur lui-même, ne lui rendent que ce qu'il met dans son travail; avec une simple adjonction de multiples ou de diviseurs.

Il n'en est pas de même dans l'étude de l'acoustique en mouvement; la nature toute physique de ces combinaisons nous impose des nécessités qui n'existent pas dans les formules de nombres. L'acoustique marche devant vous; se révèle à votre esprit; mais ne subit pas de frein. Elle a des lois aussi tranchées, aussi immuables que celles qui président à la réflexion et à la réfraction de la lumière; aux condensations de l'électricité et de la chaleur. Dans un ouvrage de médecine on ne peut donc se permettre d'aborder ces aperçus immenses; qui, dans l'avenir, constitueront la philosophie RÉELLE des sciences. Je ne puis que dire au médecin : Faites-vous musicien. Non pas pour jouer du flageolet ou du cornet à piston; mais pour étudier la marche abstraite des phénomènes de force, de tension, d'harmonie, de tonalisation, de détermination, etc., etc. On me répondra encore à cela : « Alors vous ne voulez pas être compris de notre époque? » Je serais enchanté d'être compris aussi bien aujourd'hui que j'ai la certitude de l'être plus tard : mais mon expérience des faits scientifiques m'ôte complétement l'espoir de réaliser ce but si désirable. Je parle une langue inconnue du public, la langue de l'*acoustique nouvelle*; jusqu'à ce que j'aie le temps de former assez de savants dans la pratique de cette langue, il se passera bien des événements. Je dois donc me résigner à travailler pour l'avenir. Tout ce que je puis désirer c'est qu'on veuille bien me croire provisoirement un peu sur parole; en fait de physique générale ; ou vérifier largement ce que j'annonce. C'est là le seul compromis intelligent qui puisse s'établir entre nous.

Je l'ai dit, l'harmonie, pour avancer, pour changer de place, pour vivre enfin... a besoin d'être incessamment rompue et reprise. Cela ne peut s'effectuer qu'en attachant à ses formules, des éléments essentiellement fluents; qu'on appelle, en musique, dissonances. Dans mon *acoustique nouvelle*, je les ai baptisées d'un nom plus philosophique, en les désignant sous celui de DÉTERMINATIVES *de mouvement.* Qu'on me passe un seul exemple : si je fais entendre UT, MI, SOL, UT ; accord parfait, harmonie pure ; il n'y a pas de raison pour que je sorte de là. Car, en passant à d'autres accords parfaits, je répète beaucoup plutôt la même harmonie absolue sous des formes semblables que je ne produis quelque chose de neuf. Ainsi, accord parfait et repos, se répondent en musique. Mais, au lieu de répéter UT supérieur, ai-je la pensée de le remplacer par une déterminative, SI naturel ; et encore mieux, SI bémol... aussitôt la première formule qui se présentait comme indolente dans son action s'ébranle, se met en marche sur une autre formule ; absolue encore, si l'on veut ; mais qui arrive, sollicitée réellement par l'influence de la déterminative. Les musiciens, gens les plus inconscients de leur étude qui existent au monde, n'ont jamais cherché à savoir pourquoi ils agissent ainsi. Ils ont inventé une généalogie d'accords, aussi raisonnable que celle de Brahma ou de Saturne ; et ils débitent, avec cela, les meilleures et les plus désopilantes sottises. On peut dire, du trésor d'acoustique, qu'il est gardé par le dragon de l'imbécillité. Quoique n'ayant nullement l'idée du rôle que jouent les dissonances ; philosophiquement ; ils ont su effectuer, par un instinct incompréhensible, quelque chose de plus fort que d'attacher des déterminatives artificielles à leurs formules absolues : ils ont fait sortir le contingent de l'absolu, en disposant les éléments des accords parfaits, de façon qu'un élément consonant à droite fût dissonant à gauche. *Et vice versa.* De sorte qu'on peut marcher dans l'absolu à la rigueur, sans rien apporter d'artificiel à la formule ; le repos s'alternant avec le mouvement et réciproquement. En effet, sans quitter l'accord parfait UT, MI, SOL ; allant vers FA, LA, UT ; arrangez les notes ainsi :

SOL,	LA,
MI,	FA,
UT,	UT,

il se crée une déterminative entre MI-FA ; qui suffit pour une marche tonale, *de peu d'énergie.*

Tous ces faits se reproduisent identiquement dans la physiologie et dans la thérapeutique. Certains pays, certaines organisations, permettent une existence qui ne sort pas de l'absolu dans sa marche incessante. Dans l'Inde, par exemple, le croyant apathique se passe très-souvent de ces déterminatifs artificiels qui pullulent dans nos contrées septentrionales, sous le nom de ragoûts, de pâtisseries, d'alcools, de vins, d'épices, etc., inconnus aux ascètes de l'Orient. Ceux-ci se donnent, au milieu de leur apathie native, par une nourriture incroyablement minime, une déterminative d'existence qui suffit au climat et à ses habitudes. La vie sociale de l'Européen, si riche en produits utiles, laissés à la postérité, a besoin de déterminatives artificielles plus puissantes; elles font particulièrement la richesse de son organisation. L'Hindou passe sur la terre, en n'y laissant souvent, pour souvenir, qu'un paquet de carbures; l'Européen, travailleur, transmet au public qui lui succède des musées, des bibliothèques, des maisons, des campagnes cultivées, des routes tracées, des chemins admirables. Mais son activité dévorante emprunte à tout et partout des éléments adjuvants pour son pénible labeur. S'il veut jouir : ce qui équivaut, pour moi, à épandre une partie du mouvement qu'il condense par sa force vitale ; il faut qu'il trouve un déterminatif d'action. C'est ainsi que le musicien se produit devant un public qui va l'applaudir ou le siffler selon les effets qu'il en attend. Le peintre s'enfermera de longues journées dans la solitude de l'atelier, pour affronter le grand jour des expositions. L'écrivain consent à passer les dures nuits d'insomnies; à dévorer tant de désillusions, pour mériter un souvenir de la multitude; ou, seulement, de quelques natures d'élite. Mais tout ce monde jouit; parce que l'expansion de la force acquise se produit en vertu d'un déterminatif convenable. Les choses se passent-elles autrement... le musicien, le peintre, l'écrivain, perdent leur enthousiasme!... c'est-à-dire, n'effectuent plus, avec jouissance, l'expansion de leur œuvre : et le pinceau conduit, comme par une machine aveugle, l'archet sans vigueur, la plume défaillante, ne traduisent plus, en même temps, ni bonheur, ni génie! Les faits matériels suivent les faits attribués à l'imagination proprement dite. Ce qu'on reproche à l'onaniste, c'est l'insuffisance du déterminatif qui le fait agir. De là une fatigue, un trouble sérieux dans l'organisme. La pollution nocturne est composée, chimiquement, d'éléments semblables à l'éjaculation ardente du mâle, en face d'une femelle de son choix. Quoi donc les sépare?... une déterminative énergique!... Le mouvement, la vie, l'action, ne diffèrent en rien les uns des autres, ni au moral, ni au physique, ni à l'intellectuel. Tout, dans la nature, marche d'après une loi unique; ce sont des harmonies scindées par des dissonances; par des *appettatives* de mouvement. Voilà les lois ABSOLUES de la VIE!... Les chercher en dehors des principes que je viens d'indiquer, c'est ne pas avoir l'instinct de la physique abstraite. Jamais nous ne saurons ce que c'est que le MOUVEMENT proprement dit. Car il faudrait fouiller l'infini! Mais nous pouvons le saisir, par l'abstraction, aussitôt qu'il revêt une forme; c'est-à-dire une condensation. Nous pouvons construire intellectuellement ses phases d'action; il suffit de les observer dans l'acoustique, notamment, pour les voir se reproduire philosophiquement dans les phénomènes matériels. L'algèbre de la VIE est donc écrite dans l'acoustique... Prenons la peine de l'y étudier!

XXII

Application des lois ci-dessus aux besoins de l'alimentation et de la thérapeutique.

Nous croyons avoir assez développé, abstractivement, les phénomènes des déterminations de mouvement, pour qu'il nous soit possible d'aborder maintenant leur effet dans la thérapeutique. J'ai dit que les agents médicinaux pouvaient être compris comme constituant une série; qui a sa base dans la CONCENTRATION du mouvement vital, au centre des viscères; et sa tête tournée vers une expansion périphérique. Tout corps matériel, en un mot, sera plus ou moins doué d'expansibilité de mouvement; comme la série du spectre est, elle-même, rangée par ordre de réfrangibilité. Ce qui répond au *rouge* du *spectre :* les acides, les corps non volatils, etc., sont les moins expansifs; par rapport à ceux qui répondent au *bleu*, au *violet* du spectre; c'est-à-dire aux corps que j'ai appelés dispersifs, dans ma *Chimie nouvelle;* et qu'on appelle, dans les livres officiels, des couleurs très-réfrangibles. Voulez-vous concentrer dans l'organisme un mouvement vital qui tend trop à s'épandre au dehors... employez des corps rebelles à l'expansion périphérique. Craignez-vous, au contraire, les congestions de l'afflux vital sur les centres viscéraux... employez ces dispersifs de mouvement, qui répondent aux alcaloïdes généraux. De même qu'en chimie *acide* veut dire *condensation; alcali, diffusion!...* de même, en thérapeutique, l'acide, ce corps très-brûlé, répondra à concentration; comme l'alcali ou l'alcaloïde répondra à la diffusion, à l'expansion. Mais gardez-vous bien de faire du dualisme; de ne voir en cela que le *noir* et le *blanc;* que le phlogistique et l'antiphlogistique; le sténique et l'asthénique!

Ce serait mettre les effets, les résultats, à la place des vrais principes. La loi physique abstraite est basée sur le plus ou moins d'EXPANSION dont un corps est capable une fois entré dans l'organisme. Car, une des lois *médiates* de la VIE reposant sur un DÉPLACEMENT *incessant* des éléments de l'organisme, on comprend que ce qui répond logiquement à ce besoin, c'est une loi sérielle graduée, du DÉPLACEMENT des corps organisés ou organisables. Si la loi du *déplacement* des substances dans l'organisme est une des bases de la physiologie transcendentale, il faut admettre que l'étude des *nuances* de ce *déplacement* des *séries mouvementées*, en un mot, est une des choses les plus curieuses et les plus importantes à étudier en médecine. Ce phénomène de *déplacement* organique est intimement lié, ou plutôt la conséquence forcée de celui de *tension* dont nous avons précédemment parlé.

J'ai montré que cette série de déplacements des substances partait de la *condensation*, pour s'étendre jusqu'aux *dispersions* les plus ténues; je n'ai pas besoin d'y revenir. Plus tard, je reprendrai ce sujet avec toute l'étendue qu'il comporte. Voyons donc immédiatement ce qui se passe dans la *vie; dans le déplacement organisateur;* en ce qui touche les déterminatives. Il existe des substances, dont le rôle défini, indolent, s'arrangerait aussi bien du repos organique que les notes des accords parfaits, en musique, s'arrangent du repos harmonique. Mais la *vie* n'entend pas raison, en fait de repos; comme à Ahasvérus, la vie crie toujours à l'alimentation : « Marche! » Les physiologistes n'ont bien étudié, jusqu'ici, le phénomène de nutrition qu'au point de vue chimique de composition morte; au point de vue mécanique de déglutition et d'absorption. Il faut instaurer de nouvelles études; basées, comme Hahnemann l'a entrepris pour son homœopathie, sur une critique de la substance, à l'état de santé. Le peuple n'a-t-il pas dit déjà : Une nourriture lourde, une nourriture légère!... Telle substance, ou tel médicament, n'est susceptible, par lui-même, que de réparation organique médiate; sans avoir assez de promptitude dans les mouvements pour sortir de l'organisme avec énergie, en satisfaisant à la loi de DÉPLACEMENT. La vie ne se base donc pas seulement sur la consolidation des éléments architecturaux de l'organisme; on vit, même en défaisant ces matériaux : mais, on ne vit pas sans *déplacement* quotidien. La chimie et la physiologie surtout se sont préoccupées de la valeur architectonique des substances, sans prévoir le grand rôle abstrait et physique des lois de déplacement. Voilà la lacune que j'essayerai de combler.

Un moulin tourne par le déplacement incessant des liquides qui viennent former pression sur les ailes de sa roue; en conséquence, le charpentier a pourvu à sa construction intrinsèque. Notre organisme est bien autrement constitué en perfection, puisque le liquide arrosant le moulin qui tourne en répare incessamment les pertes. De même qu'un moulin marche avec des ailes pourries, forcées, incomplètes : le résultat utile, final, étant le mouvement acquis; de même, notre organisme a pour but la VIE; un mouvement acquis par le déplacement; le reste est de la bonne administration, voilà tout. Donc, en fait d'hydraulique appliquée, nous avons besoin : 1° d'un moulin qui puisse produire du déplacement; 2° d'un liquide qui par son poids amène ce déplacement; 3° d'une *pente* qui détermine le déplacement.

C'est cette pente, méconnue dans la vie organique, que je veux signaler d'une façon aussi neuve que particulière. Cette PENTE est ma DÉTERMINATIVE... ma dissonance acoustique. Le physiologiste, le médecin, doit chercher quels sont les corps spéciaux qui jouent, par rapport à d'autres plus indolents, le rôle de ces déterminatives de mouvement. Car rappelons-nous qu'il n'y a pas de *force utilisée*, sans *résistance*; pas de déplacement, sans moulin qui résiste! La *détermination* des substances organiques est particulièrement représentée par la VOLATILISATION des substances. Notre corps est une outre imperforée pour la généralité des corps qu'elle renferme. La porosité relative de sa périphérie fait seule exception à cette règle; mais en confirmant le principe général, par le détail de sa construction. Le canal intestinal est placé au centre sans ouverture à l'intérieur. Rien n'est plus illusoire que l'apparence de viscère, qu'il revêt indûment. Comme la roue du moulin qui est extérieure à l'usine, placée sur le bord du courant d'eau, l'estomac et ses annexes sont placés avec un génie divin, extérieurement, par rapport aux vrais viscères; et intérieurement par rapport aux dangers extérieurs physiques. Les physiologistes, frappés de l'importance des grandes défécations rhénales ou cœcales, sont à peine sortis de ces rudiments scientifiques; depuis trente ans, qu'on a donné au poumon l'importance exceptionnelle qu'il mérite. Il en est de même de la respiration cutanée, qu'on néglige trop encore à l'heure qu'il est. La bile, si volatile, est chargée de soulever aussi bien la partie solide des fèces, que la partie liquide absorbée par les séreuses intestinales. Mais cette marche vers l'anus ou vers les centres viscéraux n'est qu'un premier pas dans les phénomènes de déplacement. Pour que des corps indolents comme les graisses, les fécules, les sucres, se mettent en marche, il faut leur attacher des déterminatives; c'est là le travail dévolu aux glandes digestives. Bien mieux, il faut que l'assaisonnement alimentaire s'en mêle à l'avance, le plus souvent; sous peine des plus grands dangers. J'ai dit ailleurs, en me servant d'une autre comparaison mécanique, que l'introduction de l'éther dans les machines à feu nous donnait la clef de ce phénomène d'adjuvance; si remarquable dans les aliments volatils. Disons maintenant comment les médicaments agissent avec des variétés de déplacement, selon les circonstances particulières dont on entoure leur ingestion. Choisissons le premier agent thérapeutique qui nous tombera sous la main; la digitale si l'on veut: voilà un remède réellement expansif; qui tend à se déplacer, pour être évacué par où on le désire, avec certaines précautions ingénieuses. Il n'est pas inutile de déterminer d'avance le mouvement que l'on veut étendre pour l'exagérer ensuite par la digitale. Cette façon de comprendre les déterminatives de mouvement est toute la science du compositeur en musique; il appelle cela préparer une modulation. Supposons donc que je commence par me mettre au lit; que je me couvre fortement; bien mieux, que je boive des tisanes, ou seulement de l'eau chaude pour pousser à la transpiration... Si, à ce moment, je prends de la digitale sous une forme quelconque; cette transpiration deviendra excessive, et pourra amener des résultats héroïques dans un traitement médical. Au lieu de cela, ai-je la fantaisie de marcher, le matin par l'air frais; et d'avoir recours à cette même digitale... J'arriverai, d'une façon inattendue et avec ce médicament devenu purgatif, à atteindre les proportions purgatives de l'eau-de-vie allemande.

C'est donc bien à tort que l'homœopathie méconnait l'association des médicaments, si sagement comprise des grands médecins de l'antiquité. Les substances alimentaires ou médicamenteuses ont besoin d'être dirigées! Ce qui les dirige est souvent bien minime, bien chétif en apparence. Combien ne voit-on pas de personnes, chez lesquelles des poids énormes de sulfates sodiques ou magnésiens ne font aucun effet, tandis qu'un bouillon aux herbes, préalablement absorbé, purge, avec l'emploi de très-faibles proportions des sels ci-dessus. L'émétique passe immédiatement dans les intestins de beaucoup de sujets, et devient purgatif, si l'on n'emploie pas l'adjuvance, la détermination de l'eau chaude. Un peu de nitrate de potasse, dans un médicament diurétique, en triple les effets. Jusqu'ici on ne se rendait pas un compte rigoureux, scientifique de ces faits; l'étude de la détermination, en acoustique, les fera voir aussi clairs que dans les faits chimiques les plus saisissables. Car l'eau chaude, qui donne une nausée simple, n'est pas souvent capable de pousser à des vomissements puissants. Mais le tartre stibié venant par derrière multiplie l'effet d'une façon incroyable. La capsule qui met le feu à la poudre ordinaire n'a pas d'autre but; c'est l'étincelle qui allume un incendie. L'allumette qui brûlera une forêt n'a en soi que la puissance d'une déterminative de mouvement; les substances déterminatives sont dans le même cas en face de notre organisme.

XXIII

Suite des mêmes considérations appliquées à la respiration.

La théorie de Lavoisier, sur l'oxygénation, portait avec soi quelque chose de fatal dans son exiguïté. Peu de temps après son apparition, l'analyse chimique lui donnait un coup terrible, par l'examen des acidifications chlorydriques, iodhydriques, bromhydriques, etc. Plus tard, en physiologie ; déménagée du poumon, où elle était censée faire des combustions locales ; elle a été rejetée jusqu'aux confins de l'organisme. Aujourd'hui, nous sommes obligés de dire, à notre tour, que l'alimentation, que les phénomènes de déplacement n'ont pas lieu par son SEUL concours. L'oxygène peut bien, *en compagnie d'autres combinaisons chimiques*, aider à produire la chaleur propre aux organismes; il peut encore, par son union aux carbures, être le grand, le principal agent de déplacement, à l'état d'acide carbonique de l'expiration; mais il partage une partie de cette fonction avec les substances volatiles, répandues dans toute notre construction vivante. Dans les indigestions, ces phénomènes sont frappants et sans réplique. Je me porte parfaitement, je respire à pleine poitrine ; mais j'ingère imprudemment une substance sans déterminative de déplacement ! Aussitôt le travail pulmonaire s'arrête ; au milieu de l'atmosphère la plus pure ; le déplacement organique est enrayé ; malgré la puissance oxygénante, qui n'a souffert aucun changement dans le poumon. Je suis donc fondé à dire que le jeu respiratoire a besoin d'une déterminative de mouvement ; qui, opérant un vide dans les vaisseaux du corps, permette à l'air extérieur de se précipiter dans le poumon ; sans cela il reste inerte. Ce n'est pas la respiration, qui est l'agent primitif, initial de la circulation ! Le poumon est le moulin ; l'air, le cours d'eau ! Mais, où est notre troisième terme ; celui qui détermine le mouvement ; la PENTE, en un mot?... C'est le cœur... me répond-on !... Pauvres physiciens... Le cœur est la roue de commande intérieure ; c'est un organe !... Comprenez-vous?... C'est donc un rouage ; et non un élément incessamment mutable... renouvelable! La pente?... c'est la volatilisation des produits alimentaires, et leur excrétion. Que dis-je? l'excrétion suit la volatilisation, comme un esclave! Donnez à cet homme qui se meurt d'indigestion... parlons plutôt en français, on comprendra mieux... de NON-*digestion*, de non-déplacement; donnez, dis-je, une tasse de thé, un verre d'eau de mélisse; un déterminatif de déplacement, en un mot; le moulin va reprendre sa marche, le poumon se dilatera encore, et l'homme est sauvé. Donc, ce n'est ni la combustion, ni l'oxygénation, ni un spasme, ni ceci, ni cela, qui interviennent dans ce phénomène élémentaire!... c'est la *pente!...* c'est la volatilité! Cette volatilité n'a pas seulement son siége excrémentiel dans la vessie, le cœcum, ou le poumon. La peau est particulièrement affectée à la fonction excrémentielle des volatilités déterminatives. Quelquefois même, et chez certaines personnes, ceci devient sensible localement... trop sensible! Les aisselles, les aines, le pubis, les pieds, les mains, etc.; développent des faits de volatilité qui ne plaisent pas à tout le monde. Supprimez le travail d'un de ces émonctoires... et vous verrez ce qu'il en adviendra... Le phénomène déterminatif, le principe des déplacements par la volatilité, a donc été trop méconnu de la science! Il existe deux sortes de déterminatifs généraux: ceux qui reconnaissent pour base une combustion et une combinaison chimique, de la nature des tannins; 2° ceux qui procèdent par la volatilité simple des hydro-carbures, sulpho, phospho-carbures, etc. Ceci est à reporter en son lieu. Lorsque l'école du *stimulus* inventa ce vocable pour se jeter dans une entité indiscernable, la science ne s'enrichit que d'un mot de plus. Aujourd'hui que j'indique la volatilisation relative des éléments organiques de déplacement, comme étant la base des phénomènes de la vie, je permets à l'expérimentateur de saisir les faits *de visu*, et de choisir la graduation qui convient à son travail; en un mot, je transforme l'illusion en une réalité.

XXIV

Marche de l'énormon, amenant la chaleur naturelle et le mouvement vital.

L'animal reçoit l'étoffe de la vie, ou le *mouvement*, de tous côtés. Tantôt ce sont les aliments, chargés d'une chaleur relative, naturelle ou artificielle; tantôt c'est l'état électrique et gazeux de l'air; tantôt, enfin, c'est la lumière, qui apportent leur contingent. Mais le *mouvement*, base de la vie, est toujours le même; il ne peut varier que dans ses condensations innombrables. A l'état libre, nous ne connaissons, jusqu'ici, que l'électricité, la chaleur, la lumière; à l'état combiné, il se différencie suivant les nuances infinies des corps qui le portent. Tout le monde sait qu'un corps prend l'état solide, liquide, gazeux; suivant qu'il est pénétré d'un MOUVEMENT spécial; mouvement calorique, généralement; quoique l'électricité et la lumière amènent les mêmes résultats. En prenant l'eau pour exemple, nous la voyons chargée de moins de mouvement à l'état solide qu'à l'état liquide; et moins à l'état liquide qu'à l'état gazeux. Une expérience de tous les siècles a démontré que les aliments se digèrent d'autant mieux, qu'ils sont plus *légers;* ce qui veut dire, plus chargés de mouvement relatif. C'est ainsi que l'on travaille le pain, base de la nourriture, en le transformant par la fermentation en une masse à demi sucrée. Nos boissons fermentées sont amenées également de l'état liquide, proprement dit, à un état plus ou moins volatil (alcool) et gazeux (acide carbonique). La cuisine vulgaire consiste à introduire une certaine chaleur artificielle dans la nourriture; puis, comme nous le verrons plus tard, à leur donner encore un côté volatil et soluble. Notre organisme s'arrange de tout ce *mouvement,* si diversement condensé; il le ramène à un *même dénominateur* actif; selon ses besoins; comme un foyer bien construit peut utiliser toutes espèces de carbures pour sa combustion. La chimie se trompe singulièrement en laissant croire, trop souvent, que les corps agissent par leur composition intrinsèque seulement. Les corps n'agissent pas seulement par leur composition chimique; mais par l'état

XXIV

le l'énormon, amenant la chaleur naturelle et le mouvement vital.

eçoit l'étoffe de la vie, ou le *mouvement*, de tous côtés. it les aliments, chargés d'une chaleur relative, natucielle; tantôt c'est l'état électrique et gazeux de l'air; c'est la lumière, qui apportent leur contingent. Mais *ıt*, base de la vie, est toujours le même; il ne peut ıs ses condensations innombrables. A l'état libre, nous s, jusqu'ici, que l'électricité, la chaleur, la lumière; à , il se différencie suivant les nuances infinies des corps t. Tout le monde sait qu'un corps prend l'état solide, x; suivant qu'il est pénétré d'un MOUVEMENT spécial; alorique, généralement; quoique l'électricité et la lu- ıt les mêmes résultats. En prenant l'eau pour exemple, chargée de moins de mouvement à l'état solide qu'à et moins à l'état liquide qu'à l'état gazeux. Une expé- les siècles a démontré que les aliments se digèrent x, qu'ils sont plus *légers;* ce qui veut dire, plus chargés t relatif. C'est ainsi que l'on travaille le pain, base de en le transformant par la fermentation en une masse . Nos boissons fermentées sont amenées également de proprement dit, à un état plus ou moins volatil (alcool) carbonique). La cuisine vulgaire consiste à introduire baleur artificielle dans la nourriture; puis, comme s plus tard, à leur donner encore un côté volatil et organisme s'arrange de tout ce *mouvement*, si diver- ısé; il le ramène à un *même dénominateur* actif; se- ; comme un foyer bien construit peut utiliser toutes ures pour sa combustion. La chimie se trompe sin- laissant croire, trop souvent, que les corps agissent osition intrinsèque seulement. Les corps n'agissent t par leur composition chimique; mais par l'état

doit nous occuper physiologiquement chez elles, mais l'élément de force qui se rapporte aux condensations relatives de notre énormon, de notre condensation acquise. Le lait, provenant d'une vache nourrie aux pâturages ou à l'étable, ne présente pas seulement des variations spéciales de caséine et de matière oléagineuse; il porte avec lui, aussi bien, un *mouvement* de condensation spéciale. Il existe une écrevisse de terre qui est mortelle, pour ceux qui en mangent. Les moules, la crevette, les huitres restées trop souvent à découvert, et abreuvées de trop d'eau douce, sont toxiques; je le prouverai ailleurs. J'ai vu mourir un hercule, après un pari fait pour manger des moules de rivière. Il est rare que certaines écrevisses, vivant dans des bas-fonds, et retirées dans des trous, ne donnent pas la fièvre quand on en mange; tandis que celles qui sortent des ruisseaux courants sont fort saines. Les crabes des forêts américaines sont très-dangereux à manger; les mêmes, vivant sur le littoral, donnent une excellente nourriture. L'insolation s'emmagasine comme tout le reste; ainsi que vient de le démontrer si bien M. Niepce de Saint-Victor; et qu'avant lui je l'avais écrit dans ma *Chimie nouvelle* (pages 125 et 451). Dans l'organisme, en général; surtout dans l'organisme humain, tel que notre civilisation l'a transformé; l'appareil digestif a besoin d'un mouvement condensé artificiel, adjuvant, pour ne point nuire aux fonctions courantes; en leur enlevant ce qui leur est nécessaire, par un emprunt forcé. Sans doute, le travail intellectuel et industriel, que nous exagérons quelquefois, épuise la réserve du *mouvement* général; et force l'estomac à recourir aux mouvements artificiels dont je parlais. Voilà pourquoi l'intervention des aliments chauds; des corps liquides, gazeux, volatils, se fait sentir avec tant de violence. Je connais des écrivains qui ne peuvent digérer que des vins mousseux, et avec des vins mousseux! Balzac faisait mieux : suivant la chronique, il se gorgeait d'éther après le repas. Tout le monde sait qu'Alfred de Musset a été la victime de l'absinthe. Ces hommes illustres avaient fatalement compris que, pour vivre, il leur fallait des adjuvants gazeux! Seulement, une science médicale plus physicienne les eût garantis contre un choix volatil aussi désastreux; au lieu du régime alcoolique, on les eût mis au régime persan de l'assa fœtida; au régime arabe de l'anis, du cumin, etc. J'ai été près d'une année, moi-même, regardant en quelque sorte, chaque soir, la mort face à face; tant je sentais la congestion envahir mon cerveau; l'angoisse cholérique et indigestive frappant mon estomac d'atonie; l'instinct et l'expérience finirent par me familiariser avec les substances volatiles. Je leur dois les jours que je puis consacrer au travail. Pendant des années, j'ai lutté contre les défaillances de mouvement les plus singulières et les plus protéiques; on appelle cela, généralement, des maux de nerfs, etc., etc. Au fond ce n'est, comme je viens de le dire, qu'une défaillance de *mouvement;* une impuissance de tension, amenée par un emploi excessif et abusif de cette tension. Vous, petite maîtresse, qui mangez du bout des dents et qui vous pâmez sur tout et à propos de tout; vous, artiste, poëte, qui oubliez la table pour poursuivre une création aimée; vous, philosophes, dont l'estomac se ferme à force d'être délaissé; tandis que vous descendez dans les sombres profondeurs de l'analyse... Vous tous, prenez garde!... car la tension organique se fatigue, s'épuise; et un beau jour, à un moment donné, elle vous laisse sans armes contre la défaillance, l'angoisse, la non-digestion, l'apoplexie!... Qu'on abuse des plaisirs de l'amour ; des enivrements de la poésie ; des séductions philosophiques; l'effet est le même... destruction de la TENSION nécessaire aux organismes pour exister. Notre machine animale reçoit ses provisions de *mouvement* sous les formes les plus diverses; physiquement, par l'état électrique, calorique, lumineux; chimiquement, par les formes substantielles les plus variées aussi. Après se les être assimilées, elle les utilise viscéralement ou industriellement; avec les changements nécessaires au travail qu'on en exige. Mais dans tous ces cas les substances ingérées portent plus qu'on ne le pense en nous leur état tensionnel acquis. Cela est si vrai, que par la cuisson nous entravons ou nous exagérons cet état tensionnel qui leur est propre, et dont nous pourrions quelquefois nous trouver très-mal,

Hippocrate a dit : « Le plus long des arts consiste, uniquement, en addition et en soustraction : soustraction des éléments qui sont en excès; addition de ceux qui sont en défaut : le meilleur des médecins est celui qui, doué d'esprit géométrique et du talent d'observer, approche le plus de ce but; le moindre, celui qui s'en écarte davantage. » (Hippoc., *de Flat.*) Voilà une excellente idée, sans doute... mais comment la mettre à exécution?... En étudiant à fond les aptitudes de la matière alimentaire ou thérapeutique, dont nous venons d'esquisser seulement les grandes lignes.

XXV

Déplacement involontaire des éréthismes.

Il existe des constitutions tellement équilibrées, au point de vue des érétismes de force, que la moindre influence fait pencher leur organisme d'un côté ou de l'autre. C'est là ce qu'on appelle souvent une maladie nerveuse et qu'on devrait se contenter de désigner sous le nom de *sensibilité ultra-érétique*. Broussais a fait la meilleure peinture de cette situation dans sa *Physiologie*. Si la disposition érétique à laquelle de tels sujets sont soumis était purement nerveuse; si, d'après la croyance actuelle sur les effets névropathiques, il ne pouvait sortir de là qu'un trouble quelconque *unilatéral*, sans récurrence; il s'établirait dans l'économie un état persistant quelconque; portant avec lui des résultats appréciables; c'est ce qui n'a pas lieu. Cet état de mobilité extrême dans l'érétisme est une CHANCE d'états nosologiques MÉDIATS, mais non une *cause*. La *cause* serait seule la *fixation* d'un AFFLUX! cette mobilité donne une déplorable facilité à ces *afflux*, sans porter nullement en soi un *fait* de fixation. En voici la preuve... « Dans les grandes chaleurs, me disait dernièrement une personne soumise à cet ULTRA-érétisme, non pas moi seulement, mais ma mère et sans doute mes ascendants, nous sommes affectés d'une éruption de fausse miliaire qui part du cou ou d'une épaule et s'étend jusqu'au sommet de la tête. Avec le temps et si les causes déterminantes prennent du développement, cette éruption, si légère et si bénigne que je n'ai jamais cessé les bains froids pendant son existence, est surtout remarquable par la sensibilité retournée qu'elle apporte au tissu épidermoïde; c'est-à-dire qu'au lieu de sentir en dehors de la périphérie, de la peau, comme cela se passe dans les faits normaux, on se figure que la sensibilité la plus réelle, la plus forte, se fait en dedans de la peau, du côté des viscères. » Cette constitution singulière dans un corps d'apparence aussi robuste que celui dont je parle est un fait physiologique très-commun, qu'on n'étudie pas assez. Voici ce que m'écrivait encore, il y a peu de temps, le docteur L..., que j'ai mis au courant de mes idées sur les migrations des éré-tismes : « Je me suis habitué à suivre, par le tact, les plus petites déviations de l'érétisme périphérique que vous m'avez signalées. Dans la digestion normale, je sais en combien de temps le manger solide ou liquide fait sentir ses effets à la périphérie; si le mouvement est brusque ou lent; si l'effet est général ou local. J'ai passé en revue une partie des actes réflexes de l'économie vivante; et j'ai étudié les phases du retrait et du retour de l'érétisme périphérique au milieu de tous ces actes. C'est ainsi que j'ai parfaitement compris les dangers que fait courir le coït, et le coït trop passionné, à certaines natures pléthoriques. Les faits apoplectiques se voient, en quelque sorte, par ce tact intérieur... et je ne suis nullement surpris d'avoir lu et entendu débiter de si étranges choses aux magnétisés sur la vue intérieure et viscérale. Il est patent qu'avec du temps et de l'habitude on peut, au moyen de ce flux et reflux incessant, aller sonder les replis les plus cachés de l'économie animale. Dans l'état de repos l'homme ainsi constitué n'éprouve rien d'extraordinaire, si ce n'est cette espèce de conscience que l'habitude apporte d'une grande facilité pour ces explorations. Mais si, au lieu de rester en repos, on met en mouvement l'érétisme équilibré, par un retrait préalable, la diète temporaire, le coït, etc., l'équilibre rompu tendra à se rétablir avec d'autant plus de violence qu'on aura établi des barrières plus difficiles à franchir. Si, après une diète temporaire, on a l'imprudence de commencer par manger un potage trop chaud, par boire du vin trop alcoolique, on risque tout simplement d'être frappé d'apoplexie... Voilà ce qu'on voit se produire pour beaucoup de personnes; dont la mort se déclare dès le commencement d'un dîner, et sans motif apparent pour le médecin. L'expansion périphérique en excès va frapper le cerveau et y détermine une congestion mortelle. L'insolation est le *summum* du genre et parle de soi... Sans apoplexie ni insolation, tous les jours on peut voir ce phénomène réfléchi sur la figure de personnes éminemment sobres, mais qui mangent trop tard, au déjeuner surtout. La face s'enlumine, comme dans l'état d'ivresse, la tête s'érétise. Je connais des femmes, ne buvant que de l'eau claire, qui n'osent pas paraître en public moins de une ou deux heures après leur déjeuner; de peur de passer pour des ivrognesses. Tout cela parce qu'on ne sait pas combiner assez bien les heures de repas, pour que cet érétisme récurrent n'aille pas injecter brusquement le tissu périphérique cutané. J'en dirai autant des personnes vouées à ce qu'on appelle la couperose; cette prétendue affection variqueuse des capillaires du visage n'est souvent amenée et entretenue que par les faits d'érétisme dont s'agit; favorisés par la tendance variqueuse admise aujourd'hui, » etc. Ces faits me rappellent à moi-même un accident de laboratoire dont voici l'analyse : l'été dernier j'eus une éruption que la chaleur ne pouvait faire naître; car la saison n'était pas été assez belle et assez avancée pour la déterminer normalement. Je venais de commettre une imprudence dans mes travaux, d'où sortit un quasi-empoisonnement par l'acide sulfureux. Pendant un jour et une nuit je fus torturé par des déchirements de poitrine très-douloureux. Le lendemain je vis, toute formée sur l'épaule gauche, une éruption pseudo-miliaire dans le genre de celles que je signalais plus haut. Y a-t-il eu une coïncidence fortuite entre la chaleur atmosphérique et cet accident?... Je n'en crois rien... car, ayant été empoisonné une fois déjà par l'acide prussique naissant, au point d'en perdre la parole pendant cinq jours; une autre fois par le gaz ammoniac; j'ai toujours vu ces empoisonnements suivis d'états pathologiques spéciaux. L'acide surfureux a déterminé, je le crois, une éruption cutanée; l'acide prussique une aphonie; enfin, le gaz ammoniac, des spasmes les plus douloureux sur la vessie; après une grande incontinence d'urine. Mais dans tous ces cas toxiques, si différents, par la nature des gaz absorbés, j'ai remarqué ces déchirements douloureux de poitrine qu'on semble limiter à certains gaz seulement. Ce qui tendrait à prouver encore que le gaz sulfureux, à la faveur de la dispersion excessive de l'été, aurait produit cette espèce d'extravasion de sang qui constitue l'éruption dont j'ai parlé; c'est qu'en hiver, lorsque la dispersion périphérique est moins facile, un autre empoisonnement par le gaz sulfureux avait amené chez moi des flux sanguins, par le gosier, simulant une véritable hémoptysie. Seulement, M. le professeur Bouillaud ayant inspecté la poitrine avec la supériorité de diagnostic qu'on lui connaît, n'hésita pas à déclarer que cette espèce d'hémoptysie ne prenait sa source que dans un pur fait d'empoisonnement. Ceci prouve que les érétismes, dans leurs migrations, sont servis par tous les corps qui entrent dans l'organisme ; solides, liquides, gazeux; que nous recevons le contre-coup d'effets sans nombre, presque impercevables; qui traversent nos viscères en tous sens, sans s'y arrêter; ou qui, s'y arrêtant, établissent de là des tensions bizarres que nous cherchons bien loin de la cause secrète qui les amène.

XXVI

Analyse des phénomènes de déplacement alimentaire.

Le mouvement étant un, dans son principe; mais variable, sériel, par ses condensations, il s'ensuit qu'on peut lui donner toutes les formes, en le faisant passer à travers des corps choisis à volonté. Exposer un corps à la lumière solaire, c'est lui faire digérer du mouvement de telle ou telle façon. Si le corps est organisé, il tissera ce mouvement : au moyen de son organisation propre; et le rendra, tel que la nature lui a permis de le prendre et de le confectionner. Voilà pourquoi un reptile ne donne pas les mêmes produits qu'un oiseau; un oiseau qu'un poisson, etc. Voilà la raison aussi qui fait que toutes les substances, organisées ou non, se différencient par un mouvement acquis et condensé. Quand je prends du mercure; ce n'est pas la matière mercure qui agit sur moi; mais le mouvement qui existe en elle. Il en est de même du sucre, de l'aconit, de l'opium, des gommes, etc., etc. La *matière* de notre corps porte le *mouvement*, ou la vie, comme un flambeau porte la lumière; sans avoir rien de commun avec cette lumière. Et, cependant, l'effet photométrique augmente ou diminue, suivant que le mouvement est condensé de telle ou telle façon dans le carbure en ignition. La cire ne donne pas le même résultat économique que le gaz de la houille; la résine que l'huile de colza, etc. La loi de toutes les réactions chimiques; et, notamment, celle des phénomènes de combustion est : que les produits nouvellement unis à l'oxygène tendent à se dégager; comme si l'intervention de cet oxygène leur donnait des ailes, et les enlevait vers d'autres densités. L'analyse de l'air, faite au moyen de ballons plus intelligemment conduits, nous dira un jour, sans doute, que les phénomènes météorologiques de suspension, inexpliqués et inexplicables par les recherches actuelles, sont dus à des causes très-ressemblantes à ce qui se passe dans la calorification ordinaire. L'eau, enrichie de mouvement par l'action des rayons solaires, doit tendre à gagner d'autres densités; comme nous voyons cela se produire dans l'eau qui bout. Les parties inférieures de l'atmosphère gagnent les parties supérieures; puisqu'il s'établit un courant dans tout circuit liquide. Il s'ensuit que ces parties inférieures, plus chargées de vapeurs aqueuses, relativement, que les supérieures, arrivant en haut vers des étapes froides, réfrigérentes; elles sont forcées de se condenser outre mesure; et de nous revenir sous la forme de pluie, de neige, etc. Or, comme dans les combustions vulgaires, et dans les revirements atmosphériques dont nous venons de parler, la vie, la combustion des carbures organiques, offre une sorte de *départ;* représenté par les sécrétions en général, surtout par celles des sueurs, dont la nature est normalement acide, c'est-à-dire oxydée; tel que cela se voit dans les produits gazeux de la combustion. Qu'est-ce que c'est donc que l'asphyxie, sinon un étouffement de ces phénomènes de combustion? Si vous entravez ou si vous bouchez le tirage d'un fourneau; les gaz oxydés, la fumée, sont résorbés, et réagissent sur les phénomènes intérieurs, empêchant tout nouveau produit de se faire. Dans beaucoup de maladies, dont le choléra peut être choisi comme le type et le point de repère, la résorption des produits oxydés est manifeste. En effet, ne trouve-t-on pas constamment une transpiration supprimée ou anormale; une asphyxie des voies respiratoires; une suppression de l'urine? c'est-à-dire la résorption de tout ce qui est un résultat de la combustion organique : l'acide carbonique de l'expiration, les acides des urines, les acides des sueurs. C'est un fourneau dont le tirage est engorgé. La fumée sort par un conduit unique, dans les appareils domestiques de combustion. Mais, quoique étant fractionnée dans l'organisme, elle n'en subit pas moins une suppression et une résorption complète. Si le flux du sang se porte à l'épigastre, toute sa force expulsive n'a d'action que sur le tube intestinal, par en haut et par en bas; et sur les poumons; comme si cela se produisait sous l'influence d'un acide caché. Nous connaissons l'action des substances dites *tempérantes;* elles agissent souvent comme purgatifs; tout corps oxygéné tendant à l'expulsion. Cette expulsion ne pouvant pas se faire par la cheminée naturelle à l'organisme, c'est-à-dire par la peau, par les urines, par le poumon, etc., cette fumée revient par la porte du fourneau; c'est-à-dire par la bouche ou par l'anus, selon les cas. De sorte que le choléra ne serait pour nous qu'une résorption amenée, en grande partie, par des phénomènes identiques à ce qui se passe dans ces fourneaux. Un coup de vent fait fumer; un coup de soleil même; en intervertissant les densités extérieures, d'où naît le tirage. Bien mieux, un fourneau sur lequel vous placez du bois vert, dans lequel vous jetterez de l'eau ou seulement un corps peu comburant, fumera aussi. Voilà ce qui explique des faits qui sont vulgaires dans le choléra; comme l'ingestion du melon, des pêches; un coup d'air, une sueur rentrée, etc. Le choléra ressemblerait à ces mauvais jours d'automne, de pluie et de vent, dans lesquels il est si difficile de tenir un feu convenable. Des corps mal brûlés, simulant la fumée, débordent dans les intestins et réagissent sur l'absorption des aliments, dont ils empêchent l'assimilation; de même que la fumée, enveloppant le combustible, empêche l'approche de l'air comburant. D'après Magendie, « tout empêchement de sécrétion réagirait sur la condensation normale du sang, et produirait une extravasation quelconque. » Lorsque cette résorption se fait lentement, elle donne lieu aux hydropisies de toute sorte. Faite rapidement, le sang très-délayé subit une filtration à travers l'intestin et se sépare en deux produits. L'un albumineux, lactescent, trop liquide; qui est l'eau de riz cholérique; l'autre poisseuse, le sang noir cholérique. Le sang qui manque de tension, pour une raison ou pour une autre, quitte la périphérie, qu'il arrosait, pour se jeter sur d'autres parties; déclives ou intérieures généralement. N'est-ce pas la tension qui le globulise? Dans l'asphyxie il y a déglobulisation partielle. Dans le choléra, il y a déglobulisation complète, et séparation par faute de tension suffisante. On sait du reste, d'après Cuvier, que toute asphyxie amène un rapprochement dans les globules sanguins, et finalement, par excès, un magma globuleux; se séparant de la partie plus albumineuse, ou séreuse. Les virus produisent le même effet qu'un arrêt de sécrétion; d'où il s'ensuit qu'une morsure de serpent, l'introduction du pus, d'une matière putride, décomposent le sang; et l'amènent à des transsudations de sanie et d'albumine modifiée. On conçoit, d'après ces idées, qu'un virus, absorbant une grande part de mouvement, est moins un agent chimique qu'une cause artificielle de non-sécrétion. De sorte que les pulsations du pouls, la force éliminatrice des gaz ne se produisant plus, le sujet meurt asphyxié. Quand c'est avec l'acide prussique, il est foudroyé par l'absorption complète du mouvement vital; condensé, soit autour des molécules d'oxygène contenues dans l'organisme; soit autour des globules du sang et des vaisseaux en général. La vie respiratoire se trouve prise entre deux feux; le flux en retour épidémique, le flux arrivant par les poumons. D'après M. Mialhe, dans son article *Choléra*, on admet que la transformation de l'albumine en albuminose est en raison directe de la force cholérique. Si, d'un autre côté, l'on se rappelle que tous les chimistes, notamment M. Claude Bernard, cité par M. Mialhe lui-même, au chapitre *Pepsine*, pensent qu'un acide seul peut remplacer la prétendue pepsine; il s'ensuivrait que les produits résorbés des sueurs, des urines, etc.; acides, et chargés des éléments organiques attribués à la pepsine, suffiraient pour opérer la digestion du sang qui vient s'écouler vers les intestins; sous l'influence du courant à revers déterminé par l'infection cholérique. Alors les intestins inférieurs feraient fonction d'estomac; en digérant, en quelque sorte, le sang circulatoire attiré là malencontreusement; et qui serait éliminé en deux parties; d'après une loi très-commune dans les tissus de l'organisme; d'où il résulte des séparations en plus liquide et moins liquide.

Plusieurs auteurs ont compris que ces phénomènes de combustion vulgaire, établis dans nos foyers, représentent fort bien ce qui se passe dans l'organisme. Vicq-d'Azyr, commentant Brown, a rendu cette comparaison célèbre. M. Liebig et bien d'autres sont venus après, développant le même fait. Qu'on relise leurs diverses explications, on verra qu'ils s'en sont tenus aux vues établies dans la science officielle; gardant un souvenir exagéré du système de Lavoisier, qui les a tous précédés dans cette voie. Je n'ai vu personne s'occuper du départ alimentaire, par une sorte de volatilisation relative des substances ingérées; et, cependant, plus on avancera dans la science, plus on verra que c'est là le phénomène capital. La viande et la constitution des animaux est en raison, non-seulement de l'air qu'ils respirent; mais de la force vitale qu'ils consomment. La viande d'un canard sauvage est d'autant plus noire, plus odorante surtout, qu'il a été plus ardent, plus actif. La volatilité des éléments est manifeste ici. Voilà pourquoi on renferme les volailles pour les attendrir et les blanchir; il en est de même du veau. Les aliments peuvent faire varier tout cela. Le veau, même enfermé, qu'on nourrit avec des corps volatils odorants, perd de sa blancheur aussi bien que les poulets; il faut les laisser aux féculents, au lait caillé, fécule animale. L'oxygène, et la volatilité des substances ingérées peuvent donc en quelque sorte, par le fait, se remplacer réciproquement.

XXVII

Production de chaleur dans les êtres organisés.

Il est généralement prouvé par les nombreuses expériences qui ont été tentées sur les végétaux; notamment sur les fleurs; que ces organismes, si inférieurs qu'ils soient, produisent de la chaleur; et cela en raison même de la valeur relative de ces organismes. Nous avons longuement expliqué ailleurs (*Loi des défilés*) pourquoi et comment se produit la chaleur dans les êtres vivants; qu'il nous soit permis, ici, d'y consacrer seulement quelques développements utiles. Le poumon a été comparé très-justement à une machine aspirante et foulante. La partie aspirante regarde surtout l'anatomiste, qui nous dira comment le sac pulmonaire et ses annexes s'emplissent, sous l'effort des muscles, des nerfs, du diaphragme, etc. Mais la partie foulante de la machine doit nous occuper entièrement. Que le sang éprouve une oxygénation; autrement dire, soit soumis à une action chimique dans le poumon, personne ne peut en douter. Après s'être engoué beaucoup trop de cette prétendue combustion; qui n'est qu'une adjonction d'oxygène; on a eu le tort grave de la rejeter brusquement et de ne plus vouloir en entendre parler. Un organisme, et le sang avant tout, qui, dans la nature, présente le *summum* de l'équilibre, de la tonalisation la plus parfaite, ne souffre jamais d'*effet chimique isolé*. Il est de l'essence des tonalisations de S'ADJOINDRE les corps, de les ABSORBER, de RÉAGIR sur eux, sans en être influencées *partiellement*. Tout ce qui dans l'organisme détruit la *tonalisation*; c'est-à-dire la mise en commun influençable; polarise le composé organique; le brise, le détruit en amenant la maladie, puis la mort. Un poison, un miasme, un venin, ne sont donc pas des éléments qui aient besoin de produire des troubles pondérables dans l'organisme; des troubles fonctionnels *exprimables* par des chiffres et des rapports de grosseur; il suffit de la détonalisation des éléments CONGLOMÉRÉS. Un anatomo-physiologiste vous dira comment un corps humain réduit à un tronc informe sans membres extrêmes, sans yeux, sans bouche, sans bras, pourra vivre et fonctionner encore *relativement*; il supputera quels retranchements monstrueux pourront s'opérer sans intéresser la vie aveugle, qui se cache dans le centre viscéral. Or comment voulez-vous qu'une particule d'arsenic, dont les effets de lésion viscérale sont si faibles, qu'on ne les découvre quelquefois ni anatomiquement, ni même chimiquement; si ce n'est après les expériences les plus ingénieuses; comment voulez-vous, dis-je, que cette particule d'arsenic, par ses effets, puisse être mise en comparaison avec ces retranchements hideux, que l'anatomo-physiologiste vous déclare possibles?... C'est là, évidemment, que la physique transcendante impose au naturaliste : en lui montrant qu'on ne sort pas impunément des grandes voies rationnelles tracées par une haute philosophie... C'est là que les rêveurs prétendus; les gens qui ont plus de confiance dans l'intelligence analogique que dans les besicles à dissection, reprennent tous leurs droits. La loi des *tonalisations* constitue un élément tout abstrait, tout immatériel!... Pour la connaître et pour la suivre, il n'est besoin ni de trousses, ni de microscopes!... Il faut observer et penser!... Penser... Ce n'est pas le plus facile!... La molécule d'arsenic n'agit nullement comme lésion anatomique; elle agit comme lésion de détonalisation. Elle fait pencher la série organisée, qui soutenait les éléments complexes du liquide sanguin; comme une *sensible*, une *déterminative*, fait choir l'édifice d'une harmonie composée. Et cette destruction de la tonalisation est le plus grand et le plus sûr agent de mort pour les organismes. Si donc l'oxygène agissait dans la respiration comme agent comburant; comme *oxygène* appliqué à un *combustible*, à un carbure; l'oxygène nous tuerait tout de suite! Il n'en est pas ainsi. Ce n'est pas l'oxygène qui entre dans le larynx; c'est l'air... composé déjà équilibré. Lorsqu'on introduit un gaz seul dans ces voies, l'oxygène même, il ne tarde pas à se produire des désordres graves qui amènent la mort. Non pas encore, parce que ces gaz, seuls, se combinent chimiquement, *tout de suite*, au sang; mais parce qu'ils font *pencher*, à la longue, une tonalisation qui ne peut les supporter sans se rompre. Du reste, la réaction de l'oxygène sur le sang, dans l'acte de la respiration, indique formellement qu'il n'y a pas COMBINAISON *chimique*, mais ADJONCTION!... Les corps comburés ne sont pas si rutilants. Les oxydations ternissent généralement plutôt la splendeur des composés qu'elles ne les rendent plus éclatants. C'est ce qui avait fait dire, avec une certaine justesse, aux anciens chimistes : qu'un corps brûlant perdait son phlogistique. On a trop comparé la respiration à la combustion, en prenant définitivement pour la manifestation d'une flamme cette rutilance amenée dans le sang par la présence de l'air au milieu du poumon. L'air respiré se JOINT au sang comme l'un des éléments entraînés et enchaînés dans la tonalisation de ce liquide. Lorsque les éléments de l'air sortent de la tonalisation organique, ce n'est pas à titre d'*équivalent chimique;* mais sous la forme d'une combinaison nouvelle; postérieure, presque étrangère à l'introduction première de l'air, *comme corps défini* dans l'organisme. Dans les expirations pulmonaires et cutanées, il ne s'excrète pas que de l'acide carbonique... mais un *caput mortuum* de tous les gaz impropres à la *tonalisation* ACTUELLE. Sentez l'expiration et la transpiration d'un certain nombre d'individus... rien que par cette analyse olfactique, vous verrez que des sulfures, des hydrures, des phosphures, etc., se mêlent de la partie; sans compter des combinaisons volatiles essentielles, acides, alcalines, dont personne n'a voulu s'occuper jusqu'ici. J'ai sans doute perdu mon temps à démontrer, dans la *Chimie nouvelle*, que l'essence d'une *vraie liquidité* est la mise en commun, la tonalisation des éléments qui la composent; et que ce fait est de la plus haute importance dans les actes organiques. Que voulez-vous? la position faite de tous temps aux novateurs ne leur donnant pas la feuille des bénéfices à garder, il faut attendre que l'avenir ait fait justice des fautes du présent!... Quoi qu'il en soit, je maintiens que la véritable base des éléments circulatoires est une *liquidité* exacte, une *liquidité* puissamment *tonalisée*. L'oxygène; l'air, disons mieux; s'ajoute au sang comme élément ADJOINT, comme élément coadjuteur de force et de mouvement... Or, comment se ferait-il que ce qui se passe dans le briquet à air ne se renouvelât pas au milieu de la trame artérielle et veineuse?... surtout dans la trame artérielle : dont la contexture va du grand au petit; tandis que dans la trame veineuse, la contexture va du petit au grand; indiquant une perte plutôt qu'une adjonction. Dans notre organisme, quelle que soit la forme des canaux parcourus par le liquide sanguin; la tension inhérente à la fibre vivante; les obstacles; valvules, culs-de-sacs, étranglements, poches, nœuds, etc., semblent compliqués à plaisir, pour opérer des écluses, des défilés' Ceux-ci retardent, compriment; et surtout, condensent le mouvement accumulé dans la combinaison tonalisée, et finalement, produisent de la chaleur! La chaleur produite par la section de certains nerfs appuie encore notre principe; puisque couper un élément nerveux, c'est emprisonner le mouvement dans un défilé quelconque, d'où il ne sort qu'en se constituant à l'état de condensation supérieure. La rigidité des fibres musculaires, chez l'homme, démontre aussi à n'en pas douter, que les maladies inflammatoires lui échoient plus facilement qu'aux femmes; chez lesquelles les brides organiques se détendent plus vite en cas d'accident pyrexique; comme, chez la femme, la densité moindre de la fibre nerveuse occasionne plus de névralgies; cette fibre étant moins propre relativement à condenser un mouvement *en trop*, sans faire courir aucun risque à la machine. Du temps où les *iatro-mécaniciens* affirmaient que le frottement des liquides suffit pour produire la chaleur animale, on ne dut pas les croire; parce qu'ils n'apportaient que des faits détachés à l'appui de leur hypothèse. Aujourd'hui, on repousse la théorie de la combustion, parce que des esprits judicieux ont prouvé l'impossibilité de justifier les phénomènes accessoires à cette prétendue combustion. Mais il y a du vrai dans tout cela! .. Le *mouvement* porté dans l'organisme par l'air respiré, se trouvant arrêté dans sa course circulatoire par le cœur dont la forme lui fait obstacle; par tous les défilés auxquels il lui faut se soumettre; revêt une condensation spéciale; d'où naissent, et la chaleur animale et la force dynamique de pulsation, que nous remarquons surtout dans l'appareil artériel. Les veines, au contraire, marchant du petit au grand; ainsi que je viens de le faire remarquer, perdent nécessairement en chaleur propre; par cette loi de physique : « Tout corps qui se dilate dans un réceptacle plus vaste perd de sa chaleur acquise. » Ce ne sont plus les frottements seuls; des effets de pure dynamique, qu'on doit invoquer aujourd'hui; depuis que j'ai apporté une expérience capitale, décisive; avec laquelle on peut se rendre compte de la transformation de l'électricité libre en dynamisme : de même, il n'y a plus lieu d'errer, quand on voit, par une autre de mes expériences, le mouvement simple passer par tous les états de condensation et de décondensation possibles. Il est clair, après cela, que les admirables découvertes de Melloni, touchant son condensateur de mouvement; appelé multiplicateur calorique; se trouvent basées sur des défilés de soudures; et doivent servir de modèle à ce qui se passe dans toutes les parties de la physique; surtout de la physique organique. Si de simples soudures suffisent, en retardant le mouvement calorique, pour en condenser les effets; que doit-on dire alors de ces innombrables obstacles accumulés; qui forment des canaux capillaires, des muscles, des glandes, des viscères, des appareils, etc., etc.? Le *mouvement* élémentaire libre, ne connaît pas d'autre loi de mutation, de condensation et de forme, que la loi des DÉFILÉS. C'est elle qui fait passer l'électricité simple en cette forme de condensation nommée CHALEUR; c'est par le même moyen que cette chaleur atteint la condensation lumineuse, plus énergique encore. Voilà pourquoi la transformation du MOUVEMENT, dans l'organisme, au moyen de la respiration; et de la digestion son annexe; se montre en rapport avec le fonctionnement rapproché, puissant de ces deux actes vitaux. La chaleur, la force industrielle, sont le plus souvent en relation directe avec cette puissance de la respiration et de la digestion. La production de lumière dans les corps organisés, végétaux et animaux, est un fait si avéré, si bien étudié aujourd'hui, que je n'ai pas besoin de m'étendre sur ce sujet. Cette condensation du *mouvement*, la *lumière*, offre la dernière étape que le mouvement puisse atteindre... Et encore, les résultats en sont excessivement peu sensibles, eu égard à l'importance des effets dynamiques et de chaleur qui les accompagnent.

XXVIII

Drainage du mouvement dans les corps organisés.

Nous venons de voir comment se produit la chaleur dans les corps organisés : il nous faut expliquer maintenant, ce qui amène le mouvement dynamique ; et surtout, cette force obscure et si mal définie jusqu'ici, appelée INNERVATION. Deux opinions importantes ont été formulées à cet égard : 1° l'opinion de Haller et de ses disciples, qui regardent le muscle comme soumis par lui-même à la contractilité par l'irritabilité ; indépendamment de toute intervention nerveuse ; 2° l'opinion de Whytt (Tiedemann, IIe vol, p. 591), de Prochaska, de Legallois, qui regardent l'enchevêtrement extrême des nerfs au travers de la fibre musculaire comme la seule cause de la contractilité des chairs. Tiedemann dit, à juste titre, que ces deux opinions sont trop exclusives. En effet, si nous nous rappelons que la force générale communiquée à l'organisme, par la respiration et la digestion, s'infiltre à travers toute la masse vivante ; on comprendra sans peine que le muscle entier participe de cette force diffuse : car, l'essence de cette force est de baigner complétement les tissus. D'un autre côté, comme les nerfs semblent résumer les effets sensibles de la contractilité ; il est clair que les nerfs ont une intervention manifeste dans le phénomène. Voilà pourquoi Legallois et consorts semblent ne pas se trouver sans raisons, dans l'explication des phénomènes. Reprenez l'expérience si nouvelle et si intéressante que j'ai instituée ; en plaçant des cheveux et des rognures de baleine dans un bocal de verre abandonné à l'air libre. Si vous déversez, au milieu des cheveux contenus dans ce bocal, une source d'électricité quelconque ; statique même si vous voulez ; au bout d'un certain temps, les cheveux seront saturés d'électricité. Vous ne pourrez en faire disparaître les traces en les touchant, comme cela a lieu par la décharge de toutes les condensations électriques, inhérentes à l'électricité statique ;

pendant longtemps, au milieu de l'obscurité complète, on pourra se rendre compte des restes électriques emmagasinés, engagés au milieu des carbures et dont la présence se révèle obstinément lorsqu'on remue les cheveux; qu'on les touche avec un excitateur métallique; c'est-à-dire, décelant par sa condensabilité propre le mouvement électrique vague et diffus. Au commencement du printemps, dans nos pays tempérés, lorsque les ruisseaux remplissent encore nos campagnes; les rivières ne gardent pas le monopole exclusif des grands cours d'eau, déterminés par la position déclive de leurs lits et les pentes des terrains. Mais, lorsque la sécheresse de l'été a passé par là, les ruisseaux disparaissent; et les grands cours d'eau, seuls, témoignent de l'activité circulatoire des condensations aqueuses. Est-ce à dire pour cela qu'il n'y ait plus d'eau que dans le lit de ces fleuves?... Non, évidemment; si l'on creusait le sol, on verrait que l'eau, pour être latente, n'y existe pas moins; disséminée au milieu de la porosité des terrains. Il en est de même pour nos muscles; quand ils cessent surtout d'être arrosés par le grand torrent circulatoire du sang. Les nerfs, qui sont les fleuves, les voies ordinaires du MOUVEMENT libre, semblent être seuls propres à contenir la force!... Il n'en est rien!... S'ils la révèlent mieux alors, cela est dû uniquement à leur contexture spéciale, qui absorbe le mouvement et qui le décèle là où nous ne pouvons pas aussi facilement le saisir dans le muscle tout entier. Touchez, disais-je, avec la main, les cheveux contenus dans un bocal, et préalablement électrisés; vous ne ferez apparaître aucune trace d'électricité!... Au lieu de la main et d'un corps non condensateur, prenez un corps qui soit apte à dévoiler l'électricité diffuse, en la recondensant; par exemple, une tige métallique, vous verrez immédiatement réapparaître l'électricité! Le nerf, par sa composition intrinsèque, sert comme les canaux de drainage, à soutirer et à rassembler, *en cours apparents*, les éléments diffus du mouvement général. Le système nerveux fait fonction de drainage à la force diffuse!... *il ne* PRODUIT *rien !*... il RASSEMBLE!... Une fois cette force CANALISÉE, qu'on me permette cette expression, elle devient propre par sa condensation et sa quantité relative même, à de plus grands effets, à de plus grands efforts. Là, où la force organique, *diffusée* à travers la masse charnue, ne saurait rien réaliser; cette force organique devient utilisable, productive; au moyen de sa transformation en masse déterminée; concordante et concomitante! La circulation sanguine commence par abreuver les tissus, d'une force générale qu'elle a reçue des éléments solides, liquides, gazeux qui la composent; toute la machine se pénètre et se nourrit de cette pluie bienfaisante... Mais il faut des canaux récepteurs, pour accaparer et centraliser ces effets importants; ces effets utilisables, surtout, qu'on attend d'un organisme aussi richement doté. Voilà la première fonction des nerfs!... C'est ce que Muller (p. 506, Ier volume, *Physiologie*) a fort bien entrevu, lorsqu'il a dit que la sensibilité se perd là où la circulation s'interrompt. Maintenant, ils charrient, de la périphérie au centre, du centre au cerveau, les condensations réalisées; et, de là, sortent les effets spéciaux de mouvement volontaire, de sensibilité; plutôt portés à l'état sensible vers le cerveau que créés par lui de toutes pièces. Le cerveau ne *crée pas de force;* il organise celle que lui *ramassent* les fibres nerveuses les plus déliées. Le cerveau est le CŒUR de la force organique!... Comme le cœur centralise et rhythme la propulsion de l'ondée sanguine; le cerveau centralise et organise les fonctions, bien plus compliquées encore, de l'ondée nerveuse!... De même que le cœur détermine et mesure la marche de la circulation sanguine; de même aussi le cerveau détermine et règle la marche de l'utilisation des forces qui passent dans sa masse nerveuse. Voilà pourquoi le sang, *quoique porté des capillaires* vers le cœur, a besoin de revenir du cœur, pour faire vivre les capillaires. Voilà pourquoi la force nerveuse, quoique *soutirée par les nerfs capillaires,* a besoin de revenir du cerveau pour faire vivre les nerfs capillaires. Sans cette double condensation et double centralisation, la force circulatoire et nerveuse se répandrait en aveugle au travers du corps; reproduisant cette diffusion élémentaire, d'où la belle construction des grands organismes l'a fait sortir. La physiologie s'étonne tous les jours des convulsions, des spasmes, des mouvements obscurs, des crispations, etc., qu'elle voit se produire après certaines lésions anatomiques... Rien, pourtant, n'est plus compréhensible!... Cela doit arriver chaque fois qu'un obstacle quelconque empêchera la relation de la partie lésée avec la centralisation dirigeante... La force diffusée dans les muscles agit malgré sa séparation d'avec le cerveau ; non pas, comme on le dit, au moyen de quelque rapport caché avec les centres ganglionnaires affectés aux grandes cavités viscérales; mais par la puissance même du drainage des nerfs vraiment automoteurs; seulement, dans ce cas, le mouvement est saccadé; sans liaison, sans utilisation; ni consciente ni industrielle. Tous les jours, des douleurs atroces, sous le nom de crampes, etc., nous arrivent, sous l'influence d'un obstacle quelconque; interposé entre la force drainée par les nerfs locaux, musculaires, et le centre organisateur, répartiteur... le cerveau!... Il faut pourtant que cette force *drainée*, soutirée, se fasse jour par quelque endroit!... De là, ces tiraillements énormes, ces secousses douloureuses ; qui se terminent au moyen d'une nouvelle diffusion, sans doute; ou d'un effort, qui rouvre la voie obstruée vers le cerveau, dispensateur et régulateur des forces de détail. La force directrice du cerveau est bien moins instantanée qu'on ne le pense; dans son afflux vers ce centre répartiteur; comme de ce centre vers la périphérie. Le nerf draineur conserve passablement de force *adhérente* à sa contexture, qui ne va pas au cerveau; de même, après avoir reçu le commandement du cerveau, il garde encore assez de temps l'impression de ce commandement, pour que les actes qui en sont la conséquence soient loin d'être brefs dans leur exécution comme la pensée à laquelle on les compare trop souvent. Le cerveau reçoit l'afflux nerveux ou rhythmique, sans organisation préalable!... il le rhythme et lui imprime une organisation spéciale... Cette rhythmique et cette organisation subsistent, assez de temps, pour n'être nullement contemporains de l'acte qui leur donne naissance. Le cerveau agit presque *matériellement* sur le mouvement nerveux, en lui imprimant une forme spéciale, appropriée au but qui la sollicite. C'est pour cela que les animaux inférieurs continuent à exercer certains actes organiques, longtemps après que le tronc est séparé de l'encéphale. Dans l'homme, que d'exemples peu connus dont on se cache même, qui dénotent une persistance très-prononcée du travail organisateur cérébral. Coupez la tête à un oiseau, brusquement et bien net; vous verrez ce corps produire des mouvements UTILES d'abord... il cherchera à fuir! Puis, *à mesure*, cette utilisation de la force nerveuse s'affaiblissant; les mouvements de son corps ne produiront plus que des saccades vagues, obscures; non utilisées! Il en sera de même pour la tête détachée du tronc : si vous touchez la pupille libre avec un poinçon, la paupière se fermera, pour éviter votre atteinte ; le bec s'ouvrira, comme pour piquer, pour crier ; enfin, on ne verra bientôt plus dans cette partie que des spasmes obscurs. A force de répéter cette expérience sur divers animaux ; j'ai pu me rendre un compte exact, montre en main ; du temps que persiste, chez chacun d'eux, la dispersion de la force TRAVAILLÉE par le cerveau dans un but utile. Puis, le temps que met à s'écouler la *force* adhérente intimement au nerf ; qui n'a pas de rapport direct avec la force élaborée par le cerveau. Il y a la même différence, entre ces deux forces que celle qu'on rencontre entre le sang veineux et le sang artériel. La force qui adhère au nerf, sans avoir passé par l'officine du cerveau, ne se mêle pas plus à celle qui a subi le travail intracranien que le sang veineux ne se mêle au sang artériel. Comment cela ? me dira-t-on. J'en laisse la réponse aux anatomistes !... On a déjà bien trouvé la localisation du mouvement et de la sensibilité dans les racines nerveuses ; il n'est peut-être pas si difficile de tracer l'itinéraire exact de ces deux afflux de mouvement... C'est le nerf de la *sensibilité* qui préside, *in globo*, aux mouvements DÉFÉRENTS ayant lieu entre le muscle et le cerveau ; comme c'est le nerf du *mouvement* qui régit l'action RÉFÉRENTE qui se passe entre le cerveau et le muscle. Les détails de tout cela regardent l'anatomiste ; ainsi que je le faisais observer. Le nerf de la sensibilité est donc chargé de mouvement simple, quoique condensé ; tandis que le nerf du *mouvement* rapporte au muscle un mouvement *organisé*. J'ai fait voir ailleurs que l'angulaison du nerf de la sensibilité porte au cerveau une impression *topographiée ;* d'où le cerveau peut tirer un jugement et organiser des commandements ; c'est donc avec ces matériaux que l'organisme procède. A l'approche d'une impression externe, le nerf de la sensibilité chargé de mouvement libre, et pur comme une feuille de papier blanc, photographie cette impression au moyen de la construction angulatrice dont il est pourvu ; et, l'effet opéré, il porte au cerveau ce mouvement impressionné ; et seulement impressionnable avant cela par la sensation externe. D'un autre côté, les forces libres possèdent une faculté qui n'a pas été dévolue aux liquides dans une même mesure ; c'est que ces forces peuvent couler en sens contraire, côte à côte, sans se confondre, sans se nuire ;

comme il appert de la pratique de la télégraphie électrique et de tant d'autres phénomènes de physique expérimentale.

Maintenant que nous venons d'élucider rapidement les phénomènes nerveux, il suffit d'un mot pour rappeler ce qu'on doit entendre, par le mot irritabilité. Voulez-vous envisager l'irritabilité au point de vue UTILISABLE; au point de vue des fonctions organiques vivantes, agissantes, vous avez affaire à la force élaborée par le cerveau; à la force susceptible de produire un travail ou conscient, ou industriel !... Ne vous adressez-vous, au contraire, qu'à un morceau de muscle que vous instillez; après sa séparation d'un organisme, naguère vivant... à moins de prendre le muscle tout de suite, après sa séparation de l'animal vivant, et même en bloc; vous ne rencontrerez là, qu'une force adhérente au nerf disséminé dans le muscle; ou à la force rediffusée par le nerf dans ce muscle; selon les cas. De même qu'après la mort, les liquides de l'organisme s'épanchent de leurs canaux normaux pour envahir la chair entière... de même, la force primitivement drainée par le nerf s'extravase aussi; et gagne, de nouveau, la masse organique d'où elle était sortie, sous l'influence du nerf collecteur. Les vivisecteurs ont fait l'analyse des ficelles nerveuses qui meuvent notre pantin organique; mais cela, au point de vue des détails de la mécanique... Ils ont indiqué quelle portion de l'encéphale, du rachis, et des annexes commande à telle ou telle fonction volontaire ou involontaire !... Il n'est pas aussi ordinaire, qu'on ait étudié, comme je l'ai fait, le travail nerveux sous un aspect général. En un mot, on s'occupe trop peu de la séparation des effets nerveux, propres à la fibre nerveuse elle-même, adhérents à cette fibre, sans modification cérébrale ; puis, cette force nerveuse élaborée par le centre crânien, retournant vers son point de départ avec le cachet d'une direction centrale. Ai-je besoin de dire que le mouvement DIFFUSÉ dans la masse d'un organisme n'aura besoin d'être drainé par des nerfs ; d'être réparti en des canaux spéciaux ; que dans les cas spéciaux aussi, où cet organisme sera appelé à produire des effets industriels compliqués ? Quelle différence n'existe-t-il pas entre les *monas termo, atomus, punctum*, les *volvox*, les *gonium* et les mammifères de l'ordre le plus inférieur ; entre ces derniers et l'homme?... Il y a des êtres pour lesquels la force diffuse suffit... qui ne se meuvent que spasmodiquement. A quoi bon, alors, des nerfs?... encore mieux, à quoi bon un cerveau?... Une école nombreuse de physiologistes a reconnu un mouvement automate aux globules disséminés dans les courants circulatoires; mais personne n'a su expliquer ce phénomène très-réel. Il est clair pour nous que l'organise tout entier vibre sous la force diffuse, qui s'y accumule, qui s'y empile!... Qu'y a-t-il donc d'étonnant à ce que ces globules soient doués d'un mouvement de progression automate? Quand je dis vibrer, ici; comme je l'ai déjà dit à propos des mêmes faits ailleurs déjà; je n'entends pas pour cela que la fibre nerveuse ait besoin de se constituer dans un état de rigidité quelconque. On fit autrefois la guerre à la théorie nervosienne mécanique avec cet argument prétendu victorieux, qui consiste à dire que la fibre nerveuse n'a rien d'assez consistant pour lui permettre une vibration. Cela pouvait arrêter les mécaniciens, qui ne voyaient alors que des causes purement matérielles en physiologie... Mais, aujourd'hui, cet argument produit contre eux, et répété en face des allures du mouvement, que les découvertes nouvelles nous font connaître, deviendrait parfaitement ridicule. Avez-vous besoin d'un fil rigide, exact, pour atteindre en électricité aux faits caloriques et lumineux que nous voyons se produire autour de nous?... En aucune façon. Les fils électriques sont tous mous, contournés; et cependant leur action n'est pas moins réelle. Ce n'est pas le fil qui vibre, qui se tend, qui agit; c'est le mouvement auquel il sert uniquement de support. Or, le mouvement, où qu'il soit, de quelque façon qu'on le suppose établi, reste toujours tendu; car, la tension est son essence même! Et la vibration n'est qu'une modalité de cette tension. Toutes les fois que la masse vivante n'aura pas besoin de recourir à des faits de *sensibilité* et de *motilité intelligente*, elle pourra évidemment s'en tenir, comme mécanisme, à la force *diffuse* qui pousse toute la masse liquide. Tout se meut dans les organismes; et cela n'est guère étonnant; puisque dans une ampoule de verre on voit les liquides inorganiques, des parcelles minérales se mouvoir en masse, sous l'instillation de la chaleur. Il existe, dans la hiérarchie animale, des êtres réduits à la locomotion obscure de nos globules sanguins!... Ces globules de notre circulation ne sont même peut-être pas autre chose que des animaux inférieurs, *sui generis*, qui participent aux évolutions générales dévolues, en principe, à l'organisme général. Les entomographes ont vu la nature entière livrée aux morsures dévorantes d'animaux presque imperceptibles et infinis dans leur nombre; qui pullulent partout; qui fondent des organismes, par le même procédé qu'ils les minent, et les détruisent bientôt. Il n'y a rien de philosophique dans ces vues, réellement étroites.... Les organismes sont composés de parties sans nombre; lesquelles parties s'emparent de la force condensée dans la masse générale, au prorata de leur puissance d'accaparement; et à leur forme plus ou moins disposée en appareil complexe; c'est-à-dire, en machine de haute production. Le globule vivant prend, en force motrice, tout ce qui lui revient selon sa nature; comme un viscère de premier ordre accapare tout ce qu'il peut porter. De même qu'il est très-difficile d'établir une ligne de démarcation sérieuse entre le règne animal et le règne végétal; de même, je regarde comme très-osé, de fixer la différence qui existe entre un véritable être à soi, un animal, et ces existences liées à des organismes; quoique déliées de toute chaîne apparente et directe; comme cela serait pour les globules du sang. La nature est tellement enchevêtrée dans ses productions, que je vois dans ces distinctions plus de puérilité que de savoir réel. La pensée philosophique doit tout dominer... Un animal ne devrait être reconnu pour tel, que lorsqu'il se montre pourvu d'organes, qui tournent à son utilité propre; plutôt qu'à celle d'une machine étrangère. Voilà, selon moi, la vraie pierre de touche de l'animalité sérieuse. Aux expériences si nombreuses, tentées sur les liquides organiques des végétaux et des animaux; par Tréviranus, Schultz, Mayer, Mayen, Hedwig, Nees, Amici, Guillemin, Brongniart, etc., j'ai joint des études qui me sont propres; d'où il résulte formellement que dans toute machine composée, ayant une vie synthétique, il se rencontre CONSTAMMENT des corpuscules plus simples qui enrichissent les liquides de circulation; et ce sont bien ces corpuscules en mouvement, qui s'adjoignent à l'économie des êtres supérieurs, pour augmenter ou pour entretenir sa propre constitution. Gardons-nous donc avec Saussure, Hedwig, Gahagan, Brugmann, Coulon, Townson, Carradori, etc., de penser que le mouvement est imprimé aux corpuscules animés, par une force inhérente aux parois plus ou moins contractiles des vaisseaux portant la circulation!... La force est inhérente *à toute la masse vivante*. Mais combien n'est-elle pas plus sensible dans le corpuscule libre, détaché au milieu d'un liquide circulant, que dans la fibre plus ou moins rigide qui contient les liquides et les corpuscules! Voilà pourquoi les mouvements obscurs, si difficiles à percevoir dans la fibre vasculaire, ont été niés par beaucoup de physiologistes; tandis qu'on rencontre peu de contradicteurs à l'hypothèse du mouvement des corpuscules circulants.

XXIX

Intelligence attachée au mouvement en soi.

Ce que nous avons dit au sujet des organismes animaux rend bien facile ce qui nous reste à expliquer touchant les organismes végétaux. Dans ces derniers, la compression du *mouvement* libre est rendue plus difficile que chez les animaux, par la structure extrêmement divisée et séparée des feuilles et des branches. Chez eux, il n'existe guère de point central où le mouvement se draine et s'organise. Cependant, ces deux phénomènes se produisent, quoique obscurément. C'est à cela que servent ces nœuds, ces retraits, ces enchevêtrements, ces bourrelets; ces concrétions de densité supérieure, qu'on aperçoit dans les tiges ligneuses; qui sont frappantes dans le chêne, dans le hètre surtout, et qui portent le nom vulgaire d'ÉMAIL. De même, la force tendue dans les troncs végétaux choisit le point central de la moelle pour revêtir là un rudiment d'organisation sensible et volontaire. Assurément, il y a aussi loin des effets produits sur cette moelle et le cerveau qu'il y a loin entre la pensée dirigeante et l'obscure contractilité observée dans les végétaux. Cependant, il y a quelque chose; et ce quelque chose tient à la chétive centralisation de la force libre au milieu du tronc, des branches, des ramoncules, des nervures, des feuilles, etc. Comme c'est dans les feuilles et les fleurs que l'organisation du mouvement est le plus sensible; c'est dans les fleurs et les feuilles aussi que le mécanisme de cette organisation est le plus apparent aussi. Dans le tronc presque inerte des grands végétaux, à peine trouve-t-on autre chose que les concrétions organiques que nous signalions il y a un instant; mais dans les fleurs et dans les feuilles, dans certains ramoncules même, le drainage séparatif de de force apparait avec toute sa réalité. Il n'est pas étonnant de voir produire à ces appareils compliqués des mouvements compliqués aussi, qui se rapprochent des organismes animaux. Tels se montrent les oscillaires, le sainfoin oscillant, la sensitive, etc. On a déjà constaté des phénomènes de déplacement partiel, bien inattendus, dans l'économie des végétaux; je crois qu'on en apercevrait bien d'autres encore, si l'on voulait s'astreindre à des recherches tournées dans le sens que j'indique. Je dois dire pour les végétaux ce que j'ai dit pour les animaux. Le mouvement est le même dans toute la nature... ce sont les organismes qui le différencient... et cela se rapporte aussi bien aux tendances intellectuelles de ce mouvement, en dehors des animaux, qu'aux allures mécaniques qui lui sont vulgaires. Ainsi, je crois que le mouvement organisé dans un liseron est tout aussi intelligent que l'esprit même de Descartes; quand je compare seulement la matière organisée à la matière organisée. Ne doit-on pas aller plus loin... lorsqu'on voit des afflux de force, électrique ou non, opérer ces transports merveilleux dans la matière non organisée? Jusqu'ici, la physique, à peine remise encore de l'ébahissement que lui a donné la galvanoplastie, a cru philosophiquement sortir d'affaire en rejetant tout le phénomène sur le compte des courants électriques!... Y a-t-il rien de plus superficiel et de moins réfléchi, en fait d'explication rationnelle?...Vous, physicien ou chimiste, vous établissez un état qui amène cette polarité électrique, cause apparente et prochaine du phénomène... c'est fort bien... Mais quelle est, dans la nature, la cause qui conduit l'élection de la molécule sur la molécule?... Un courant produit n'est qu'une force ouverte, mise en jeu!... Pour la direction de cette force, pour la marche, pour ses errements constants, comment vous tirerez-vous de là?... On n'a répondu à cela que par la constatation des polarités... J'accepte donc votre CONSTATATION des polarités; seulement comme fait constaté: je réclame pour le principe supérieur!... Sans cela, à moins de retourner à Malebranche, qui ferait de Dieu un industriel en métaux, je vous défie de ne pas admettre une intelligence première dans la molécule... l'intelligence de la polarité!... Tout dans la nature est donc soulevé par le MOUVEMENT... et soulevé, non pas quant au poids et au volume, comme le croyait Newton... mais soulevé avec une intelligence COMPLÈTE de l'acte à réaliser. L'intelligence de ces actes ne varie, ne fait défaut, que dans les cas supérieurs des phénomènes de mouvement composé; que nous devons assigner à la matière puissamment organisée... Et à la nature humaine, notamment! Le mouvement qui préside à la polarité métallique se trompera rarement, à supposer qu'il se trompe... Ce même mouvement attaché à des insectes, à des êtres inférieurs, n'étant pas balancé par cette espèce d'équilibre, le jugement, établi dans les centres cérébraux, ne se trompera guère non plus. Il faut arriver aux êtres pourvus du sens crânien, et qui en abusent, le plus souvent, pour rencontrer ces abus que la combinaison compliquée des actes de mouvement entraîne avec elle! Le *mouvement* est donc doué de FORCE et d'INTELLIGENCE; *in se;* par lui-même, initiativement et intimement!... c'est pour cela qu'il n'y a pas lieu d'aller chercher ailleurs le pourquoi de cette *intelligence*, attachée *de droit* à cette force... Mais le COMMENT! c'est-à-dire la constitution intellectuelle du mouvement?... Elle a lieu selon les états de condensation et d'organisation qui lui incombent au milieu des phénomènes. Les anciens ont presque toujours cru et professé que la force est attachée à la matière, en tant que force seulement et sans intelligence. Les modernes ont admis, le plus souvent encore le cas contraire; que l'intelligence existe en dehors de la force motrice. Ces deux façons de voir la nature ne mènent à rien; car les phénomènes importants que nous sommes à même de contempler aujourd'hui prouvent que le *mouvement* porte l'*intelligence* EN SOI, et que le plus et le moins d'intelligence dans les phénomènes ne tient qu'à la condensation et à l'organisation relative des éléments de ce *mouvement*. L'*intelligence* suit donc la force, comme une MODALITÉ de cette *force;* et non comme un ACCESSOIRE, un ASSOCIÉ; encore moins comme un ANTAGONISTE!... Hippocrate a bien su le dire!... Pour les hommes à courte vue, nous rencontrons toujours deux erreurs, qui se balancent réciproquement à travers l'histoire des doctrines. La première erreur nie les lois de la physique, quand elle s'étaye sur une sorte d'ontologisme divin. La seconde, passablement athée, nie l'intelligence au mouvement; de peur de trouver Dieu caché sous ces phénomènes. Elle n'admet absolument que des lois d'une physique immédiate. Ce qui revient à dire, pour un vrai philosophe, 1° que les sens repoussent la cause *médiate*, celle qui doit expliquer le fait d'*élection* moléculaire; pour s'en tenir aux *courants*, aux *afflux*, à l'horreur du vide, à l'attraction, etc., etc.; 2° que les autres nient le phénomène immédiat, les voies ordinaires de la physique, pour rester dans leur ontologie préconçue. Dans cette école, semblent se placer tous ceux qui ont fait marcher le monde en automate; mais en automate mû, constamment, par une ficelle divine. Pour comprendre la physique transcendantale, il ne faut pas perdre un instant de vue que les phénomènes sont régis par DEUX principes constants... Le principe **MÉDIAT** et le principe **IMMÉDIAT**... le principe **INTELLIGENT** et le principe **PHYSIQUE**... Le principe *physique* est toujours à la *superficie*;... c'est lui qui nous montre la molécule obéissant à des courants, à des flux, à des attractions apparentes... Mais qui est-ce qui dirige ces *élections* dans les courants? C'est la similitude ou la dissimilitude de matière... La polarité... direz-vous!... Vous reculez la réponse, voilà tout! Car, pour que la matière reconnaisse et aborde la similitude ou la dissimilitude de rapports, il lui faut une force d'ÉLECTION... Eh bien, c'est cette *force d'élection* que j'appelle l'*élément* **INTELLIGENT** du *mouvement*. Si nous n'avions à faire qu'à des courants électriques, la physique à *principes* **IMMÉDIATS** aurait beau jeu à nous montrer le *positif* et le *négatif* répondant à tout... Les phénomènes innombrables qui s'accumulent en physique, depuis quelques années, nous poussent de force vers les lois transcendentales de la nature. Dites-moi ce que l'idole neutonien, l'attraction, a valu à l'avancement de la physiologie... C'est ainsi que les parties noires d'une gravure attirent l'iode... que les parties photophores des composés chimiques attirent et emmagasinent la lumière... que les minéraux attirent l'humidité..., etc., etc. Il se produit dans la nature entière un phénomène général d'électivité et de TRANSPORT INTELLIGENT. Quand un physicien a trouvé son *négatif* et son *positif*, il ressemble au médecin qui a mis la pointe de son instrument sur une petite fibre nouvelle; il croit tout savoir désormais... Pourquoi ce *positif* et ce *négatif* se rencontrent-ils ou se répondent-ils avec une si grande exactitude?... Parce que!... répond le physicien... et au parce que vide il n'ajoute rien... Cette constatation des états électriques ne présente que l'état d'une explication immédiate du phénomène; la première étape du raisonnement; reprenant à l'inverse, à rebours, l'ordre de ces phénomènes! Avant qu'il y ait un *positif* et un *négatif* de créé pour l'APPARENCE... il y a une élection et une force d'émises!... comme avant que le *nerf* se tende ou agisse dans la machine organique, pour produire un effet moteur, il y a le commandement électif du cerveau. Toutes les fois que le physicien aperçoit un phénomène mécanique, il s'en tient là; il nie, de par le phénomène, le principe médiat supérieur... il nie l'*intelligence* à la *force!* Certains ontologistes font mieux encore... ils nient la physique et les phénomènes d'un seul bloc. Ne cherchant l'explication de la nature que dans leur imagination, ils placent leur doigt sur leur crâne, et disent, en parodiant le mot de Médée : Mon cerveau... et c'est assez! Voilà les deux écueils entre lesquels l'esprit humain se balance depuis des siècles. Tout le monde comprendra, après l'examen des doctrines de la physique, que j'ai fait ailleurs si amplement (*Chimie nouvelle*), qu'ici j'ai entendu abstraire ces éléments de doctrine, plutôt que de classer des faits d'individualité enseignante. Car l'homme du fait superficiel et l'homme de l'ontologisme peut se rencontrer chez le même individu; c'est ainsi qu'on voit des écoles graves invoquer ces phénomènes, comme seule base des études; et adorer l'attraction newtonienne; qui n'est pas autre chose qu'un fétiche ontologique, destiné à se passer de recherches plus profondes et plus multipliées. Il se forme, entre l'école du phénomène et l'école ontologique, des mélanges si étranges, qu'on ne peut, par l'imagination, arriver aux absurdités qui en naissent. C'est ce greffement bizarre qui constitue le gâchis doctrinaire des temps modernes; d'où l'on ne sait comment se tirer, une fois qu'on a eu le malheur d'y mettre les pieds.

Quant à moi, je prétends ceci : « *Tout mouvement est intelligent.* » J'ajouterai même : « Tout mouvement est d'autant plus infaillible dans son action, qu'il est moins entaché de libre arbitre; en un mot, qu'il est d'autant plus sûr de lui-même, qu'il est moins compliqué! » Expliquons-nous : la philosophie pose la raison comme partant, uniquement pour point-type, du cerveau humain. Aussitôt qu'on sort de là il n'y a plus rien de sérieux... Animaux, plantes, tout est voué à un déplacement de plus en plus aveugle! L'avenir va retourner cette formule!... Montrant le mouvement doué d'intelligence, *in se*, il fera comprendre que l'on a confondu l'intelligence et la conscience; la puissance et la liberté! Les mouvements organiques du polype sont autrement sûrs que ceux de l'astrologue qui se laisse choir dans un puits; en quoi diffèrent-ils donc?... Par la conscience et la liberté. Or, qui est-ce qui donne la conscience et la liberté dans les organismes? Ce sont ces carrefours du mouvement dont je parlais plus haut, nommés ganglions, plexus, rachis, hémisphères, etc. Ce sont ces centralisateurs de force, qui en même temps font fonction d'espèces de plaques tournantes, d'où naissent par un mécanisme divin, et cette conscience et cette liberté qui font l'honneur de notre espèce. Le mouvement élémentaire, lui, est comme la voie ferrée, sur laquelle la marche est indéviable, quoique très-puissante. Niez-vous la possibilité d'une direction intelligente sur cette voie ferrée, parce quelle est rectiligne?... Non, le fait est trop patent! Pourquoi nier alors la direction intellectuelle concédée par Dieu au mouvement... même fort simple, correspondant à la direction rectiligne?... Il n'y a pas lieu de distinguer! De ces idées, si aventurées aujourd'hui, sortira plus tard un monde nouveau.

XXX

Localisation de l'énormon.

La doctrine, en ce qui concerne les sympathies et les synergies, a mêlé ensemble les phénomènes les plus disparates. Les sympathies, pour nous, reconnaissent deux voies principales. D'abord, les effets de levier dont nous avons parlé ailleurs et dont les résultats montrent particulièrement des efforts musculaires. C'est là qu'on voit apparaître les mouvements variés qui naissent d'insertions diverses au milieu des tissus fibreux. Ensuite, se distinguent les effets de migration des érétismes qui se sont jetés sur tel ou tel point de l'organisme, à cause de telle ou telle alternative pathologique. Les fluxions de la tête, dans les maux de dents, nous offrent un exemple frappant de ces mouvements en retour qui se confondent souvent avec des métastases inclassées. C'est à cause de la difficulté d'assigner un centre certain au principe vital que les médecins de toutes les époques ont tant varié sur le siége réel de l'énormon. Les uns le placent dans l'estomac, les autres dans le cœur, le diaphragme, la poitrine, le foie, etc. Ils ont eu tous raison !... Car l'énormon, étant un centre qui s'équilibre... dans tel sujet il sera ici, dans tel autre il sera là. Bien mieux, de sa position haute ou basse dans l'organisme; à droite ou à gauche; superficielle ou profonde; dépendent les natures diverses de l'homme; son caractère, son tempérament, ses affections, etc. N'avons-nous pas un pendant complet de ce phénomène dans la création des modes majeurs et mineurs en acoustique? Si le centre modal, la médiante, est placé en haut; vous possédez les tons majeurs avec toutes les propriétés de gaieté, d'animation, de courage, de fermeté, etc., qui distinguent leur organisation. Si, au contraire, vous avez affaire aux médiantes abaissées, aux tons mineurs; de là, naît aussitôt la tristesse, la crainte, la faiblesse, l'hésitation, les idées noires, etc. Un homme chez lequel l'énormon se tient haut ne doute de rien, ne s'étonne de rien, ne recule devant rien. Tels devaient être Xerxès, Attila, Murat. Il existe un genre mixte en musique, inconnu dans notre pays, qui consiste en un balancement des médiantes entre les modalités majeure et mineure; cette modalité mixte est propre aux peuples enfants ou arriérés; et désigne généralement ou l'indécision ou l'apathie. Dans le monde des salons, ceux qui sont organisés ainsi sont dits avoir de l'*humour*, de la fantaisie, du caprice, etc. Les jeunes gens, hommes et femmes, reconnaissent cet état comme général chez eux. Pour l'homme il va en descendant jusqu'à la tombe; amenant les maladies d'estomac, de foie, d'intestin, de vessie, et finalement l'hydropisie des membres inférieurs. Chez la femme, le premier état d'indécision persiste. C'est de là qu'on a tiré la conséquence de ses faiblesses, de ses légèretés, de ses fautes... Mais la vieillesse finit par agir sur elle, quoique moins tôt et moins sûrement que chez l'homme; et elle devient en proie aux mêmes difficultés que l'homme. Chez l'enfant, l'énormon est plus près de la tête; aussi

12.

l'enfant rit-il facilement; et les spasmes, les mouvements nerveux, se remarquent-ils particulièrement à cet âge du côté de la face; rarement vers les membres inférieurs. Je dirai en son lieu comment la folie vive est la fixation de l'énormon du côté de la boîte crânienne; comme l'hypocondrie est une fixation de l'énormon du côté du foie. Les fous gais montrent l'exagération de leur tempérament casse-cou. Ils ne doutaient de rien dans la santé; ils brisent tout dans leur frénésie. Les hypocondriaques étaient timides, peureux dans l'état de santé... Ils auront peur de tout dans la maladie. Ceux qui se pénétreront bien des idées acoustiques verront à n'en pas douter que l'énormon n'est pas une certaine bête ayant plumes, bec et ongles; nichée dans un petit coin de l'organisme comme un bombyx dans son cocon. L'énormon est surtout tendu à travers nos organes, dont le point central, le point d'équilibre et de balancement s'établit plus ou moins haut, plus ou moins bas dans ces organes. C'est là ce qui fait et la variété et la puissance des combinaisons de forces qui distinguent les sentiments des animaux et de l'homme en particulier.

XXXI

Condensation relative du mouvement par les nerfs; tempéraments.

Il est facile de prévoir, d'après tout ce que nous avons dit, combien il devra se produire de variations dans les organismes en vertu de la condensabilité spéciale de leur matière intime. L'enfant ne condensera pas comme l'adulte; l'adulte comme le vieillard; la femme comme l'homme; en général la femelle comme le mâle. De là ces différences morales et physiques qu'on retrouve dans les âges, les sexes, les pays, les origines, les familles, les habitudes, les religions, etc., etc. Qui n'a connu, comme nous, des personnes très-sensibles; très-poétiques même, dans les premiers âges de la vie, et qui sont devenues dures, avares, cruelles, en vieillissant? Cette rigidité du mouvement nerveux a un inconvénient extrême, en ce qu'il amène des résolutions forcées entre les parties polarisées de ce mouvement. Tout individu qui sera doué d'un système nerveux trop condensateur sera violent, colère; mais peu opiniâtre dans ses passions; à moins qu'il n'en recommence l'exercice par saccades. C'est là ce qui a fait dire de certaines gens qu'ils ne mettent pas de moelleux dans leurs actes. Les tempéraments naissent, en partie, de cette disposition résultantielle des nerfs. En effet, selon que les liquides de l'organisme s'établissent dans la machine, suivant une proportion donnée, les nerfs drainent et emmagasinent le mouvement qui en provient; et, en représentant la somme de force qui leur est confiée, constituent ce qu'on appelle le tempérament. L'individu qui charrie un sang chargé d'eau et d'éléments blancs ne fournira pas aux nerfs la même condensation que celui qui promène dans ces canaux les liquides embrasés du sang globulaire rouge et des produits bilieux. Nous verrons plus tard quel rôle joue l'albumine par son introduction dans le sang, d'une façon anormale. Quand l'albumine se rencontre là en excès, il se crée des états nerveux tout spéciaux qui déterminent la langueur dévolue au tempérament lymphatique: tandis que les individus tourmentés par un excès de bile mêlé à la circulation se montrent inquiets, difficiles, remuants; toujours prêts à exercer des tyrannies et des vengeances. C'est donc bien moins la quantité du sang que sa qualité qu'on doit avoir en vue dans l'analyse des tempéraments. Marquer un tempérament du nom de tempérament lymphatique, c'est trop peu dire, si l'on ne fait pas remarquer en même temps quel est particulièrement l'élément organique qui domine dans cette lymphe et qui lui donne son principal caractère Or, ici nous pouvons dire sans crainte que c'est l'albumine ; comme dans le tempérament sanguin c'est la fibrine qui fait la base de la combinaison organique ; la fibrine avec son ensemble de sels et d'éléments chimiques condensateurs.

XXXII

Des voies normales antidispersives.

Le moyen le plus sûr et le plus naturel pour arrêter la dispersion consiste dans l'emploi des efforts musculaires : par la marche, le travail des bras, le chant, etc. On dirait que ces mouvements industriels ferment le robinet de décharge, des forces vitales, pour en porter l'application sur les insertions utiles à la machine organique. La dispersion sert de folle-poulie au travail des érétismes musculaires. Quand on a, pendant trop longtemps, tenu en échec la dispersion organique, au moyen des efforts musculaires, au moyen des divers exercices du corps; il arrive un moment où ce travail, ayant été suivi en excès, enraye complétement la dispersion habituelle de l'organisme. C'est alors qu'apparaissent ces constrictions anormales de la machine d'où sort presque invariablement un état pathologique menaçant. Notre machine organique est construite de telle façon, que plus la tension se prononce, plus aussi le ressort se tend pour résister à la tension en excès. Cette manœuvre est fort belle, fort utile sans aucun doute au point de vue des résistances vulgaires; en un mot, il est essentiel que l'instrument se bande contre les efforts adventifs, au lieu de céder sans résistance; mais cet arrangement si désirable, dans la grande majorité des cas, peut devenir, pour un autre motif, une cause funeste de grands périls. En même temps que la tension en excès monte et fixe la résistance qui doit la soutenir; en même temps aussi elle produit cet arrangement trop prolongé des brides contractiles; d'où résulte un état général, très-rebelle aux dispersions qui auraient besoin de succéder, avec une certaine rapidité, aux condensations de tension musculaire. Quand nous faisons une longue route à pied; lorsque nous subissons une fatigue excessive quelconque, il est de la dernière nécessité que la résistance organique s'oppose puissamment à la fatigue amenée par de tels efforts. Mais, aussitôt ce travail effectué, il serait urgent qu'une dispersion bien réglée vint succéder à la constriction tensionnelle qui présidait à l'exercice musculaire. Malheureusement il n'en est rien; après la constriction musculaire qui a permis aux longs labeurs de se produire, les brides organiques ne veulent ou ne peuvent se distendre assez tôt pour remettre les choses dans la voie normale des dispersions. Je prie les physiologistes de faire bien attention à ces observations nouvelles que je leur livre en ce moment; elles représentent une des voies les plus fécondes de la thérapeutique. Les brides organiques ne savent pas se détendre assez vite. Et la force qui s'était appliquée spécialement aux organes en voie d'action, ne pouvant, dans le repos, se maintenir attachée à ces mêmes organes, se répand sur l'ensemble comme l'eau qui rompt sa digue. De sorte que cette invasion d'une force trop tendue va constituer l'effet pathologique que nous nommons vulgairement la fièvre.

Les anciens, les Orientaux encore, conjurent le danger imminent des accumulations de forces dérivant de la fatigue, en se faisant masser ; c'est-à-dire, en faisant agir sur leurs muscles gorgés de force condensée, comme sur une éponge pleine d'eau, par expression. De là chez eux cette innocuité des marches forcées ; et la jouissance que le massage amène à la suite de cette dispersion subite et continue. Tant que l'organe en action dépense la force tensionnelle qu'on lui applique, la fièvre n'existe et ne peut exister; elle se crée seulement par le débordement de la force condensée qui se jette violemment sur l'organisme général. Et cela pourquoi?... parce que les brides de constriction n'obéissent pas assez vite à la dispersion qui demande à chasser la tension devenue trop dominante. Ce phénomène est d'une si grande importance au point de vue des doctrines; il se montre si riche en conséquences physiologiques; par la facilité qu'il procure de transformer les entités scolastiques en de belles et bonnes lois de physique générale, que je suis tenté d'en répéter l'explication sur tous les tons et avec toutes les variations possibles. Mais comme en tout l'excès est un défaut, mieux vaut se confier à la sagacité et à la bonne volonté du lecteur, pour qu'il en retire les immenses et infinies conséquences qui en découlent dans toutes les branches de la médecine. Quand donc le médecin se trouve en présence de ces débordements de mouvement condensé, il faut qu'il comprenne qu'il ne lui suffit pas d'ordonner des dispersifs de mouvement appropriés à l'état nosologique du malade; mais qu'il est en présence aussi d'une question de temps : le délai nécessaire pour permettre aux brides organiques de rentrer dans leur jeu normal. Avons-nous besoin d'ajouter qu'à des phénomènes de dispersion organique, ou trop prolongés, ou devenus trop fréquents, il faut surtout avoir recours à tout ce qui produit la constriction des brides tensionnelles? Les deux choses se balancent réciproquement ; soit dans l'hygiène, soit dans la thérapeutique.

XXXIII

Générations spontanées et scissions de la tension organique.

Certains philosophes ont prétendu que la mort n'est pas tant la cessation définitive de la vie absolue que le passage à un genre de vie différent; en ce sens que les parties désunies pourraient encore constituer un tout suffisant pour revêtir une existence quelconque. Avant de trancher le fait d'une manière aussi certaine, il eût fallu d'abord définir et connaître la vie actuelle. Or, la vie, en principe, étant le résultat d'une *tonalisation*, beaucoup plutôt que d'une union complexe, il s'ensuit que là où il n'y aurait plus matière à tonalisation ; là où il n'y aurait plus les éléments d'une subordination sérieuse, il ne se constituera jamais une vie quelconque; vie et *subordination* d'éléments multiples, complexes, se montrant comme identiques dans leur principe. Quand on veut savoir si la mort donnera une vie *autre*, il faut donc s'enquérir en même temps de la possibilité *de tonalisations* nouvelles. Depuis l'antiquité, la science, à l'égard de l'idée VIE, s'est toujours payée du mot *force harmonique*, ainsi que je l'ai fait observer plusieurs fois déjà; elle a dit que la vie est une harmonie;... un jeu harmonieux des forces organiques. Ou encore, lorsqu'elle a accepté le mot *organisation*, elle n'a pas cherché à entrer dans l'essence de ce vocable; en un mot, elle n'a pas fait ce qu'il faut pour en connaître les lois. Ceci est de la science de sentiment. La vie n'est nullement une harmonie, strictement comprise; car les maladies, qui sont des dissonances, non-seulement ne tuent pas, mais quelquefois amènent une santé meilleure, plus stable. La vie, comme la tonalisation harmonique, est la réunion d'harmonies discordantes, antogonistes souvent, confuses toujours, si on les considère les unes en face des autres, et deux à deux ; elles viennent se plier de force, non à une harmonie générale ; parce que cette tonalisation est tout ce qu'il y a de plus oppressif; mais à une perspective générale qui conduit le labeur de chacun à une finalité commune. Dans cette tonalisation bien des éléments peuvent se révolter, devenir excédants, sans que rien ne périclite; pourvu que les choses ne dépassent pas une certaine limite. Les écarts y deviennent même le plus souvent des beautés et des jouissances. Tout ce que nous pourrions ajouter d'une façon abstraite sur ce sujet ne vaudra jamais la vue des faits; j'engage mon lecteur, en étudiant la composition, à juger de la tonalisation dans son algèbre, qui sera le plus beau chapitre de la physique transcendentale, quand il sera convenablement écrit.

La conséquence de ce que je disais plus haut, relativement à la loi de tonalisation, est que d'un organisme compliqué, mourant, il ne doit se créer une vie nouvelle spontanée, qu'à la condition de pouvoir scinder la première en des tonalisations inférieures, capables de se soutenir par elles-mêmes en face du monde extérieur. Or, toute cellule fermée, chez laquelle on peut déterminer un mouvement au milieu d'une base carburée produit une organisation quelconque. L'incubation et le mouvement circulaire donné aux carbures hydratés de l'œuf n'en sont qu'une conséquence vulgaire. Ce que je viens de dire de la globulisation du sang est frappant dans le travail des générations très-élémentaires, qu'on appelle générations spontanées. On peut affirmer que partout où il peut se dissoudre un composé carburé QUELCONQUE... *même l'acide carbonique*... il se produit avec certains effets adjuvants de chaleur et de lumière, des générations spontanées. L'incubation est l'application patiente du mouvement sur un œuf déposé. La mère tonalise une substance sensibilisée et imprimée déjà par le mâle. Le plus fort du mâle ou de la femelle l'emporte, quant au type réalisé, dans le cas où l'incubation se fait au milieu d'organes supérieurs, très-prépondérants dans leur force d'action tonalisante. Que de choses n'a-t-on pas dites sur les phénomènes qui suivent la cessation des fonctions vitales!... Mais ce qui a le plus vivement intrigué la science, c'est la roideur cadavérique; venant se produire, tantôt pendant, tantôt après le dégagement de la chaleur vitale. Ceux qui ont prétendu attribuer cette roideur à une certaine coagulation des liquides avaient fort à faire, quand d'autres physiologistes arrivaient à présenter des observations authentiques, où cette roideur se pratiquait pendant la dispersion de la chaleur vitale. On n'explique guère mieux cette persistance de chaleur viscérale, qui se produit anormalement, quand un individu meurt accidentellement au milieu d'une santé florissante, et en pleine digestion. Les phénomènes de la respiration n'étant plus là pour étayer la grande théorie Lavoisienne de la combustion; plus ou moins médiatisée par nos contemporains; on ne savait à quoi attribuer cette persistance des faits caloriques. Enfin, les exsudations des liquides s'aperçoivent partout, grâce à la défection des tensions vitales. Qu'on se rappelle la puissance accumulatrice, condensante, que possèdent les sacs musculaires; qu'on se rappelle notre théorie sur l'alimentation; on verra que les aliments ne sont pas chargés d'une réfection pure seulement, mais d'un travail dynamique... On verra que des appareils de détail, comme les muscles, sont assez de temps, après la mort générale, avant de perdre l'accumulation de mouvement condensé qui s'est infiltré dans ces parties détachées. Les vieillards, les malades affaiblis, passent immédiatement à la putréfaction, sans entrer dans la roideur cadavérique. Les poils, les ongles, poussent à cette catégorie de morts comme aux cholériques. De même, l'ammoniaque, l'hydrogène sulfuré, l'oxyde de carbone, aussi bien que tous les autres dispersifs, diminuent cette roideur cadavérique. Citer la progression de la rigidité, selon les maladies, ce serait citer aussi la force de dispersion probable que le sujet possédait avant sa mort. On rencontre dans les cadavres des gaz qui n'existent pas pendant la vie... ne pourrions-nous pas dire qui n'ont guère été étudiés et ne peuvent pas l'être sans doute? Cela prouve combien la présence des gaz à travers les organes, produisant la tension, est nécessaire aux actes déclassés. Car la tension physique est produite par des corps solides, dérivant de la nutrition; comme la tension énormon, amenant l'intelligence, est produite par les condensations du mouvement libre. De même que le vieillard, par la digestion, ne sait plus soulever les aliments dispersifs qui doivent soutenir les grandes tensions vitales physiques; de même aussi, le mouvement libre, s'appauvrissant, ne peut plus amener ces condensations intellectuelles d'où dérivent les travaux de l'intelligence. L'homme revient à l'enfance, et comme l'enfant il croit... il a peur!... Il n'y a pas jusqu'aux animaux parasites, dont la voracité avait envahi la matière vivante, qui ne s'aperçoivent du retrait des tensions organiques. L'abaissement ou la destruction de cette tension, sur laquelle ils comptent sans doute pour vivre, les pousse à abandonner le moribond; qu'ils quittent pour ne pas rester sur un cadavre; par le même instinct qui nous fait abandonner à nous-mêmes un lieu où l'air se raréfie et menace de manquer. Ce fait bizarre nous reporte involontairement à une autre pensée. La terre aussi parfois, et localement, manque de la tension dont elle est douée; et dont nous tirons la meilleure partie, si ce n'est toute notre existence, en vrais parasites de cette planète que nous sommes. C'est ce manque de tension qui amène les maladies typhiques, le choléra en tête. Chez les vieillards, tout s'en va des avantages d'une vie richement tendue. Les cheveux tombent ou blanchissent; ce blanchissement étant le retrait des liquides animaux qui ont usage d'obéir aux tensions vitales; chez les phthysiques, les ongles se recourbent; chez les vieillards, ils deviennent crochus et se brisent souvent. Rappelons-nous aussi ce qu'a dit Hippocrate : *Mors spasmos solvit*... Et avec les spasmes qui s'en vont s'en vont aussi toutes les forces libres qui enrichissaient nos organismes. Nous avons, dans l'état de santé, l'exemple d'une concentration éphémère de mouvement; cela a lieu lorsqu'on monte sur une tour élevée, qu'on s'approche d'un précipice dangereux, etc. L'état passager qui en résulte simule en tout point la position normale des vieillards et des gens épuisés : tremblement des mains, des genoux; inquiétude des pieds; faiblesse des yeux, des sens en général; paralysie commençante du cerveau; pertes excrémentielles involontaires, en cas de grande émotion. D'où il est facile de conclure que la tension de la terre nous est absolument nécessaire pour entretenir les condensations de mouvement engagées dans notre organisme. Les hautes montagnes ont un effet très-rapproché de celui des élévations à pic; avec les différences que la peur peut introduire dans ces dernières. Dans toute concentration, par retrait excessif du fluide vital, le malaise qu'on éprouve vers les centres gastriques est une conséquence naturelle de cet excédant de force. L'instinct organique cherche à s'en débarrasser; de là ces nausées, ces vomissements, ces spasmes, ces mouvements désordonnés de toute nature; cela est bien plus sensible dans la peur; dans la colère, réaction de ce premier sentiment, où la force serrée à l'étroit dans les centres gastriques s'épand à l'extérieur; comme par la toux la poitrine expulse violemment les corps étrangers qui gênent ses orifices. Revenons aux effets de la mort. Les gens mordus par des serpents; les gens foudroyés, les cholériques; ceux qui perdent la vie au milieu des fièvres ataxiques, putrides, typhiques; montrent tous une décomposition anormale; on dirait qu'ils sont vidés du fluide tensif. C'est pour cela que l'hygiène publique a raison de surveiller les boucheries à cet égard; un animal tué en bonne santé offrant des différences radicales avec l'animal abattu en maladie.

Cuvier, dans son *Anatomie comparée* (Ier vol., p. 52), montre que le mouvement est en rapport avec la circulation et la respiration. De son côté, M. Milne-Edwards prétend que le nombre des globules et leur petitesse se rapporte à l'activité de cette circulation. Or, certains milieux étant plus tensionnels que d'autres, il serait curieux de suivre les états de tension qui en dérivent. Cela pourrait se vérifier de deux manières : 1° par la rapidité relative avec laquelle une substance donnée serait portée dans le torrent de la circulation ; 2° en examinant l'écartement relatif des globules sanguins dans les circonstances de tension diverse qu'on entend mettre à l'étude. En effet, le rapprochement des globules sanguins se produisant dans les cas d'asphyxie ; et la tension organique ayant un rapport constant avec la puissance de la circulation ; l'état interstitiel globulaire pourrait servir à faire de très-fructueuses expériences sur tous les points que nous venons d'indiquer. Rien ne serait plus facile que de vérifier le fait en cas de vertige notamment. Les enduits mis sur la peau, suivant M. Bernard (*Phys.*, Ier volume, p. 190), arrêtent la chaleur animale, tandis que, d'après le même auteur, les globules du sang sont plus petits en sortant du foie qu'en y entrant ; cela vient confirmer les probabilités de ce que nous avançons ; c'est-à-dire que partout où la circulation et la tension qui en résulte se montrent très-actives, là aussi les globules varient par le nombre, relativement. Mais suivons l'emploi et la perte de cette tension au milieu de l'organisme.

On a remarqué de tout temps, après la convalescence des grandes maladies, que certaines parties du corps se couvrent d'une quantité considérable de poils, surtout les pieds et les jambes ; tandis que d'autres parties, la tête notamment, tendent à perdre les appendices pileux. On a cru devoir expliquer cela par la sollicitude que la nature montre pour la conservation de l'individu. Ce n'est, généralement, ni à la tête ni dans le tronc que le mouvement et la chaleur manquent dans le refroidissement opéré par ces terribles états pathologiques. Mais les extrémités, les pieds surtout, souffrent considérablement. Et cela dure longtemps après que le malade semble ne plus conserver des traces perceptibles de la maladie. Il n'est donc pas ridicule de supposer que l'organisme, employant le mouvement vital, se couvre de poils anormalement dans les parties qui viennent à perdre leur mouvement normal. Peut-être trouverait-on encore là des renseignements très-utiles en pathologie, si l'on s'éclairait des rapprochements ci-dessus pour étudier des faits qui naissent sous les yeux du médecin. Tout le monde sait que sur les cadavres il pousse des poils, des ongles, etc., en peu de temps; comme si, à défaut de la direction organique que lui imprimait le vivant, la matière organisée cherchait à utiliser le mouvement qui lui échappe. Les poils naissent encore là où le mouvement se forme ordinairement et peut laisser des restes inemployés. Les hommes qui exercent constamment leurs bras, leurs jambes, par un travail quelconque, voient les membres se couvrir de poils sous l'effort du fluide excédant qui doit se faire jour par quelque endroit.

Les gens sédentaires n'en ont pas autant; bien mieux, ils perdent celui qu'ils avaient acquis en de pareilles circonstances. Qu'une jeune fille vierge, robuste, arrive de la province à Paris, elle a du duvet aux joues, des poils sur les épaules, les bras, etc. Si elle reste trop longtemps inerte dans la capitale, renfermée dans des appartements mal aérés, mal éclairés, ces poils tombent et font place à la peau lisse, blanche, presque décolorée que les manies de la civilisation ont fait prévaloir sur les productions de la nature active. Chose singulière; la même jeune fille qui se couvrait d'appareils pileux sur le visage, sur les épaules, les bras; était très-pauvre des mêmes éléments aux parties sexuelles, tant que son imagination est restée pure et inactive. Arrivée à Paris, suppose-t-on une circonstance qui la jette dans le libertinage? les faits vont se retourner; et les parties sexuelles gagneront ce que vont perdre les épaules, le visage, les bras, etc. Quand le cadavre emploie en produits cornés son reste de force, il agit comme le vivant qui emploie de même son trop-plein de mouvement, et *vice versâ*.

Les anciens, les Orientaux encore, regardent les produits pileux, au voisinage des organes sexuels, comme une sorte d'infamie physique, qu'ils ont soin de faire disparaître par l'épilation. En Europe, et à notre époque, bien des gens croient pouvoir juger du tempérament des femmes par certains caractères inutiles à rappeler. Que de fois j'ai vu confondre la coquetterie féminine, dévolue aux femmes qui ont le moins de sens généralement; avec les vrais caractères d'érétisme qui sont l'apanage de natures solitaires et réservées! La femme coquette, n'aimant pas le plaisir, va de l'un à l'autre, sans savoir ce qu'elle fait; cherchant ce plaisir qu'elle ne trouvera jamais, car sa constitution le lui refuse. Aussi, est-ce parmi les femmes les moins sensuelles qu'on rencontre le plus de femmes prostituées; la paresse, la gourmandise, le défaut de volonté, peuplent les maisons publiques bien mieux que l'érétisme. Au contraire, dans les positions sociales déclassées, entravées; où l'imagination s'irrite, se monte, se déprave, vous trouvez des femme réservées, concentrées, prudes; mais dévorées par le besoin des émissions voluptueuses. Là aussi, vous pourrez observer des coïncidences singulières entre le moral et la création d'éléments pileux anormaux. Il est donc patent que, même pendant la vie, nous voyons se former des générations ayant un certain caractère de spontanéité; la spontanéité devant s'entendre de toute circonstance anormale, mais conséquente en elle-même, d'où dérivent des changements de forme et d'existence. Quoique l'appendice pileux ne soit qu'une sorte des génération négative, il éclaire sur les générations plus compliquées, en établissant une chaîne continue entre les unes et les autres. Maintenant, admettez que dans un coin quelconque de l'organisme, le mouvement tonalisé se décompose: vous verrez naître des élements étrangers, parasites de toute sorte; depuis les poils anormaux, les taches colorées, les fungus; jusqu'aux concrétions organisées comme les squirres, les syphilides, les cancers, etc.; enfin, jusqu'aux êtres parasites très-vivants, comme les entozoaires, les lombrics, les ténia, les hydatides, les vers de cadavres, etc. La décomposition organique se produisant incomplétement fournit des produits de forme végétative; tandis que si elle s'étend jusqu'à ses dernières limites, elle atteint la formation de véritables existences animales.

XXXIV

Origine du mouvement dans les organismes.

Personne n'ayant daigné sortir de la médecine proprement dite pour descendre dans la physique expérimentale; il s'ensuit que, des trois grandes écoles qui ont tour à tour attiré l'attention du monde savant sur la cause du mouvement organique, il n'y en a pas une seule qui ait mis le doigt sur le fait simple, naturel et logique... le fait de physique générale. Stahl et ses adhérents attribuaient à l'âme toute la puissance qu'on découvre dans les êtres vivants. L'âme suffisait à tout, puisqu'elle était considérée comme un moteur universel. Maintenant qu'est-ce que l'âme, et comment agit-elle?... Personne ne répond... L'âme... c'est l'âme... N'en demandez pas plus long... Elle a été distribuée, en naissant, à chaque organisme, MÊME VÉGÉTAL; puisque le végétal exécute des mouvements; du reste... il n'en faut plus parler! Les chercheurs anatomistes, frappés des fonctions singulières, disparates, attribuées à une entité insaisissable, reprirent le scalpel; ils finirent par voir que toute la machine organique, même après la mort de l'ensemble, conserve des mouvements propres, qu'on ne découvre jamais dans la matière minérale. Ici je fais une réserve, sur laquelle je reviendrai plus tard.

Ils décidèrent que le MOUVEMENT est un fait tout à fait inhérent à la structure organique. A cette école se rapportent les travaux de Bichat; qui entraînèrent bientôt la conviction de toute l'école de Paris; et qui influencèrent, même l'école vitaliste de Montpellier, semi-stahlienne, semi-anatomiste. Pour Stahl, tout part d'un moteur central, INNÉ... l'âme! Pour nos anatomo-physiologistes, le mouvement est une affaire de tissu!... Comme l'âme pouvait tout avec Stahl... le tissu peut tout avec l'anatomie! Brown arrive... il fait voir qu'un tissu ne peut pas plus, par lui-même, être un élément éternel de force, que l'âme ne peut constituer un moteur universel!... Il fonde l'INCITABILITÉ; comme les anatomistes avaient fondé l'IRRITABILITÉ et l'EXCITABILITÉ. Il place, EN DEHORS, ce que ceux-ci avaient disposé AU

DEDANS... C'est le monde extérieur qui AGIRA sur les NERFS; qui, par des ébranlements incessants, entretiendra la marche de la machine! Avec Stahl, on a... une entité... le néant! Avec les anatomistes... la fibre interne PURE ou jointe au NERF... Avec Brown, le NERF avec l'incitabilité du monde extérieur! Où est la vraie physique dans tout cela?... Nulle part! Dans les livres de ces auteurs; surtout dans ceux de leurs élèves et des éclectiques qui y ont puisé; on trouve encore une EXCITABILITÉ *non définie*; qui cherche à éclairer ces difficultés, invincibles pour ceux qui n'ont pas la clef des phénomènes de transformation des forces libres; mais rien de logique, de lucide dans ces systèmes, qui voilent de leur propre diffusion le défaut de connexion qu'on pourrait accuser dans leurs principes. Il suffit de lire Tiedemann, qui les résume assez bien, pour comprendre la vérité de ce que j'avance.

On va voir, d'après lui, que l'excitabilité n'a qu'une propriété VIBRATOIRE, en quelque sorte; un effet TACTILE, plutôt qu'une influence RÉPARATRICE et CONSERVATRICE. En un mot, que c'est plutôt un agent excitateur qu'un ALIMENT. Or, voilà le point capital... c'est que la force diffuse, dont nous nous emparons par la respiration et la nutrition, sert MATÉRIELLEMENT à l'architectonie organique... Et cela, dans la proportion de la *matérialité* relative de cette force! Cette force, recueillie, *drainée*, élaborée, par les nerfs et le cerveau, fournit à chaque appareil une nourriture spéciale. Du reste, voici le résumé de Tiedemann : « Il résulte des recherches auxquelles nous nous venons de nous livrer, que nous désignons par le mot d'EXCITABILITÉ, la propriété ou faculté, dévolue à tous les corps vivants, animaux et végétaux, à toutes leurs parties, et même déjà à leurs germes, *de se montrer* IMPRESSIONNABLES *par les agents ou influences du dehors,* ainsi que par les excitations qu'eux-mêmes produisent, et *de se laisser* DÉTERMINER par ces influences et ces excitations à des MANIFESTATIONS d'action et des changements continuels. » Plus loin : « Nous devons admettre dans les animaux AUTANT DE SORTES d'*excitabilités* qu'il y a en eux de parties différentes, par conséquent une excitabilité du tissu cellulaire, des muscles, des nerfs, des os, des organes fibreux, » etc.

On voit que, ne comprenant rien à l'élaboration, à la transformation du mouvement simple, absorbé par les organismes ; il est obligé de se rejeter sur des excitabilités de détail ; pour donner une idée, si incomplète qu'elle soit, des faits simplifiés par la connaissance des lois du mouvement. Pas un de ces hommes ne pouvait comprendre, suffisamment, les transformations de mouvement qui sont révélées par les recherches sur l'électricité; sans cela, comme nous, ils auraient saisi le mouvement libre à son état élémentaire; ils l'auraient suivi jusqu'aux condensations supérieures qu'on attribue à l'âme; en passant par les condensations relatives de la sensibilité et des mouvements coordonnés par les tonalisations complexes. Il fallait soulever tout un monde de physique, de chimie et d'organisation abstraite, pour arriver à leur application en physiologie! L'expérience capitale que j'ai instaurée sur la respiration est venue mettre sous l'œil le plus difficile les mystères de la dynamique vivante. Puis, lorsqu'on s'étaye des voies transcendantales de la *loi des défilés ;* on voit sa force, comprimée dans l'organisme, se condenser et se transformer suivant les besoins de cet organisme; et suivant les formes spéciales des appareils spéciaux. La lumière ne se fait pas, ici, par une hypothèse d'*entité;* d'effet interne ou d'effet externe!... mais par la SUCCESSION, la PROGRESSION et la TRANSFORMATION des phénomènes d'une physique plus générale.

Lorsqu'on se pénètre bien des données que j'ai développées dans les deux ouvrages qui servent de vestibule à la *Médecine nouvelle :* l'*Acoustique* et la *Chimie nouvelle;* rien ne semble plus obscur dans le mécanisme des êtres; et l'on peut suivre avec admiration la grandeur et la simplicité des œuvres de Dieu !

XXXV

Théorie de M. Raspail.

Nous avons vu comment les philosophes, puis les physiciens, les physiologistes, les médecins, ont essayé d'établir l'origine du *mouvement* organique; il nous reste à examiner une opinion, toute moderne, celle de M. Raspail. Elle a rencontré de si mauvais vouloirs dans la science officielle, qu'on lui a dénié une juste critique et un sérieux examen. Je suis trop pénétré du talent de M. Raspail, pour ne pas examiner, avec toute l'attention qu'elle mérite, l'hypothèse très-remarquable qu'il a avancée sur la genèse des organismes. C'est à la botanique que M. Raspail s'est adressé pour trouver la solution de la grande difficulté! Imposant à toute la nature organisée, l'organisation en CELLULES; il a doté la cellule d'une propriété INNÉE d'inspiration et d'expiration qui suffit seule à donner la marche à toute la machine. Je ne vois qu'un malheur à cela, le voici : de même que le règne minéral porte essentiellement en soi la structure cristalline, géométrique; de même que le règne végétal semble être affecté à la forme cellulaire; de même aussi le règne animal me paraît basé essentiellement sur la forme dite *vasculaire*. Ce qui a trompé les observateurs, à l'égard du règne animal, c'est le point de départ génésiaque, l'œuf! Voyant cette cellule de forte taille, si facile à étudier à l'œil nu, se montrer comme un type élémentaire; et rapprochant cette cellule animale des systèmes cellulaires dominants, qu'il est impossible de méconnaître dans le règne végétal; ils en ont conclu que le règne végétal et le règne animal ne diffèrent pas essentiellement l'un de l'autre; bien mieux, que ce dernier ne doit sa prééminence qu'à la complexité de ses organes; plutôt qu'à leur arrangement particulier et individualisé. Cette observation étant incomplète, le raisonnement qu'on en tire est faux. Il est vrai que tout, dans la nature, doit revêtir la forme cellulaire, pour opérer une action quelque peu complexe; mais, cela a lieu, *même dans le règne minéral*. Qu'est-ce donc, en effet, que l'état sphéroïdal?... Qu'est-ce même qu'un cristal... sinon une cellule à forme géométrique? Cela établit que ce point de départ n'a rien de sérieusement organique. Les vapeurs métalliques, celles de certains métalloïdes; comme le soufre, l'arsenic, etc., se forment en globules, sous l'effort d'un mouvement excédant... Ils ne s'en organisent pas mieux pour cela! Le corps des animaux se forme aussi en sacs, plus ou moins bien fermés; ceci équivaut à l'action de l'élaboration chimique. C'est la précaution qu'on doit employer pour toute substance soumise à des réactions de force. Ce principe d'occlusion, de limitation externe; de séquestration et de séparation cellulaire, ne constitue donc pas un principe d'organisation. Il y a un monde, entre emprisonner un liquide dans une ampoule, pour le soumettre à certaines réactions qui s'opéreront avec la chaleur, la lumière, l'électricité; et la façon dont un liquide animal se comportera *intùs* en s'organisant. Lorsqu'on prend la cellule pour type de l'organisation animale, c'est comme si l'on prenait, pour type d'une réaction chimique, le matras, la cornue, l'eudiomètre, etc., qui contiennent les liquides en expérience. Or, dans ces fioles, de formes diverses, il naîtra tour à tour, selon le liquide minéral, végétal ou animal qu'elles contiendront, des cristaux, des cellules, des vaisseaux! Seulement, qu'on me permette une réflexion: quand les physiologistes on dit : *vaisseaux* et système *vasculaire*, ils ont commis une erreur très-fâcheuse. *Vasculum*, vaisseau, veut dire en latin un pot, un vase; en un mot, un instrument de forme creuse, fermé à sa base par un diaphragme. Appeler un système, du nom de vasculaire; c'est supposer des tubes composés de parties, plus ou moins cylindriques, cloisonnés de place en place par des diaphragmes; comme cela arrive, dans la superposition des nœuds qu'on rencontre dans la tige des graminées. Or, si c'est là la pensée des physiologistes, elle est fausse comme observation de physiologie, même s'ils n'ont en vue qu'un tube non défini, l'expression est vicieuse encore au point de vue grammatical. Quand l'industrie a eu besoin de désigner certains systèmes qui emploient des cylindres creux, elle s'est bien gardée d'employer le mot vasculaire; elle les a appelés systèmes TUBULAIRES. Il est toujours temps de bien dire! Je prétends donc que l'essence de la formation et de l'organisme animal est basée sur une *végétation* TUBULÉE; sur une émission radiée de cylindres creux; qui sortent les uns des autres; comme les branches d'un espalier sortent du petit tronc qu'on leur laisse, généralement, dans nos grandes cultures. Le mot *tuba*, trompette, dont la forme fut de tout temps conoïde, exprime parfaitement la forme déviée aussi du cylindroïde que la végétation animale affecte dans son principe le plus rudimentaire. Je tiens à me servir du mot VÉGÉTATION; et à l'accoler au mot animal.... parce que je suis convaincu que la nature emploie exactement le même procédé initial pour les végétaux comme pour les animaux, l'irradiation tubulaire... et que, si plus tard il y a une différence importante entre ces deux règnes; cela ne se produit dans le règne végétal que par un cloisonnement postérieur à l'irradiation et à la tubulaison. C'est là la seule force organisatrice que les végétaux puissent acquérir. N'ayant pas d'autre centre organisateur que leur forme occluse générale, ils ne peuvent arriver à la confection des viscères animaux; qui font l'admiration des philosophes. Toute démonstration de force passant de l'état liquide à l'état solide, se traduit, dans la nature, par une IRRADIATION... l'eau qui se congèle sur nos carreaux pendant les nuits d'hiver... comme le liquide qui cristallise dans nos coupes de laboratoire. Elles se présentent toutes sous la forme d'irradiations plus ou moins sensibles ; reconnaissant pour limites la puissance irradiante qui s'échappe de la liquidité au moment du passage de celle-ci à l'état solide. La graine du végétal irradie la force qui lui reste, en faveur de l'embryon auquel elle donne le jour. Le germe animal en fait autant. Les forces extérieures étant appelées au secours de l'élément nouveau qui débute; il s'ensuit, que la vie s'arrête ou progresse sous l'effort, plus ou moins puissant, dont le nouvel être se trouve pourvu. Le type vrai de tout ce qui existe, à son état initial... est donc l'IRRADIATION. La forme *cristalline*, pour le minéral; la forme *cellulaire* ou *cloisonnée*, pour le végétal; la forme *tubulaire*, pour l'animal, ne viennent que postérieurement. Placez-vous en face de l'écran, au moyen duquel le microscope solaire va vous dévoiler, sur une échelle gigantesque, la cristallisation intime des sels; d'un sel d'ammoniaque, notamment... Entrez dans un forêt; et considérez largement les formes infinies qui vous entourent... Ouvrez un cadavre; et suivez, de l'œil, la complication fibreuse de tous ces appareils! Dans le spectacle des sels, de la végétation, des tissus animaux, pris philosophiquement, vous ne verrez qu'une chose... l'*irradiation!* Ce n'est qu'après coup, la loupe à la main, que vous pourrez descendre au clivage, à la cellule, à l'anastomose. Si dans le végétal, la force agissante organique s'arrête quelquefois au cloisonnement; à cause de son impuissance relative à réaliser les grands viscères de l'économie animale; n'allons pas prendre ce cloisonnement comme le type rudimentaire des organismes. Ce cloisonnement n'est qu'un fait postérieur à la tubulation... n'est qu'un fait accessoire de la vie... un mode d'organisation, limité à une classe d'êtres organisés. M. Raspail, l'éminent botaniste, n'a pas peu contribué à faire admettre dans la science l'idée de cellule; comme fondement initial de toute organisation, soit végétale, soit animale. Il s'est fait le Haller de la physiologie végétale, en dotant la cellule de la qualité inspiratrice et expiratrice; comme la médecine avait doté les tissus animaux de l'irritabilité et de la contractilité... Toute recherche des principes de la vie devenait inutile, postérieurement; la science, qui a obstinément repoussé les doctrines générales de M. Raspail, a fait exception à ses tendances ordinaires, en acceptant la donnée cellulaire du grand physiologiste; justement parce que cette donnée soulageait la paresse académique. Dorénavant, on n'avait plus à s'occuper de ce cauchemar éternel de la recherche des moteurs organiques. Tout n'est pas dit, pourtant, lorsqu'on a établi pour base de la vie une cellule *aspirante* et *expirante!* Quelle sera la force qui présidera à cette inspiration et à cette expiration ?... C'est une force *inhérente* à la cellule vivante... répond M. Raspail. Changez le mot *inhérent*, dont la valeur vous échappe, en celui d'INNÉ... et ce mot INNÉ vous frappera tout de suite!... vous voilà retournés aux entités platoniciennes! Ce n'est pas le rudiment, *cellule* ou *tube*, qui apporte la vie, la force, le mouvement dans la vie animale! Ce sont des éléments qui SUBISSENT une force. La composition générale de la machine est utile pour mettre en jeu la puissance ambiante dont nous savons nous emparer. Ce qui fait que l'économie végétale est aussi inférieure à l'économie animale, c'est justement parce qu'elle n'est pas pourvue de grands appareils, comme cette dernière. Si la force partait de la cellule, inhalente et exhalante, les végétaux seraient de beaucoup plus puissants que nous; vu la prééminence relative chez eux, du système cellulaire. La cellule n'est pas une base d'action, un moteur automatique... c'est un appareil spécial... et, disons-le, un appareil rudimentaire... inférieur; bornée, comme le règne végétal auquel elle s'impose, et auquel elle imprime un cachet d'organisation *sui generis*. La cellule est le VISCÈRE élaborateur des végétaux; comme le solide géométrique, la paroi commençante du cristal, est le viscère élaborateur de l'économie minérale. La paroi cristallisante, la cloison végétale, le tube animal, lui-même; doivent être relégués, une fois pour toutes, dans le domaine des INSTRUMENTS d'action; et non rester affectés, comme *moteurs* de l'économie naturelle, à des créations de force qui ne leur appartiennent en quoi que ce soit; si ce n'est par ce droit d'usurpation basé sur la paresse humaine. Deux créations organisées ont puissamment aidé les savants à tomber dans la faute de la *cellulation*, comme base de la vie animale et végétale. C'est d'abord la FÉCULE; production alimentaire des végétaux; destinée à remplacer, chez eux, la circulation chylifère absente. Puis, viennent après les produits de fermentation appelés LEVURE. La forme granulaire de ces deux créations placées très en évidence dans les séries organiques a fait croire à la génération initiale par cellules. Je demande depuis quand la cellule féculente a produit un germe quelconque. Qu'elle nourrisse, qu'elle entretienne de sa pâture un être irradié, je le comprends !... mais qu'elle soit base d'organisme, c'est ce qu'on n'a jamais vu, et ce qu'on ne verra jamais !... Il en est de même de la levûre... Qu'est-ce que la levûre a produit en fait d'organisations?... des chapelets de granulations se soudant entre eux ! voilà tout. Si l'on tenait à découvrir le grand mystère de la fermentation, ce n'est pas dans les granules de levûre qu'il fallait puiser; il fallait descendre dans les opérations postérieures à la destruction du sucre et à sa transformation en véritables membranes. Lorsqu'on fait réagir un ferment énergique sur le sucre, en choisissant une levûre non épuisée par sa lutte avec le liquide saccharin; portant un corps prêt à jouer énergiquement le rôle déterminatif d'oxygénation; par sa grande facilité à attirer l'oxygène; on voit le sucre se transformer, pour partie, en véritables membranes. Quelques *spécimen* assez pauvres ont été classés, en botanique, comme éléments végétaux, sous le nom scientifique de *microdermia vini*. Ces créations, de fermentation, représentent sérieusement le passage de l'élément végétal à l'élément animal. Comme tissu, il est impossible d'y trouver rudiment de cellule. La base est un feutrage, par *irradiation* simple; dans lequel il est venu s'interposer des éléments hétérogènes de toute sorte; comprenant les ordures de la liqueur fermentescible et les *détritus* qui accompagnent ces préparations spéciales. J'ai pu créer à volonté, à l'aide d'un jus de brou et du sucre CRISTALLISÉ *le plus pur* du commerce, des membranes énormes; tellement fortes, tellement épaisses et résistantes; qu'un tripier aurait pu les mettre en vente dans sa boutique; au milieu des panses stomacales de bœuf et de veau; sans qu'on se fût aperçu,

A LA VUE, de cette singulière substitution. Le savant M. Montagne a, dans son cabinet, des types de cette création que j'ai eu l'honneur de lui présenter; elles lui ont fait dire que ce genre de tissu se reproduit dans l'organisme animal. Mais, comme je ne voulais pas m'en tenir à des créations purement végétales; sur lesquelles le doute eût pu être permis; à cause de la fausse classification établie, jusqu'ici, dans les bas-fonds qui séparent la botanique de la zoologie; j'ai pris des liquides animaux sortant, soit de la veine, le sang; soit de la vessie, l'urine; et j'ai fait réagir ces liquides sur le ferment. C'est alors que j'ai vu, avec les composés animaux, se créer des tissus irradiés; puis, détachés de toute complication externe, des végétations organiques, dans toute l'acception du mot. Rien n'est plus saisissant que cette représentation mystérieuse de la formation des tissus !... La première fois que je réalisai cette expérience, établie d'avance sur une pensée pourtant bien consciente, bien arrêtée de ma part, je fus entraîné par un sentiment irrésistible d'admiration. Car j'avais devant moi, à n'en pas douter, le spectacle des éléments de l'organisme. Dans cette irradiation tubulaire, je constatai que là s'arrêtait tout ce que la puissance humaine pourrait réaliser... une œuvre vague... une œuvre ayant pour soi la forme irradiée qui fait la base de la construction des tissus animaux et végétaux... Mais, SANS TRACE D'ORGANISATION réelle... C'est l'œuf... moins la fécondation !... C'est la matière... moins le germe !... Mais, si l'on y attachait un germe?. . . . .
Passons à la fermentation !

XXXVI

Fermentation.

Avant de quitter le développement des principes généraux dont j'ai cru devoir faire précéder les éléments spéciaux attachés à l'étude directe de la médecine ; je crois devoir parler des fermentations. Si elles représentent un point capital en chimie, elles me semblent aussi la base de ces dédoublements mystérieux qui enrayent bien des travaux en physiologie; il est donc impossible de ne pas s'y arrêter un instant avant de passer outre.

Il est à remarquer que les liquides, regardés comme fermentescibles, sont des corps déjà passablement saturés d'oxygène; tels se présentent le sucre, les fécules, les gommes, etc. C'est la portion des carbures organiques chargée de composés CONDENSÉS. Lorsqu'au contraire, aux carbures simples, il s'est joint des sulfures, des phosphures et des azotures; au lieu d'oxygène, de chlorure, d'iodure, bromure, etc.; ces composés se trouvant dans la portion DISPERSIVE de la composition organique, ils ne donnent plus lieu à un dédoublement d'acide carbonique et hydrogène carboné; mais à des doubles carbures; les uns hydrogénés, les autres sulfurés, phosphurés, azotés, etc. Voilà d'où sortent les ammoniaques, les azotures, les sulfures, les phosphures hydrogénés fétides. Donc, quand des carbures se trouvent doués d'une composition telle, qu'ils puissent se dédoubler en oxydes, chlorures, bromures, iodures, etc., ils donnent lieu à ce qu'on appelle des fermentations normales; avec les oxydes, surtout, à des fermentations produisant de l'alcool. Lorsque ces composés ne peuvent fournir que des décompositions de la seconde classe, sulfurés, phosphurés et autres; on appelle cette décomposition une fermentation putride. Non pas qu'il y ait une destruction des produits, plus grande ou plus avancée, dans ce dernier cas que dans le premier; mais, parce que la DISPERSION de ces éléments arrivant au fétide; cela pousse à croire à une destruction plus avancée. Tout, dans la nature, marche de la CONDENSATION vers la DISPERSION; ou de la DISPERSION vers la CONDENSATION. Les fermentations saccharines représentent la somme la plus grande de condensation oxygénée; et se montrent riches en acide carbonique, provenant du dédoublement liquide en carbures oxydés et en carbures hydrogénés. Après cela, viennent les combinaisons de dédoublement, formées par des carbures hydrogénés; et des carbures sulfurés, phosphurés, etc. Les carbures hydrogénés, purs, ne sont pas fétides. On peut s'en rendre compte par l'odeur d'alcool d'huile, etc. Les azotures hydrogénés, purs, sont peu fétides; ainsi qu'il appert de l'ammoniaque, qui n'a rien de bien repoussant; puisque tant de viveurs les admettent à leur table sous des noms divers de fromages, gibiers faisandés, etc. Mais, aussitôt qu'on arrive aux carbures hydrogénés et sulfurés ; encore mieux aux carbures phosphurés, séléniés, etc., il n'y a plus possibilité d'y tenir... Ce sont les odeurs d'œufs pourris, de marée puante, d'ail décomposé, etc. Que dirons-nous, après cela, des carbures arséniés?... On connaît le cacodyle... cela suffit. Gardons-nous donc de confondre une fermentation, avec un plan hiérarchique de mutations graduées, quant au temps de la formation. Plaçant la première période dans la fermentation alcoolique; la seconde, dans la fermentation acétique; la troisième, dans la fermentation putride. Ce sont des actes qui n'ont rien de commun. Ce qui a pu tromper dans ce sens, c'est la fermentation acétique succédant à la fermentation alcoolique. Cette seconde fermentation n'est absolument qu'un acte de la fermentation générale des corps très-oxydés et très-oxydables; dont on arrête l'oxydation par une séquestration dans un vase fermé : tonneau, bouteille, etc. En effet, détruisez le ferment dans votre liqueur; c'est-à-dire le corps avide d'oxygène qui amène la décomposition; et cette décomposition s'arrêtera au premier dédoublement d'acide carbonique et d'alcool. C'est ce qu'on fait avec les vins du Midi, soumis à l'ébullition. La destruction du ferment les empêche de passer facilement à l'acétique; plutôt que la concentration saccharine; ainsi qu'on le dit faussement. Il existe des sirops de fruits, bien autrement chargés de sucre que les vins du Midi ; puisqu'ils cristallisent à remplir le vase qui les contient; et rien n'est plus difficile que de les empêcher de tourner à l'acétique. C'est parce que leur ferment reste plus actif que celui des vins du Midi. On connaît des ferments tellement actifs, au point de vue de l'oxygénation ambiante, qu'ils transforment presque tout le sucre en acide carbonique ; de façon à ne donner d'alcool qu'une portion infiniment plus petite que celle qu'on est habitué à retrouver dans la fermentation vineuse normale. Voilà ce qu'on peut voir, dans la fabrication des bières faites à la hâte; trop chargées de levûre pour la masse de sucre à décomposer. Quand l'émission d'acide carbonique est achevée, il ne reste plus guère que de l'eau dans les tonneaux. Ce fait est bien plus frappant encore, lorsqu'on emploie, comme ferment, le jus du brou de noix, que j'ai introduit dans le commerce en 1856. La liqueur fermentée qui en provient peut être poussée, à force de ferment, à ne plus rendre que de l'acide carbonique. Tous les carbures se laissent soulever par l'oxygène et entrainer dans l'atmosphère. Que devient alors l'hydrogène?... Il suit quelquefois l'acide gazeux à l'état de liberté; ou, quelquefois encore, il aide à composer ces membranes singulières, dont j'ai indiqué ailleurs la formation et le développement; selon la manière dont on s'y prend pour conduire les fermentations. D'autres fois, et c'est le plus souvent; s'unissant aux sulfures, aux phosphures qui existent dans ces liquides, il forme des hydrogènes sulfurés, phosphurés; qui distinguent les fabrications artificielles de boissons; et imposent à la bière, notamment, une grande dépréciation commerciale. Nous venons de montrer comment se comportent les liquides, dans leur composition intime; depuis la combinaison *condensée*, jusqu'aux combinaisons dispersives; voyons, maintenant, ce qui se passerait si, à des combinaisons dispersives, on ajoutait des composés fortement condensés, ou doués de la faculté d'attirer des corps très-condensés au milieu d'elles. La faculté *dispersive*, qu'on appelle souvent la putréfaction, sera enrayée! — C'est ce que j'ai réalisé, de la façon la plus heureuse; en obtenant la conservation de la viande, des corps les plus putréfiables en général, par l'addition du jus de brou pur, aux liquides ou aux solides putréfiables. La putréfaction n'étant qu'une dispersion des composés organiques... empêcher la dispersion... c'est empêcher la putréfaction. Le jus de brou possède une tendance à s'emparer de l'oxygène en général, et de l'oxygène de l'air en particulier; au lieu qu'il se réalise une dispersion de putréfaction, dans les composés organiques; la combinaison se tourne plutôt du côté des condensations oxygénées. Il en est de même de tous les antiseptiques: chlorures, iodures, bromures, etc. Tout ce qui attire l'oxygène ou le retient; tout ce qui porte ou amène des condensations; produira le même effet. Certains composés artificiels volatils montrent par quelle voie les composés naturels ont été fournis, et comment ils agissent tous en qualité d'antiseptiques. Il en est de même du musc, que je crois être formé par un chloro-phosphure d'hydrogène carboné. Tous les goudrons, si antiseptiques, sont composés d'un carbure ultra-oxydé... si oxydé, qu'il est à moitié comburé. De là les allures des charbons, des essences, des résines, etc.

Certains auteurs ont dit que les acides entravent la fermentation ; cela est une lourde erreur ; il est vulgaire qu'on ne connait pas de meilleur moyen, que les acides, dans l'industrie des vins, pour rétablir une fermentation arrêtée, ou pour pousser une fermentation qui s'enraye. C'est ainsi qu'on se hâte de mêler aux liquides en travail l'acide acétique, l'acide tartrique, etc.; non pas, comme on le croit, pour saturer les alcalis formés : carbonates alcalins, etc.; mais pour influencer la fermentation générale ; qui a besoin d'être condensée dans ses éléments, pour ne pas produire des combinaisons dispersives. C'est ainsi, dans un autre sens encore, que les huiles essentielles, par leur rang dispersif, interviennent dans la fermentation pour l'enrayer. Quand un ferment est introduit dans un liquide, de façon qu'il ne puisse réagir sur ce liquide par sa masse propre, par sa composition complexe ; il est rare que ce ferment agisse autrement que d'une manière générale. D'après cela, on pourrait établir que tous les corps albuminoïdes, composés ternairement, pourvus d'azote, doivent se remplacer les uns les autres en qualité de ferments. Je dirai bientôt quelle est la nécessité de forme physique que doivent revêtir ces ferments pour agir; car, un ferment n'étant qu'un agent d'oxydation énergique, sa forme physique, comme sa composition chimique, a une action sur les travaux de la fermentation. Or, cette forme se base particulièrement sur un état de division mécanique, ainsi que nous le verrons plus loin. Il faut donc conclure de là que c'est la situation complexe des corps fermentescibles qui produit tel ou tel résultat de fermentation. Sans cela, la synaptase, agissant sur le sucre de canne, donnerait naissance à de la glucose ; puis à de l'acide prussique, à de l'huile d'amande amère ; et à de l'acide formique, etc., etc. On a donc appelé ferment SPÉCIAL un composé albuminoïde, dont la masse particulière possède la puissance de donner une direction spéciale au dédoublement que l'on veut atteindre. La diastase, par exemple, est organisée de façon à transformer l'amidon en sucre. Il y a un tel enchevêtrement dans tout cela; une telle complication entre le ferment complexe et le liquide complexe ; que les chimistes n'ont jamais cherché à se rendre compte si un ferment spécial n'influence pas, par sa masse, un liquide fermentescible général ; de façon à produire des apparences de fermentation spéciale; ou si un liquide complexe, pouvant, par soi, produire une fermentation spéciale, ne reçoit pas un effet général, d'un ferment qu'on croit spécial à sa nature. Qui nous dit, pour appeler les faits au secours d'idées aussi difficiles à développer, que la masse caséeuse; mise en présence du sucre, dans la production artificielle d'acide butyrique; n'intervient pas comme élément intrinsèque de l'acide butyrique; aussi bien que comme corps albuminoïde simple; comme ferment général? Qui nous dit, encore, que la synaptase des amandes, se trouvant en présence d'un procédé assez complexe pour produire le dédoublement quaternaire dont nous avons parlé ci-dessus; ne puisse pas être remplacée par un albuminoïde général; par un ferment quelconque?... En un mot, qu'un corps fermentescible assez complexe pour fournir une fermentation spéciale n'ait besoin que d'un ferment général, tandis qu'une masse fermentescible très-simple ait besoin d'un ferment complexe? Voilà des faits, je le répète, dont on n'a tenu aucun compte dans les études sur la fermentation. Les observateurs de détail, les gens à *Mémoires*, comme les auteurs d'ouvrages d'enseignement, n'ont pas seulement soupçonné cette voie de travail. De sorte que tout est à reprendre sur ce point, si l'on veut entrer dans une direction sûre et philosophique. Les chimistes se divisent en deux camps extrêmes : ceux qui ne reconnaissent que les trois fermentations officielles; ceux qui font, de tout, une fermentation; sans en excepter les oxydations métalliques. De telles idées n'étant appuyées sur aucun principe fixe, que voulez-vous qu'on en tire?... Où voulez-vous que cela s'arrête?... On ne peut atteindre les théories absolues qu'en descendant dans l'analyse abstraite des faits. Les substances tonalisées *organiquement* sont seules susceptibles de donner des scissions fermentescibles. Dans des composés ordinaires, soumis à la tonalisation de liquidité simple, il ne peut y avoir que dédoublement ou combinaison. Il y a bien plus d'avantage, pour un petit professeur de collége qui veut monter en grade, de prendre la question à un point de vue étroit! de se dire propriétaire d'un ferment nouveau, plutôt que de redresser une doctrine fausse. Lorsqu'il apporte un corps spécial, il n'effarouche pas l'Académie... on l'applaudit; tandis qu'en redressant une vue théorique erronée, il se ferait mettre à la porte du cénacle et river à sa sous-préfecture. Voilà pourquoi la science s'encombre de tant de productions de fait, et de si peu d'éléments logiques. Lorsque vous présentez à une société savante un fait de détail, si minime qu'il soit; ne porterait-il que sur la sporule d'un élément botanique, dont on ne devra plus jamais avoir l'occasion d'entendre parler; il est rare que vous ne soyez pas récompensé. Présentez un livre philosophique, fourmillant d'aperçus nouveaux d'une valeur incontestable : vous deviendrez un ennemi, un concurrent... vous vous verrez traiter en hérétique! Cependant, en fait de concurrence, je n'en vois guère... les livres d'enseignement sont des dictionnaires déguisés d'où l'on ne tirerait pas, par expression à cent mille atmosphères, plus de vingt-cinq feuillets d'idées générales; sur trois ou quatre volumes de *recopies* de *mémoires* et de *traités* antérieurs. Quant à moi, je vois toujours une fermentation spéciale s'entourer de faits spéciaux... partant, soit d'un liquide fermentescible spécial, soit d'un ferment très-complexe; chargé d'éléments capables de compliquer la fermentation. Il en est de même, lorsqu'avec des éléments similaires on change les données de la fermentation; qu'on fait à chaud ce qui, à froid, amène un autre résultat. Un ferment spécial est un agent attaquant spécialement l'oxygène ou les autres métalloïdes; soit par sa forme physique plus ou moins divisée moléculairement; soit par la quantité, la puissance relative de sa masse. La FERMENTATION *est la base de la théorie des affinités organiques!* Celui qui établira bien les voies de ces fermentations, ce dédoublement; établira aussi du même coup la base des combinaisons et des mouvements de cette chimie vivante. Il résulte des développements que nous avons donnés à la question des éléments fermentescibles, que la LIQUIDITÉ est un tout qui fait MASSE; non pas sans doute avec cette puissance de *tonalisation* dévolue aux organismes; mais *un tout* SOLIDAIRE!... quand bien même il ne se produirait pas, dans cette liquidité, des combinaisons DÉFINIES. Ce qui sépare, surtout, cette doctrine chimique de celle qui est professée aujourd'hui; *c'est que je prétends faire admettre la* SOLIDARITÉ *des éléments de force qui existent dans une* LIQUIDITÉ *donnée... quand bien même, je le répète, ces éléments ne seraient nullement aptes à former une ou des combinaisons définies.* Les alchimistes sincères, instruits; ceux dont nous tenons notre science; n'avaient pas d'autre manière de penser, en dehors de toute idée philosophale; pour eux, la SOLIDARITÉ existe dans une vraie LIQUIDITÉ. Aujourd'hui, on croit le contraire; dans la doctrine générale et dans les principes définis; sauf à faire quelques rares exceptions, mal étudiées, mal digérées; nullement comprises; sous le nom vague de catalytie; lorsqu'il est impossible de sortir autrement des phénomènes. Il y a donc une grande différence entre cette chimie et celle des écoles! N'en déplaise aux critiques, j'ai cru pouvoir appeler un de mes livres: *Chimie nouvelle*, quoique, à vrai dire, son nom réel fût plutôt *Chimie antique*. Pour moi, chaque corps représente un type de force sérielle quelconque; sans avoir égard à la combinaison actuelle qu'il est en état de former. En dehors de sa liquidité, je compte ses effets par l'examen de sa nature; et par la pondération des éléments qui lui sont opposés. Je ne m'étonne donc pas que la présence des acides et des oxydes, condensation relative du *mouvement*, amène la conversion de la fécule et de la dextrine en sucre. N'est-ce pas facile à prévoir par ces doctrines? Nous n'avons nullement besoin d'avoir recours à la CATALYSE; dont le nom seul a été fourni à la chimie par Berzélius, sans plus ample explication sérieuse. Quand une fermentation à acide carbonique va mal, qu'on ajoute un corps condensé, un acide, elle se rétablira. Je dis une fermentation carbonique; et c'est ainsi que tout le monde devrait s'exprimer: le type de la fermentation acide le plus vrai, étant l'acide carbonique; bien plutôt que l'alcool, hydrogène carboné quelque peu porté du côté de la dispersion. Si à une fermentation dispersive, putride, vous ajoutez un acide; bien mieux, cet alcool qui est sur la limite des deux combinaisons: vous arrêterez la fermentation dispersive. Il faut bien noter qu'il y a une différence considérable entre noyer une substance dans un liquide défini, pur; difficile de dédoublement comme l'alcool, l'huile, etc.; et ne faire qu'indiquer leur présence, par quelques traces, dans une *liquidité*. Les acides agissent dans la fermentation au moyen des infiniment petits; il en est de même des ferments. L'alcool, l'huile, etc., n'ont qu'une action physique, presque mécanique, dans la conservation vulgaire des produits. Après ces explications, au lieu de nous laisser imposer cette hiérarchie alcoolique, acétique, putride, comme je l'ai fait voir ci-dessous; au lieu de nous laisser influencer par la grande fermen-

cela rentre dans la chimie de combinaison proprement dite rien de plus fermentescible que les oxydations métalliq mieux arrêtées. Voilà nos principes bien circonscrits : la organique réduite à elle-même ; à ses éléments intimes. Ép l'effet du monde extérieur par l'*abandon de sa tonalisati* présente l'aspect réel de ce que nous nommons la ferm vulgaire. Si elle émet des principes CONDENSÉS, nous la co à la *fermentation alcoolique*. Lorsqu'elle émet des princi PERSIFS, nous la ramenons à la *fermentation putride*. Au n ces deux éléments, se placent des produits neutres ; qui ne condensés ni dispersifs ; et d'où sortent les gommes, les h résines, etc. Cela prouve encore que la fermentation acétiq pas une vraie fermentation ; puisqu'il n'y a pas là DÉDOUBL mais ADJONCTION... oxydation... combinaison chimique. Qu cru remarquer des développements carboniques, sulfurés, génés, au milieu du travail acétifiant ; on a confondu deu mènes parfaitement distincts pour l'observateur exercé ; parler du travail contemporain qui s'exerce toujours, en fermentation alcoolique non terminée ; et une combinaison en cours d'exécution. La vraie fermentation étant un DÉDOU on conçoit que ce dédoublement puisse contenir les élém *solidité*, de la *liquidité* et de la *gazéité*. Cette fermentatio reconnaître, tantôt par les produits solides qui la carac ainsi que cela se voit dans le dédoublement des sèves ; en gomme, en résine, en cire, etc. ; tantôt, par les produits comme l'alcool, l'huile, les essences, etc. ; tantôt, enfin produits gazeux et volatils ; comme l'acide carbonique, gène, les sulfures hydrogénés, les odeurs, etc. C'est bien dant des affinités chimiques ! Seulement, dans la nature l'élément déterminatif, le ferment, est bien moins indis s'il n'est même pas inutile ; parce que le minéral n'est p dans son ensemble de combinaison, par le grand pl des tonalisations ; c'est-à-dire, de soumission, à une centralisée. Les ferments, aidés par le secours du mon rieur ; au moyen de l'air, d'un abaissement ou d'une de température, etc. ; sont nécessaires pour agir sur organisés. Mais, en dehors de ce point de départ, je ne

cela rentre dans la chimie de combinaison proprement dite; et n'a rien de plus fermentescible que les oxydations métalliques les mieux arrêtées. Voilà nos principes bien circonscrits : la SCISSION organique réduite à elle-même ; à ses éléments intimes. Éprouvant l'effet du monde extérieur par l'*abandon de sa tonalisation*; elle présente l'aspect réel de ce que nous nommons la fermentation vulgaire. Si elle émet des principes CONDENSÉS, nous la comparons à la *fermentation alcoolique*. Lorsqu'elle émet des principes DISPERSIFS, nous la ramenons à la *fermentation putride*. Au milieu de ces deux éléments, se placent des produits neutres; qui ne sont ni condensés ni dispersifs; et d'où sortent les gommes, les huiles, les résines, etc. Cela prouve encore que la fermentation acétique n'est pas une vraie fermentation; puisqu'il n'y a pas là DÉDOUBLEMENT... mais ADJONCTION... OXYDATION... combinaison chimique. Quand on a cru remarquer des développements carboniques, sulfurés, hydrogénés, au milieu du travail acétifiant; on a confondu deux phénomènes parfaitement distincts pour l'observateur exercé ; je veux parler du travail contemporain qui s'exerce toujours, entre une fermentation alcoolique non terminée ; et une combinaison acétique en cours d'exécution. La vraie fermentation étant un DÉDOUBLEMENT ; on conçoit que ce dédoublement puisse contenir les éléments de la *solidité*, de la *liquidité* et de la *gazéité*. Cette fermentation se fera reconnaître, tantôt par les produits solides qui la caractérisent ; ainsi que cela se voit dans le dédoublement des séves ; en sucre, en gomme, en résine, en cire, etc.: tantôt, par les produits liquides ; comme l'alcool, l'huile, les essences, etc.; tantôt, enfin, par des produits gazeux et volatils; comme l'acide carbonique, l'hydrogène, les sulfures hydrogénés, les odeurs, etc. C'est bien le pendant des affinités chimiques ! Seulement, dans la nature minérale, l'élément déterminatif, le ferment, est bien moins indispensable; s'il n'est même pas inutile; parce que le minéral n'est pas coercé dans son ensemble de combinaison, par le grand phénomène des tonalisations; c'est-à-dire, de soumission, à une puissance centralisée. Les ferments, aidés par le secours du monde extérieur; au moyen de l'air, d'un abaissement ou d'une élévation de température, etc.; sont nécessaires pour agir sur les corps organisés. Mais, en dehors de ce point de départ, je ne vois pas d'autre différence entre la décomposition, la scission des éléments minéraux; et la scission, le dédoublement des éléments organiques. Le temps qui devient nécessaire pour arriver à détruire la tonalisation organique n'a pas peu contribué à donner le change sur ces faits; et à écarter, en principe, les scissions organiques. Si l'émission d'acide carbonique, vulgaire dans la fermentation alcoolique, se produisait aussi instantanément et aussi solitairement que dans la préparation artificielle des eaux de Seltz; jamais il ne serait venu à la pensée du chimiste de séparer, théoriquement, l'explication de ces deux phénomènes. Les délais qu'il faut subir pour voir se terminer des émissions complètes; les éléments alcooliques et solides qui s'y joignent : sels, levûre, etc.; font croire à des mystères qui n'existent pas. La seule chose sérieuse à noter; la seule chose qui fasse varier le résultat; c'est la détonalisation amenée par l'approche d'un ferment. Cela rentre dans les principes de la détermination que j'ai si longuement développés ailleurs. En somme, je pense qu'en dehors de ces données, qui englobent, en quelque sorte, toute la matière organique, il est très-difficile de se rendre un compte sérieux de ce qui se passe dans les corps vivants. Voilà où nous conduisent évidemment les faits de décomposition rapportés par Buffon d'après Monblet (Grimaud, *Physiologie*, IIe vol., p. 87), desquels il résulte qu'un ivrogne mourut assez jeune des suites d'une hydropisie ascite produite évidemment par de très-grands excès de boisson. Le cadavre fut déposé dans une fosse et recouvert de terre. Quelque temps après, on le retira de cette fosse, pour le transporter dans un caveau. On vit que le cercueil était rempli d'une quantité prodigieuse d'insectes absolument analogues à ceux qui se forment dans la lie de vin, ou plutôt qui se forment dans le marc de vin. Longtemps encore après que le cadavre eut été transporté dans le caveau, on remarqua une grande quantité de ces insectes qui sortaient à travers les fentes des pierres dont le caveau était recouvert; de sorte que ce corps, qui était pénétré et abreuvé de vin pour ainsi dire, se décomposait de la même manière que le vin, donnait les mêmes produits, et fournissait les mêmes êtres vivants. On peut corroborer ce fait, entre mille, par les travaux ou les opinions de Muller, Rusworn, Hunter, Haller, etc. Le mouvement tonalisé peut donc se dédoubler en tonalisations inférieures diverses suivant les corps qui affectent la grande tonalisation générale. En un mot, de même que les composés organiques sont susceptibles d'être analysés chimiquement, divisés par parties matérielles; de même, le mouvement qui les ordonne serait capable aussi de se fractionner en mouvements d'organisations moins complexes. Les derniers travaux de M. Pauchet viennent confirmer en tout point les belles et grandes vues des physiologistes du dix-huitième siècle. La compagnie aura beau faire, il faudra bien en passer par là; ameuterait-elle contre cette idée toutes les robes courtes des académies. Comment se fait-il que chaque plante ait, en quelque sorte, son animal parasite ou compagnon; chaque nature de terrain ses races vivantes; chaque fleuve ses poissons; chaque forêt ses oiseaux; et, comme le faisait remarquer si justement Cuvier, chaque continent ses animaux?

ARCHITECTONIE ET FONCTIONS ORGANIQUES

(Physiologie.)

SYSTÈME NERVEUX.

Voici un travail dont le noyau a été écrit de 1855 à 1856, au moment où M. Regazzoni initiait Paris aux mystères de l'hypnotisme ; mais, en gardant pour lui un secret d'exécution que les médecins d'aujourd'hui n'ont pas encore pénétré; malgré la faveur qui s'est attachée momentanément aux expériences de MM. Azam, Broca et autres. M. Regazzoni depuis quinze ans, dit-il; à ma connaissance personnelle, depuis six ans, a produit des effets extatiques de la plus haute valeur; dont ce que les académies connaissent sur l'hypnotisme ne décèle que la plus infime partie. Vers 1856, M. Paulin, directeur de l'*Illustration*, voulant donner à ses lecteurs une représentation gravée des phénomènes si curieux présentés par M. Regazzoni, m'offrit de les faire reproduire dans les vastes appartements que j'occupais alors rue Richelieu. En effet, M. Regazzoni opéra avec six sujets, femmes, devant une nombreuse assistance parmi laquelle ma mémoire me rappelle seulement MM. Paulin père et fils; M. Delamarre, propriétaire du journal la *Patrie;* M. Hamelin, fils de l'amiral Hamelin, alors ministre de la marine; M. Horeau, architecte; nombre de savants, de médecins, d'artistes; entre autres M. Marc, directeur actuel du journal l'*Illustration*. Je ne sais si le compte rendu de cette séance indiqua les faits que je relate, comme ayant eu lieu là ou chez M. Horeau; ils y furent également répétés; toujours est-il que chez moi, comme chez M. Delamarre, comme ailleurs, bien des fois ces faits se sont renouvelés à satiété. A force de chercher les moyens d'action de

Regazzoni, je finis par découvrir son secret; qui est réellement le secret de l'hypnotisme nouvellement dévoilé; mais poussé à un point d'exécution inconnu de nos docteurs. Bien mieux, fort de mes études spéciales et nouvelles sur le système nerveux, je laissai là les expériences de M. Regazzoni; et reprenant à fond les travaux des névrologues et des aliénistes, je finis par voir que l'hypnotisme, l'hallucination, l'extase, l'hypocondrie, la folie, etc., dérivent tous d'un fait commun, une rétroversion des sens. Je me mis à suivre ces détails immenses, sans liaison apparente; et j'étais parfaitement en mesure d'en démontrer la connexion, lorsque l'apparition des travaux de M. Azam vint vulgariser l'hypnotisme. Je crus un instant que tant de recherches de ma part allaient perdre toute leur valeur de priorité; chaque jour, en lisant les journaux de science, je m'attendais à voir le coup de foudre physiologique déchirer la nue et mettre à néant ces fatigantes recherches. Il n'en a rien été; la magnifique introduction des faits hypnotiques n'a pas amené de changement dans la grande théorie nerveuse. Cet instrument d'étude est si mal construit, qu'il a vicié les chances de progrès qui découlaient naturellement des essais hypnotiques. C'est donc une nouvelle théorie du système nerveux qu'il faut réédifier avant tout; si nous voulons profiter, et de ce que le hasard vient de nous fournir dernièrement, et de ce qu'il peut nous fournir bien des fois encore dans la suite. Je vais commencer par dérouler les vues nouvelles dont je parle; bientôt nous retrouverons les phénomènes si curieux, si instructifs de la rétroversion et de ses annexes.

I

Principe d'accommodation.

Rien, en optique, n'a pu rendre raison, jusqu'ici, des moyens qu'emploie la vision pour s'accommoder à toutes les distances. Il en est de même de la vie. Elle semble être le résultat le plus clair d'un principe d'accommodation du mouvement, dans ses divers états de condensation. On pourrait, peut-être, expliquer l'intervention de la chaleur et de l'électricité dans l'organisme, par des lois tirées du monde inorganique; mais l'accommodation de la lumière aux phénomènes d'architectonie ne se comprend là d'aucune façon. Cependant, rien n'est plus patent que cet étiolement des êtres organisés soustraits à l'influence de la lumière; quand même on remplacerait cet agent nécessaire par une chaleur considérable. La vie dans son acception générale, doit être définie, à cause de cela : « La faculté que possèdent les organismes d'accommoder et d'organiser les forces libres, à leur profit. » Le cadavre ne perd pas la faculté de recevoir la lumière, la chaleur et l'électricité; il a perdu seulement, par la mort, ou cessation de la vie, la faculté de les accommoder, de les organiser, pour continuer son architectonie. La faculté d'accommodation des forces contient naturellement celle de les condenser et de les décondenser selon les besoins de l'*organisation*.

Ces principes deviennent plus patents que jamais, lorsqu'il s'agit du cerveau, et des faits intellectuels qui lui doivent leur origine. Tant que l'énormon pénètre dans le cerveau suivant les principes ordinaires de la tonalisation, équivalente à la loi d'accommodation que nous venons de mentionner, le travail intellectuel se fait normalement; lorsqu'au contraire l'énormon subit une action détonalisante, en pénétrant dans le cerveau, il reflète sur tout l'organisme cette action spéciale; et alors l'intelligence revêt une forme spéciale aussi, qui la différencie plus ou moins de l'état normal. Voilà l'énonciation abstraite de l'idée, entrons dans les détails d'expérience. Si l'abus du mathématisme n'avait pas passé sur tout ce qu'il y a de philosophique dans les sciences, il y a longtemps que ce que je vais dire serait vulgaire parmi nous. On couvre de chiffres une question optique et l'on ne sait pas seulement en établir une exposition rationnelle de quelques lignes. Qui n'a pas à l'esprit la déplorable aventure de Newton usant une rame de papier pour déclarer l'achromatisme impossible, de par les plus hautes conceptions des mathématiques; tandis que Dollond, l'ouvrier, n'usait pas, lui, une livre d'émeri pour réaliser cet achromatisme, mis hors de l'Église algébrique. Voici donc ce que je vous prie de retenir : « Tout effet d'optique est essentiellement composé de trois points : 1° un système, complexe ou non, destiné à saisir l'image du monde extérieur pour la porter sur un point central; 2° ce point central et focal plus ou moins modifié par un *verre de champ* devant rappeler l'image du monde extérieur pour la transmettre au point qui observe; 3° le point qui observe, antagoniste, en quelque sorte, du point qui saisit l'impression du monde extérieur; mais agissant dans un but connexe, le besoin de mettre en communication centrale l'observateur et la chose observée, le sujet et l'objet, le moi et le non-moi. » Tout instrument d'optique qui ne possède pas ces trois points n'est pas capable d'arriver à de grands résultats pratiques. On appelle lentilles, vulgairement, à cause de leur forme spéciale, les verres qui sont placés aux points principaux. Ces lentilles sont ou simples ou complexes; chromatiques ou achromatiques. Je n'ai qu'un mot à dire, à l'époque où nous sommes, pour faire remarquer combien les améliorations réalisées par le système de lentilles achromatiques a servi le progrès, en optique. Remarquons que le cerveau, par la place qu'il occupe au sommet de l'édifice organique, ne prête pas aux comparaisons superficielles des demi-savants; il en est de même de l'estomac, dont la fausse position viscérale trompera toujours l'observateur inattentif. Cependant, l'estomac est aussi bien extérieur à la machine vivante, malgré sa place centrale, que le cerveau est central, malgré sa position extrême et supérieure. L'anneau cartilagineux des mollusques est là pour redresser nos idées, si nous essayons de dévier de la ligne du bon sens. J'ai comparé l'organisme à une usine conduite par un moteur hydraulique; j'ai dit que l'enfance de l'art avait été de placer le moteur extérieurement à l'usine; cela se voit encore partout dans la petite industrie; mais les grands établissements s'empressent depuis longtemps de loger leur moteur hydraulique au milieu même des bâtiments; pour les garantir de l'intempérie des saisons et des accidents imprévus qui les menacent; imitant, en cela, les organismes vivants. Le cerveau ayant une action enlacée dans un mouvement circulaire, se trouve central partout où on le caserait; et sa place éminente, telle qu'elle se voit dans les animaux des espèces supérieures, répond admirablement aux besoins des organismes très-compliqués. Le point capital est seulement de saisir ce rapprochement très-réel, qui existe entre le cerveau et les instruments d'optique dont j'ai circonscrit les bases sérieuses. La lentille crânienne est placée entre les viscères et le monde extérieur, comme le point focal avec son verre de champ, en optique, est placé entre l'objectif et l'oculaire. Les viscères viennent chercher dans la boîte cervicale les contacts qui lui conviennent : tandis que les sens externes apportent l'impression du dehors avec une fidélité relative. Pourquoi pas avec une fidélité entière?... Oh!... voilà la difficulté... c'est que notre organisme ne peut pas plus se passer d'achromatisme que les systèmes optiques. Il faut que l'oculaire, le point focal et l'objectif, soient garantis contre certaines erreurs d'appréciation. Lorsque Newton posa les lois optiques qui nous régissent encore aujourd'hui dans leur partie fondamentale, il passa par à côté du phénomène le plus grave qui puisse se produire dans l'organisation des connaissances scientifiques, le phénomène d'*angulaison!*... Quand je n'aurais écrit dans toute ma vie que ce chapitre, suffisamment développé dans la *Chimie nouvelle*, je croirais encore mon lot de chercheur assez bien rempli. L'angulaison est la loi fondamentale de toute physique... Par l'angulaison la matière sort de sa constitution vague, indéterminée... Les séries se créent et la nature s'anime. Par l'angulaison le physicien prévoit le phénomène, le saisit, le suit... et marche sans cesse dans la réalité, au lieu de s'appuyer sur l'illusion. Newton déclara que les couleurs sont inégalement réfrangibles, par elles-mêmes, colorées de toute éternité; et que les fonctions optiques réfringentes ne font qu'écarter le voile qui en couvre la réalité préexistante; par là, il a coupé court aux travaux des chercheurs, et scellé pour longtemps, après lui, sur la physique, le couvercle de plomb de la paresse humaine. Les couleurs, les séries, les accidents de la matière, ne sont pas enfermés dans l'étui des modalités physiques. L'angulaison de la force diffuse, seule, commande à ces diffractions immenses ; c'est l'angulaison qui crée les différences, les séries, les couleurs!... Mais laissons le lecteur s'enquérir de tout cela où j'ai pu le traiter avec des développements convenables; l'avenir ne fera-t-il pas justice des erreurs newtoniennes, comme de tant d'autres?... Le chromatisme, dans nos organismes, naît de l'angulaison des tissus et des appareils; comme le chromatisme optique naît de la disposition vicieuse des appareils de détail. Voilà pourquoi Dollond, l'ouvrier du génie intuitif, accola ensemble deux éléments dissemblables ; sans savoir qu'il imitait en cela le divin Ouvrier ; car Dieu accola aussi deux éléments d'une symétrie relative, et calculée dans son inégalité, pour constituer le véritable achromatisme des êtres vivants supérieurs. Il existe donc une loi fatale en optique, comme en physiologie, l'achromatisme des fonctions !... Toutes les fois qu'un appareil optique ou organique ne satisfait pas à cette loi suprême, il y a faute, déviation, erreur !... Or, notre mouvement énormon représentant la tonalisation des forces libres qui nous gouvernent ; comme la lumière blanche représente la tonalisation des forces de détail qui se sont confondues en elles ; il y aura faute, erreur, du moment où la force énormon, déviant de sa tonalité normale, portera sur une angulaison malencontreuse qui la brisera en séries ou en fractions de séries.

Dans la tristesse et dans l'hypocondrie, l'énormon abaissé perçoit le monde extérieur par les sens, et les sens eux-mêmes d'une façon plus éloignée et par conséquent plus petite. Le cône de lumière qui passe dans le système optique ne suit-il pas exactement les errements que j'indique ici ? Voilà pourquoi les vieillards, dont l'énormon s'abaisse par l'âge et par les infirmités, ont peur de tout et craignent de manquer ; ce qui amène la parcimonie, voire même l'avarice, l'égoïsme, l'injustice, l'ingratitude, l'esprit rogue, la méfiance, etc. ; tous sentiments qui indiquent un abaissement de l'énormon ; leur faisant voir l'image du monde extérieur en plus petit, et les sens moins puissants. Les sens eux-mêmes, faisant fonction d'oculaires, apercevant la force viscérale plus éloignée dans le foyer commun, la lentille du cerveau et des grands foyers nerveux, se trouvent bientôt frappés d'inertie ; de là ces grandes paralysies et les démences consécutives aux hypocondries de tout genre. Ces paralysies, ces démences, frappent aussi bien l'homme jeune et robuste que le vieillard. Il suffit que l'hypocondriaque ait son énormon abaissé par un accident quelconque. L'état dans lequel se trouvent très-généralement les femmes au moment où le flux menstruel abaisse passagèrement leur énormon nous donnerait, à lui seul, la clef de ces mystères. Il est bien peu de personnes, à l'approche de cet état, qui ne ressentent pas une attaque réelle d'hypocondrie éphémère. J'en dirai autant des femmes grosses dont le fruit est placé d'une certaine façon. Chez les enfants, au contraire, l'énormon se tenant plus élevé, leur chétive intelligence ne doute de rien ; ils gaspillent les jouets, la nourriture, les vêtements. On dirait qu'ils n'ont qu'une crainte, c'est que le travail de l'homme accumulé autour d'eux ne les dépasse et ne les étouffe ; ils détruisent avec frénésie. Leur énormon, placé très-haut, voit dans la lentille cérébrale le pouvoir des sens et le monde extérieur exagérés. Comme l'énormon de l'enfant est très-mobile, s'il lui survient un accès de tristesse, de douleur, etc., il ne voudra pas qu'on touche à sa nourriture ; alors ses craintes ressembleront à la parcimonie du vieillard. Chez les ivrognes, on retrouve beaucoup des effets de l'enfance : la prodigalité, le bris et le bouleversement des objets qui les entourent, l'imprudence, la suffisance, la vanterie, etc. Remarquez que cela ne tient pas tant aux forces spéciales fournies en excès par l'alcool qu'à la position que les corps volatils de ce genre impriment tout particulièrement à l'énormon. Vous voyez, en effet, des ivrognes usés et moins forts que des enfants montrer les tendances que je viens de signaler. Mais quelle tristesse après cette excitation d'un jour ! quel affaissement de l'énormon ! La colère, l'enthousiasme surtout, représentent encore en raccourci une surélévation passagère de l'énormon ; ils s'expliquent par les mêmes principes. La musique et la danse surélèvent l'énormon d'une façon plus convenable et moins dangereuse pour la santé. Dans les mouvements d'une danse honnête et bien ordonnée, la machine animale trouve un emploi excellent de toutes les forces organiques ; de façon à rétablir bien souvent un état normal périclitant. Les anciens, qui se sont montrés nos maîtres dans toutes les véritables questions d'art, de science et de mœurs bien entendus, donnaient à la danse, et à la musique qui ne s'en sépare guère, la première place parmi leurs cérémonies publiques. Le fanatisme effroyable des mauvais temps du moyen âge, ayant pris pour base instinctive de ses spéculations commerciales l'abaissement graduel et à tout prix de l'énormon, par un système d'effroi continu ; la musique rassurante, la danse, le chant gai ; enfin tous les moyens de relever l'énormon furent proscrits, pour y substituer les psalmodies effrayantes de la messe des morts ; les tableaux d'une damnation féroce et des histoires de sépulcres, de revenants, de vampires, à halluciner Rabelais. Dans les couvents, on force encore les gens à porter les yeux vers la terre, à se couper les cheveux, à comprimer leurs seins, à tenir les mains jointes dans une position déclive ; toutes pratiques qui indiquent, ou un instinct abominable des tortures que la physiologie trop bien devinée peut infliger à l'énormon humain, en l'abaissant systématiquement ; ou une science de premier ordre, enfermée dans le saint des saints de la secte despotique qui veut mener boire les humains à la mare boueuse de l'hypocondrie.

Dans notre cerveau, pour que les fonctions intellectuelles marchent suivant le tracé du principe divin, il faut que la détonalisation sérielle ne puisse se produire qu'en présence du monde extérieur, chargé de l'angulaison différentielle ; car, si c'est l'appareil d'examen lui-même qui différencie les faits, les résultats sont frappés d'inexactitude; aussi bien que cela aurait lieu dans une lentille chromatisante. L'anatomiste cherche donc avec le scalpel ce qu'il ne rencontrera jamais, peut-être; lorsqu'il prétend trouver dans un cerveau, affecté de folie, des traces matérielles qui ne doivent pas s'y laisser voir. Pour un instrument optique, une raie matérielle, une brisure, une solution de continuité, peuvent faire souvent moins de tort à la vision, si la lentille par elle-même est, du reste, parfaitement achromatisée ; que si cette lentille, d'une intégrité matérielle parfaite dans ses parties, est viciée par une erreur chromatisante. Voilà pourquoi bien des aliénistes, attachés de trop court à l'anatomisme, n'ont su comment expliquer pourquoi des lésions énormes au cerveau amènent parfois, ou peu de trouble, ou seulement une faiblesse minime de l'appareil pensant; tandis que des cerveaux dans lesquels il est impossible de découvrir aucune lésion, ou même aucune déviation normale apparente, éprouvent des troubles intellectuels d'une violence excessive. Je ferai voir ailleurs que cela dérive du chromatisme amené par une angulaison organique quelconque. Trop de dyssymétrie, trop de symétrie même ; des défilés adventices ou forcés, des différences de densité, etc., suffisent pour produire ces fâcheux résultats : le monde viscéral, ou le monde extérieur, se trouvant infidèlement reproduits sous l'action de l'angulaison chromatisante de la lentille cérébrale et de ses annexes. Je le répète, le chromatisme organique peut vicier les résultats normaux de la machine en trois points différents : 1° du côté des viscères soumis à une angulaison fâcheuse ; 2° du côté des organes-sens chargés de mettre le monde extérieur en contact avec notre monde intérieur ; 3° dans l'appareil central lui-même ; inapte à relier les deux points extrêmes, par une cause quelconque de défectuosité, amenant des inexactitudes de reproduction. Les viscères sont en défaut, lorsque par leur constitution native, ou par des accidents funestes, ils dévient de la ligne normale qui doit les maintenir dans un équilibre harmonieux. De même, le monde extérieur soumis à des effets généraux amenés par la variation des saisons, de la température ambiante, des phénomènes météorologiques successifs ; se reflètent dans l'organisme, en apportant une angulaison spéciale ; d'où naissent des rapports particuliers entre le monde extérieur et le monde viscéral. Comme en des organisations aussi compliquées il n'existe pas de principe tranché qui fournisse, ici, une tonalisation arrêtée et normale, là, un chromatisme discernable ; la pratique des faits admet une sorte de moyenne fonctionnante ; à laquelle on a donné le nom, commode, mais peu analytique, de santé. Cet état de convention est donc représenté par une situation mixte dans laquelle ni le monde viscéral, ni le monde extérieur, ni leur trait d'union, ne souffrent assez d'angulaison fonctionnelle pour ne pas vaquer régulièrement aux fonctions, dont la marche normale a été observée et admise de tout temps. Étudions donc les allures de l'appareil nerveux dans ses premières relations avec le monde extérieur et avec les viscères.

II

Action des substances sur l'innervation.

L'état des viscères vient se refléter dans le centre cérébral tout aussi bien que le monde extérieur se reflète dans ce centre, et avec les mêmes conditions qui affectent la réflexion du monde extérieur. Au premier aperçu, on semblerait croire que le centre focal, le verre de champ intra-crânien, va nous détailler chaque organe intérieur, chaque canal, chaque enchevêtrement des fibres. Est-ce que nous voyons, dans la végétation qui nous entoure, le réseau des vascularités, l'entre-croisement des fibrilles?... Est-ce que notre œil est capable de pénétrer entre deux cristaux d'un minéral?... Non... évidemment, nous percevons seulement la contexture générale de ces créations; bien mieux, nous ne percevons que ce qui n'est pas cette contexture intime... car la forme extérieure est un étui qui nous cache le fond; de plus, comme les viscères ne sont pas baignés actuellement et généralement, par cette force de condensation spéciale qu'on appelle la lumière; force qui nous permet de saisir la forme extérieure des objets; la lentille cérébrale ne peut pas plus saisir l'état viscéral, en détail et en tant que phénomène de forme accidentée, que l'œil ne portera au cerveau la forme accidentée du monde extérieur, si la force première manque pour lui en déceler les contours. L'aveugle sent l'effet d'une forêt, la présence de la mer, les grands horizons, suivant une analogie sensitive qui se rapporte à des effets déjà jugés; il ne perçoit pas de forme à tout cela. De même, le cerveau perçoit aussi l'état des viscères, mais sans forme détaillée et suivant des analogies de faits déjà jugés; aussi l'homme travaillé par des obstructions cardiaques ou rénales percevra l'état de ces viscères, selon les moyens analogiques qui sont au pouvoir de son cerveau. Ce ne sont pas des canaux engorgés, des embarras de globules, qui viendront se peindre dans ce miroir; mais des routes escarpées, des escaliers roides, des passages rétrécis et infranchissables. Cela est si vrai, qu'on peut imiter à volonté de tels effets cérébro-pathologiques, en donnant au patient des boissons graduées suivant les principes que j'ai indiqués déjà et que je classerai spécialement en son lieu. Qu'un malade ingère de l'alcool de 65 à 80 degrés, par faibles portions, 100 grammes, je suppose; cela répété tous les jours pendant une semaine; qu'il mange des oranges, du citron, des fruits aigres; en un mot, des corps acides ou astringents qui ôtent au liquide sanguin la diffusion nécessaire à des viscères ainsi obstrués; bientôt la série d'idées, enfantée analogiquement dans le cerveau, prendra une gradation spéciale qui amènera des rêves affreux, véritables cauchemars. Voilà pourquoi Hippocrate se préoccupait avec un soin si particulier du sommeil des malades; et en tirait un parti que nous avons cessé de reconnaître au milieu de nos fausses idées modernes. Les philosophes de ce temps accordaient aux rêves une influence que nous pouvons targuer aujourd'hui d'exagérée; de quoi l'homme n'abuse-t-il pas?... Mais l'état viscéral mieux compris, sa représentation analogique dans le cerveau bien saisie, donnerait les meilleures indications sur la situation des organes intérieurs du patient. Si, au lieu d'acides et de corps astrictifs, vous faites prendre au malade des substances dispersives, la représentation viscérale se peindra dans le cerveau sous des images bien différentes; il verra de vastes campagnes, des cours d'eau à la marche majestueuse, des retraites verdoyantes et tranquilles. Il n'y a personne qui ne puisse reproduire sur soi de pareils phénomènes, qu'on soit malade ou non; l'économie animale ne se prête-t-elle pas bien vite à tous les excès? Le haschisch, l'opium, le tabac, l'absinthe, ne sont que les exagérations des phénomènes que je viens d'indiquer. Seulement, ces substances portent plus volontiers leurs effets sur l'énormon déjà travaillé, drainé par les centres nerveux, que sur l'effet général circulatoire. La dispersion des substances ci-dessus frappe immédiatement sur le magasin des forces; comme un voleur bien appris qui sait trouver tout de suite le bon endroit, où se place une caisse de valeur. Car, dire état nerveux, ou dire encore substance qui n'agit que sur l'innervation, c'est absolument comme si l'on faisait entendre qu'on a affaire à un réactif, doué d'une force assez tenue, pour aller trouver immédiatement la force élaborée par les estomacs de l'énormon qu'on appelle ganglions, rachis, cerveau; sans pouvoir pénétrer jusqu'aux réservoirs de la force cachée dans le liquide circulatoire et les parties immédiates qu'il baigne. N'avons-nous pas le *curare?* Il ne sait faire mourir que cette force de motilité digérée qui s'emmagasine dans les grands centres nerveux. Je vais plus loin; reprenez des expériences sur les animaux, comme je l'ai souvent fait moi-même avec l'acide prussique, l'oxyde de carbone, l'hydrogène sulfuré, etc. Vous verrez que toutes ces substances n'ont d'effet réel que sur l'énormon; sur la force vitale élaborée et contenue aux centres nerveux. C'est une saignée de mouvement, faite sur les grandes artères de l'énormon. L'animal foudroyé par la dispersion de cette réserve de forces continue de vivre par la circulation; rien n'est changé dans les faits de détail; au point qu'il est clair, pour l'observateur placé en face du corps béant, je ne dis pas du cadavre, l'expression serait des plus fausses, du corps béant d'un animal dont la vie viscérale survit, qu'il ne lui manque que cette réserve d'innervation, trop utile sans doute aux organismes pour un fonctionnement persistant. Que de fois je suis resté ému, pénétré d'un sombre regret, en ouvrant le thorax d'un animal empoisonné par l'acide prussique; sur lequel je voyais vivre si résolûment les viscères qui sont sous l'influence de la circulation générale! L'acide prussique et ses congénères dispersifs avait bien fait là le métier d'un larron; il avait enlevé le dépôt sacré alimenté par l'organisme depuis l'incubation du germe. Comme le voleur de nuit, les grands dispersifs s'attaquent plutôt à la valeur centralisée qu'ils ne sont capables d'atteindre aux forces de détail. Que les médecins se gardent bien dans l'emploi de l'opium, de l'acide prussique, de la morphine, de la quinine et de tant d'autres substances de ce genre; ils doivent toujours avoir à la mémoire que de tels agents ne pénètrent pas profondément dans les grands matériaux de l'organisme; et qu'ils s'attaquent particulièrement à la réserve des forces accumulées pour constituer cet énormon qui est notre suprême ressource. Un tel emploi ne peut se pardonner que devant un danger imminent, et pour de bien bonnes raisons. Quand la médecine s'éclairera des faits nouveaux que je lui livre, le bon sens et la loyauté des praticiens fera rapidement justice de toutes les fautes qu'on commet en ce moment. Lorsqu'on veut agir profondément et efficacement sur les viscères, il faut laisser là cet attirail de dispersifs qui n'ont qu'un effet illusoire et passager; il faut employer des corps qui se placent dans l'alimentation même, pour arriver jusqu'au cœur de la place qu'on veut attaquer; ainsi les obstructions du cœur et du foie doivent être combattues au moyen des alcalis, des végétaux assez peu chargés de dispersion intrinsèque, pour que leur emploi puisse se continuer pendant des mois, des années, s'il le faut. Tel est le chou, notamment, pour lequel les Romains professaient une considération qui allait presque jusqu'à un culte domestique; je pourrais ajouter à cela les laitues, les pommes de terre, les carottes; mais ce serait classer déjà; et il faut que je laisse au temps et à l'expérience la possibilité de dire leur dernier mot à cet égard. Néanmoins, lorsque l'on a soin de maintenir les viscères sous l'influence d'aliments convenablement appropriés à leur état d'équilibre normal, la représentation analogique qu'ils viennent reproduire dans le cerveau se différencie d'une façon particulière. C'est ainsi qu'il est vulgaire d'entendre dire que telle ou telle digestion a influencé le sommeil et les rèves de telle ou telle façon. Franchement, que voulez-vous que fasse sur le cerveau l'ingestion de tel ou tel aliment, si l'impression qui en résulte ne dérivait pas immédiatement et analogiquement d'un état viscéral lui-même? A quels miracles psychologiques ne faut-il pas avoir recours pour faire sortir d'un chou ou d'une carotte telle ou telle association d'idées?... Je n'insisterai pas sur ce point, car le lecteur comprendra tout de suite que les viscères, seuls affectés, reproduisent seuls aussi, analogiquement, leur état actuel dans la lentille cérébrale. Là, cette image reprise par l'instrument compliqué qui porte les cases complexes de la résonnance intellectuelle se différencie, se surcharge de broderies et d'effets de combinaison infinis; comme cela est patent dans les phénomènes de l'acoustique en mouvement.

D'un autre côté, les sens viennent joindre souvent à ce concert singulier l'appoint de leur influence. C'est si vrai, que les malades travaillés par des obstructions viscérales craignent le silence des sens, sans se rendre compte des vraies causes de leur appréhension. Il est des natures qui redoutent le sommeil de la nuit; et plus tard qui ont peur de la nuit elle-même, ne sachant pas séparer l'impression d'effet, du concept de cause. Dans la nuit, les sens ayant un travail moindre, soit à cause de l'obscurité, soit à cause du silence qui en est une conséquence habituelle, les viscères, en ce cas, et leur état pathologique prennent une représentation excédante dans la lentille cérébrale; de façon à fournir des effets analogiques cruels pour les malheureux qui y sont soumis. Voilà pourquoi les malades s'habituent à dormir le jour, et à veiller dans le silence des nuits. Les plus intelligents et les plus riches font comme madame de Montespan; elle forçait son entourage à continuer des fêtes dans sa chambre à coucher. J'ai connu, dans ma jeunesse, une dame opulente qui donnait constamment des soirées auxquelles elle n'assistait jamais; mais elle n'était séparée du salon que par une mince cloison. Jamais elle ne dormait tranquille que ces nuits de bal; aussi, dépensait-elle de grosses sommes à recevoir. J'ai appris, depuis, qu'elle est morte d'une maladie du foie. Je connais, aujourd'hui encore, toute une famille composée d'un grand nombre de branches, dont presque tous les membres ne peuvent trouver de repos sérieux que le jour : et au milieu de l'activité la plus turbulente de l'entourage. Dans tous ces cas, les sens, gardant une sensibilité plus prononcée que pendant le sommeil, ferment aux viscères le chemin des représentations analogiques viscérales; et partant, empêchent les souffrances qui en dérivent. Lorsque j'ai essayé sur moi-même les effets du haschisch, j'ai toujours remarqué que les phénomènes semi-extatiques qu'il produit ne prenaient la forme agréable que dans le cas où je me plaçais dans un état intermédiaire entre le repos et l'activité des sens. Sans les dangers extrêmes qui peuvent en résulter, le repos sur un bateau en mouvement est tout ce qu'on peut combiner de mieux pour cela ; mais il faut avoir soin de se faire garder à vue, car dans cet état anormal on éprouve une propension extrême à chercher le vide. Voyez les fumeurs et les buveurs d'absinthe ; ils ont fait créer à Paris un genre d'industrie qui consiste à ouvrir sur les boulevards une sorte de bateau immobile, ces cafés à retraite extérieure, où le flot des passants simule un fleuve incessamment varié dans ses combinaisons de perspective et d'observation. Le fumeur et le buveur d'absinthe, confortablement assis, portent tout le travail analogique du cerveau sur l'impression nuageuse qui passe devant eux, et en tirent des jouissances bien recherchées sans doute, si l'on s'en rapporte à la masse des liquides qui sort des entrepôts de la ville. Au lieu de cela, faites coucher de bonne heure un fumeur et un buveur d'absinthe dans un endroit très-solitaire, très-silencieux : vous verrez qu'ils éprouveront plus de cauchemars que de jouissances réelles. Les viscères, troublés par l'influence énervante de ces narcotiques, rendront dans le cerveau ce qu'ils reçoivent par l'estomac ; et l'analogie, c'est-à-dire la co-résonnance de la harpe cérébrale, ne fera entendre que des sons lugubres. Le haschisch, l'opium, le tabac, l'absinthe, ont besoin d'un déterminatif de la part des sens, pour produire des effets dispersifs agréables. Il n'en est pas de même de la digitale et de toutes les substances dont l'action entre profondément dans le travail de la circulation. Comme elles agissent sérieusement sur le travail viscéral, c'est aussi au milieu du silence, de l'obscurité, qu'on en sentira mieux les effets ; en un mot, pendant l'abolition la plus complète possible du travail des sens. Je dirai ailleurs comment la chimie, abusant d'un progrès dans l'analyse des substances complexes, a poussé la médecine dans un emploi malheureux des principes immédiats de ces substances; ne comprenant pas que la matière doit rester proportionnelle dans l'attaque comme dans la défense. Lorsqu'on met en présence de l'organisme un agent thérapeutique essentialisé dans ses éléments, cet agent thérapeutique ne s'attaque qu'à des parties organiques essentialisées aussi ; c'est-à-dire qu'il entrera moins profondément et dans la circulation et dans ses annexes. Souvent on pense avoir beaucoup fait, lorsqu'on n'a eu de puissance que sur les essentialités elles-mêmes. Ne croyez pas que le sulfate de quinine agisse à la façon du quinquina ; que le vin de quinquina agisse comme l'infusion de ce bois; que l'infusion agisse comme le bois. Dans les essais que j'ai faits sur moi-même, j'ai toujours trouvé là une différence complète. Mais un fait que je connais bien mieux encore, c'est la différence d'action qui existe entre l'opium et la tête de pavot. Avec certaines précautions, qui consistent à ingérer le plus possible de parties matérielles de cette tête de pavot, on arrive à pousser l'action sédative de la substance jusqu'au milieu du travail circulatoire. Le pavot devenu opium, l'opium devenu morphine, représentent une essentialisation de la matière et agissent en conséquence. Le pavot restant aliment, si c'est possible, agit comme un aliment... Au lieu d'attaquer le dépôt central énormon et de l'influencer, il va attaquer la force vitale dans les plus petits canaux de production : l'avantage thérapeutique ne se montre pas en faveur des essentialistes ; la mort funeste du savant Durocher en est une preuve flagrante, la morphine l'a tué.

III

Aliments, médicaments.

Il y a longtemps qu'on est embarrassé pour trouver la ligne de démarcation qui sépare l'aliment du médicament... le principe ne me semble pas difficile à établir !... Je crois qu'un médicament représente l'essentialisation d'une substance quelconque. On me dira alors... mais le pot-au-feu est un médicament?... car c'est l'essentialisation du muscle animal... Je répondrai oui... cent fois oui... et cela sans crainte !... car je ferai voir bientôt les dangers et les bienfaits de cet héroïque médicament; je ferai voir, par la contexture physico-chimique de l'extrait animal, comment l'organisme en subit des effets tour à tour favorables ou funestes. Voilà pourquoi je comprends qu'on essentialise le muscle dont on veut tirer parti, comme moi-même j'ai mangé en guise d'aliment des têtes de pavot; médicament que je faisais entrer dans la cuisine, sur le pied des laitues et d'autres végétaux médicamenteux, qu'on peut manger si l'on a soin de ne pas les essentialiser. Dans l'art culinaire des peuples, on n'a pas vu aussi que beaucoup de préparations consistent à appauvrir les aliments, des principes essentiels trop prédominants qu'ils renferment. La pomme de terre est un exemple patent de ce fait au milieu de nous; le manioc est un autre exemple moins connu des Européens, mais autrement grave pour la santé de ceux qui s'en servent; puisqu'il y a menace de mort pour qui ne chasse pas l'essentialité dangereuse contenue dans ce végétal. La chimie vous dira qu'en faisant ceci ou cela, on détruit plutôt un principe étranger et accolé à la substance, qu'on ne désessentialise l'aliment?... Quelquefois, la chimie tombera sur un fait bien observé... mais moi aussi je suis chimiste, et j'ai pris mes plus qu'honorables confrères la main dans tant de bévues, que j'ai bien le droit de dire aussi mon sentiment... or, le voici, ce sentiment... C'est que jusqu'à nouvel ordre il faut imiter le vénérable Thomas, apôtre du doute, en ne craignant pas de descendre dans les plaies de la chimie... elle en a... et de cruelles, cette chère chimie!... Sachons comprendre qu'un aliment, en s'essentialisant, peut devenir médicament; comme un médicament, en s'épuisant de principes essentialisés, peut devenir aliment. Mangez avec excès des amandes, des noisettes, des pêches, et vous verrez ce qui en résultera? Au lieu de cela, appauvrissez assez les corps les plus vénéneux et vous en ferez des comestibles. Voilà la gamme que vous avez à parcourir en présence des effets qui régissent l'influence des viscères sur le cerveau, devant l'antagonisme des sens Le cerveau, placé entre les viscères et les sens, se trouve tantôt préoccupé d'une façon excessive par le reflet des viscères, tantôt par le reflet du monde extérieur, ou encore par la combinaison croisée de ces deux effets spéciaux. Abolissez-vous trop l'antagonisme des sens?... Les viscères imposeront d'une façon trop despotique la représentation de leur état actuel au cerveau ; cela serait déplorable dans le cas d'un état pathologique constaté. Mais les sens conservent-ils une influence trop prépondérante sur le cerveau, eu égard à l'antagonisme nécessaire des viscères?... l'état organique s'en ira à vau-l'eau... car les viscères ont besoin de refléter leur état intime dans le cerveau, pour qu'il soit fait droit à leurs besoins et à leurs périls; les sens trop tyranniques amènent bientôt la désorganisation de la machine intérieure, qui se détraque, faute de soins convenables. Je crois donc que la médecine a fait une acquisition, je ne dirai pas mauvaise, mais dangereuse; en recevant sans mûr examen des mains du chimiste, les principes immédiats des substances plus ou moins médicamenteuses. Je ne vois pas la médecine assez raisonnable encore, assez consciente des principes scientifiques, pour en faire usage sans danger. Ce sont de belles armes qui demanderaient à être maniées par des mains plus sûres.

Pour nous résumer, disons : la force vitale, la force nerveuse est la force qui s'essentialise, en s'installant dans ce qu'il y a de plus délicat chez la matière organique; je veux dire la pulpe nerveuse; comme les principes immédiats des corps représentent la force matérielle la plus essentialisée possible; justement à cause de la contexture propre des éléments qui portent cette force essentialisée. Les principes immédiats ultra-actifs correspondent chimiquement et thérapeutiquement à la force nerveuse organique. Or, je demande au médecin expérimenté, est-il bien certain que l'art thérapeutique doive s'en prendre *à plano* à la force vitale essentialisée? J'ai une maladie du cœur ou du foie... est-ce bien sur l'énormon qu'il faut agir... ou sur les tissus des organes souffrants?... La réponse n'est guère douteuse! Défions-nous donc des essentialistes!... ils auront l'air d'agir vite... ils ne laissent rien après eux! Comme tout le monde, la première fois que mon attention s'est trouvée portée sur la forme intime de la pulpe nerveuse, j'ai été frappé de surprise... Une matière si molle, si fine, si peu résistante... pour soutenir la force organique?... c'est à désespérer de jamais rien comprendre aux rouages de notre machine. Lisez les vrais physiologistes, vous êtes frappés de cette sorte d'hésitation qui les prend au moment de confier la marche de notre organisme à de si frêles éléments. Que n'a-t-on pas fait pour sortir de là?... On ne voyait point que les essences se correspondent... A la force essentialisée dans l'organisme doit répondre une matière essentialisée... c'est ce qui a lieu en effet. Dans la pulpe nerveuse se rencontre le phosphore, cette grande essentialité élémentaire. Mais l'essentialisation d'une force ne jure pas avec la condensation de cette force; c'est là où la matière se dégrossit, qu'elle prend ses densités relatives. Les oxydes changent et de poids et de densité en subissant cette contraction métallique qui les essentialise. Aussi les métaux se montrent-ils autrement propres que leurs oxydes à recevoir, à porter et à conduire les forces libres.

Tout, dans l'alimentation, disons mieux, dans la nature, a besoin de revêtir un certain état de division, pour atteindre aux combinaisons permutables qui s'opèrent autour de nous. Quand nos pères disaient : *Corpora non agunt nisi sint soluta*, ils auraient pu ajouter : cette solution est fortement favorisée par l'état de division que nous indiquons ci-dessus. En outre, rappelons-nous que du temps de nos pères les gaz étaient peu connus, surtout dans leurs combinaisons. Or, l'oxygénation des substances est un fait capital dans l'alimentation, aussi bien que dans les cultures de toutes sortes. En effet, voulez-vous féconder vos champs? Rendez la terre meuble, perméable aux gaz qui doivent agir sur le développement des germes déposés dans leur sein. Voulez-vous utiliser les aliments ingérés dans l'estomac? par une division, par un ameublissement culinaire, donnez-leur cette porosité pyrophorique qui les rendra attaquables aux gaz contenus immédiatement dans la circulation; ou médiatement, à l'état combiné, dans les liquides de cette circulation. C'est l'état pyrophorique qui agit, non-seulement dans le thé, le café, et que M. Liebig s'est trop empressé d'attribuer à la théine et à la caféine, bases des préparations ci-dessus ; mais encore dans les préparations de chicorée, de chocolat, de glands, de châtaignes, de réglisse, etc., qui sont devenus de tels succédanés du thé et du café, que bien des ménagères ne consomment plus que de la chicorée ou des glands, et prétendent en tirer un meilleur parti sanitaire qu'avec le premier des mokas. Le commerce des substances torréfiées, chicorée, glands, etc., s'élève à bien des millions par an. Chaque marchand achète, d'un ou plusieurs docteurs malaisés, une attestation de l'excellence de ses produits, fondée sur un principe immédiat... de sentiment... la chicoréine, la glandine, etc.; alors la vogue lui vient, s'il joint à cette haute découverte scientifique beaucoup d'argent pour obtenir de belles annonces. Quant à moi, je déclare qu'on peut prendre des haricots, des pois, des lentilles, des trognons de choux, de la sciure de bois, et obtenir, avec cela, des effets pareils ou très-rapprochés. La division des carbures par la torréfaction amenant cet état pyrophorique que recherchent les consommateurs de chicorée et de glands. Les industriels sont toujours les premiers à faire de la philosophie scientifique ; que de chocolatiers ne savent-ils pas servir à leurs clients le haricot rouge torréfié, pour les empêcher de se blaser sur le goût du cacao! Dans le thé, dans le café, se rencontrent des substances appelées théine, caféine, qu'on croit naïvement être spéciales à ces denrées; quand la théine, la caféine, ne représentent sérieusement que l'essentialité ordinaire à toute matière organique placée dans les mêmes conditions. La théine, la caféine, ont une action d'essentialité, cela ne fait pas de doute, une force en proportion de leur valeur propre. Mais ce n'est ni la théine ni la caféine que le consommateur vulgaire recherche ; c'est l'effet pyrophorique grossier contenu dans l'aliment. La preuve en est que dans les cafés de bas étage on sert un breuvage dont les habitués se délectent, et qui est composé, ou de cafés avariés, dans lesquels la caféine a disparu ; ou tout bonnement des marcs épuisés par les grandes maisons qui les revendent à ces petits établissements. Il n'y a pas de ruses que le débitant n'emploie en pareil cas. La police a saisi à Paris, à Marseille et ailleurs, des montagnes de torréfactions pyrophoriques, moulées en grains de café, dans lesquels il n'entra jamais un atome de ce végétal ; et cependant dont les similaires ont été humés, dégustés avec délices par des populations sans nombre, sous la foi de la plus excellente et de la plus copieuse existence de caféine. Relisez la trente-cinquième lettre de M. Liebig, que je considère comme un modèle très-remarquable des développements qu'on peut donner aux idées chimiques, en fait de philosophie alimentaire. Vous verrez que la chimie dans ce cas, comme dans tant d'autres, a fait fausse route. Effatuée du résultat des analyses organiques, elle a cherché et séparé presque autant de principes immédiats qu'il y a de végétaux divers dans le vaste jardin botanique. De là sont sortis les noms chimiques les plus baroques, auxquels le routinier idolâtre a cru ; comme le paysan croit à la divinité intrinsèque de tous les morceaux de bois taillés qui parent les niches de son église. Vous écorcheriez plutôt un chimiste universitaire, aujourd'hui, que de parvenir à lui faire comprendre que tout s'essentialisant dans la matière, les principes immédiats des corps organisés n'échappent pas à cette loi nécessaire ; de sorte que la théine, la caféine, ne sont pas tant des corps à part, que les séries, les degrés divers d'une échelle générale d'essentialités répandues dans la nature. Le chimiste, sorti le plus souvent des officines où l'on s'entoure de petits tiroirs, se rappelle trop son origine ; car sa science se classe dans ces anciens petits tiroirs. Il se complaît à coller des étiquettes ; il se mire dans de petits cristaux. Qu'il trouve une obliquité quelconque dans un angle de ces composés nouveaux? vite le pot à colle, et l'on installe l'étiquette ; oubliant que le carbonate de chaux comptait déjà du temps de Haüy mille formes diverses. (Odolant-Denos, *Minéralogie*.) Aussi, essayez d'aborder la physiologie avec ces braves gens ; c'est-à-dire une philosophie raisonnée des faits naturels, vous trébucherez à travers leurs casiers, leurs sacs à drogues et leurs engins de division. Au lieu de cela, plaçons-nous sur un terrain indépendant ; figurons-nous pour un instant que nous sommes devenus de pures essences nous-mêmes, voguant au milieu des travaux et des préjugés du monde actuel pour en peser équitablement la valeur. En un mot, dépouillant le tablier du cuistre, faisons comme un homme de bonne société qui juge une œuvre d'art... Il est certain que nous verrons les choses d'une façon bien autrement intelligente. Nous apercevrons la matière forcée de passer de la cohésion rebelle à la pyrophorie plus active, pour arriver à l'essentialité, qui se place sur la ligne des forces libres. Veut-on enrayer les faits d'alimentation, soit animale, soit végétale? employons des substances agglutinées, rétives à la division. Entend-on activer la nutrition dans l'estomac ou dans le champ de labour? ayons recours aux éléments pyrophoriques... Le bouillon de viande, les rôtis, les infusions, représentent tous une torréfaction, soit à l'air libre, soit au sein d'un liquide diviseur. Pour les champs, osons-le dire, ce sera le fumier, la poudrette et des carbures réduits à une ténuité extrême par leur macération dans les menstrues appropriées. Tout ce qui s'écartera de ces lois fondamentales, en alimentation comme en agriculture, constituera une faute grave qui aura son contre-coup dans la santé ou dans la bourse du malencontreux spéculateur [1].

Je l'ai dit, il n'y a pas à sortir de là, la matière va en s'essentialisant dans l'organisme animal; cette matière, sous une forme donnée, doit répondre à un classement donné de forces libres. Une substance essentialisée ne s'attaquera guère à la matière résistante, mais à une force centralisée elle-même; voilà pourquoi les principes immédiats agissent de préférence sur l'innervation, qui représente la somme des forces organiques essentialisées et emmagasinées dans un dépôt central, tandis que la matière très-cohésive, ou même pyrophorée, va trouver la force au milieu des tissus résistants et des liquides en action. On a été chercher les plus incroyables raisons pour expliquer l'effet innervant de l'alcool; était-ce bien nécessaire? L'alcool ne possédant plus, *in se*, aucun principe, ni matériel ni pyrophorique, se jette immédiatement sur les centres nerveux; ou va se cacher dans quelques replis de l'organisme. Il a fallu des savants, opiniâtres dans leurs recherches, pour aller le découvrir et le démasquer dans ces retraites; cela, depuis quelques mois seulement. A quoi voulez-vous qu'une substance de ce genre vienne s'accoler, si ce n'est aux supports de l'innervation? Dans la physiologie, comme dans l'analyse chimique, vous voyez les corps soumis aux mêmes lois d'affinité et de dissolution. Les corps essen-

[1] Ce livre a été écrit presque en même temps que la *Chimie*, j'ai dû attendre, pour le mettre au jour, que mes affaires m'aient laissé un peu de temps; le second volume de cette chimie contiendra, outre une biographie toute nouvelle des corps simples, les matières comprises ordinairement dans les traités, et naturellement des vues importantes sur l'agriculture. C'est là que je me propose de traiter la physiologie végétale sous un jour que je crois mal connu; à moins que, ne s'emparant de mes idées, on n'en applique le fond aux principes des engrais et de la culture en général. Le plus grand nombre des chimistes, en agriculture, favorise des systèmes trop intéressés. Qu'on nous ramène plutôt aux anciens!... leur instinct les éclairait autrement que certaines analyses des modernes.

tiels s'unissent aux forces essentialisées, les corps matériels aux forces enchaînées dans la matière. Les asthéniques ont fait voir qu'ils ne peuvent point entrer dans le travail organique d'une façon profonde ; aussi, cherche-t-on à en tirer parti au point de vue des applications seules de l'innervation. Mais il n'y a pas que les asthéniques alcools, éthers, essences ; oublie-t-on l'électricité, cet autre sténique et asthénique d'une si grande puissance?... Elle aussi, force essentialisée, ne veut pas se commettre avec les forces emprisonnées dans les tissus ; elle va droit à l'innervation. Que le médecin ait donc ces idées toujours présentes à la mémoire. Certaines substances, comme le sulfate de quinine, doivent sans doute leur succès à une action moyenne, qui les place dans un état assez rapproché des forces énormon pour agir comme fébrifuge ; et cependant, assez matériel encore pour attaquer plus intimement la force organisée, que cela ne se voit avec les anesthésiques proprement dits. Si l'on regardait mon assertion comme purement hypothétique, qu'on réfléchisse au précipité opalin que donne le sel de quinine dans l'eau.

On verra que ce sel, malgré sa belle cristallisation, conserve un terme matériel, qui amène cette opalinité réservée aux précipités d'une grande ténuité. Les sulfures présentent tous cette même opalinité, d'une façon plus grossière ; et nous dévoilent les mystères des essentialités, si peu comprises aujourd'hui. Le sulfate de quinine me semble donc constituer encore du tannin dans un grand état de division ; lequel tannin se trouvant facilement réduit par les voies digestives va attaquer la force énormon débordée, sous le nom de fièvre ; et la ramène, par astriction, à rentrer dans son ancien lit organique. Pour des corps condensateurs comme les tannins, il y a avantage à les placer sous la forme saline par les acides condensateurs eux-mêmes. C'est ce qui arrive avec le sulfate de quinine et ses succédanés ; cette substance a la bonne fortune de réunir les deux éléments de son sel tournés vers un seul et même effet, l'astriction. Les chimistes qui sont arrivés à ce résultat par hasard, et dont l'habitude est de refaire cent fois la même chose par imitation, ont été bien vite démangés de répéter la réaction avec tous les autres principes immédiats organiques. Mais, comme parmi ces principes il s'en est trouvé pas mal qui sont dispersifs au lieu d'être astrictifs; l'expérience leur a fait injure; car la base organique, dans ce cas, s'est toujours montrée plus énergique à l'état solitaire qu'à l'état combiné. On voit donc, par les faits mêmes, combien les chimistes sont dans une sotte voie lorsqu'ils professent que : « Mettre à nu les principes immédiats des substances, c'est débarrasser les substances de tous les éléments étrangers et stériles qui les obstruent. » Le chimiste qui essentialise les substances ne sait guère où il va; car il ne soupçonne pas sous ses pieds les degrés de l'échelle qu'il monte; il change les substances en des séries d'essences, et les présente au médecin, qui les accepte les yeux fermés. Comment en serait-il autrement, quand on entend, à la tribune de l'Académie de médecine, un des professeurs les plus distingués de notre époque se vanter, presque, de ne pas savoir la chimie? L'antipathie instinctive que ce véritable médecin ressent pour les faux chimistes le sert mieux que ses regrettables paroles. Si la science vraie, la science philosophique, n'était pas assez humiliée pour être mise au ban de l'instruction; brisée par l'outil mathématique qui en fait de la charpie, verrait-on un professeur, justement célèbre, protester contre toute accointance avec la plus curieuse et la plus féconde des connaissances humaines? Certes, on a fait bien des procès à l'éducation moderne... mais je ne sache pas un arrêt plus humiliant pour la routine classique, que celui porté par cet orateur, du haut de la tribune de la première des sociétés médicales du monde entier. Si nous mettons de côté certains hommes très-éminents, comme MM. Liebig, Dumas, Faraday et autres, qui ont protesté eux-mêmes contre les abus de la chimiâtrie, nous pourrions souscrire aux plaintes portées par le professeur de médecine. Chimistes, tenez-vous-le pour dit!...

IV

De la sensibilité.

Dans la *Chimie nouvelle*, au chapitre de l'ANGULAISON, j'ai fait voir comment le mouvement libre, équilibré, tonalisé, se différencie; pour former ces infinies combinaisons qui étonnent notre raison autant qu'elles charment nos sens. Des rapprochements de phénomènes, pleins de vraisemblance, nous enseignent à regarder chaque différenciation de la matière comme faisant fonction de *prisme* à l'égard du mouvement. En effet, si à un rayon de lumière blanche nous opposons une masse solide, liquide ou gazeuse ; dont les plans de limitation ne soient pas parallèles entre eux, la lumière se différenciera, se colorera en traversant un plan ainsi conformé. Toute masse angulée a la faculté de sérier ou de nuancer le *mouvement ;* que ce mouvement apparaisse sous la forme d'électricité, chaleur, lumière et autres. Nous disons et autres, puisque nous nous sommes efforcé d'établir que ces trois condensations spéciales ne représentent que trois grandes divisions de la série du mouvement général ; comme les couleurs rouge, jaune, bleu, représentent *in globo* la série prismatique des couleurs ; composées, en dehors de ces trois points, de nuances si diverses, si importantes. Les physiciens s'entêtent, ai-je dit encore, à voir dans le rayon lumineux un assemblage ABSOLU que le prisme est seulement chargé de trier : on a donc déclaré que les couleurs sont irrégulièrement réfrangibles ; ce qui veut dire qu'elles ne peuvent être brisées par le prisme d'un façone uniforme. Un rapprochement presque niais, par sa simplicité, peut nous donner la mesure de la force raisonnante de nos physiciens. Lorsqu'on joue du violon sur une seule corde, l'archet fournissant un ébranlement *général,* un *mouvement* vibratoire *unique*, ne donne-t-il pas en même temps des sons très-variés ; si l'on a soin d'avancer ou de reculer les doigts de la main gauche?... Ici, peut-on dire que les sons soient plus ou moins *réfrangibles*[1] ? Pour être logique, analytique, il faudrait dire au contraire qu'ils sont plus ou moins RÉFRANGÉS ACTUELLEMENT... Puisque les doigts brisent la vibration de la corde, à l'endroit indiqué par la volonté de l'exécutant?... Le mouvement libre, uniforme de l'ar-

[1] A mon avis, le mot *réfrangible* n'explique nullement l'idée de Newton. Ce grand physicien a cru que les couleurs préexistent dans le spectre ; et que le prisme se contente de les TRIER... Le traducteur eût dû employer un mot qui ne laissât pas de doute sur ce point ; le mot *triables* eût été moins harmonieux que *réfrangibles ;* seulement il nous eût permis, aujourd'hui, de mieux faire saisir l'erreur de Newton ; car *réfrangible* semble vouloir exprimer l'idée d'un effet qui se crée au moment même de l'action ; et non un fait préexistant, mais voilé. Voilà ce qui explique la difficulté que j'éprouve à rendre ma pensée.

chet, peut être *condensé* ou *dispersé* selon le désir de l'artiste. Le mouvement reste le même; il n'y a que son intensité vibratile qui diffère. La même somme de mouvement appliquée à moins de *matière* multiplie la vibration, qui donne un son différent. Dans cet instrument, la différenciation est manifeste, quoique sa forme prismatique le soit moins; parce qu'elle est mobile et qu'elle nous échappe par les mouvements rapides du violoniste. Prenons donc une harpe, instrument à cordes dont les sons sont fixés d'avance sur un sommier immobile. La forme seule de l'instrument parlera assez aux yeux; c'est un véritable prisme de tension. Les sons vont répondre à tel ou tel degré de l'échelle diatonique, selon que vous appliquerez votre *mouvement* UNIFORME, égal, à une somme plus ou moins considérable de matière. Pincez-vous une longue corde? le mouvement ayant un grand effort à soulever, la vibration sera lente, et le son bas. Au contraire, attaquez-vous les petites chanterelles attachées à l'extrémité de ce prisme? les sons seront hauts, aigus, comme les vibrations seront très-nombreuses. Une force égale, appliquée à une résistance moindre, donne des résultats inégaux. Cela n'est pas plus difficile à comprendre que si l'on s'occupait seulement de combiner les effets qui vont se produire en attelant un même cheval à un léger tilbury, ou à une charrette de moellons. Dans le premier cas il peut prendre le mors aux dents... dans le second, il se consumera en efforts pénibles. Pour le prisme optique, c'est la même chose. Le rayon de lumière qui doit traverser de grandes et profondes couches de cristal s'épuisera plus, se *dispersera* plus, se RÉFRANGERA plus, que celui qui doit traverser seulement les parties étroites du prisme angulé. La MATIÈRE, verre, pierre, chair, bois, sang, eau, air, etc., etc., représente la corde de la harpe! — Si la matière est relativement exagérée, pour un *mouvement* UNIFORME donné; la vibration, la sensation; le résultat enfin, sera lent, sera terne, sera froid..., etc., etc.... Si, au contraire, un mouvement donné est excessif, pour une *matière*, pour une résistance donnée; le résultat sera fort, prompt, vif, coloré, chaud. Car, ce que nous appelons fort, vif, coloré, chaud, lumineux, électrique; comme leurs opposés, la faiblesse, la lenteur, l'ombre, le froid, les ténèbres; ne sont que des termes abréviatifs qui formulent les différences de *mouvement* opposé à la *matière*, ou les différences de RÉSISTANCE opposées à la FORCE. Les prismes optiques, ces masses siliceuses que nous avons l'habitude de voir travaillées en solides angulés, n'ont pas besoin d'une forme aussi arrêtée; aussi géométrique, dirai-je, pour produire les effets de différenciation que nous venons de déclarer, comme étant les lois générales, nécessaires du *mouvement*.

Toute variation dans la structure intime des masses en question suffit pour amener ce résultat. Or, comme la nature, dans la confection des êtres organisés, se fût trouvée très-embarrassée de s'astreindre à des lois de forme qui pouvaient l'empêcher de réaliser les combinaisons qu'elle voulait atteindre; au lieu de construire des prismes angulés, elle a construit des fibres chez lesquelles la constatation de la force à juger variera suivant la longueur et la forme. Elle a donné la préférence aux procédés de l'acoustique sur ceux de l'optique, à la harpe sur le cristal réfringent. C'est-à-dire qu'elle a construit ses nerfs, notamment, avec des variations de longueur et de structure; depuis le cheveu, le poil, ce nerf externe, jusqu'au cerveau, qui nous montre dans sa composition cellulo-vasculaire la matière arrivée aux derniers degrés de la capillarité. Seulement, ces effets de sériation de mouvement n'ont pas pour base la résonnance rigide, matérielle, que les iatro-mécaniciens cherchèrent à imposer autrefois à la science; comme dans le prisme optique, quoique avec une forme différente, la série se forme sous l'impression seule d'une somme de force opposée à une somme de matière. Les nerfs ne sont pas chargés, seulement, de porter UNIFORMÉMENT au cerveau la déclaration du contact qu'ils viennent de subir; ils RÉFRANGENT la sensation; — qu'on me permette cette comparaison tirée de l'optique, — ils la *teignent* d'une nuance proportionnelle à la force que la sensation produit sur l'organisme spécial qui lui est opposé. Quand donc cette sensation arrive au cerveau, elle n'a pas à subir une élaboration — IMAGE qui la transforme; elle se classe d'elle-même, pour le présent, en jugement, raisonnement; ou, pour l'avenir, en mémoire, association d'idées, etc. Et, comme cette idée déjà formulée par l'instrument nerveux du tronc n'a qu'à remuer les résonnances correspondantes de la harpe cérébrale, les faits se trouvent ainsi devenir infiniment moins complexes qu'on ne le suppose généralement. On conçoit, d'après cela, que les nerfs, étant autant des organes de sériation simple que des organes de transmission; — et cette transmission pouvant se faire à la rigueur par une fibre quelconque; — on ait rencontré, au grand étonnement des physiologistes, des animaux très-mobiles qui ne semblent pas être pourvus de système nerveux proprement dit. De même, l'existence d'un système de nerfs, en retour du cerveau vers le tronc, indique, à n'en pas douter, que les sens ont une action réflexe sur le cerveau, et que la sensibilité, l'entendement, restent moins emprisonnés dans la case intra-cérébrale qu'on ne le suppose ordinairement; aussi : « *les nerfs* SÉRIENT *la sensation, aussi bien qu'ils la* CONDUISENT. » L'avenir nous dira si nous avons rendu un service à la science par cette constatation; ou si une telle observation doit être jetée bientôt dans ce panier aux ordures, où l'on voit tomber tous les jours tant de LOIS, de PRINCIPES officiels.

Maintenant, comment ces phénomènes se produisent-ils? Rien n'est plus facile à comprendre. La masse de résistance étant tournée vers la périphérie, toute sensation qui arrive à l'organisme doit en traverser les profondeurs différenciées. Si la sensation est minime, obscure; ou elle nous échappera, dans notre distraction, ou elle sera émoussée par cette masse résistante; nous ne percevrons d'une façon importante et distincte que tout ce qui, ayant traversé la masse, à la faveur de l'*excès* RELATIF de *mouvement* dont elle est douée, peut arriver sérié, et en cette qualité jusqu'au cerveau. Le *plus* et le *moins* sérié, avec ses nuances infinies, voilà la gamme organique qui donne la clef du monde extérieur. De même que dans la vie vasculaire, les organes complémentaires enrichissent nos fonctions, au moyen d'une structure nodosiforme; de même, dans la vie de relation, les ganglions se posent sur le trajet de la sensation pour la modifier; comme tel ou tel organe sécréteur se place à cheval sur tel ou tel point de la circulation sanguine pour en changer la forme et l'appropriation. Est-il besoin de signaler des points anatomiques qui ont fait le désespoir des meilleurs physiologistes, pour y trouver un emploi sécréteur ou autre? C'est nommer la glande pituitaire, la glande pinéale, etc. Ces glandes sont des concentrateurs de sensations et de fonctions dispersées; nous dirons au chapitre des rétroversions à quelles conclusions cela mène. Passons d'abord aux sensations proprement dites.

V

De la sensation.

On croit généralement que les impressions souffertes par notre corps se divisent en naturelles et en anormales. Chose singulière, on s'en est tenu là. Mais qu'est-ce donc qu'une sensation naturelle... Qu'est-ce qu'une sensation anormale? Je n'en trouve nulle part une explication satisfaisante, voici pourquoi : les physiologistes qui parlent des sensations copient ce qui a rapport au sentiment dans les psychologues; la plus détestable des sources, au point de vue de la science. Bien peu se sont adressés à la physique, pour cette étude difficile. Et, cependant, c'est la physique seule qui peut nous donner la clef de ces mystères. On peut dire sans crainte que la sensation, comme la chaleur animale, sur laquelle elle semble se calquer, possède une moyenne, dont il lui est difficile de se départir. Peut-être même la sensation n'est-elle qu'un accessoire, un résultat éloigné de cette chaleur animale. De même que le corps humain a besoin d'une certaine dose de calorique, variant de trente-sept à trente-huit degrés centigrade, pour entretenir les fonctions de la vie; au-dessous ou au delà desquels il y a trouble et malaise dans les fonctions, souvent même danger de mort : de même, à l'égard de la sensation, il existe un mode d'ébranlement nerveux, au-dessus et au-dessous duquel il est fort mauvais et très-funeste de se trouver soumis. Le corps vibre, selon une oscillation donnée, qu'il faudra mesurer un jour; comme on a mesuré la chaleur. L'éréthisme central se tend ou se resserre en raison : 1° De la chaleur animale auquel il est soumis; 2° en raison des éléments, aliments ou substances thérapeutiques dont il s'empare; 3° en raison des agents extérieurs avec lesquels il est en relation. La sensation, c'est-à-dire l'intervention d'un effet solitaire, interne ou externe à l'organisme, se juge par la similitude ou la dissimilitude oscillatoire de cet effet solitaire, mis en présence de l'oscillation complexe de la tonalisation organique. Mais ce jugement, d'oscillation plus ou moins concordante ou discordante, ne porte guère que sur le point d'utilité ou de danger que l'organisme peut y rencontrer. Car, en tant que plaisir et peine, base sur laquelle sont établies, généralement, toutes les théories de la sensation, non-seulement cela ne peut servir à étayer cette théorie de la sensation au point de vue réellement organique; mais, en tant que peine et plaisir, ces éléments dérivent d'un principe entièrement étranger à la moyenne d'oscillation qui entretient la vie des organismes. Le plaisir naît TOUJOURS de la dispersion, et la peine de la contraction organiques; quand bien même la dispersion, devenue exagérée, se présenterait comme un danger pour l'organisme. Ce qui sert de base à la sensation, ce qui peut nous fournir la possibilité de savoir en quoi un agent solitaire diffère en plus ou en moins de notre organisme;... c'est la TONALISATION même de cet organisme, sa MOYENNE oscillatoire; la *concordance* ou la *discordance* du phénomène solitaire, comparé à cette moyenne oscillatoire. Que l'acte solitaire ait son siége dans nos viscères même, ou qu'il se place bien en dehors de la machine vivante. Si le phénomène solitaire se rapproche trop de la moyenne oscillatoire; soit par une moyenne très-correspondante, soit par une force oscillatoire de peu d'intensité, nous ne percevons rien d'insolite en nous, ou presque rien. Mais, si la moyenne oscillatoire solitaire est très-éloignée de celle qui forme notre tonalisation propre; si, en outre, ses effets ont beaucoup d'intensité; soyez sûrs que notre organisme court un très-grand danger. En effet, dans les principes fondamentaux de la résonnance, nous trouvons une loi qui ne souffre pas d'exception : c'est qu'une résonnance prépondérante absorbe ou entraîne une résonnance plus faible qu'elle. J'ai déjà dit que ces faits sont patents dans le coït; où, non-seulement certains actes douloureux à l'état normal n'affectent pas désagréablement; mais au contraire, viennent s'ajouter à la somme de jouissance prépondérante, pour en augmenter l'intensité. Il n'est guère besoin, de s'appesantir plus fortement sur les conséquences de cette règle; elles apparaissent assez; passons plutôt à ce qui concerne les lois du plaisir et de la douleur, qui restent infiniment plus obscures que celles de la sensation-principe. Pour le plaisir et pour la douleur, ai-je dit, il ne s'agit plus de moyenne, de tonalisation; en un mot, des principes abstraits, des lois transcendantes de la physique; nous avons tout simplement affaire à un phénomène matériel physico-chimique. La marche de la vie, comprise *grosso modo*, se représente assez bien, par les phénomènes de dispersion; qui sont, à la machine vivante, ce que nos moteurs économiques sont aux machines industrielles, une raison de déplacement, un acte de la vie!... Or, la vie étant la conscience de l'être, notre puissance active; il n'est pas étonnant que tout ce qui peut ajouter à cette puissance devienne une raison de plaisir; comme ce qui peut y retrancher devienne, par contre, une source de douleur. La douleur comme le plaisir ne sont pas des faits de comparaison, d'harmonisation, de concordance, comme on le professe; mais des faits d'intensité! Le plaisir?... c'est de la vie en plus!... la douleur?... c'est de la vie en moins! Mais, pourquoi le plaisir naît-il de la vie?... parce que le plaisir naît de la dispersion... et que la dispersion est l'acte le plus important sur lequel la vie ait besoin de s'appuyer pour produire l'effet complexe organique qu'on appelle existence. Je crois donc pouvoir déclarer que le plaisir est basé sur des phénomènes de dispersion organique; comme la peine, la douleur, sont basées sur des phénomènes de contraction organique; peine et douleur ne sont que les gradations d'un même point de départ! Il s'ensuit de là que le plaisir pourra se produire, et être recherché par nous, malgré les dangers que la dispersion fait courir à l'organisme. C'est ce qui a lieu en effet; dans les passions humaines nous avons plus souvent méconnu les enseignements de la sagesse, en ce qui regarde le plaisir qu'en ce qui regarde la douleur. Il est rare que la douleur ait beaucoup de fanatiques. Je prouverai que les martyrs volontaires; et nombre d'autres emplois apparents de la douleur physique; étant dominés par la dispersion, sont, ou atténués, annihilés, ou même tournés en jouissances; par une intervention cachée, de la DISPERSION. C'est ainsi que tant de gens se sont pendus volontairement pour obtenir des résultats érotiques bien connus; que les ascètes, fanatiques ou charlatans, par des manœuvres apprises de longue main, arrivent à cacher la DISPERSION fondamentale sous des actes physiques révoltants, et très-douloureux en apparence. On a vu des hommes dont la nature était assez riche, ou dont la puissance dispersive était assez intense pour s'endormir tranquillement au milieu des tortures de haute école que le moyen âge avait l'art de porter jusqu'à la frénésie. Les cataleptiques éprouvent une jouissance à laquelle ils ne savent s'arracher au milieu des dangers de mort qui les menacent incessamment ; je tiens d'une jeune fille de vingt ans, cataleptisée par hasard, au milieu des vapeurs d'essence de thérébentine, qu'elle se trouvait très-heureuse dans ce sommeil étrange ; et dont elle n'avait gardé qu'un souvenir de jouissance. C'est de la catalepsie, à ses divers degrés, que sont sorties tant de béatitudes qui jouaient avec les tortures volontaires d'un ascétisme plus ou moins intéressé ; mais, en tout cas, au moyen d'effets physiologiques appris pour transformer en plaisir ce qui, pour le vulgaire, semblait devoir amener le comble de la douleur. Nos livres de physiologie sont pleins d'exemples, dans lesquels on voit, sous l'impression d'une dispersion commençante, les actes les plus atroces se transformer en plaisir extrême. J'ai rappelé, ci-dessus, cette loi qui veut que toute résonnance prépondérante absorbe ou entraîne une résonnance plus faible ; — c'est là encore un point sur lequel nous devons nous appuyer pour faire comprendre ces évolutions étranges de la dispersion et les effets mystérieux qui en dérivent. On voit donc combien il est peu logique de définir le plaisir : ce qui est utile à l'organisme ; la douleur : ce qui lui est contraire.

Voici la marche des phénomènes : une *tonalité* étant donnée, ou étant abordée d'une façon propondérante, venez-vous à introduire postérieurement une dissonance quelconque ; mais suffisamment et convenablement préparée ? Vous obtiendrez les plus belles combinaisons harmoniques ; celles qu'on salue de bravos dans les compositions les plus aimées de nos grands maîtres. Si, au lieu de cela, sans tonalisation prépondérante, sans préparation suffisante, il vous plaît de marier des consonnances avec des dissonances, vous ne produisez qu'une déplorable cacophonie. C'est par cette raison que les hommes expérimentés savent que tout plaisir a besoin de l'éducation, même le plaisir le plus naturel, celui du rapprochement des sexes. La plus effrénée des Messalines a souvent commencé par une pudicité sauvage. De même, préparez-vous l'organisme par la dispersion normale et surtout par une dispersion prépondérante, à recevoir la dissonance d'actes solitaires qui se traduisent ordinairement par une douleur extrême ;

cet effet, douleur, ne se produira nullement: et la dispersion prépondérante en voilera les plus mauvais côtés; au point souvent d'en éloigner le danger organique qui s'attache aux blessures, coups, violences, etc. Qu'un viveur soit animé par la dispersion puissante de certains aliments surexcitants; il exécutera souvent sans encombre les actes les plus dangereux de la vie organique. C'est au moyen de la dispersion alcoolique, notamment, que les couvreurs de maisons exécutent ces ascensions élevées sur des toits, sur des coupoles, des clochers, dont le spectacle seul fait frémir et donne la chair de poule aux assistants. « Sans un peu d'eau-de-vie, me disait un couvreur consommé dans son état, je me jetterais par terre; quand j'en prends plus je trébuche, mais je ne tombe pas. » C'est l'habitude et le secours des alcooliques qui amènent ces gens à braver une bien pénible émotion... l'horreur du vide. Il est fâcheux qu'on porte tout à l'abus. Aussi, à Paris, où les maisons sont très-hautes, les zingueurs sont-ils connus dans le bâtiment pour être la race la plus alcoolisée qu'on puisse citer : même parmi tant d'éléments voués abusivement à l'alcool. On a remarqué que les peintres de bâtiment, un peu plus sobres que les couvreurs, tant qu'on ne les employait qu'à l'intérieur des habitations; sont devenus bien plus ivrognes, depuis qu'ils ont pris l'habitude de ces grands travaux de ravalement qui en font des demi-couvreurs. Chaque fois que dans mes constructions j'ai dû faire monter anormalement des ouvriers au-dessus de la moyenne de leur travail ordinaire, j'ai toujours vu un excès de boisson, et de boisson très-alcoolique, en être là conséquence. J'ai pris chez moi, entre autres, un vieux menuisier, remarquable par sa bonne conduite, tant qu'il resta à son établi d'atelier. Mais, ayant eu besoin de le faire travailler sur le toit d'un bâtiment très-élevé, je fus tout étonné de le voir s'enivrer ; et cela devint si fort, qu'il fallut m'en séparer. Lorsque certains hommes à tête faible éprouvent un chagrin moral ou physique, ils cherchent à le faire taire sous l'impression prédominante d'une force dispersive ; ils se mettent à boire ! Si ce n'est qu'un effet douloureux passager comme la peur, la contrariété, souvent il leur suffit de chanter...Autre genre de dispersion musculaire et morale tout à la fois. Une chute, une blessure, arrive-t-elle d'une façon inattendue ?... l'instinct nous dit qu'il y a là un danger de retrait concentratif de l'énormon; vite on emploie un vulnéraire; c'est-à-dire un dispersif de premier ordre, par les corps très-essentiels qu'il contient. Quand le son des trompettes, le bruit du canon, de la mousqueterie, des tambours; le hennissement des chevaux, le cliquetis des armes, les cris des chefs et de la foule ont surexcité le soldat, il vole en avant, en perdant la conscience des effets physiques qui pourraient l'affecter au point de vue de la douleur; beaucoup de blessures se recueillent sans souffrance; il n'est même parfois averti de leur présence que longtemps après et par le sang qui en coule. On a expliqué tous ces phénomènes d'insensibilité par des idées morales; tandis que ce sont tout simplement des faits physiques, des faits de dispersion, qui en font la base. Il n'est pas douteux que les réactions du cerveau sont toujours nécessaires pour commencer le branle de ces mouvements dispersifs; mais le cerveau agit en cela comme il agit pour l'appétit, pour la pensée d'un bon mets; pour l'amour, par des pensées érotiques; il n'en faut pas moins arriver en fait, au phénomène de dispersion. Or, dans tout céla, la dispersion se produit par une tension spéciale de l'organisme; par une sorte d'érétisme à soi. Le cavalier qui se tend outre mesure sur sa selle, la jeune pensionnaire qui se tend sur son banc, le condamné qui est tendu sur le chevalet, sont tous soumis à un même phénomène... La dispersion par tension musculaire; et les effets ne diffèrent chez les uns et chez les autres que par la direction de leurs idées. Le cavalier cherche l'insensibilité contre la douleur; la pensionnaire, des idées érotiques; le torturé, du sommeil... Dans ces recherches diverses de la dispersion la figure du patient garde des traits de ressemblance... présentant une sorte de torsion musculaire bien connue. Le cavalier se roidit sur ses éperons en serrant violemment ses armes; la pensionnaire se cramponne à son banc; le torturé se tord dans l'agonie... Tout animal en état de dispersion se tord et se roidit. On se roidit dans l'érétisme amoureux, comme on se roidit dans la torture! Les artistes tortionnaires du moyen âge, sans être de grands clercs en physiologie, avaient si bien le sentiment de ces faits de dispersion, qu'ils défendaient à la foule de donner de l'eau au patient, de peur que, par cette réaction intérieure et froide d'un liquide sur la dispersion outrée de la torture, il n'en résultât un mouvement de constriction trop brusque; ce qui eût enlevé le condamné aux tendres caresses de leurs ingénieux instruments de supplice; et cela, en dehors des épanchements liquides que les auteurs signalent. Cette eau froide qui tuait le patient, par un retrait de la dispersion organique, est la même qui tue le voyageur exténué et couvert de sueur, qui a l'imprudence de s'attaquer aux sources d'eau vive. Ai-je besoin de mettre en parallèle des faits de dispersion ci-dessus, amenant ces tensions musculaires, les faits de constriction d'où sortent des relâchements organiques si communs dans la peur, la maladie, et les atonies de tout genre? Dans ces cas de constriction, les genoux flageolent et les membres sont pris d'un tremblement nerveux, qui contraste singulièrement avec ceux que nous avons analysés plus hauts.

Le retrait plus ou moins subit de la dispersion, au moral et au physique, voilà la plus grande cause des accidents qui nous arrivent; la douleur est un effet de retrait violent et rapide... la tristesse, le chagrin, la peine, etc., un effet lent ou continu. Dans l'acte du coït, la femme comme l'homme doivent arriver à cet état de roideur musculaire qui abolit forcément l'action du toucher, et livre les sens aux seules forces de l'extase proprement dite. Ainsi, tout fait physique occasionnel qui viendra empêcher le développement de cette roideur musculaire et l'abolition du toucher empêchera aussi les phénomènes de l'éjaculation de se produire avec intensité. Les personnes qui se livrent au coït dans une voiture, dans un espace trop étroit, dans une position mauvaise, se trouvent dans le même cas. Il y a mieux, la chaleur, en lubrifiant la peau par la sueur, en la gênant dans sa tension, produit encore le même effet. Toutes les peintures érotiques représentent les acteurs de ces scènes voluptueuses les yeux revulsés vers le ciel. Par contre, il n'y a pas une crise d'hystérie, de catalepsie, de manie même, qui ne se termine plus ou moins par une éjaculation spermatique ou muqueuse. Qu'on rapproche de ces phénomènes amoureux ce qui a été écrit sur l'oraison jaculatoire, on verra qu'entre des choses les plus opposées en apparence il y a souvent un lien commun. Quelle est la crise nerveuse qui ne finisse au moins par les larmes?... crise hystérique, cataleptique, magnétique, enthousiaste, chagrine, sensible, gaie, amoureuse, intense, etc. Toute oraison, tout discours, scène, récit, chant qui mettra l'enthousiasme en jeu, amènera une sécrétion quelconque. Une sécrétion étant la finalité des tensions organiques. Quand on parle d'un bon dîner à un gourmet très-sensuel, on dit que « l'eau lui en vient à la bouche. » Après l'audition d'un opéra dramatique, d'une symphonie séduisante, on a remarqué que les oreilles augmentent leur sécrétion normale, qui devient particulièrement diffluente. Le nez a aussi des sécrétions, dépendant des circonstances diverses dans lesquelles cet organe est mis fortement en jeu. Enfin il n'est pas jusqu au tact, sous sa forme d'effort musculaire, qui ne se fasse remarquer par une transpiration accompagnant les crises de ces tensions que nous venons d'énoncer. Les yeux langoureux, d'après Magendie, sont constamment arrosés par un suintement de larmes, imperceptibles à l'état extérieur ; c'est un orage de sensibilité qui s'en va en gouttes de pluie. Et les yeux langoureux trompent rarement sur les promesses qu'ils avancent. Leur révulsion supérieure et cette sécrétion lacrymale en sont les plus sûrs garants. Or, comme la communication des phénomènes extatiques se fait très-facilement, même chez l'homme, sollicité par le mouvement connexe de la femme; on conçoit qu'instinctivement, l'homme recherche avec soin les femmes qui ont une tendance spéciale, prononcée, vers les révulsions extatiques. Il est plus sûr en cela d'en prendre sa part. Les femmes, au contraire, vives, distraites, remuantes, chez lesquelles l'appareil locomoteur, et par conséquent celui du toucher, ne restent guère en repos, sont les plus détestables sujets qu'on connaisse au point de vue de la volupté : chez elles et avec elles il faut être plus qu'un homme, il faut se montrer un athlète. Les femmes trop grasses, trop fortes, rentrent dans le même cas; en ce sens que la roideur myotique ne pouvant guère être réalisée par elles, elles sont moins propres aux vraies extases amoureuses. Nous pouvons étendre cela aux chlorotiques, aux natures quelconques dont la chair est flasque; mais non aux phthisiques, aux anémiques à structure sèche et musculeuse ; car c'est tout le contraire qui leur arrive. Chez ces dernières, une tension en excès les dévore. Pour elles, le plaisir est instantané comme chez l'homme; il se rattache entièrement aux principes de physiologie que j'ai développés sur la roideur musculaire cataleptique. Quand elles sortent de cette extase, elles semblent revenir du tombeau, par une pente cataleptique aussi bizarre que dangereuse en son accès. Cependant, toutes ces constitutions peuvent être modifiées d'une façon fort heureuse; et si le sujet n'était pas aussi brûlant, la science pourrait donner là-dessus des conseils très-remarquables; elle préviendrait certainement bien des malheurs dans les familles, amenés par l'ignorance et par la pruderie qu'on affiche à l'égard d'un état de choses sur lequel sont basés la santé et l'avenir des générations. Sacrifions donc à cette estimable pruderie, laissons les gens se tuer comme ils l'entendent, et revenons à l'étude du système nerveux dans ses principes généraux.

VI

Revue des idées admises aujourd'hui.

Dans un ouvrage du genre de celui-ci, on n'est pas tenu de donner des développements hors de proportion aux idées de détail; je dirai donc, brièvement, quel est l'état de la question entre les maîtres qui se partagent la confiance du public. M. Claude Bernard vient de publier deux volumes extrêmement remarquables sur le système nerveux; à eux seuls ils me semblent suffire et au delà pour éclairer les questions névrologiques. Voici les conclusions très-résumées de cet ouvrage, que je tire de sa deuxième leçon :

« Le système nerveux ne se manifeste que par des expressions de deux ordres : sensibilité et mouvement. Il y a des nerfs conducteurs du mouvement, d'autres du sentiment; ces nerfs ne sauraient se remplacer mutuellement. Il ne faudrait cependant pas conclure de là que les propriétés sensitives et les propriétés motrices soient séparables les unes des autres; partout où il y a mouvement, il y a sentiment. Sans doute, l'esprit peut par une abstraction séparer ces deux propriétés; mais voir là autre chose qu'une abstraction, serait reconnaître une chose qui ne se rencontre pas chez les êtres doués de la vie. Aussi Cuvier faisait-il remarquer que, lorsque les poëtes ont voulu impressionner par des images émouvantes, ils n'ont rien trouvé de plus saisissant que d'enfermer des êtres humains sensibles dans une forme immobile, dans un arbre, un rocher. Si donc l'expérimentateur analyste peut à volonté considérer ensemble ou séparément ces deux ordres de manifestations, la chose n'existe pas physiologiquement : un phénomène de sentiment ne se manifestera jamais que par le mouvement. Voyons maintenant quels sont les nerfs moteurs, quels sont les nerfs sensitifs et quels rapports ils affectent entre eux. Dans cet exposé, nous prendrons nos types de description chez l'homme. C'est surtout dans les nerfs rachidiens que la distinction anatomique entre les nerfs moteurs et les nerfs sensitifs est nettement établie. Ces nerfs forment trente et une paires, constituées chacune par deux racines distinctes qui se réunissent ensuite pour former un nerf mixte, auquel la racine postérieure donne ses propriétés sensitives, tandis que la racine antérieure lui donne ses propriétés motrices. On comprend *a priori* la relation qui peut exister entre la sensibilité et le mouvement. Sous l'influence d'une sensation, il y a tantôt mouvement réflexe, tantôt volontaire; mais ce n'est pas sur cette relation générale du nerf de sentiment avec le nerf de mouvement que je veux aujourd'hui appeler votre attention. Nous avons dit que dans chaque tronc nerveux, à un élément moteur correspond un élément sensitif, ils forment une véritable paire. Un nerf moteur ou un nerf sensitif n'existe pas plus physiologiquement à l'état isolé qu'un élément zinc ou un élément cuivre n'existe au point de vue électrologique. Dans une pile il n'y a que des couples de métaux, dans les nerfs mixtes on ne saurait voir que la réunion d'un certain nombre de paires élémentaires de nerfs. La paire nerveuse est l'ensemble constitué par deux racines correspondantes, l'une antérieure, l'autre postérieure. En examinant une paire rachidienne, plus propre à montrer clairement les origines et la solidarité des deux racines, on voit la racine antérieure naître par un chevelu du sillon antérieur de la moelle; la racine postérieure naît brusquement du sillon postérieur par des filets qui se réunissent bientôt. Mais ce qui les fait distinguer plus facilement encore que leur origine, c'est la présence sur le trajet de la racine postérieure d'un ganglion qui manque à la racine antérieure. C'est immédiatement après ce ganglion que les deux racines se réunissent pour former un nerf mixte. Le nerf mixte se distribue à tous les systèmes de l'économie. Car tous les appareils sont constitués à la

de cette extase, elles semblent revenir du tombeau, par une pente cataleptique aussi bizarre que dangereuse en son accès. Cependant, toutes ces constitutions peuvent être modifiées d'une façon fort heureuse; et si le sujet n'était pas aussi brûlant, la science pourrait donner là-dessus des conseils très-remarquables; elle préviendrait certainement bien des malheurs dans les familles, amenés par l'ignorance et par la pruderie qu'on affiche à l'égard d'un état de choses sur lequel sont basés la santé et l'avenir des générations. Sacrifions donc à cette estimable pruderie, laissons les gens se tuer comme ils l'entendent, et revenons à l'étude du système nerveux dans ses principes généraux.

VI

Revue des idées admises aujourd'hui.

Dans un ouvrage du genre de celui-ci, on n'est pas tenu de donner des développements hors de proportion aux idées de détail; je dirai donc, brièvement, quel est l'état de la question entre les maîtres qui se partagent la confiance du public. M. Claude Bernard vient de publier deux volumes extrêmement remarquables sur le système nerveux; à eux seuls ils me semblent suffire et au delà pour éclairer les questions névrologiques. Voici les conclusions très-résumées de cet ouvrage, que je tire de sa deuxième leçon :

« Le système nerveux ne se manifeste que par des expressions de deux ordres : sensibilité et mouvement. Il y a des nerfs conducteurs du mouvement, d'autres du sentiment; ces nerfs ne sauraient se remplacer mutuellement. Il ne faudrait cependant pas conclure de là que les propriétés sensitives et les propriétés motrices soient séparables les unes des autres; partout où il y a mouvement, il y a sentiment. Sans doute, l'esprit peut par une abstraction séparer ces deux propriétés; mais voir là autre chose qu'une abstraction, serait reconnaître une chose qui ne se rencontre pas chez les êtres doués de la vie. Aussi Cuvier faisait-il remarquer que, lorsque les poëtes ont voulu impressionner par des images émouvantes, ils n'ont rien trouvé de plus saisissant que d'enfermer des êtres humains

sont moins bons conducteurs de l'électricité que les métaux ; » celle de certains physiologistes : « ils sont moins bons conducteurs de l'électricité que tous les autres tissus de l'organisme ; » on verra par la découverte que j'ai faite des modifications imprimées à l'électricité dans les carbures du genre baleine, du genre médullaire, que les nerfs, loin de condenser le fluide vital, de quelque façon qu'on le suppose, sous la forme expansive, sous la forme tensionnelle ; modifient le fluide vital avec un aspect agglutinatif; s'opposant, par antagonisme, aux allures dispersives de la force diffusée dans toute la nature. Le travail nervoso-médullaire est une opération qui convertit la force libre en une force enchaînée au nerf; la force expansive en une force agglutinative ; un élément centrifuge en un élément centripète. Quand on aura bien étudié les faits que j'ai relatés dans tous mes livres; et qui se trouvent, en quelque sorte, résumés plus loin ; on se fera ainsi une tout autre idée de l'action du tissu nervoso-médullaire sur le mouvement libre ; sortant soit du sang, soit de toute autre source.

Enfin, M. Flourens a fait imprimer en 1858 une espèce de mémorandum diplomatique par lequel il prend possession de toutes ses découvertes et de *quibusdam aliis*. Son livre (*Des propriétés ou forces nerveuses*) conclut ainsi : « Les propriétés ou forces du système nerveux sont au nombre de cinq : la sensibilité, la motricité, le principe de la vie, la coordination des mouvements de locomotion, et l'intelligence. Et chacune de ces forces réside dans un organe propre. La sensibilité réside dans les faisceaux postérieurs de la moelle épinière et des nerfs ; la motricité dans les faisceaux antérieurs ; le principe de la vie dans la moelle allongée ; la coordination des mouvements de locomotion dans le cervelet ; et l'intelligence, dans le cerveau proprement dit (lobes ou hémisphères cérébraux). » On voit que chez M. Flourens il n'est pas dit un mot des phénomènes de récurrence établis par M. Magendie. Si l'on tient à connaître les discussions qui ont eu lieu sur tous ces sujets, on peut recourir au livre de M. Béraud édité sous la responsabilité scientifique de M. Charles Robin, où les arguments des divers expérimentateurs ont été empilés les uns sur les autres ; ou relire le discours de M. Dubois d'Amiens à propos de l'éloge de M. Magendie. On me demandera, maintenant, à laquelle des trois conclusions ci-dessus je donne la préférence?... Je répondrai comme défunte madame la Scolastique... *Distinguo!...* Êtes-vous avant ou après vos examens de doctorat?... Si c'est avant, je vous engage à regarder comme seule exacte la conclusion de M. Longet. Longtemps ce physiologiste *in partibus* a été délaissé comme il convient pour un homme qui n'a que son talent et sa plume. Mais depuis quelque temps les rôles sont bien changés: M. Longet a été nommé titulaire de la chaire de physiologie à l'École de médecine. Or, il est d'usage qu'une infaillibilité viagère soit attachée à cette chaire, en fait de doctrines médicales; du premier examen à la thèse, inclusivement. Si, au contraire, vous me questionnez le bonnet de docteur sur la tête, je vous répondrai tout autrement; ce n'est pas à celui-ci ou à celui-là qu'il faut croire; il devient nécessaire d'acheter une mercuriale des marchés scientifiques, pour suivre, clopin clopant, les variations de la hausse et de la baisse des théories en honneur. La doctrine scientifique est tenue par un certain nombre de joueurs qui poussent leur pion, alternativement, sur le damier des principes. Au lieu de pouvoir dire à leur égard: « Tant vaut l'homme, tant vaut la place, » il faut tourner l'adage et croire que: « Tant vaut la place, tant vaut la théorie. » Hier encore, MM. Claude Bernard et Flourens, professeurs et académiciens, primaient tous leurs concurrents; mais, quoique personne ne soit un plus sincère admirateur des beaux travaux et des livres excellents de M. Bernard, je regarde aujourd'hui son jeu comme compromis momentanément par la nouvelle position de M. Longet. Il ne reste donc, au lecteur comme à moi, que de suivre attentivement la partie. En attendant, je demande la permission de présenter humblement mon avis sur ces doctrines. J'ai comme un soupçon qu'on peut trop faire dire aux expériences ce qu'on veut, ainsi que cela s'est vu pour tant de questions célèbres controversées: les fonctions du pancréas, la récurrence de la sensibilité nerveuse, les éléments gastriques, les fonctions de la première paire de nerfs venant du cerveau. M. Longet dit dans sa préface du livre cité plus haut: « N'oublions pas que la pathologie cérébrale est si riche de faits, qu'elle n'en refuse à aucun système; tout ce qu'on veut y voir on l'y trouve: tout ce qu'on lui demande elle le donne: suivant la manière dont on l'interroge, elle conduit à l'erreur, au doute ou à la vérité. » C'est ainsi qu'une vivisection de laboratoire va abolir une fonction donnée; tandis que l'étude anatomique autopsique du cadavre vous démontrera à n'en pas douter que la vie, que telle fonction, se sont effectuées malgré l'absence organique ou la disparition adventice des mêmes éléments physiologiques. Rien n'est plus commun que ces découvertes d'amphithéâtre, où la vivisection reçoit de mortelles atteintes : a-t-on tenu compte d'un argument de cette valeur?... Point! ... On coupe toujours... oubliant l'adage de Galien, qui ne devrait jamais quitter la pensée du médecin : *nil plane sincerum in corpore*; ce qu'on pourrait traduire par ceci : « Les organismes s'arrangent de tout. » Je préfère de beaucoup, en fait de théorie nerveuse, reprendre les choses par l'anatomie comparée et je dis : « En partant du mollusque, du polype, la vie marche sans éléments nerveux apparents. A mesure que l'animal doit produire quelque chose d'utile en dehors de sa propre alimentation, à mesure aussi l'élément nerveux se montre et se complique; ne présentant d'abord que des nodosités minimes, presque indiscernables. Avec les mollusques qui suivent le polype dans l'échelle ascendante des êtres, le nerf se bifurque en ganglions, et en plexus lorsqu'on atteint des classes moyennes. Puis, le ganglion se renferme dans un étui préservateur, dans la classe des vertébrés. Enfin, il montre la richesse de la boîte crânienne, avec les êtres supérieurs. Maintenant, si dans les espèces infimes le même fil nerveux sert à tout, indifféremment; dans les espèces supérieures il se divisera en nerfs du mouvement, nerf de la sensibilité, effet récurrent, effet de ceci, effet de cela; car les cases sont loin d'être remplies. Mais le principal, pour moi, est de connaître la genèse de ces appareils; de suivre une complexité que je m'habituerai à voir s'augmenter à mesure des découvertes et sans m'en épouvanter. Maintenant que j'ai fait ces réserves, entrons dans les détails.

On a dit, et je viens de le répéter, que les nerfs sont moins bons conducteurs de l'électricité que beaucoup d'autres parties de l'organisme; par conséquent, qu'il n'y a pas lieu de conclure qu'ils agissent électriquement. Non, certes, ils n'agissent pas électriquement, d'une façon grossière et arrêtée; mais ils agissent comme collecteurs et modificateurs du mouvement. Pour moi, le mouvement recueilli par l'alimentation générale, par les contacts ambiants, est un mouvement généralement expansif. Or, comment un organisme s'arrangerait-il de cette force expansive, toujours prête à sortir de son sein par une tangente quelconque?... Ceci amènerait des troubles énormes. Les nerfs sont donc là pour drainer la force expansive; pour la modifier par la contexture physique et chimique de leurs éléments propres; de façon à convertir en un tout consistant et arrêté, des éléments trop fugitifs. C'est un fait que j'ai démontré avec tous les détails qu'il comporte dans la *Chimie nouvelle*; là, j'ai fait comprendre que les carbures en général; certains carbures de la nature de la corne surtout; ont la propriété bizarre de convertir l'électricité expansive en électricité consistante: au point, qu'on peut saisir avec le toucher l'effet agglutinatif auquel je fais allusion. Tel est évidemment le rôle des nerfs: celui de transformer les forces trop libres, trop excentriques, répandues dans le torrent circulatoire, en des forces nouvelles convergentes, stationnaires et individualisées. Cette découverte si féconde, dont je m'efforçais de doter la physique, n'a pas même été relevée par les grands prêtres de la science; après six ans de publication, j'ai encore la bonne fortune de pouvoir reprendre mon bien, tombé dans la boue; et d'en tirer des conséquences physiologiques inconnues. Quand je faisais la *Chimie nouvelle*, j'écrivais parallèlement les articles principaux de ce livre; car on ne touche pas à des matières aussi étendues sans sortir d'un sujet spécialisé. Je crus donc, alors, que mon indication sur les carbures, en physique, allait me faire perdre la priorité de l'application physiologique qui en est une conséquence toute naturelle. Il n'en fut rien. Les Corps savants sont constitués de telle façon, qu'on peut leur mettre sous le nez les faits les plus étranges, et comme nouveauté et comme importance, sans qu'ils en soient affectés le moins du monde. Plus tard, le 7 avril 1855, le journal l'*Illustration* publia l'exposé d'une expérience publique, faite chez moi, dont je lui emprunte le récit:

« Dans une réunion composée d'hommes distingués dans la presse, la science et l'industrie, M. Louis Lucas a présenté des expériences sur l'électricité, d'un intérêt considérable, auxquelles il a cru devoir ajouter, sous le titre trop timide de paradoxes, des hypothèses d'une valeur, d'une vraisemblance analogique si grandes, que nous croyons devoir reproduire ses propres paroles, comme renfermant des aperçus qu'il est impossible de passer sous silence ; nous avons donc recueilli, autant que nous avons pu le faire, nous ne disons pas la leçon, mais la conversation suivante :

« Messieurs, a dit M. Louis Lucas, vous connaissez tous la célèbre objection que fit Jean-Jacques Rousseau aux chimistes de son époque : « Tant que vous ne pourrez pas me montrer un grain de « blé sortant de vos cornues, ne venez pas me parler de chimie... » En effet, le grand penseur, dans sa sublime ignorance, avait mis le doigt sur la véritable, sur la seule voie fructueuse qui nous soit ouverte dans les sciences, nous voulons parler de la synthèse, couronnant des travaux préliminaires d'analyse. L'instinct seul conduisait Jean-Jacques à déclarer que les faits de démonstration n'ont de valeur que lorsqu'ils arrivent à représenter réellement les phénomènes naturels. Aujourd'hui, les chimistes pourraient montrer à Jean-Jacques le grain de blé dont la production le préoccupait si vivement. Bien entendu qu'il ne se présenterait pas sous la forme organisée que tout le monde sait ; la vie est du domaine de la physiologie et non de la chimie proprement dite ; seulement, les savants iraient chercher les principes combustibles du blé dans des corps sans valeur, où Jean-Jacques et bien d'autres n'eussent jamais soupçonné sa présence.

« Si les chimistes s'attachaient à la forme, pour des travaux de ce genre, ils tomberaient dans le mensonge puéril de ceux qui veulent qu'on leur moule de la poudre de chicorée en grains de café, pour faire du moka... de Chartres.

« Les sciences n'ont donc acquis de la certitude dans leur développement qu'en reconstituant de toute pièce les éléments que nous sommes habitués à trouver tout confectionnés dans la nature. C'est ainsi que le sucre, tiré des fécules, du bois, etc., a fait connaître la puissance de nos méthodes d'observation ; l'acide du benjoin, du beurre ranci, les pierres précieuses obtenues par Ebelmen ; hier, la préparation de l'alcool avec le gaz de l'éclairage, confirment la voie fructueuse que Jean-Jacques réclamait avant de croire à quoi que ce soit dans la chimie.

« Nous en dirons autant des grandes découvertes qui ont fait progresser la physique. A partir de quel moment voyez-vous se développer sérieusement l'étude des phénomènes électriques ? C'est lorsque la science a pu démontrer, *ipso facto*, que la foudre n'est qu'une bouteille de Leyde sur une grande échelle, ou la bouteille de Leyde une foudre en miniature. L'optique ne prit naissance que du jour où Newton, en composant et décomposant la lumière, put reproduire des faits naturels qui nous émerveillaient à tout instant, mais qu'il nous était impossible jusque-là d'engendrer nous-mêmes. La certitude dans la science semble donc réellement attachée à cette reproduction volontaire des faits naturels, dont on peut par là suivre le début et les développements successifs.

« Or, dans la physique il existe un phénomène, le plus grand de tous, la pesanteur, dont jamais physicien n'a osé aborder la causalité, en le reproduisant synthétiquement. Et, cependant, l'attraction moléculaire, la cohésion, la capillarité, le frottement, l'endosmose, et bien d'autres phénomènes inexplicables, quoi qu'on dise, par les idées actuelles, attendent l'événement des vrais principes de la pesanteur pour se relier au reste de la physique : alors celle-ci constituerait un tout homogène qui rayonnerait sur le reste des connaissances humaines.

« Galilée, dans son immortel travail, ne s'est attaqué qu'au phénomène de mesurage ; il nous apprend en quel temps et de quelle façon tombent les corps, pour des inclinaisons données ; mais l'idée de causalité synthétique n'est ni abordée ni soupçonnée par ce grand homme. Quant à Newton, il s'est contenté d'indiquer l'attraction, étude de dictionnaire, effort grammatical, au lieu d'entrer résolûment dans l'étude des faits de pesanteur. C'est aussi par la même méthode, qu'en créant le mot *réfrangibilité* il a pu donner le change sur la causalité optique, qui lui échappe complétement.

« Voilà, messieurs, ce que je viens essayer de faire devant vous, en supposant que nous observions notre planète par le gros bout des lunettes, c'est-à-dire que nous renfermions les phénomènes dans un cadre que nos yeux puissent embrasser d'un seul jet. Comment faire pour cela ?... Il suffit de suspendre une sphère de matière quelconque à un fil métallique, si ténu que vous pourrez vous faire illusion sur le phénomène, et croire que la sphère se tient d'elle-même dans l'espace.

« Voilà une idée bien suffisante du mode d'observation ; redescendons un instant dans quelques considérations préliminaires.

« Si l'on soumet certains corps, les carbures surtout, à l'action d'un courant d'électricité, de provenance quelconque, naturelle ou artificielle, tirée directement de l'atmosphère ou produite par une machine électrique, en vertu de certains principes de genèse que j'ai décrits et classés dans la *Chimie nouvelle*, la force électrique, supposée uniforme, va se transmuter, se transformer suivant les corps qui lui sont offerts, en faisant apparaître les résultats que voici :

« 1° Le carbure composé, qu'il s'appelle baleine, corne, ivoire, suif, stéarine, etc., deviendra apte à soutenir les corps pesants, tels que le fer, le cuivre, le zinc, etc., et cela en proportion de la source électrique, des surfaces des carbures et de leur nature intime.

« Voilà un premier fait ; permettez-moi d'en déduire une première conséquence.

« Dans la nature, plus encore qu'en logique transcendantale, — si cela est possible, — les lois d'identité règnent sans conteste. Ainsi, il est avéré que la chaleur ne peut être modifiée que par la chaleur, l'électricité que par l'électricité, la lumière que par la lumière, ou plutôt par les phénomènes qui dérivent de ces différents ordres de faits.

« Pour donner un seul exemple qui suffira à éclaircir ma pensée sur le reste, je rappellerai que le froid, seul modificateur de la chaleur, n'est qu'un phénomène complètement relatif, constituant un état de caloricité moindre, comparé à un phénomène qui lui est actuellement supérieur dans l'ordre ascendant.

« Or, si nous voulons bien réfléchir à ce qui se passe ici, nous verrons que, du moment où l'attraction terrestre, qu'on établit généralement comme cause de la pesanteur, vient à perdre son influence sur les corps pesants, le phénomène qui produit cette perturbation nous donne de fortes raisons pour penser qu'il appartient aux phénomènes qui engendrent cette même pesanteur ; ce que nous appelons donc vulgairement pesanteur ne serait qu'un phénomène d'électricité modifiée.

« Maintenant, comment cette électricité se modifie-t-elle sur notre globe, pour revêtir les formes que nous lui reconnaissons ?

« Rappelons-nous, — ce qu'on est trop porté à oublier, — que notre terre, sphéroïde vaguant dans l'espace, baigne dans une atmosphère d'électricité, que la science a eu le bonheur de constater d'une manière irréfragable depuis quelques années.

« Je vous présente ici plusieurs sphères coulées dans le même moule, avec des matières différentes : gélatine, soufre, cire, résine, etc.; elles vous prouveront, par l'action qu'elles exercent sur l'électricité statique, en la transformant, que les faits avancés ci-dessus n'ont rien qui répugne à la vraisemblance.

« Aussitôt en contact avec la source électrique, elles se revêtent d'une atmosphère de pesanteur ou d'aimantation, — comme vous voudrez, — qui simule parfaitement les résultats que nous voyons s'établir à la surface de la terre.

« La terre s'approprie donc une quantité spéciale d'électricité, qu'elle modifie suivant sa nature intime, résultantielle. Voici une autre expérience, faite avec la coque calcaire d'un œuf d'autruche ; elle vous prouvera jusqu'à l'évidence combien une faible portion de carbone, mêlée à des produits minéraux, suffit encore pour amener une aimantation de la coque, telle qu'elle puisse porter des corps pesants, c'est-à-dire modifier dans de très-grandes proportions l'électricité libre, pour en tirer ce que nous appelons la pesanteur.

« La pesanteur, qu'on croit si faussement faire bande à part dans les grands phénomènes de la physique, quand une étude de l'électricité, plus attentive, nous montre la chaleur, la lumière, le mouvement de translation, sortir du même appareil électrique, la pesanteur, on le voit, n'est encore qu'une simple modification de l'électricité libre, ambiante. Cette électricité qui nous entoure de toutes parts vient en quelque sorte se condenser sur les corps disséminés dans le ciel, comme la vapeur de l'eau vient, dans nos appartements, se condenser en gouttelettes sur un globe de verre froid.

« La difficulté que nous éprouvons à entrer résolûment dans cette appréciation ne tient, sans doute, qu'à la force incroyable des préjugés de l'œil, qui nous représente la pesanteur comme s'exerçant d'une façon uniforme, tandis que, pour notre antipode, la pesanteur fait *remonter* le corps qui tombe, au lieu de le faire *descendre*. Sous nos pieds, — à supposer que nous tenions une position actuelle relativement supérieure, — le corps pesant qu'on lance dans l'espace revient sur lui-même, comme cela se passe identiquement à l'égard des faits d'aimantation que vous avez sous les yeux. En découvrant ces faits d'aimantation de toutes les substances par l'électricité statique, nous croyons donc avoir fait faire un pas immense à la physique, qui peut, à partir d'aujourd'hui, reproduire synthétiquement les phénomènes de la pesanteur. Seulement, ici, on aperçoit une échappée de vue toute différente de ce que Newton a établi : c'est que les corps planétaires, stellaires, etc., pouvant varier de composition résultantielle, leur pesanteur, — ou modification spéciale d'électricité, — doit suivre cet état relatif; en un mot, les pesanteurs ne seraient pas les mêmes pour tous les corps ; autrement dire encore, la masse ou la quantité pourrait être primée par la qualité ou la nature intime de ces corps.

« Comme il n'est pas convenable de nous étendre plus au long sur le sujet en ce moment, permettez-moi de passer à un autre phénomène.

« Je vous prie de remarquer, messieurs, qu'une lame de baleine, opposée à la source électrique, devient poisseuse au bout d'un temps fort court, mais nécessaire sans doute à la transformation dont il s'agit. De plus, si l'on offre de petits fils de métal à la baleine, ils éprouvent des oscillations particulières, une sorte d'élasticité de suspension, comme s'ils étaient attachés à distance à un fil de caoutchouc.

« Voilà donc un nouveau phénomène, dont on peut encore tirer des conséquences très-simples.

« La pesanteur newtonienne, — disons plutôt la pesanteur telle que nos préjugés d'éducation nous la donnent, — ainsi que je viens de le montrer, nous fait voir constamment l'action coercitive de cette pesanteur comme s'exerçant de bas en haut, exclusivement. Un corps tombe !... pour nous cela dit et contient tout. Mais, si réellement la pesanteur n'est qu'une modification de l'électricité, qui tend à réunir, à agglutiner les molécules des corps, en raison de la modification qu'ils opèrent sur l'agent général, l'électricité, d'après leur nature intime, on reconnaîtra deux choses, d'une portée incalculable, vu l'état actuel de la science, c'est que, 1° l'attraction moléculaire et la cohésion ou agglutination des molécules sont une suite nécessaire de la pesanteur, transcendantalement comprise, ou électricité modifiée ; 2° de même que les corps modifient la pesanteur par leur nature intime, ce qui nous donne toutes les espèces infinies de cohésion, la cohésion elle-même peut être modifiée dans sa source par des perturbations générales, qu'il est impossible de décrire ou même d'indiquer ici ; seulement, veuillez retenir, messieurs, 1° que la modification de la cohésion par la nature propre des corps donne la diversité des cohésions ; 2° que la perturbation dans la source de cohésion, en un mot dans la richesse ou l'appauvrissement de la source électrique, amène aussi des perturbations générales dans les faits multiples de cohésion.

« Depuis assez longtemps nous savons que la chaleur fait varier le volume des corps ; de même, nous voyons la colonne barométrique obéir à un agent inconnu qu'on suppose être la pesanteur relative des couches atmosphériques. Ne doutons pas un instant qu'il n'en soit de même de la cohésion ou pesanteur spécifiée, qui s'exerce sur l'agglutination des molécules des corps.

« L'ozone, — reconnaît-on aujourd'hui, — est une modification de l'oxygène par l'électricité statique. Ici, je demande bien pardon aux chimistes de les contrarier : c'est l'électricité qui, modifiée dans l'ozone, et le modifiant dans ses combinaisons, dans son état physique même, amène ces odeurs, ces réactions spéciales qu'il ne possédait pas avant.

« Mais l'azote aussi se modifie sous l'influence de la foudre pour fournir l'acide nitrique des pluies d'orage; tout, jusqu'aux gaz, subit donc autour de nous l'influence de l'électricité. Les animaux, les plantes, la transforment et s'en nourrissent. Vos phénomènes d'éponge, de noir de platine, ce que vous appelez catalytie, ne dérivent pas d'une autre source ; je le prouverai bientôt. Chose singulière ! on reconnait cela pour les gaz, et on le nierait pour les solides.

« Nous cherchons, partout où cela n'est pas, la cause des

grandes maladies épidémiques qui ravagent notre pauvre terre : typhus, choléra, etc. Dans ces derniers temps on a beaucoup parlé des *maxima* et des *minima* de l'ozone pour en découvrir la raison.

« La formation de l'ozone n'est qu'un phénomène de détail qui n'a pas la puissance de dévoiler d'aussi obscurs mystères. Si l'ozone est de l'oxygène électrisé, il indique la puissance électrique actuelle, mais il ne donne pas les moyens pour vaincre la peste et les épidémies.

« Admettez un instant que les corps soient doués d'un pouvoir inégal de transformation électrique, la science, le génie humain, peuvent aussitôt s'emparer de cette vaste pensée ; et, en jetan des carbures e i excès dans l'organisme lors des contagions que nous indiquions il y a un instant, on arrivera peut-être à faire équilibre à la diminution de richesse dans la source électrique par la puissance de l'agent modificateur. Voilà ce que j'espère encore développer prochainement. Malheureusement, les circonstances ont voulu que l'étude de l'électricité ait débuté par la polarisation électrique, le négatif et le positif ; tandis qu'en optique les phénomènes de polarisation ont tardé, jusqu'en 1808, à entrer dans la science. C'est une const' 'ation historique de la plus haute gravité, et sur laquelle nous regrettons bien de ne pouvoir nous étendre en ce moment.

« Quoi qu'il en soit, la polarisation électrique des machines usuelles a fait dévier les vrais principes de l'enseignement, qui ne peuvent se modeler suffisamment sur les organismes animaux et végétaux, soumis à l'électricité par nuances, quoique possédant aussi une partie polarisée ; comme on voit réunies dans un seul objet la couleur propre, les réflexions blanches et des réflexions polarisées.

« Si nous dégageons les découvertes matérielles des hypothèses que j'ai cru devoir y joindre, je vous prie, messieurs, de vouloir bien constater avec moi ce qu'il y a ici de purement irrécusable, c'est que :

« 1° La baleine et certains autres corps ont la faculté de modifier l'électricité statique, et de la transformer en une sorte d'aimantation générale.

« 2° Que les lames de baleine deviennent poisseuses à leur surface sous l'action du même agent.

« Tels sont, messieurs, les faits et les idées que je suis heureux d'avoir pu vous soumettre. Si vous voulez bien réfléchir à quelles conséquences scientifiques générales on peut arriver avec les principes de la pesanteur mieux compris, vous avouerez que, eussé-je raison dans mes hypothèses pour partie seulement, j'aurais encore obtenu un des résultats les plus énormes, les plus inattendus, en faveur du progrès des sciences. »

En présence des conséquences si curieuses qui pouvaient résulter des hypothèses ci-dessus, pense-t-on que les savants s'en émurent? pas le moins du monde!... Non pas que mes travaux restassent ignorés, les libraires peuvent témoigner de la valeur vénale de mes livres; et, en tout cas, l'*Illustration* ne manque pas de lecteurs; mais parce que je m'entêtais à ne pas suivre la voie usuelle; celle des petits Mémoires de détail présentés aux sociétés savantes, pour donner la pâtée de pillage aux très-illustres membres qui les composent. Dans la science, pour arriver au public vulgaire et badaud, il faut passer sous les fourches caudines de ces tristes Mémoires, hachés comme la paille des étables; il faut subir la domesticité d'un *grand homme* quelconque, pendant une quinzaine d'années; épousseter son cabinet, bercer ses marmots, faire les commissions de madame! Alors le célèbre, l'illustre M. un tel, vous pousse petit à petit... s'il y trouve son compte! Il obtient une majorité parmi ses collègues, vous laisse entrer chez son éditeur, ou vous lâche sa chaire à l'occasion. Voilà le bon chemin, le vrai chemin de la publicité!... Il est vrai qu'à ce moment vous êtes lié et garrotté dans vos opinions théoriques... qu'il vous faut faire acte de soumission à chaque station qui vous élève... Qu'est-ce que cela fait à la chose!... Doit-il y avoir rien de commun entre celui qui veut parvenir et le travail indépendant?... Que le nègre scientifique se rassure; si les novateurs le taquinent plus tard, on leur jettera aux jambes quelque mâtin un peu journaliste, qui prouvera par ceci et par cela que l'illustre, que le célèbre M. tel ou tel a trouvé le fait bien avant eux; et qu'il a négligé de s'en targuer auprès de ses collègues par respect pour l'opinion du grand corps savant dont il a l'honneur de faire partie, etc., etc. Si bien qu'un novateur s'y prenne, de quelque côté qu'il se retourne, il peut être assuré de n'avoir pour lui que cette partie du public réellement studieuse et intelligente qui est saturée à nausée des platitudes de la science parvenue. Voilà pourquoi les idées que j'émets aujourd'hui seulement, quoiqu'elles soient écrites depuis 1855, année de la publication de la *Chimie nouvelle*, restent encore lettre morte pour tant de médecins qui devraient les avoir expérimentées; et critiquées à l'occasion. On ne refait pas ses convictions... Je ne veux avoir recours pour la dispersion de mes idées qu'à la publication de mes livres seuls; c'est m'exposer volontairement à tous les désavantages d'un pareil entêtement. J'écris pour les gens qui cherchent dans la science un moyen de s'élever au-dessus des passions vulgaires ; je trouve dans mon travail un plaisir aussi vif que le gentleman qui met son bonheur à se créer une meute brillante et des écuries de haut goût. Je prétends qu'aujourd'hui on peut toucher aux instruments de physique, à la plume de l'écrivain, sans avoir des ongles crasseux, des pieds d'académicien, une perruque de bedeau. Et, comme j'aime mieux l'avenir que le présent, j'éprouve un malin plaisir à dévoiler à nos neveux les mensonges intéressés qui s'efforcent de continuer ce salon de Curtius où s'empaillent, à tour de rôle, de très-insuffisants grands hommes. Les personnes versées dans la biographie intime des savants de notre temps montreraient aisément du doigt, sur les bancs de telle ou telle société savante, les hommes de mérite que les confrères ignorantins fouettent et bâillonnent à l'occasion ; les gens de mérite, dans ces assemblées, devenant toujours les bêtes noires de leurs irascibles collègues. De siècle en siècle, les compères en réputation ont créé une sorte d'assurance mutuelle de célébrité qui vaut bien, en vérité, les plus belles conceptions de Loyola ; et de siècle en siècle, les badauds acceptent le testament, sans le soumettre au bénéfice d'inventaire. Il est de notre époque quelque peu humoristique de faire entrer l'élément railleur et analytique au milieu du pédantisme des écoles. Je ne vois pas pourquoi un homme du monde, un chercheur, ne s'amuserait pas autant à démasquer la tourbe des pédants, en décrassant la science, qu'à faire courir, à chasser, à jouer le lansquenet, ou à se faire tromper par des filles de portières devenues reines d'Opéra? La vengeance que j'exerce contre le pédantisme accapareur n'est pas d'une férocité extrême; on peut l'avouer sans crainte... Cela se borne à le battre de mon mieux sur le terrain des expériences, et à prémunir nos descendants contre l'infection de cet obscurantisme qui renferme plus de gens effrontés que d'intelligences sérieuses. Ma conviction formelle est que dans un temps très-rapproché, le savoir sortira des puantes officines du pédantisme, pour entrer dans les demeures heureuses et riantes d'un monde comme il faut. Je me regarde comme un initiateur bien indigne, pour commencer cette tentative; je ne manque, en tout cas, ni de la foi, ni de la volonté qui doit en être la base future. C'est pour atteindre ce but que j'ai écrit mes livres sur le ton employé par des hommes qui ne cherchent pas à se monter le sentiment. Rien n'est plus facile que d'élaguer dans une phrase ce qu'on est convenu d'appeler trivial; on crée ainsi un style de convention qu'on peut dire académique si l'on veut; mais qui, le plus souvent, n'est qu'un essai de mensonge, quand cela s'applique à des faits scientifiques. Aujourd'hui, la science est encore un mystère d'Isis, pour l'homme distingué, mais peu versé dans les bourdes académiques. Il faut que nous sortions de là, et que nous montrions assez de respect envers la vérité pour ne pas traiter la société virile de notre époque, comme un frère ignorantin traite ses petits clients, en donnant de l'air à leurs pantalons. La société est mûre pour la science, il faut pouvoir la lui livrer... Les prêtres égyptiens rentreront dans leurs cryptes. Cette pauvre science, enfermée jusqu'ici dans les souliers à lacet de nos pédants, ne perdra guère à entrer dans des bottes vernies. Ce qui fait le plus réel prestige des faux savants d'aujourd'hui, c'est leur laideur, leur grossièreté, leur inertie... Qu'on se figure un homme distingué, prenant cette science corps à corps, et dépensant pour elle la moitié seulement de l'énergie fiévreuse qu'il apporte au jeu, à la guerre, chez les femmes?... Quel avenir, grand Dieu! pour les connaissances et pour la moralité humaines!... L'homme du monde a le mauvais lot encore, parce que les pédants empoisonnent sa jeunesse par des idées répugnantes qui l'éloignent des connaissances sérieuses, et le jettent dans la dissipation. Mais qu'une autre ère arrive, que la science se fasse simple et noble, tout va changer!... L'homme de bon ton arrachera des mains de ces laquais un flambeau qu'ils ne savent pas porter, et les renverra à la cuisine! Voilà une digression qui semblera bien déplacée ici; j'avoue que je l'y ai insérée traîtreusement, de peur qu'on ne la lût pas dans la préface. Car elle renferme le fond de ma pensée scientifique, la tendance de tous mes efforts, la raison de ma vie entière : « Arracher l'instruction au pédantisme, pour en doter l'homme de cœur. »

Revenons aux nerfs... J'ai dit que le mouvement se modifie suivant le support matériel qui lui est offert; qu'il revêt une forme expansive quand les éléments qui le portent sont doués d'un certain état de condensation; tandis qu'il subit la force agglutinative, lorsque les éléments dont il est entouré se présentent avec une contexture particulière à la corne, aux cheveux; et enfin, disons-le, aux nerfs eux-mêmes. En effet, qu'est-ce que les cheveux, la corne, la baleine, sinon une forme spéciale de l'élément nerveux?

VII

Le cerveau.

Examinons d'après la loi des DÉFILÉS comment le cerveau est construit, comment il fonctionne! Le cœur, compris très-largement, n'est qu'une sorte de renflement anévrismatique des vaisseaux solidaires de l'appareil respiratoire; c'est un cul-de-sac de compression. Et le cerveau?... c'est bien une autre affaire encore!... Au lieu d'être posé là comme un appendice à la voie qui porte l'air dans les poumons, le cerveau va se loger dans une boîte osseuse admirablement close, qui occupe le sommet de la machine. Bien mieux, formant l'expansion des ramifications générales du corps entier qui semblent avoir toutes en lui quelques filets pour les représenter, il passe à travers le plus étroit des défilés de l'organisme, le trou occipital; et s'épanouit d'une façon qu'on a cru être en rapport direct avec les qualités intellectuelles. Dans cette masse, si homogène, le sang semble n'avoir pu acquérir qu'un très-faible droit d'asile. Le tissu nerveux qui en fait la base n'admet de vaisseaux sanguins apparents que dans une proportion tout à fait incomplète, eu égard aux habitudes des organes ordinaires de l'économie. C'est dans ce réduit, distrait aux afflux immodérés de tout genre, que s'élabore la pensée et ses travaux réflexes. Une fois que la sensation a passé le trou occipital, elle est livrée à des condensateurs, qui la placent devant un miroir où elle vient se juger et s'organiser d'elle-même. Le mot *réflexion* n'a pas été donné indifféremment par l'instinct des masses à l'acte singulier qui met la pensée en présence d'elle-même; dans ce centre d'action où tous les mouvements, tous les actes organiques sont représentés dans un conseil suprême. Nous sommes tellement habitués, par un usage sans commencement appréciable, à voir les têtes se dessiner telles qu'elles sont au-dessus de nos épaules, que nous nous rendons très-mal compte de l'effet que nous ferait, pour la première fois, un organe aussi singulièrement séparé du tronc que l'est cette tête. Cependant, il y a là un phénomène de haute physique qui eût dû frapper tout observateur réellement attentif. A quoi bon cette boule qui fatigue les muscles cervicaux par un équilibre coûteux? Il faut qu'un avantage ou une grande nécessité ait engagé la nature parcimonieuse à renfler ainsi ce cul-de-sac supérieur et prédominant? Nous le croyons bien; il s'agit de la pensée, de l'intelligence... du but suprême des organismes vivants... la conscience!... On ne peut pas penser à la loi des défilés, qui domine la construction du cerveau d'une façon si étrange, sans en rapprocher l'idée d'un des plus grands antagonistes du cerveau; antagoniste de passage il est vrai; mais qui montre encore un exemple bien frappant de la loi des défilés; nous voulons parler de l'appareil générateur et de ses appendices. Les physiologistes, qui voient dans les organes un élément strict, nécessaire; tel que la nature serait sensée l'avoir fait pour chaque espèce; sont inaptes à comprendre comment la pensée amoureuse survit à l'amputation des testicules et du pénis. Ils ne veulent pas se rappeler que la tension amoureuse naît dans l'homme mutilé, et acquiert en lui une énergie quelquefois très-caractéristique. Seulement, l'organe en *défilé* n'étant pas là pour aggraver cette tension; pour la traduire de la *puissance à l'acte*, la condensation n'est pas suffisante pour produire les faits excessifs que nous sommes habitués à regarder comme normaux. Dans ce pénis à brides jugulantes; dans ces testicules qui ne tiennent au reste du corps que par un mince cordon, comment ne voulez-vous pas qu'il se montre des condensations de réaction, jusqu'au moment où la tension exubérante amène l'éjaculation d'une sécrétion transformée sous l'influence de ces magiques effets? Le cerveau et l'appareil reproducteur sont si bien joints dans leurs effets, que les irritations du cerveau réagissent presque toujours sur cet appareil reproducteur. On a beaucoup cité cet enfant dont parle M. Ellioston, qui, ayant une tumeur dans le cervelet, était si souvent travaillé par le priapisme. Il en est de même quand l'aliénation mentale est amenée par une inflammation du cerveau. Comme aussi quand cette surexcitation du cerveau vient d'un travail intellectuel. D'Alembert ne pouvait étudier longtemps, dit-on, sans la collaboration de sa domestique; il est loin d'être le seul homme de lettres qui ait été soumis à ce fâcheux contre-temps.

L'opinion des majorités savantes me semble être celle-ci : « Le cerveau représente un épanouissement de tous les nerfs de l'organisme. Il reçoit, d'un côté, les sensations intérieures, viscérales, et les sensations périphériques; il rend, de l'autre, les effets de motilité amenés par le phénomène de la volonté. » En ce qui touche le premier point professé, c'est-à-dire le passage de la sensation périphérique et viscérale vers le cerveau, il est clair que les phénomènes devraient se produire avec la plus extrême simplicité; s'il ne s'agissait ici que d'un ébranlement : car, touchez une poutre à une de ses extrémités, l'ébranlement se fera sentir fort bien à l'autre extrémité, sans appareil nerveux; c'est un fait qui est commun à toute la matière, organisée ou non. Le fait véritablement grave et compliqué, pour les physiologistes, c'est le point réflexe; en un mot, le retour de la sensation partant du cerveau, et se traduisant en actes organiques. Pour le physiologiste actuel, le système nerveux ressemble beaucoup trop au théâtre de Guignol; c'est un ensemble de ficelles qu'on peut faire mouvoir, quand on en possède la routine.

Une fois la sensation entrée dans le cerveau : soi-disant par une ficelle; elle en ressort comme elle y est venue, en se glissant le long d'une autre ficelle. Tout cela est faux... Le cerveau est un appareil sériateur comme le rachis; contenant un mètre des séries éternelles et normales; sur lequel viennent se coucher les sensations des sens pour être jugées, appréciées et transformées. Le travail du cerveau n'est basé ni sur le système mathématique de l'ux et de ses multiples, ni sur le dualisme grécomanichéen. La nature, ainsi que nous nous efforçons de le faire comprendre dans tous nos écrits, n'a qu'un seul type de série; sorti de l'angulaire, du prismatique, de la différenciation; dont toutes les forces libres de la physique nous offrent l'image éblouissante; et que Dieu inscrit si souvent dans l'espace sous le nom d'arc-en-ciel. Le cerveau contient donc ce prisme NERVEUX qui doit servir à juger les sensations. Ce prisme, comme une harpe au repos, attend incessamment les ébranlements qui peuvent lui venir du dehors. Et, chaque fois que l'ébranlement en vaut la peine, la corde prismatique de la série nerveuse fait entendre une résonnance sympathique, qui avertit le cerveau de ce qu'il a à faire. Mais, comme le cerveau possède son clavier tout entier, la note, la sensation, se juge *ipso facto*, par la place qu'elle vient de prendre dans la hiérarchie des sons. Car le phénomène de *conscience* n'est pas autre chose que la faculté que possède notre cerveau de se voir et de se métrer soi-même. Comme la résonnance harmonique, sur un clavier, établit en même temps et le fait détaché de résonnance, et les rapports sériels qui en découlent; le cerveau perçoit, du même coup, la sensation-détail et le rapport physiologique d'ensemble.

Quel est celui d'entre vous qui, en voyant une masse pesante, ne juge pas très-approximativement si son organisme musculaire est capable d'en affronter le poids? Le principe sériel étant admis, et son mode de travail étant indiqué, il nous reste peu à faire pour en déduire les autres phénomènes intellectuels. Je touche une note? Cette note, pour qui connaît le rapport des sons du clavier, est classée immédiatement; elle équivaut à une sensation simple de telle ou telle valeur. S'il n'y avait que cela à saisir, les choses n'iraient pas loin dans leur complication. A mesure qu'il arriverait un son, le cerveau comparerait et tout serait dit. Mais, au lieu d'un clavier silencieux qui attend sa note, il y a tout un orchestre qui chante. Prend-on pour rien un organisme qui vit, qui travaille, qui compare? La sensation en arrivant doit être jugée par rapport à sa hiérarchie nerveuse, et aussi par rapport à sa convenance ou à sa disconvenance dans la symphonie qui résonne actuellement. Le travail d'abstraction, pour le cerveau, sera de juger la note adventice en dehors du bruit de l'organisme; aussi ce travail d'abstraction a-t-il été regardé de tout temps comme le plus sublime effort d'intelligence que l'homme puisse effectuer. La résonnance, une fois produite dans le cerveau, se mêle au concert général ; ce qui fait que sans éprouver de transformation dans son essence individuelle, ressortant avec l'ensemble, elle nous paraît avoir été TRANSFORMÉE, car elle a été classée et COMBINÉE. Or, l'effet des combinaisons, en chimie comme en acoustique, équivaut vraiment à une réelle destruction. Joignez l'acide sulfurique à l'oxyde de calcium, deux caustiques si violents, quoiqu'à des titres divers, vous aurez le sulfate de chaux, un des corps les plus inertes de la nature. Le chlore qui foudroie, le potassium qui met le feu à l'eau, se tiennent bien coi, une fois réunis dans la salière de nos salles à manger. En acoustique, faites entendre la note *fa* contre *sol*, sans préparation, vous fermerez bien vite les oreilles ; tant la dissonance est flagrante. Mais que la combinaison se solidifie, vous aurez un des accords les plus mélodieux, les plus expressifs de toute la musique. On ne va pas une seule fois entendre un opéra pathétique, que cette célèbre dissonance de septième ne vous fasse verser des larmes, au moment où le chanteur la lance avec âme dans une cadence passionnée.

Nous oublions trop que les lois de la résonnance sont éternelles et nécessaires. Si l'idée représente un son pour l'intelligence, cette idée, ce son, ne tombe pas de son haut en entrant dans le cerveau ; elle éveille dans cet organe toute une série de rapports qui ont leur base, leur suite, leur conscience. Le travail intellectuel fonctionne donc avec une concordance native et fatale ; aussi prévue que celle du mouvement forcé des résonnances en acoustique.

Il n'y a pas de combinaisons de notes qu'on ne puisse amener par un ménagement intelligent des lois de l'harmonie. Une fois la combinaison des sons bien établie, bien solidifiée dans l'oreille de l'écoutant, tout ce qui semblerait un charivari dans un autre cas prend les airs et les façons de la consonnance. N'en est-il pas de même en physiologie ? Quand les convulsionnaires de Saint-Médard se faisaient assommer à coup de bûche et de chenet ils appelaient cela un *secours*, une jouissance. Sans aller chercher nos exemples dans la catalepsie, quel est le physiologiste qui nierait ceci : une fois la jouissance montée, par le coït, dans une proportion connue, la douleur entrant en concert avec la surexcitation voluptueuse s'ajoute à cette surexcitation, non comme douleur, mais comme appoint de jouissance. Ce fait physiologique entièrement similaire à un fait d'acoustique sert de base à tous les abus vénériens des gens blasés ; comme on voit aujourd'hui la musique savante entrer dans des exacerbations de dissonances, qui ne peuvent être comprises et appréciées que par des oreilles fermées aux simples et tendres effets de la musique naturelle. Les compositions de M. tel ou tel, qu'on nommera bien sans nous, nous font l'effet de cette manie si connue chez un magistrat italien, qui se faisait épiler cruellement le ventre au plus fort du coït; tel libertin qui tomberait en apoplexie au moindre chatouillement de la plante des pieds abuse, dans le coït, de ce moyen avec toute impunité. Il y a longtemps que le peuple a dit : « Le ton fait la chanson. » Il est certain qu'il n'y a pas un fait toxicologique, thérapeutique ou même alimentaire, qui ne se déplace, qui ne change de valeur, selon qu'il est amené dans telle ou telle combinaison d'harmonie *actuelle* de l'organisme. Que n'a-t-on pas vu manger aux femmes enceintes !... Quel est le poison assez violent, la peste assez meurtrière pour arrêter certaines frénésies ? Les lois physiologiques sont dévoyées par les effets de cette harmonie éternelle, variable comme la nature elle-même ; tout est fluent et de transposition dans l'univers; nos principes étroits, nos lois contingentes, ne peuvent lutter avec la vaste organisation qui nous entoure. Mais, si nous ne devons pas saisir tout cela avec la main, nous le pouvons au moyen de principes plus généraux, dont Dieu nous a armés pour sonder les phénomènes. Les faits ne sont si distants que parce qu'on a établi une confusion de Babel entre des principes qui sont identiques. Le jugement intellectuel est l'effet d'une harmonie vivante ; comme la marche d'une symphonie est l'effet d'une harmonie abstraite, réalisée physiquement.

Mais, quoique ici nous voyions un organisme, et là une résonnance de matière, les lois de l'harmonie qui régissent les deux résonnances n'en sont pas moins les mêmes. Dans toute la création il n'y a qu'une série, un clavier ; les lois qui constituent les mouvements, les combinaisons de ce clavier, de cette série, s'appellent l'harmonie ; et, de même qu'il n'y a qu'un clavier, qu'une série, il n'y a aussi qu'une loi unique pour en diriger les combinaisons. Nous sommes aussi sûrs de marcher sans encombre dans les phénomènes du cerveau, que l'on est déjà habitué à aborder les difficultés de l'acoustique, d'après les usages consacrés. Quand la sensation venue du dehors a subi le contact sériant du clavier spinal, elle éprouve un balancement d'écho, dans le cerveau, en bas et en haut, d'où naît le phénomène du doute, de l'indécision, etc. Car les échos n'ont pas l'habitude de s'étendre dans la nature sans parcourir une certaine somme de vibrations équilibrantes. Ce balancement oscillatoire très-remarquable pour l'homme qui réfléchit, c'est-à-dire pour l'homme qui consulte son cerveau sur les sensations actuellement adventices, ou sur des sensations déjà classées, a été le cauchemar des premiers peuples, comme des peuples ignorants en général. Personnifiant ce oui et ce NON oscillatoires sous une figure saisissante, ils en ont fait tour à tour l'ange et le diable avec des noms et des formes qui font honneur à leur imagination. Qu'on accorde maintenant deux doigts d'hystérie pour les femmes; autant d'hypocondrie ou de manie pour les hommes, et l'on peut se charger de repeupler le ciel, la terre, les enfers en quinze jours; quand bien même un cataclysme terrible viendrait à dévorer des traditions aussi utiles et aussi chères à l'humanité. Un physiologiste rapporte qu'un idiot aveugle, ayant été opéré heureusement de la cataracte, eut peur du jeu de ses mains; il les regardait du même œil qu'un enfant considère un poulpe ou un crabe hideux. L'homme primitif a autrement peur encore du mouvement de son cerveau. Le monde est peuplé de maniaques; le médecin, seul, aperçoit quotidiennement ces misères humaines contre lesquelles il lui faut lutter chaque jour. Qui de nous n'a pas vu des hommes du monde jeunes, charmants, pleins d'amabilité et de talent dans leur profession, qui vous confient des apparitions à vous faire crever le cœur de tristesse? Je connais un négociant du premier mérite, âgé de trente-cinq ans; il a gagné une fortune à millions, et il l'administre on ne peut mieux; on dirait à le voir d'un athlète antique. Souvent, pendant qu'on lui parle, il vous montre derrière lui des ennemis qui le guettent; soit pour le bafouer, soit pour lui faire un mauvais parti. Je lui ai expliqué cent fois les phénomènes des hallucinations; je lui ai fait lire les livres de médecine qui en traitent; et rien au monde ne peut l'empêcher d'écouter les mouvements de son cerveau, et de les personnifier; cela représente un des derniers degrés des oscillations cérébrales.

Maintenant, comment se créent les idées générales, les idées abstraites, les jugements, les raisonnements, les déductions? Un jugement est l'association de deux ou trois sensations comme un sel est la réunion de quelques corps simples. Le raisonnement est la marche de ces combinaisons, et l'effet d'un rapprochement composé. Pourquoi ou comment, à une note, à une sensation donnée, vient-il s'en adjoindre une autre? C'est parce que dans la nature, ainsi que je le disais ci-dessus, il ne se produit pas une résonnance, un effet quelconque, que la série n'apparaisse à l'instant même dans tout ou partie de son intégralité; ceci est fatal. Faites parler une corde; sonnez d'un cor? Ce n'est pas une note que la corde ou que le cor vous fourniront, mais la série, immense dans sa diversité : la série ramenée pour nos sens à un rudiment particulier qui est l'accord parfait. *Tout est dans tout!...* La sensation sériée qui arrive au cerveau, éveillant la corde du clavier qui lui est correspondante, éveille en même temps une harmonie qui oscille un instant; c'est là le jugement simple. Faites maintenant succéder un certain nombre de sensations à une première sensation bien posée? Vous aurez une harmonie fluente dont il vous sera loisible de suivre les rapports. De là naît le raisonnement, sortant du jeu de combinaisons qui ont plus ou moins de connexion entre elles. Conclure? c'est amener soi-même un mouvement concordant, pour mettre fin à une suite de jugements et de raisonnements oscillatoires. Dans l'acoustique on ne procède pas autrement. Le compositeur établit des séries verticales portant une sensation-jugement, qui flue par rapport à un certain nombre de combinaisons du même genre. Il promène ainsi son travail jusqu'à ce que de phrases en phrases, de points de vue en points de vue, il crée une déterminative, une conclusion qui permette un repos. Maintenant comment le cerveau abstrait-il? Il abstrait comme le compositeur résume, analyse et chiffre sa partition. Laissant là les détails, il ne note que les points saillants. De sorte que, non-seulement cette abstraction se produit, mais qu'il peut établir encore une hiérarchie dans son abstraction. Ici, je veux voir la mutation de chaque accord; là, je n'accepterai que des changements de périodes; il est même possible que je ne m'arrête ailleurs qu'aux variations de tonalité ; tout cela dépend de l'analyste; le canevas est devant lui, qu'il choisisse. La conscience est la faculté que la sensation acquiert dans le cerveau lorsque, pressée par un mouvement réflexe, elle se condense en se repliant sur elle-même. La preuve de ce que nous avançons, c'est que la force de conscience est en tout point liée à la compression possible de l'agent-sensation qui frappe le cerveau. Le stimulus moderne, l'énormon hippocratique, vient-il à se perdre par la périphérie du corps : par une saignée, un coup, un accident quelconque? adieu la réflexion, adieu la pensée, adieu les condensations, adieu la conscience! Ouvrez la boite osseuse du crâne et faites une blessure aux lobes cérébraux, vous verrez ce qu'il en résultera! Il y a mieux, sans faire d'entaille en haut ou en bas; par un effet moral, condensez l'énormon quelque part dans l'organisme; au cœur, au ventre, les faits de non-réflexion se reproduiront immédiatement. En un mot, pour nous résumer une première fois, pour attacher de plus près les principes que nous venons d'émettre, disons : l'organisme est fermé de toutes parts à l'énormon qui se trouve actuellement prisonnier. La santé ou tonalisation des forces est entretenue par le jeu normal de l'énormon qui tend à pousser l'expiration vibratoire vers la périphérie du corps, suivant des lois dont les détails seront ailleurs. La déperdition de l'énormon se fait avec régularité; comme une onde s'écoulant utilement pour l'industrie, qui compte sur son mouvement. Car l'écoulement de l'énormon n'étant pas en rapport avec sa production normalement en excès sur cette dispersion, il en résulte que le trop-plein constitue une tension réagissante au milieu de l'organisme. Cette tension en excès fait mouvoir le sang dans tous les vaisseaux, en passant dans les parenchymes des grands organes qu'elle stimule et fait agir; notamment pour le canal alimentaire, où elle trouve des corps à transmuter de l'état inerte à l'état d'assimilation. Ce n'est pas tout : la tension, allant partout, opère des effets aussi variés que les combinaisons de mécanique organique qui lui sont opposées. Cet énormon, ou tension, commence à faire marcher les rouages les plus nécessaires de la machine. Mais, une fois la machine mise convenablement en mouvement, s'il reste du superflu, si la tension n'est pas tout occupée ; elle passe le trou occipital dans un défilé exigu ; et, réagissant fortement sur elle-même, elle amène tous les phénomènes intellectuels qui se trouvent en rapport avec la puissance de l'*énormon* d'abord, puis avec la bonne et riche construction de l'appareil cérébro-condensateur.

J'ai dit que la faculté de l'âme appelée en psychologie *attention*, pourrait s'expliquer physiologiquement en supprimant la première syllabe du mot ; au lieu d'attention on dirait donc tension.. Mais tension de quoi? De l'énormon, évidemment. La volonté, cette grande faculté basique et essentielle de notre esprit, nous permet de porter l'énormon général tendu, érétisé, sur un point quelconque de notre organisme, surtout du côté du clavier cérébral. L'énormon tendu peut toucher, peut aborder les résonnances qui lui conviennent, invoquer le passé par la mémoire ; c'est-à-dire par des opérations déjà emmagasinées ; non pas sous la forme de sensations simples, perçues ; mais avec la complexité résonnante qu'elles ont dû revêtir dans leur apparition et leur emmagasinage par adjonction subséquente. Cet érétisme facultatif de l'énormon est appelé *pensée*. Si nous considérons spécialement le phénomène facultatif lui-même, dans cet érétisme, cela doit s'exprimer par le mot de *volonté*. Enfin, s'il s'agit de constater les relations qui existent entre le monde extérieur et nous-mêmes ; faisant fonctionner l'érétisme énormon à propos d'un événement extérieur, au lieu de l'appliquer à un fait acquis ; on a doté ce phénomène des mots de sentiment, sensation, sensibilité ; selon le point de vue auquel cela s'applique. On commence toujours dans les traités, et notamment dans celui bien classique de MM. Jacques, Simon et Saisset ; on commence, dis-je, l'énumération fondamentale des facultés de l'intelligence par la *pensée*, cela n'est pas logique, pratiquement. Une *volonté* plus ou moins apparente, ou une *sensation* adventice, déterminent toujours ce phénomène de la pensée ; un mouvement intérieur ou une sensation extérieure mettant en action l'érétisme énormon, d'où sort cette pensée.

Le VOULOIR, érétisme subjectif, } déterminant la pensée par une
Le SENTIR, érétisme objectif, } résonnance cérébrale.

Maintenant, comment détermine-t-on cette pensée?.. Comme on détermine toutes les résonnances. Si l'on touche fortement la corde vibrante, les harmoniques apparaîtront mal, ou seront obscurcies par le son fondamental. Ce qu'on appelle *attention* en psychologie n'a pas d'autre élément. Lorsque l'érétisme touche vigoureusement une idée, soit acquise déjà, soit actuellement adventice, les harmoniques intellectuelles perdant de leur puissance; le point saisi par l'érétisme prendra une valeur toute particulière, et constituera le phénomène psychologique appelé *attention*.

Voilà donc encore un fait de la plus vaporeuse métaphysique, qui tombe, tout niaisement, sous le coup des analogies physiques les plus saisissables. Peu de savants ont remarqué le point, pourtant si important, de la génération des harmoniques. Analysez le travail manuel du violoniste, lorsqu'il veut frapper votre oreille par de beaux effets de résonnance; vous verrez avec quelle délicatesse il touche sa corde; de façon à paralyser le son fondamental, en lui substituant les harmoniques. Vous serez convaincu de la vérité expérimentale de ce que j'avance. De même, lorsque l'érétisme de l'énormon, trop vague, trop peu intense, se promène sur les cases du cerveau, sans entrer profondément dans l'idée spéciale; la pensée reste vague aussi, et peu arrêtée; dans le sommeil elle constitue les songes de tout genre. Les rêves amènent donc une série de résonnances harmoniques, sous l'impression d'une tension-énormon peu soutenue, non servie par une volonté énergique et bien consciente. Je crois que j'ai comparé ailleurs ce phénomène des songes à la lumière d'une lampe mal garnie, qui vient lécher de temps à autre les confins du local qui la recèle, et qui d'autres fois laisse la pièce dans une obscurité relative.

Le phénomène de *conscience* naît de l'exercice puissant de la volonté; comme l'amour physique se produit par la perception arrêtée d'un érétisme sexuel puissant. Les principes que nous émettons rendent raison d'un fait singulier qui ne s'explique par aucune raison psychologique. Tout le monde sait que les hommes exposés à de très-grands dangers; où l'énormon semble sortir des viscères, pour quitter la vie; soit par une menace de submersion, soit par un coup violent, une blessure profonde; que ces hommes, dis-je, voient en un instant indiscernable défiler tous leurs souvenirs dans leur conscience. Cela vient de ce qu'en ce cas l'énormon se tend outre mesure du côté du cerveau, comme si la peur le faisait abandonner les organes. Or, comme dans l'état naturel l'énormon doit baigner tout le corps, sa tension ne peut faire résonner qu'un certain nombre de souvenirs au coup. Dans le cas des grands déplacements ci-dessus, l'énormon, se jetant avec fureur sur les cases cérébrales, les fait résonner successivement dans un si faible espace de temps, que cela semble se réaliser dans un intervalle insaisissable.

Nous venons de voir comment s'organisent les facultés intellectuelles; portons un instant nos regards sur ce qu'on désigne sous le nom de *jugement*, et sous celui de *raisonnement*. L'érétisme de l'énormon, mis en action par la volonté subjective ou par l'effort d'une sensation adventice, s'étant appliqué à réaliser certaines résonnances, il arrive un moment où ces résonnances forment une série intellectuelle qui a sa résolution aussi fatale que la résolution fatale aussi de nos séries acoustiques, ou de nos séries chimiques. Le jugement est la constatation de cette résolution. Et le jugement sera d'autant plus logique, plus sérieux, plus absolu, que les séries seront moins entachées de combinaisons fautives ou erronées. Un clavier mal accordé ne donne que de faux accords; un cerveau mal organisé ne fournira que de fausses conclusions; soit, dans ses rapports simples constituant les *jugements;* soit, dans les rapports plus compliqués élevés à la hauteur d'un *raisonnement*. Le jugement psychologique peut être comparé à la résolution d'une série simple en acoustique; tandis qu'un raisonnement logique représente ces séries acoustiques complexes qu'on appelle modulations préparées.

Lorsqu'on a cherché à expliquer les diverses évolutions de l'entendement, on se trouva encore en présence d'une difficulté de premier ordre... la marche que doit suivre l'esprit pour arriver à la connaissance de l'origine et de la formation des idées. Deux voies seules ont acquis de la célébrité en ce genre : le réalisme et le rationalisme! Le réalisme tire tout de la sensation; le rationalisme se jette dans le système des idées innées. Si les psychologues étaient descendus dans la physique transcendantale, ils auraient vu sans aucun doute que dans notre cerveau il existe deux termes : le mouvement érétisé; puis l'instrument-cerveau soumis à l'érétisme. Le mouvement érétisé en venant heurter la case cérébrale reprend immédiatement le souvenir de son origine, touchant à l'infini. Ce n'est pas une idée innée qui travaille notre cerveau, une idée d'un monde antérieur, selon les vues de Platon; mais le mouvement lui-même, cette étoffe normale de l'infini. Relisez Locke, Leibnitz, Malebranche, Berkeley, Kant, et les modernes : vous verrez que tout le monde a disputé sur une entité vague... l'idée; sans vouloir entrer dans l'examen des phénomènes réels.

Le travail qui se fait dans le cerveau est un travail exécuté par des *forces libres;* voilà ce dont on peut être très-convaincu aujourd'hui, vu l'état de la science; mais qui n'était pas aussi facile à apercevoir du temps des anciens. Ces derniers avaient été frappés, instinctivement, par l'analogie qui existe entre l'*idée* et une *image;* aussi, le mot *idée,* dans la langue ancienne, veut-il-dire image. Aristote et son école, plus tard Locke et ses élèves, se portèrent du côté de ce rapprochement *image,* dans leurs travaux. Puis d'autres, notamment Hartley et Charles Bonnet, préférèrent le côté de l'analogie *résonnance;* comme, depuis cinquante ans, beaucoup d'écrivains se sont jetés sur l'analogie *électricité;* toutes les forces libres y passeront!... Il était tout naturel, comme je l'ai dit, tout instinctif même, que l'esprit humain songeât à prendre des points de comparaison dans un exercice quelconque des forces libres physiques, pour expliquer le jeu des forces libres qui amènent, dans le cerveau, les phénomènes de l'entendement. En faisant des rapprochements qui se bornent à décrire des accidents de réflexion, de résonnance ou d'électricité, on n'avance guère les principes physiologiques. Sans doute, les forces libres ont une connexion qui les lie, aussi bien celles enchevêtrées dans les détails de la matière que celles qui dirigent notre entendement; mais il faut établir le *pourquoi* de ce *comment!*... Il faut donner les lois de ces différences!... Voilà ce que j'ai essayé de faire, en prenant les principes de l'angulaison pour base de ma doctrine; et en faisant une application nouvelle et sérieuse des lois de l'acoustique en mouvement.

Lorsque j'applique, en chimie, la force libre appelée électricité sur une matière résistante assez grossière, l'électricité produit ces compositions et ces décompositions, vulgaires dans nos laboratoires; mais, si je dirige le courant électrique sur des corps presque essentialisés, la force libre va tracer d'elle-même certaines séries ABSOLUES, que nous voyons se reproduire fatalement partout dans les mêmes circonstances. La production d'une certaine forme absolue est donc cachée dans l'essence même des forces libres. Or, comme cette forme absolue est composée d'une infinité de détails, absolus eux aussi, et constants dans leur sériation; je suis donc fondé à conclure que l'érétisme-énormon, qui meut la résonnance de mon cerveau, doit porter dans ses allures rationalisantes une forme absolue appelée raison par les *traités;* c'est là l'expression vague de cette propension fatale de toute force libre à créer ou à reproduire une forme absolue, une série fatale. Le problème de l'origine et de la formation des idées doit sortir du beau roman de Platon, pour aller s'instruire au milieu de nos appareils de physique. Je le répète encore, ce fait en vaut bien la peine :... toute force libre attelée à une matière très-résistante produit des réactions vulgaires de matière; comme toute force libre mise en présence d'une matière qu'elle domine imposera à cette matière une forme absolue constante, et fatale. Voilà toute la psychologie coupée en deux... L'érétisme-énormon est-il enchaîné par la sensation acquise ou adventice?.. Il amènera des successions d'idées s'appuyant fortement sur des sensations. L'érétisme-énormon, dégagé des sensations ci-dessus, peut-il vaguer à son aise assez loin de la sensation matérialisante?.. Les formes absolues des forces libres apparaissent aussitôt pour la pensée; et de là sortent ces concepts inexplicables par la sensation des réalistes; ou trop commodes d'explication par le roman des idées innées. C'est pour cela, sans doute, que le plus beau type des psychologues, Jouffroy, conseillait de se rabattre un bonnet de coton sur les oreilles, et de se boucher les yeux avec les poings; pour mieux entendre le phénomène rationnel de l'origine des idées, et pour mieux voir leur filiation. Quel singulier temps que le nôtre!.. où l'on trouve un docteur de Sorbonne qui passe si loin de la physique!.. tandis qu'un des premiers professeurs de l'École de médecine avoue ne pas savoir un mot de chimie!..

D'après ce qui précède, le mot *raison* aurait deux sens; un sens psychologique, se rapportant à cette série d'idées qu'on prétend ne pouvoir être fournie par la sensation; puis, un sens vulgaire, qui exprime le jeu d'un fonctionnement régulier des voies de l'entendement. J'ai expliqué suffisamment le premier point, disons un mot du second. Pour moi, la raison prise dans le sens de l'expression : « *L'homme est un animal doué de raison*, » me semble être beaucoup trop prodiguée à l'espèce humaine par les penseurs;

l'exercice sérieux de l'entendement constituant toujours une aptitude et une éducation dont peu de gens me semblent être complétement capables. Arriver à la raison, c'est arriver à connaître et à manier l'art de l'entendement avec une certaine dextérité. Or, dans les arts, dans les métiers même, que de ganaches! Faites apprendre la peinture, la musique, la danse, la menuiserie, la serrurerie, la charpente à un certain nombre d'individus? vous verrez quelle différence il se rencontrera dans leurs connaissances acquises! On fait des livres de logique, c'est-à-dire des livres où l'escrime de l'art du raisonnement se trouve développée; et l'on établit, dans l'enseignement, que cet art, cette raison, est un don qui nous tombe du ciel comme des alouettes toutes rôties. « La raison est le partage de l'homme », répète-t-on à tout propos; la peinture, la musique, sont le partage de l'homme aussi... Eh bien, écoutez chanter l'aveugle dans les rues de province... levez les yeux sur les enseignes... et vous me direz ce que l'on doit penser de ces facultés innées! Est-ce là ce que vous entendez par musique et par peinture?... Le raisonnement consistant à suivre des résonnances intellectuelles commence à être un art, quand il ne s'agit pour lui que de combinaisons simples; mais le raisonnement s'élève à la hauteur d'une science, de la science première, lorsqu'il arrive aux grands problèmes humains. J'en dis autant de la raison... L'homme se trouve toujours charmant dans l'exercice baroque qu'il fait, le plus souvent, de la faculté raisonnante... Et pourtant on a dit : « *Tot homines, tot sententiæ,* » ce qui n'est pas en faveur des idées absolues innées. Rien n'est pourtant plus vrai... Quelle variété de sottises dans la seule appréciation du fait le plus simple! On devrait donc rester parfaitement convaincu que le maniement de la raison est un art et une science que chacun doit aborder à ses risques et périls, et beaucoup aux risques et périls des autres; que cet art et cette science sont les premiers et les plus utiles de tous les arts et de toutes les sciences... car c'est sur eux que sont fondés la sécurité et le développement des sociétés. Alors on verra quelle responsabilité les gouvernements gardent, en restant aussi mauvais physiologistes... en abandonnant au premier venu l'enseignement des enfants! Ceux-ci reproduiront plus tard, dans l'exercice de leur raison, tous les mauvais points de vue artistiques, scientifiques et professionnels qu'ils ont entrevus pendant l'éducation de cette raison. J'affirme donc, avec regret, que l'art-raison est la plus grosse affaire des sociétés humaines ; en même temps, celle qui est la plus négligée, la moins comprise et cependant la plus menaçante.

VIII

De l'intelligence.

Il est à remarquer que l'homme ne sécrète de l'intelligence, qu'on me permette cette expression, que dans le temps et par les circonstances qui lui permettent d'atteindre à ce produit *industriel*, sans nuire à son état organique fondamental. En effet, dans l'enfance comme dans l'âge sénile, le produit intelligence n'apparaît plus. Si une maladie est déterminée d'une façon grave, dans l'âge viril même, lorsque l'organisme a besoin de toutes ses forces pour réagir, il arrive souvent que l'intelligence disparaît. L'homme est né beaucoup plutôt avec la faculté de présenter généralement les phénomènes d'intelligence, qu'avec la nécessité de produire de tels phénomènes. De même que l'abeille produit le miel, le bombyx la soie, le bouquetin le musc, l'homme produit la raison. Mais, tout cela comme produit usuel, plutôt que comme produit nécessaire. L'énormon étant constamment occupé à former le corps, à le réparer, à le fortifier ; il ne se révèle à nous, par la conscience, que dans ses moments d'expansion exagérée. Voilà pourquoi l'homme qui abuse des phénomènes de conscience est sûr de nuire au travail intérieur de l'organisme ; le travail intellectuel étant un emprunt forcé fait au travail architectonique du corps. La pâleur, la débilité, sont l'apanage des grands penseurs. Le point capital est donc d'équilibrer sagement ce produit industriel raison, de façon qu'il ne nuise pas au produit organique nutrition. Cette façon d'envisager les *choses* nous donne une compréhension et une définition de la folie. Qui dit : *perdre la raison*... ne dit-il pas une sorte d'interruption brève ou longue des phénomènes d'expansion animiques et de leur *réflexion* cérébrale? Chez les aliénés la raison est très-souvent intermittente, partielle, etc. Comme une force inégale, on dirait que l'énormon se précipite, chez eux, vers les sinus frontaux de façon à les briser. D'autres fois il ne s'y fait sentir que par de faibles titillations. La folie furieuse est un excès d'expansion, comme la *démence* est un manque de tension animique. La raison est au milieu ! L'enfant malade a tout de suite le délire de l'instinct, jamais celui de l'intellect. Les fous tombés en démence engraissent et meurent souvent pléthoriques. Mais ils ont de la peine à coudre deux idées; ils bégayent, ont les jambes lourdes et des paralysies partielles. Souvent les ulcérations du *sacrum* les enlèvent. Le délire chez l'adulte sain, étant le plus souvent la représentation exacte de la folie, il faut étudier là les phénomènes qui en dérivent. Chez le rêveur, l'expansion animique ne se fait que d'une façon incomplète; car le sommeil occupe l'organisme à une dispersion d'un mouvement trop considérable. Le rêve est amené par le retour prochain à la veille ; c'est la marée montante de la raison. Il en est de même du *délire* chez le malade ; les phénomènes de l'intelligence ne pouvant s'effectuer, par une trop grande contraction viscérale du mouvement vital, la veille, pendant le délire, simule un sommeil par une tension brisée, qui se produit par des titillations incomplètes sur le cerveau, et qui n'effectue que des réflexions saccadées, intermittentes, sur le miroir intra-cranien. Il résulte des expériences de Russel, Stoll, Morgagni et autres, que des paralytiques, des hémiplégiques, ont vu souvent le mouvement volontaire revenir en partant des extrémités de la main et du pied. Cela prouve que la tension du mouvement est un phénomène capital en physiologie; car, le mouvement revenant par les extrémités montre qu'il faut que l'organisme souffre un effort général en plus du centre à la périphérie. Il en est de même pour le sentiment et notamment pour les faits de l'intelligence. Un homme qui a le délire causé, soit par la maladie, soit par une lésion intra-cervicale, ne revient à la raison, c'est-à-dire à une *tension suffisante* et *concordante* du mouvement, que par une accumulation intime quelconque de ce mouvement. Je rappellerai encore le mot de Gallien : *Nihil in corpore plane sincerum*; il n'y a rien dans le corps qui s'exécute d'une façon rigoureuse. En effet, de même que les nerfs sont, à l'état normal, les condensateurs-nés du mouvement et de la sensibilité; de même, à l'état maladif, à l'état de surexcitation, d'autres tissus peuvent revêtir cette qualité. C'est ce que tout le monde admet pour les tendons; M. Flourens tout le premier. Qu'est-ce que cela veut dire? que les causes du mouvement musculaire et de la sensibilité, placés par les physiologistes dans les nerfs seuls, quoique dédoublés par Bell, ne sont que des condensateurs d'un *mouvement donné;* mais, si la condensation de ce mouvement change? d'autres tissus ne pourront-ils pas en venir à partager ces propriétés avec les nerfs? Appliquons cela au cerveau! l'état normal donne la raison; en ce qui touche les fonctions du cerveau un état inflammatoire va tout changer, et faire une folie furieuse, avec le même organe qui produisait cette *raison.* Quand le mouvement condensé *normalement* agissait sur l'instrument appelé cerveau, il amenait les combinaisons dites intellectuelles, parce qu'il y avait là une harmonie, une liaison convenable et parfaitement distincte; dans l'état de surexcitation, le mouvement se répand à travers toutes les cases intra-craniennes, agitant tout, confondant tout, comme si l'on avait affaire à une sorte d'hémoptysie de l'âme!... Comme si, au lieu de faire toucher un piano par un artiste intelligent, on faisait promener sur les touches les pieds d'un animal effrayé. La folie est un épanchement de l'énormon; quelquefois amené, accompagné ou suivi par un véritable épanchement sanguin; la condensation actuelle de mouvement ne répondant plus aux facultés connues de la fibre nerveuse, la condensation envahit la pulpe entière intra-cervicale, et désorganise d'abord les produits intellectuels; puis désorganise quelquefois même l'instrument, quand la fièvre a trop de puissance. L'animal enfermé dans une caisse sonore peut se borner à faire un charivari insupportable; comme il peut fort bien désorganiser et briser l'instrument lui-même. La fièvre envahissant le cerveau amène un épanchement du mouvement, qui se répand en dehors des fibres nerveuses, habituées à le limiter. Lors de l'incendie de l'Hôtel-Dieu, on vit des paralytiques s'échapper des salles, sous l'influence de cette condensation extrême qui poussait le mouvement dans toute la substance fibreuse; car plusieurs de ces paralytiques avaient le nerf proprement dit atrophié et hors de service mécanique. Les nerfs, comme des conducteurs électriques, servent aux besoins normaux de l'organisme, mais en état de surcondensation du mouvement ils sont débordés; et tout le tissu est *infiltré*, envahi; de là ces troubles, si connus, de haute inflammation, dite *fièvre essentielle* dans le domaine viscéral; et frénésie dans les faits intellectuels. *Le changement de la condensation énormon, de l'état agglutinatif à l'état expansif, opère tout cela.*

Quand les philosophes d'école, les savants de fantaisie, grecs, allemands, français ou écossais, viennent vous fabriquer des facultés spéciales, bâties à chaux et à sable comme de belles bastilles, renvoyez-les donc, je vous prie, à l'expérience. Du phénomène de la condensation naît successivement, hiérarchiquement, tout ce qu'on connaît d'intellectuel. L'énormon, comprimé dans une machine cérébrale de force moyenne à tant de degrés, doit donner une intelligence estimée tant... La médecine, avant cent ans, en calculant la tension énormon, établira aussi facilement les facultés cérébrales que le sommelier jauge un tonneau de liquide avec une tige de fer graduée. Malheureusement nos moyens de comparaison actuels, quant à cette tension, sont loin d'être suffisants; personne ne s'en occupe; le pouls ne donne pas seul un rapport aussi complexe. Plus tard, quelque simple et très-faible combinaison, avec ce moyen si puissant déjà par lui-même, amènera le résultat que nous signalons. Maintenant, au point où nous en sommes, nous serions bien obligés à la haute science de M. Basile de ne pas venir fourrer ses pattes sales sur les feuilles de nos études scientifiques. Quand on rentre dans Paris par une barrière d'octroi, pour se débarrasser vite de l'intervention rarement agréable des employés, on se hâte de leur dire *qu'on n'a rien à déclarer*. Nous nous hâtons de dire aussi aux cuistres de tous les pays, depuis le talapoin jusqu'aux docteurs illuminés : Nous n'avons rien à déclarer! Il n'y a pas un texte de foi religieuse qui oblige à penser ceci ou cela sur la physiologie. Il suffit qu'on admette une âme à l'homme et qu'on croie à Dieu. De tout temps, et partout, non-seulement nous avons montré notre croyance à Dieu, mais nous avons essayé de le louer, de l'adorer de notre mieux, en travaillant pour l'instruction des masses; c'est là ce qu'il y a de plus sympathique pour lui, si l'on en croit l'Évangile, où il recommande « d'aller et de prêcher; auquel cas tout nous serait donné en surcroît. » D'un autre côté, on ne peut rien nous objecter touchant notre façon de concevoir les faits intellectuels; ce que nous expliquons n'est qu'une *forme*, non une essence. En effet, admettez que les faits se passent complétement comme nous le prétendons ; il n'en restera pas moins à prouver ou à trouver d'où naît le *stimulus*. Nous ne nous chargeons pas de le démontrer scientifiquement ; car nous regardons cette tâche comme impossible. Si, au contraire, on consultait notre foi de chrétien ou notre sentiment d'homme, nous nous hâterions de dire que ce *stimulus* vient de Dieu. On croit que cette digression est purement inutile de notre part, à l'égard des faux savants qui se parent d'un droit de décision religieuse admis, pour en arracher un autre scientifique qui ne leur est pas dû ? On se trompe. En voici la preuve : Quand Newton eut l'idée que la *loi du carré* sous-tendait tous les rapports qui existent dans le mouvement des mondes, on prétend qu'il voulut s'en tenir à cette admirable et gigantesque constatation. Un de ses élèves le poussa au delà ! Par des demandes officieuses, on parvint à obtenir de Newton une causalité à la sublime constatation des mouvements célestes. C'est là qu'il trouva, qu'il forgea sans doute son hypothèse dénuée de sens et de logique. Il faut être pédant jusqu'à la moelle et vivre de pédantisme, pour accepter cette supposition habillée géométriquement, qui faisait hausser les épaules à Leibnitz et aux hommes éminents qui l'ont suivi. Mais Newton, relancé finement et opiniâtrément par le parti religieux, dut arranger ce fameux *coup de poing initial ;* cela formait une transaction suffisante entre l'Église menaçante des mathématiciens, qui ne tendait à rien moins alors qu'à remplacer la foi religieuse non-raisonnante, par la foi aux chiffres qui se raisonne. On peut dire que Dieu s'est montré bien clément lorsqu'il nous laissa échapper à l'atroce tyrannie du poseur de chiffres ; vraiment, il n'est guère facile de trouver un argument plus puissant en faveur de son existence. M. Lamartine a fait un coup de pied de ce fameux coup de poing. Newton, pendant le reste de sa vie, ne cessa de tergiverser sur l'attraction ; et de chanter, à cet égard, toutes sortes de palinodies ! surtout lorsqu'il sentait lui entrer dans la chair les serres pointues du grand Leibnitz. Voilà à quoi sert de faire de la science un commerce à l'usage de telle ou telle dévotion. La postérité portera au débit du plus grand génie de l'Angleterre, non-seulement le bien qu'il n'a pas su amener dans la science, mais encore le mal qui en est sorti. Au lieu de composer une figure de géométrie sans portée; au lieu de s'occuper des dévots, si Newton, s'élevant aux considérations réelles de la grande physique, eût dit : « Les mouvements célestes sont établis suivant un rapport fixe, immuable, dont l'expression est ma *loi du carré des distances*. Mais ce rapport n'est qu'une constatation numérique d'un fait supérieur, la constitution normale, éternelle, de la série. Donc, quand je dis que les mondes ont cette constitution-là, c'est comme si je disais que telle aussi est la constitution des séries. Car le monde est un ensemble de séries; le monde est créé par des séries, et sous l'impression des lois qui président à celles-ci. Ne me demandez donc pas le point de départ de ces combinaisons ; qu'est-ce que cela fait au prêtre que Dieu ait touché un orbite à tel ou tel point de sa course elliptique? » Dieu a créé le monde, et l'a créé sériellement. Son rôle a été bien autrement noble en choisissant ce procédé, réellement synthétique, qu'en acceptant le rôle mécanique que lui impose le procédé de Newton. La Genèse a exprimé cela d'une façon sublime en disant : « Sous un souffle de sa volonté, les choses se faisaient d'un seul jet!... Dieu dit que la lumière soit, et la lumière fut! » Au lieu de cela, voilà Dieu, d'après Newton, assimilé à un joueur de toupies!... Si Newton eût basé son système sur la série, cette série eût éclairé la physique; tandis que son absence frappait celle-ci de cécité. Leibnitz ne s'y était pas trompé; il a prédit tout cela. Avec le procédé newtonien, le vaisseau des sciences a fait eau, et les mathématiques sont entrées dans la cale; Dieu sait quand elles en sortiront. On ne voit pas que le fond mathématique n'étant que l'ensemble de signes et d'idées conventionnels, d'idées de combinaison, suivant la belle expression de Buffon, on ne fera jamais sortir d'un nombre que des nombres; comme d'une langue on ne fera sortir que des mots. Quand vous aurez appris à vos enfants à dire pain dans vingt idiomes, leur laisserez-vous en plus une livre de farine? Remuer des signes n'est pas créer. Il en fut de même quand les philosophes, s'attaquant au cerveau, prétendirent enchâsser des facultés toutes taillées comme les particules d'une mosaïque. Que l'esprit sente, juge ou raisonne, on appelle cela penser. L'*idée*, dont le nom signifie image, indique tout acte qui arrive à sortir de la confusion des sens; en un mot, tout *sentiment distinct*. L'instinct populaire ayant comparé très-justement l'idée à une image considérée par réflexion dans un miroir, les habiles de l'école eurent soin de détruire tout cela en prétendant que certaines idées ne peuvent pas avoir de représentation exacte dans le cerveau. Je me brûle; il en sort une idée; de quelle chose cette idée serait-elle la représentation dans le cerveau? disent-ils. Le cerveau, d'abord, n'est pas un miroir étamé! En outre, le phénomène *image* dans la brûlure n'est pas celui d'une escharre ou d'une cloche; si ce n'est par souvenir. L'idée organique, c'est la *constriction*. Or, cette constriction peut appartenir à des faits tous contraires de cause, quoique similaires de résultat. Pour un paysan non averti, prendre un beignet bien chaud dans sa main, ou saisir cette espèce de beignet à près de cent degrés au-dessous de zéro qui sort de la machine à condenser l'acide carbonique, c'est absolument tout un. Les deux beignets fument et brûlent : l'un par excès de chaleur, l'autre par excès de froid. L'idée qui sort de là ne devrait être pour un analyste qu'une idée de constriction excessive, une idée de décomposition organique. Que le paysan forme dans son cerveau d'autres images, cela se comprend; mais ces images sont des représentations de la mémoire plutôt que des idées réelles. En un instant, le contact d'un corps glacé, comme l'acide carbonique, va lui rappeler toutes les brûlures qu'il a déjà ressenties, ou dont il a été témoin : par le fer rouge, par l'eau bouillante, par les tisons enflammés, etc., etc. Les psychologues, sur ce terrain, auraient dû s'en tenir à ce qu'ils arguaient relativement aux idées absolues; sans repousser obstinément la comparaison vulgaire du miroir, qui eût jeté un jour remarquable sur les phénomènes de l'entendement.

Le psychologue n'ayant pas la donnée fondamentale d'une série composant un clavier idéal dans le cerveau, il s'est perdu dans l'observation des détails. Les sensations ont leur représentation sérielle dans le cerveau, de la façon la plus stricte, la plus arrêtée, la plus imagée même. Mais c'est une correspondance organique et non une représentation personnelle, individualisée. C'est la mémoire, l'imagination, le tempérament, qui, en un instant brodant sur cette note émise, embellissent ou embrouillent des faits exacts, patents; admirablement devinés par l'instinct de la masse qui attribua la pensée d'image à l'expression *idée*. Admettez qu'on déploie instantanément devant vous, par une sorte de télégraphie, un drapeau rouge, puis un drapeau blanc, un drapeau bleu, vert, etc. Le drapeau portant une couleur, c'est la sensation ayant son image correspondante, représentative dans le cerveau; cette sensation n'est pas plus compliquée dans le clavier cérébral que la couleur n'est compliquée dans la série prismatique. La sensation du rouge se présente d'abord à votre intelligence organiquement, avec la sensation matérielle que le rouge opère sur le système nerveux; puis, dans un délai excessivement court, dont l'intermittence est en quelque sorte inappréciable, le rouge amènera les idées, ou images déjà emmagasinées, de sang, de révolution, de taureau furieux, etc., qui viennent par association d'images. Ce phénomène de l'association des idées ne commence donc pas, comme le disent certains psychologues, à l'état composé, dans l'acte du raisonnement; l'association des idées arrive à chaque sensation; comme dans la résonnance acoustique il est impossible de toucher à une corde donnant une note fondamentale sans qu'elle ne fasse entendre en même temps une série de résonnances accessoires représentant mécaniquement, d'une façon très-exacte, la manière dont doivent se produire les séries idéales dans le cerveau. Si la nature, entée exclusivement sur une série type éternelle, immuable, ne montrait pas constamment les mêmes allures, dans l'exercice des forces libres, les phénomènes intellectuels resteraient indéchiffrables pour nous; heureusement qu'il n'en est rien, et qu'il n'y a à déplorer là dedans que l'ignorance entêtée des faux savants; des gens qui croient tout pouvoir tirer de leurs rêveries dogmatiques. Au lieu des détails dans lesquels on s'enfonce pour apprendre les lois de la nature, qu'il se crée une école en sens inverse, rassemblant les détails en faisceau pour en faire un tout coordonné; et l'on verra de grands changements dans le monde philosophique. L'enseignement n'est pas un but, c'est un moyen, un instrument de science. Si, comme le dit Buffon, je suis obligé de me donner autant de mal pour connaître des classifications stériles que je m'en donnerais pour aller voir chaque plante individuellement; je préfère ce dernier moyen, car il est de beaucoup le plus sûr et le plus intéressant. Aujourd'hui, l'enseignement admis pour alléger les facultés intellectuelles est une cause d'oppression par les détails qu'il impose; adieu l'enseignement aux yeux des gens bien avisés. Jamais une idée ne vient seule : que cette idée soit amenée par la sensation directe, ou qu'elle sorte d'une sensation indirecte, par le souvenir. Ce fait si connu, si patent, eût dû donner à réfléchir aux psychologues, et leur prouver que chaque ébranlement nerveux fait résonner sur le clavier cérébral, non une idée unique, individualisée; mais une note fondamentale, comme on dit en acoustique, qui amène avec elle toute sa série accessoire. Le phénomène de la naissance et de l'association des idées est, quant à son explication, le point le plus ardu, le plus embarrassant, qui ait jamais occupé les philosophes; on peut dire même que jamais ils ne sont sortis de là. De tous les systèmes élevés à cette intention, celui de Platon est sans contredit le seul qui ait de la valeur et de la puissance; le reste n'est qu'une plaisanterie qui n'a pas le droit d'occuper deux heures l'esprit du véritable observateur. Nous avons dit ailleurs que nous croyons à une grande civilisation détruite; dont la Grèce n'aurait fait que recueillir les miettes. Le système de Platon le prouve surabondamment. De même que dans certaines légendes guerrières on voit les maîtresses d'Harold et de Charles le Téméraire cherchant le cadavre de celui qui leur fut cher; et le reconnaissant à certains signes cachés; de même, il faut avoir la clef du grand système antique pour saisir dans l'exposition de Platon les vraies données de la science; mais on peut dire néanmoins qu'elles y sont; toutes mutilées qu'on les y puisse trouver. Platon croit que le monde a un prototype d'où sort l'un et le multiple. Jusque-là il est impossible de mieux exprimer les choses. Mais aussitôt qu'il s'aventure au delà, il nous montre le multiple s'individualisant fatalement, et venant imprimer des stigmates indélébiles dans l'âme; qui serait un magasin de caractères stéréotypés. Aristote, frappé de la dissemblance qui existe entre l'image entrevue par divers individus sous l'impression d'une même sensation, répondait à cela : « Il ne peut exister de prototype aux idées, car elles varient trop, d'individu à individu, pour une sensation donnée. » Tout, disait-il, vient donc des sensations personnelles; car ces images varient si bien avec les personnes, qu'elles leur sont, en quelque sorte, inhérentes. Après l'exposition que nous avons faite des fonctions de la série, tout le monde apercevra, sans doute, qu'ils avaient raison tous les deux; mais, dans une certaine mesure; Aristote complétant ou réformant Platon. Si Platon se fût contenté de dire que la nature a son prototype sur lequel tout vient se former, très-bien : c'est un clavier général, un mètre commun; mais la sensation individuelle n'a pas de représentation-image individuelle sur ce clavier, applicable fatalement à tous les organismes; car ce sont les organismes qui recueillent les images-souvenirs; qui brodent sur la sensation normale, correspondante au clavier général. L'idée-sensation est une à son point de départ; mais elle est variable par son contact avec l'organisme individualisé; et par les combinaisons que le tempérament, l'existence, la religion, l'éducation, les souvenirs, attachent à cette sensation qui vient de naître. La sensation partant du monde extérieur, sériée et portée par les nerfs, pour aller frapper le cerveau, fait bien résonner une note commune à tous les organismes, à tous les claviers qui sont fixes, innés, etc. Mais cette note, cette idée, ne résonne pas seule; elle résonne avec son cortége de mutations, d'impressions spéciales que l'organisme de l'individu a concentré autour de lui. Matérialisant l'image : un souffle donné est introduit dans un instrument vibrant, dans un cor, par exemple; ce souffle fera nécessairement entendre un son plus ou moins élevé dans l'échelle diatonique. Ce souffle, c'est le monde extérieur, réagissant sur les divers organismes. Il n'y aurait rien là dedans de bien instructif, si l'on n'apercevait que notre cerveau est un organisme dans un autre organisme; que le tronc humain représente ce cor vibrant comparé avec la harpe cervicale, d'où il va sortir non plus un effet simple, mais un effet de répercussion. Au signal vibratoire donné par le tronc vibrant et sériant, la masse cérébrale se met en vibration correspondante et donne, outre les harmoniques — qui sont fatales et normales, — un son spécial, selon que cette harpe est composée de telle ou telle nature de cordes; qu'elle est accordée, disposée de telle ou telle façon. On entrevoit parfaitement, par l'imagination, la partie sérielle, innée, qui entre dans ses fonctions; et la partie de conformation produisant des résultats, conventionnels, individualisés. Nous avons dit que les sensations doivent donner encore une harmonie différente, selon la composition des harpes cérébrales; à ce point que le Créateur, dans son génie artistique, a concédé des émotions différentes, utiles, charmantes, selon la nature spéciale des individus, sans changer la cause et la forme du stimulus général. Chaque tronc qui vibre vibre en rapport avec la matière dont il est formé; voilà une première raison de variété; un cor ne résonne pas comme un hautbois, un hautbois comme une flûte, etc. Maintenant, la contre-résonnance du cerveau n'est pas plus la même chez divers individus que la résonnance d'un violon ne peut être assimilée à celle d'une harpe, d'un piano, etc. Chaque série de cordes a sa tablature, outre la matière de la corde; causes nécessaires de modifications et de variations des résonnances. Ce qu'il y a d'inné dans notre entendement, et ce qui donne raison à Platon, c'est la résonnance, quant à ses lois générales. Ce qu'il y a de sensorial, d'individuel, dans ces phénomènes, et qui donne raison à Aristote, c'est la différence des organismes vibrants; tant les résonnances du tronc nerveux, que les contre-résonnances de la harpe cervicale. De sorte que le système de la variété, dans la série type, se trouve parfaitement résolu. Le monde est bien vaste; les effets de la lumière dans tous les climats, à tous les moments du jour et de la nuit, sont bien variés; qui nous indiquera un rayon de lumière, une nuance, si fugace qu'on la suppose, que je ne puisse pas représenter moi-même dans cet éternel et magique spectre solaire, qui se reproduit toujours et partout identique à lui-même? La résonnance régit tous les organismes. Mais l'individualisme de chacun d'eux en tire les combinaisons qui lui conviennent. L'homme, comme un peintre armé de sa palette, choisit ses teintes, qui doivent couvrir la toile de son existence; voilà le phénomène de la liberté!... gare aux coups de pinceau maladroits! Peut-être, cependant, l'homme se montrerait-il meilleur et plus intelligent, s'il n'était pas dominé, comme tant d'artistes, par le harcèlement des besoins matériels inexorables. L'appétit... qui a précipité de si hautes intelligences du paradis des grandes conceptions, a été pour beaucoup dans la déchéance que la race d'Adam a tirée de son déplorable amour pour les pommes. Oh! misère du besoin... que d'académiciens n'as-tu pas formés... que de professeurs auraient fini par savoir quelque chose, si tu ne les avais pas jetés dans les bras de la routine et du *statu quo*! Quand on s'est bien pénétré des systèmes de Platon et d'Aristote, représentant l'idéalisme et le réalisme, il est évident qu'il n'y a rien à trouver de neuf dans leurs différents élèves; tout cela n'est plus que de l'ingéniosité, qu'ils s'appellent Descartes, Malebranche, Locke, Condillac, Reid, ou la Romiguière. Des hommes de la trempe de Platon et d'Aristote se seraient bien vite entendus, si, au lieu de raisonner sur des idées proprement dites, ils étaient descendus dans la physique et dans les faits qui sont aujourd'hui à notre connaissance. Ce qui les embarrassait évidemment, c'est le passage de l'idée simple, de l'idée individuelle, à l'idée absolue, à l'idée générale. Platon pensait qu'il y a moins de chemin pour faire sortir le particulier d'un type général préconçu; et Aristote croyait le contraire; on peut tirer si facilement les idées simples de la sensation, que ce dernier donnait la préférence à un tel système. A quoi bon tout cela?... La sensation fait vibrer l'organisme sériant, qui réagit sur la harpe cérébrale; or, l'essence même du *stimulus* organique est non-seulement d'apercevoir cette sensation, simple dans le cerveau, mais d'apercevoir toutes les opérations qui se passent dans cet organe, au moyen de l'action réflexe et condensée du *stimulus*, se transformant en ce qu'on appelle entendement, conscience, intelligence, etc.

L'homme qui peut s'apercevoir dans une glace ne voit pas qu'un coin de son organisme; il se voit en entier; il aperçoit même les rapports matériels qui le lient au monde extérieur. Devant cette glace il pourra analyser, comparer des myriades de choses; l'individuel ou le substratum de ces choses; il ne sera arrêté que par les limites de son imagination. Eh bien, étant donné un organisme sériant et résonnant, une contre-résonnance réflexible, faisant fonction de glace; nous disons que tous les faits de l'entendement en vont sortir nécessairement. Et, de même que devant une glace on ne voit rien, si le corps visible n'est pas éclairé; qu'on voit à proportion de la lumière éclairante; le *stimulus*-lumière ne créera l'image de la sensation réfléchie dans le cerveau qu'à la condition d'être dans un état convenable de condensation et de puissance réflexible. La harpe cervicale réfléchit et fait fonction de miroir. Ce qui porte l'image du tronc organique et des sens devant ce miroir, c'est le *stimulus-lumière*. La lumière, elle aussi, n'est-elle pas une condensation de force, d'où sort le *stimulus* gigantesque du grand organisme des mondes?... C'est par elle que tout s'aperçoit. C'est à raison de son intensité que la vie s'opère; et que nous avons conscience du monde extérieur. Le phénomène d'entendement n'est pas différent, quant à sa base, de l'agent lumineux condensé autour de nous. Le cerveau est un instrument de réflexion et de condensation; le *stimulus* coercible, réflexible, diffusé dans le tronc organique, unit la résonnance de ce tronc avec la résonnance sérielle-type du cerveau; et ce *stimulus* est perçu lui-même condensé et réfléchi par le miroir cérébral. Il est même probable que l'opinion des anciens, qui localisaient certaines affections dans les grands viscères, avait quelque chose de fondé; au moins une excuse d'être. Car celui qui se regarde dans une glace voit la lumière partant de lui-même pour aller à la glace, et revenant vers ses yeux qui jugent. Y aurait-il quelque chose d'analogue entre le tronc et le cerveau? Le tronc par un effet réflexe entrerait-il pour une part dans l'acte judicatoire qui prend le cerveau pour miroir? Ou si tous les phénomènes de comparaison sont contenus dans la boîte crânienne seule? L'école sensualiste a eu raison de faire bon marché de toutes les difficultés d'abstraction, de comparaison, d'association, etc.; difficultés de convention, amenées par le besoin de la cause idéaliste. Du moment où le *stimulus* peut apercevoir le mécanisme entier du cerveau, et les effets qui en sortent; son activité propre amène nécessairement avec elle la conscience, l'abstraction, la comparaison, l'association, etc. Nous en dirons autant, et avec bien plus de raison encore, de ces séries artificielles, émiettées à plaisir, qu'on a fait passer de la logique grammaticale dans cette prétendue psychologie; nous voulons parler des idées : *vraies*, *factices*, *obscures*, *complètes*, *incomplètes*, *collectives*, etc. Quand Berkeley, profitant naïvement de l'idée-image, essayait de démontrer l'inanité du monde extérieur représenté par des fantômes; il suffisait de lui demander si l'homme qui se regarde dans une glace se voit sans y être; si en un mot une image peut exister physiquement sans l'objet imageable? La philosophie de Berkeley nous a toujours fait l'effet, en tant que physicien, qu'analyste, de la légende allemande de l'homme qui a perdu son reflet; c'est du fantastique philosophique *ad usum Delphini!* Mais Berkeley avait spécieusement raison contre ses contradicteurs; puisque ceux-ci plaçaient le phénomène de transport des images à la périphérie de l'organisme, entre le monde extérieur et l'appareil nerveux contenu dans le tronc vivant. Le monde extérieur imprimant une image sur l'appareil nerveux, chargé uniquement de transporter celle-ci dans le cerveau, conduit à la conclusion de Berkeley. Mais, avec le tronc organique émettant au contact du monde extérieur une sériation résultantielle, qui éveille une impression correspondante dans le clavier cérébral, éclairé par le *stimulus* réflexe; on arrive à un être qui aperçoit son image dans un miroir, tant qu'il reste matériellement devant le miroir; ce qui implique une existence nécessaire à la matière, puisque son image n'est vue qu'à cause de sa présence réelle; et tant que cette réalité existe. Le tronc organique est l'homme qui se regarde dans la glace, avec toutes les sériations qu'il emprunte au monde extérieur. Le clavier cérébral est son miroir; monté de façon qu'aucune impression, venant du tronc organique, ne puisse échapper à l'action réfléchissante; le *stimulus* vital est ce faisceau de lumière qui baigne aussi bien le tronc organique et le clavier cérébral que la lumière baigne l'homme qui se regarde et le miroir dans lequel il se contemple. Comme encore, l'air vibrant baigne le cor résonnant; et la harpe, dont cet instrument éveille les sons, par correspondance harmonique. Quand je frappe sur une cloche, le son qui en résulte fait résonner immédiatement la corde de la harpe, de même série. La sensation du monde extérieur qui frappe le rachis prismatique fait résonner le clavier-miroir cérébral; et mon organisme, servi par le *stimulus*-énormon, s'aperçoit et se juge dans cette résonnance complexe. Si quelque chose, d'aussi immatériel que l'entendement, peut avoir fourni une ressemblance matérielle organique, c'est assurément la forme, la figure des lobes cérébraux; on dirait d'un instrument à compartiments. Or, comme une des lois les plus réelles de la physiologie établit: que tout organe est disposé pour produire une fonction particulière; on peut conclure de là que le cerveau, si bien mis à part, si dégagé de toute atteinte extérieure, possède une fonction spéciale. Dans le cas où le *stimulus* n'aurait eu qu'à se réfléchir sur lui-même, à se condenser, il eût suffi de lui construire un tronc énergique, bien fermé; apte aux rétrocessions du fluide énormon. Il y a plus que cela dans l'instrument cérébral; il y a une harpe, un clavier, une résonnance sympathique normale; devant laquelle le tronc organique vient mirer ses sensations, ses impressions; au moyen du *stimulus* qui lui est commun avec la boîte crânienne. Dans cette *proposition* mystérieuse de haute physique il faut :

1° Un objet qui se mire;

2° Un miroir;

3° Un agent de communication.

Autrement :

1° Un tronc organique. — Sujet.

2° Un *stimulus*. — Lumière, verbe.

3° Un cerveau miroir. — Qualificatif.

L'éternelle trinité physique se suivant dans les faits intellectuels !

IX

Les sens.

Si l'on se rappelle combien l'homme perçoit et juge à travers l'acte de ses passions, on comprendra combien aussi la pensée de rapporter l'examen intellectuel au tronc, aux sens, par un acte réflexe, prend de consistance. Un fait unique se passe devant cent personnes ?... Nous trouvera-t-on deux organisations qui le saisiront et qui l'apprécieront de la même manière? Non!... on juge avec ses passions. Quand on songe à la différence de ce jugement, selon telle ou telle époque, tel ou tel pays, telle ou telle organisation ; on se demande si réellement le tronc et les sens n'interviennent pas autant dans l'appréciation intellectuelle, *par travail réflexe,* que l'œil n'intervient lui-même dans l'acte réflexe qui se passe devant un miroir? Prenons un Indien, le mieux conformé en apparence; santé brillante, capacité crânienne développée, sens exquis, éducation suffisante; et mettons-le en face d'une action morale prévue, dont l'intervention le forcera à se prononcer. Nous verrons des choses bien singulières!... La guerre de l'Inde anglaise parle plus haut, à cet égard, que tout ce que nous pourrions dire. Il en sera de même d'un Russe, d'un Américain, etc. Le massacre de Sinope dans la guerre de Crimée en est un autre exemple. Nous avons la conviction que l'amiral Nachimoff croyait avoir fait là un coup de héros ; comme Nana-Saïb croyait se mettre au-dessus de la civilisation anglaise par ses cruautés. Un Persan appelle l'*assa-fœtida* « un mets des dieux. » Tout ce qui est ammoniacal doit subir chez lui la même appréciation. Il y a mieux, si nous n'accordons pas aux sens spéciaux, à leur état actuel, une faculté d'intervention dans les jugements, comment expliquer ces dépravations singulières de la vie pathologique? Elles trompent les malades avec une apparence de vérité qui ne peut pas être soupçonnée dans la plupart des cas. L'un mange des excréments avec plaisir ; un autre violera des cadavres ou se repaîtra de la chair des charognes. Il est bien facile pour nous d'appeler cela folie, manie, perversion, etc., etc. ! Comment expliquer le cas où un homme de la plus haute intelligence, qui raisonne sur les lois du monde supérieur, qui joue avec les plus beaux problèmes de mathématiques, Lalande, va se tourner un instant pour croquer une araignée? Il y a là quelque chose qui préoccupe fort peu le psychologue... il est bien au-dessus de tels faits ; mais qui doit faire réfléchir le physiologiste. Dalton, un physicien et un chimiste de premier ordre, s'aperçut un jour que son œil percevait les couleurs dans un ordre anormal ; bientôt d'autres observateurs, l'esprit éveillé sur cette circonstance, avouèrent qu'ils étaient soumis à la même déviation organique. L'histoire des sorcières surtout, lue attentivement, prouve leur extrême bonne foi. On ne se fait pas brûler à petit feu pour le plaisir de soutenir un mensonge. Comment peut-on croire encore après cela, que les yeux ne soient pas appelés dans l'acte du jugement intellectuel? La perversion réside autant dans les yeux que dans le cerveau. L'imagination, réagissant sur l'organe des sens, fait croire à des actes réels. Si ces sens ont la propriété d'être vivement et réellement impressionnés par une sensation venant du monde extérieur, comment veut-on que ces sens n'aient pas quelquefois le bénéfice ou le maléfice de recevoir ces mêmes impressions par l'effet réflexe du souvenir? pourrait-on bien nous dire quelle est la barrière qui sépare les sens de l'ébranlement intérieur et extérieur? Malheur aux actions réflexes, car les sens sont là toujours prêts à les recevoir et à les accepter. Quand nous allons en bateau ou en chemin de fer, c'est la rive qui fuit devant nous. C'est pourtant bien l'œil qui voit ; mais il manque de point de comparaison. Un halluciné est un homme dont la sensation est réflexe, et qui manque aussi de la sensation du point de départ, comme comparaison. Le peuple a dit qu'il voit les choses de *travers;* pour exprimer qu'il les voit à contre-sens. On affirme que cela résulte des effets de l'imagination, sans les définir. Rien n'est plus terrible dans les sciences que ces mots composés qui expliquent tout sans rien fixer. L'hallucination est un sentiment réflexe, qui permet à l'organe sensorial de voir dehors ce qui est dedans, par faute de point intermédiaire de comparaison. Quel est cet intermédiaire, d'une utilité si grande, dans l'organisme? Voilà ce dont les physiologistes devraient avant tout se préoccuper; car ces impressions réflexes doivent se montrer plus souvent qu'on ne le pense. Nous avons remarqué, dans les peintures de l'hallucination, que les mêmes faits, les mêmes conversations, se reproduisent toujours, comme si elles représentaient le retour périodique d'une impression plus ou moins stéréotypée. Il est donc des plus vraisemblables qu'on a affaire en cela à une question de souvenir. Sans doute que le cerveau est armé quelque part d'un diaphragme particulier, similaire à certaines valvules, destiné à laisser passer tout ce qui vient du dehors en dedans, en tant qu'impression; tandis que les impressions réflexes ne pourraient se produire, sans comparaison, venant de l'intérieur. Mais sous l'effort d'un choc violent, moral ou physique, cette valvule pourrait se briser, se dévoyer ou se léser, de façon que les fonctions sensoriales arrivassent quelquefois à se produire en tous sens, sans comparaison aucune. De même qu'il arrive par le bris de la valvule iléo-cæcale, aux aliments en voie de digestion et aux excréments, de dépasser le pylore et d'inonder les voies supérieures. De la sorte, un maniaque, une hystérique, des cataleptiques, reproduiront certains phénomènes nerveux, sans pouvoir se rendre compte de la marche du *stimulus* qui les pousse à de semblables actes. Il est plus que probable que ce secret mystérieux est caché, pour l'œil notamment, dans une faiblesse relative des muscles antagonistes qui relèvent et abaissent le globe de l'œil; et dont l'action normale périclite par une rupture d'équilibre entre eux.

X

Déviations du fluide nerveux.

Toute maladie peut naître de la réaction prédominante : 1° de la force libre sur la matière; 2° de la matière sur la force libre; 3° par combinaison de ces deux premières catégories. Nous retrouvons dans les aliénations mentales une application frappante de ces principes. La manie simple, éréthisme d'une idée, naît d'une sorte d'*induration* nerveuse qui ne permet plus aux faits ACTUELS d'innervation de se mettre en équilibre avec le monde extérieur. Mais la manie est loin de présenter toujours cette simplicité nosologique; il est rare qu'elle ne se complique pas d'actes plus diffus, qu'on a réunis sous une désignation générale, l'aliénation mentale. Quand on dit : *Manie, frénésie, démence*, on fait une analyse élémentaire des maladies mentales; quand on dit : *aliénation*, on fait une synthèse. Un homme pense toujours à la même chose, ou avec une même appréciation d'idées, on le dit maniaque; un autre homme devient furieux et ne sait plus penser à rien, on le dit frénétique. La frénésie reconnaît ici pour base un débordement général des forces dispersives qui devraient sortir par la périphérie, au lieu de se concentrer dans l'organisme. Mais, en dehors de ces deux faits extrêmes, la manie s'appuyant presque exclusivement sur une déviation de la force libre pure; la frénésie sur une déviation de la matière tyrannisée par les forces libres; il se forme des nuances sans nombre qui s'expliquent toutes facilement, en les suivant pas à pas avec l'analyse des lois que je viens d'indiquer. Quand la fièvre envahit nos organes, en concentrant viscéralement le cours dispersif qui doit s'écouler au dehors, elle commence d'abord par inonder les canaux sanguins auxquels elle donne une marche exagérée. Mais, si ces faits s'étendent, ce débordement s'avance jusqu'aux magasins de force libre agglutinée autour des nerfs, au milieu des grands centres nerveux. Alors, commencent le délire pour le fébricitant, et la frénésie plus ou moins définitive pour l'aliéné. La fonction normale du nerf, encore plus celle du centre nerveux, en face des forces libres, est une agglutination spéciale organique : d'où naît une condensation centripète, qui nous gratifie des résultats économiques désignés sous le nom d'*intelligence*, *entendement*, *raison*, etc. Tout ce qui dégradera, modifiera, enrayera, dispersera, l'agglutination fondamentale dont je parle, détruira, par cela même, les phénomènes intellectuels que je rappelle; et cela, sous l'influence de circonstances faciles à prévoir. L'organisme peut passer graduellement, par une pente insensible, de l'état de santé le plus parfait à l'état de frénésie le plus dangereux : il suffit pour cela qu'on enferme progressivement la dispersion périphérique, qui doit se répandre normalement et incessamment au dehors. Une personne ayant chaud reçoit un coup d'air : la périphérie ferme ses voies au fluide dispersif; celui-ci emprisonné se répand de la circonférence au centre. Lorsque cela commence, on sent une chaleur désagréable à la peau, qui devient sèche, brûlante; puis la chaleur gagne la circulation elle-même, à laquelle elle imprime ce mouvement que nous nommons fébrile; si les phénomènes continuent en intensité, *la dispersion, cette force en excès, et normalement* DÉSAGGLUTINÉE, *gagne les centres nerveux, auxquels elle communique son état; comme de l'eau délayerait une matière soluble*. La décondensation agglutinative se faisant dans tous les centres nerveux apparaît sous le nom de délire. Lorsque la dispersion, ayant frappé inutilement contre les issues fermées de la périphérie, est obligée de rétroverser, elle nous fait sentir son mouvement réflexe par un ou plusieurs FRISSONS; selon que sa rétroversion est franche ou intermittente. Ces frissons sont suivis, comme je l'ai dit, par une sécheresse et une chaleur spéciale de la peau. Lorsque la dispersion, entrée dans la circulation par les capillaires superficiels et les canaux plus étendus, arrive à gagner les nerfs sympathiques, elle nous fait éprouver ces sensations de lassitude, de crampes, de spasmes, de convulsions même, selon la marche du phénomène. Bientôt elle atteint le rachis, d'où nous recevons une prostration trop connue; et enfin les centres cérébraux, où, substituant toujours, de proche en proche, la décondensation dispersive à la condensation agglutinative, elle amène ces malaises, ces hébétudes si pénibles; et finit par détruire l'entendement en créant le délire. Les phénomènes, au lieu de suivre les voies progressives que je viens d'indiquer, peuvent passer tout d'un coup de la santé à la frénésie, sans transition aucune; il suffit, pour cela, de causes perturbatrices assez puissantes et assez rapides dans leur action pour effectuer cette transformation. De même, le mal peut s'asseoir sur la généralité ou sur partie de l'organe intellectuel; comme cela se voit pour le sang dans les pyrexies partielles qui envahissent des viscères spéciaux. Dans la frénésie, on pourrait dire que *les nerfs, les centres nerveux, ont la fièvre;* c'est exprimer sous une forme vulgaire *que le fluide nerveux a perdu son état agglutinatif, centripète, normal, pour revêtir l'état de* TENSION, *la dispersion centrifuge.* Comme la manie, la frénésie et la démence se mêlent et se confondent quelquefois pour un temps chez le même individu, il se forme de là des combinaisons infinies; qu'il est néanmoins bien facile de suivre avec le secours des principes que je pose ici. Le sujet qui prend la fièvre doit être notre meilleur guide dans cette étude. On voit la tension dispersive centrifuge gagner sur la concentration centripète agglutinative de la périphérie au centre; à mesure que la dispersion refluant rétroverse de cette périphérie jusqu'aux centres nerveux; ayant, en passant, imposé l'état fébrile à la circulation sanguine. Après ces premières considérations, nous pouvons entamer des études qui se rapporteront le plus près aux déviations particulières du sytème nerveux. Nous retrouverons à la *pathologie* les développements qui ont trait plus particulièrement à l'élément nosologique.

Les maladies mentales ont été divisées en : 1° manie, 2° phrénésie, 3° démence, 4° certains auteurs y joignent l'idiotisme. La manie pure se produit par une tout autre cause que la phrénésie et la démence. Elle naît d'un éréthisme despotique de la mémoire qui substitue, dans une case spéciale, les faits passés à ceux qui devraient venir incessamment impressionner le cerveau. C'est une sorte d'induration intellectuelle. Par une secousse trop vive, trop profonde ou trop prolongée, le dépôt énormon a reçu une impression en excès qui ne laisse plus de liberté aux mouvements adventices du monde extérieur; cet état est favorisé, quand il n'est même pas produit de toutes pièces, par une paralysie totale ou partielle des sens extérieurs. Ainsi, la diminution de l'activité de l'ouïe ne faisant plus équilibre aux sensations anciennes et vivaces emmagasinées dans l'énormon par le phénomène de mémoire ; ces derniers phénomènes prennent le dessus sur l'activité des sens et s'imposent d'une façon despotique à l'entendement. De là ces hallucinations singulières qu'on pourrait presque définir en disant qu'elles représentent une rupture d'équilibre entre les faits anciens, photographiés dans la mémoire, et les faits fluents qui devraient trouver incessamment une place d'impression au milieu de l'énormon cérébral. Le chemin propre à laisser passer cette impression extérieure incessante se trouve fermé.

La phrénésie est la contre-partie de la manie ; le monde extérieur, les mouvements atmosphériques même, dans la phrénésie, prennent une place trop exclusive. Cette impression excédante du monde extérieur est encore augmentée généralement par un flux anormal de sang dans la boîte crânienne ; or, comme dans cet endroit le sang ne semble pas un liquide assez essentialisé pour favoriser le travail essentialisateur de l'entendement ; il s'ensuit que le phrénétique voit sa mémoire obstruée aussi par le débordement de ce sang qui la noie ; tandis que les sensations du monde extérieur se précipitent anormalement dans le cerveau, où elles n'ont pas le droit d'entrer, si ce n'est dans un juste état d'équilibre. Si l'homme ne peut plus recevoir que des sensations extérieures, ces sensations fluent en lui avec un effet improductif ; le phénomène de conscience ne s'exerce pas. Car le phénomène de conscience n'est qu'une révision des faits acquis ; la rumination intellectuelle d'une digestion ancienne plus ou moins parfaite. La puissance de ce dépôt-mémoire, qu'une condensation facultative de l'énormon peut aller éclairer, et qui produit des réflexions intellectuelles, est réduite à néant ; de la même façon que notre voix est couverte par l'opposition d'un bruit extérieur trop violent. La partie de la force condensée en nous sous le nom général d'énormon tisse dans le cerveau, depuis notre enfance, un ensemble de souvenirs complexes qui établit les phénomènes de conscience et fait équilibre aux impressions fluentes du monde extérieur. L'équilibre entre ces deux points extrêmes constitue un entendement sain et bien pourvu d'éléments d'action. En physique, on a très-mal défini la différence qui existe entre l'idée de *bruit* et l'idée de *son*. J'ai fait voir dans la *Chimie nouvelle* que le bruit ne diffère du son ; bien mieux, que les sons ne diffèrent entre eux quant à leur beauté, que par la richesse relative des harmoniques qu'ils produisent. Le bruit est un son qui donne peu ou point d'harmoniques. Un son bien oscillant amènera toujours de très-belles et très-nombreuses harmoniques. Ici, nous sommes en présence des mêmes faits; le phrénétique ne perçoit que les bruits fluents du monde extérieur; son cerveau, à cause de la désagglutination morbide de la partie de l'énormon qui le baigne, a cessé de pouvoir reproduire cette résonnance harmonique correspondante, d'où sortent les phénomènes de l'entendement normal, soit que la pulpe intra-crânienne vienne à s'indurer; soit, et ce qui est de beaucoup plus fréquent, que le sang en afflux arrive en quelque sorte à faire action de sourdine sur la résonnance harmonique cérébrale. Or, comme c'est la production possible de ces harmoniques qui est chargée d'aller réveiller les branches diverses de l'entendement que nous nommons mémoire, association d'idées, jugement, raisonnement, etc.; la machine intellectuelle, sans être détraquée le moins du monde, mais déviée dans son action, ne fournit plus que des résultats détestables. Quand l'énormon est dans son état normal, la partie éréthisable qu'il envoie agir dans le cerveau tourne toute sa puissance *dans le sens agglutinatif que j'ai fait voir comme le principe essentiel de toute force tonalisée;* mais, quand l'énormon subit l'effet réflexe de la dispersion, une partie importante de ses éléments se tourne dans le sens de cette dispersion tyrannique; et la force répandue dans l'encéphale, loin de pouvoir effectuer ce phénomène de TENSION, nommé *attention* par les psychologues, ne sait plus que se tendre au dehors. Au lieu de regarder dans le sens centripète, ce qui base le phénomène de conscience, il regarde dans le sens centrifuge, constituant ce qui a été peint par une expression fort bien appropriée : « *Diffusion des idées.* » *Le fluide nerveux, en* S'AGGLUTINANT, *donne la force, la santé pour le* CORPS; *il donne l'attention, la* CONSCIENCE *pour les* IDÉES. Lorsqu'au contraire le fluide nerveux souffre les effets anormaux de la dispersion rétroversée, il se désagglutine, se tend, et produit la fièvre pour le corps; il produit la folie pour l'entendement.

Pour le travail de la pensée, les psychologues ne sont pas plus avancés au point de vue de la compréhension du mécanisme des idées, que les physiciens ne le sont eux-mêmes quand il s'agit de régler les principes d'une véritable acoustique. Le physicien étend une corde sur un chevalet qu'il a appelé *monocorde;* sur ce chevalet il vous calculera les décompositions mathématiques des éléments de la corde; mais, remarquez bien ceci : *Jamais la physique n'a comparé deux sons en marche; encore moins une série complexe et contemporaine de sons.* Jamais!... entendez-vous bien? Voilà quel a été la raison de la publication de mon essai sur l'acoustique. Or, dans l'acoustique en marche il se crée tout un monde d'effets, ne craignons pas de le dire, de réactions de mouvements tout aussi saisissables là que nos plus grossières réactions chimiques. *Par la* succession *seule des idées*, il se crée aussi en psychologie des réactions nécessaires qui amènent des résultats prévus, ou pouvant se prévoir par une étude mieux entendue de l'acoustique, et par analogie. Lors donc que vous abolissez la résonnance possible d'harmoniques, contemporaines au son sensuel, par cela même vous anéantissez les conséquences naturelles qui devraient apparaître avec cette corésonnance... c'est-à-dire le travail normal de l'entendement.

Vous n'obtenez qu'un bruit-entendement; un effet intellectuel trop pauvre en harmoniques pour avoir la force d'amener ces réactions intellectuelles, qui sont la base nécessaire des phénomènes de l'entendement normal. La démence présente un état très-variable et très-mobile, prenant sa source dans une faiblesse de l'énormon général. Cette faiblesse est loin toujours d'être stricte et arrêtée; au lieu de cela, il s'établit tantôt un balancement, tantôt des exacerbations ou des rémittences; on comprend alors que la démence variera dans le même sens. Néanmoins on doit dire que ce funeste état pathologique reconnaît pour base une marche décroissante des forces de l'énormon, au point de vue de l'agglutination. Dans les alternatives que je viens d'indiquer, le jeu du dépôt cérébral énormon et le jeu du monde extérieur prennent tour à tour une prépondérance spéciale, en amenant des faits de manie ou de phrénésie éphémères; mais le fond est bien la décondensation des forces générales. Dans les états les plus graves d'affaiblissement organique on remarque des convulsions, des tressaillements, des syncopes, des mouvements saccadés, violents, confondus pêle-mêle;

jusqu'à ce que cette faiblesse ait pris décidément une marche constante dans sa décroissance progressive. Il en est de même absolument dans la démence au moral et au physique. Quant à l'idiotisme, j'en parlerai ailleurs.

XI

Rétroversion des sens.

Le *stimulus* agglutiné qui éclaire nos sens peut tour à tour nous transmettre les impressions du tronc organique et celles de la sensation extérieure ; ou s'en aller jouer avec la harpe cérébrale de l'entendement, d'où il tire les sons et les combinaisons de sons qui lui plaisent. Les sons de la harpe cérébrale réagissent ensuite, comme un écho, sur nos sens organiques ; avec une intensité d'autant plus grande, que ceux-ci font silence en face de l'imagination. Joignez à cela les résonnances accessoires qui composent ce qu'on appelle l'*association des idées*, et vous verrez quelle infinie multiplicité harmonique sortira de ce concert. L'homme d'imagination a bien peu à faire pour passer à l'hallucination elle-même ; nous connaissons des écrivains qui n'oseraient jamais travailler la clef sur la porte, de peur de recevoir un trop grand choc par l'arrivée inattendue de quelque importun. Une semblable crainte instinctive dénote le danger que court l'organisme par tout mouvement brusque qui agit sur les sens. Il est très-vraisemblable qu'il s'ensuivrait aussitôt une rétroversion. Jusqu'ici on s'est si peu occupé, en philosophie, d'étudier la nature physiologiquement, qu'il n'y a rien d'étonnant à ce que ces faits de rétroversion aient échappé à l'attention des penseurs. Toute la sensation étant périphérique au tronc humain, pour eux, que voulez-vous qu'ils allassent songer à des rétroversions si singulières ? Ils avaient construit dans le cerveau une agence, hiérarchisée comme dans un bureau de chemin de fer, avec un guichet pour les renseignements ! N'est-ce pas assez ? La sensation arrivait du monde extérieur le long des nerfs ; elle allait prendre son billet au bureau spécial qui lui correspond ; puis, l'administration se chargeait du reste. Ici on voyait écrit sur la bande supérieure de la boutique scolastique des *points de vue généraux* transformés en *systèmes organiques : l'attention, l'entendement, l'activité*, etc. Si l'on oubliait quelque chose, il était si facile de constituer un autre guichet, qu'on ne s'en gênait guère. Sur les trois facultés de l'âme que nous venons de citer, ôtez la première syllabe au premier mot, et dites *tension* de l'énormon, au lieu d'attention, d'un seul coup vous allez voir naître l'entendement avec son effet réflexe ; et l'*activité*, qui n'en est que la modalité. Voilà pourtant comment on analyse. Il suffirait de reprendre les autres points avec la même méthode, pour obtenir les mêmes résultats. Il y a quelque chose de bien autrement important que cela, pour le physiologiste surtout ; c'est la constitution large sur laquelle s'appuient nos connaissances générales. Tous les sens sont situés à la porte du cerveau ! Un seul, le toucher, s'étend jusqu'aux extrémités du corps. Nous disons s'étend, car ce n'est là absolument qu'une extension. Or, si vous voulez vous rappeler que le tronc organique peut être considéré comme un être à part, ne gardant de point de relation avec l'autre système, le système cérébral, complétement à part aussi, quoique son similaire ; ne se communiquant que par ébranlement sympathique; vous entreverrez vite aussi que les sens, comme nous le disions, placés à la porte du cerveau, puissent percevoir à volonté des sensations réelles, présentes, matérielles ; ou se tourner vers des résonnances cérébrales, dont l'ébranlement se fait à propos de telle ou telle circonstance particulière. Qui est-ce qui réforme une sensation fausse, selon le langage usuel? c'est presque toujours le toucher. Eh bien, admettez que le toucher soit paralysé tout le long du corps, et que les sens de la tête seuls restent en exercice : la porte étant fermée à la résonnance extérieure, dont le toucher est le premier intermédiaire ; bien mieux, ce même toucher n'étant plus là pour surveiller, pour critiquer les fautes d'appréciation organiques, tout le jeu des sens se tournera vers cette harpe cérébrale qui jouera des airs appropriés à la circonstance déterminante, adventice, dont nous avons parlé. Les sens, à notre avis, ne voient donc pas, comme on le croit, que du côté du corps ; ils sont aptes à fonctionner aussi sous l'impression des réminiscences cérébrales. Tout fait quelconque, dans un esprit faible ou affaibli (nous dirons bientôt ce que nous entendons par là), qui peut tourner en haut le travail des quatre sens de la tête ; en paralysant ou en obscurcissant la critique du toucher, amènera forcément une hallucination, une extase, une manie, ou seulement alors la perception d'une fausse sensation, si l'effet reste éphémère. Le meilleur moyen que les magnétiseurs savants aient employé pour cataleptiser leurs patients, c'est une forte et brusque tape sur le haut de la tête. Je suis heureux d'apprendre cela aux docteurs qui ont pratiqué l'hypnotisme à la façon de M. Azam ; qu'ils sachent combien ils sont encore dans l'enfance de l'art, quand on les compare à M. Regatzoni et autres. Aussitôt voit-on le patient éprouver l'effet d'une sorte de marée montante vers le cerveau ; accompagnée de soubresauts oscillatoires du ventre à la gorge ; comme chez les hystériques, exactement. Les faits dont les vrais hypnotiseurs tirent parti pour intéresser le public se rapportent trait pour trait, point pour point, aux scènes de démonomanie, rapportées par les auteurs des traités d'exorcisme. Veuillez reprendre dans le journal l'*Illustration* le récit de la séance que j'ai rappelée plus haut, et rapprochez ces détails de ceux publiés par la commission des archevêques, évêques et médecins, envoyés au couvent d'Auxonne en 1661 : vous n'y verrez aucune différence. Ce procès-verbal devrait servir de programme à tous les magnétiseurs. Le fait qui frappe particulièrement dans cette relation, comme le fait qui frappe fortement aussi dans les exercices des magnétiseurs, c'est la rétroversion constante des yeux pendant l'extase cataleptique. Il est probable que l'ouïe et que le toucher sont dans le même cas, car on peut porter une chandelle sur l'œil du patient, on peut tirer un coup de pistolet à son oreille, on peut lui faire sentir des gaz asphyxiants sans que ces sujets présentent aucun mouvement de répulsion. C'est donc un fait capital, que cette révulsion des sens, sous l'empire d'une volonté, soit personnelle, soit étrangère. C'est un phénomène immense qui est tombé dans le domaine public. Tout le monde peut vérifier les faits, je ne sache pas qu'un seul physiologiste ait compris ce phénomène, encore moins qu'il en ait tiré les conséquences qui en découlent. Disons-le donc hautement : les sens de la tête, vue, goût, ouïe, odorat, sont susceptibles de rétroversion, quand le toucher, leur antagonisme, est paralysé ou obscurci dans son travail d'équilibration organique ; et cette rétroversion intellectuelle semble le pendant de la rétroversion des sécrétions architectoniques de l'alimentation. La catalepsie, l'hystérie, la manie, sont des phénomènes qui produisent cet effet rétroversif, *malgré l'état de veille*. Pathologiquement, tout état qui amènera une rigidité musculaire déterminera une exaltation des fonctions cérébrales. Dans le choléra il y a des phénomènes de surexcitation cérébrale très-dangereux. Sans être rétroversés, les yeux sont enfoncés dans leur orbite, et les trois autres sens éprouvent des paralysies partielles. Il en est de même dans toutes les affections typhoïdes, qui sont caractérisées par cet état singulier de stupeur auquel elles empruntent leur nom, du plus frappant de leurs symptômes. Voilà pourquoi les maladies peuvent être foudroyantes. L'état de sommeil constitue un état neutre, équilibré; dans lequel les sens se portent alternativement en haut ou en bas, suivant les circonstances actuelles déterminantes. Les gens qui rêvent beaucoup ont plus de tendance aux rétroversions supérieures; les gens qui rêvent peu restent soumis aux impressions des mouvements du tronc, qui tiennent les sens tournés en bas. Regardez pendant le sommeil d'un rêveur habituel la position que sa pupille occupe, vous verrez qu'elle est rétroversée. La rétroversion de la pupille est l'indice de la rétroversion des autres sens. On comprend fort bien, d'après cela, que la rétroversion est double, supérieure ou inférieure. Les maladies du ventre portent à la tristesse, à l'hypocondrie, etc., tandis que certaines affections maniaques portent à la gaieté. Dans l'état normal les sens sont en équilibre. Ils peuvent être révulsés en haut ou en bas par la maladie, par la volonté, par le sommeil. La révulsion vers le tronc donne les idées tristes, la révulsion vers le cerveau donne les idées gaies. Les ascètes connaissaient ce phénomène physiologique, eux qui ne vivaient plus que pour les jouissances de l'extase. Des pays entiers furent ainsi abandonnés pour satisfaire une passion insensée. Madame Guyon essaya de ramener cette affreuse habitude au temps de Fénelon et de Bossuet; l'organisation voluptueuse du premier s'y laissa prendre ; il fallut l'énergique activité du second pour enrayer cette tendance déplorable vers le quiétisme, ou hallucination voluptueuse. Il est bien entendu que, dans le sommeil, la rétroversion est imparfaite, et ne va pas jusqu'à l'état cataleptique. Ce sont justement ces nuances dans la rétroversion des sens, pendant le sommeil, qui expliquent les nuances de repos et d'insensibilité qui en sont la conséquence. Une personne a le sommeil léger, cela veut dire qu'elle est rebelle à la rétroversion. On cite des individus dont le sommeil est si profond, « *que l'on pourrait leur tirer un coup de canon à l'oreille sans qu'ils se réveillassent,* » dit l'adage populaire. Un soldat vient de tuer un de ses camarades, en plein poste, d'un coup de fusil, sans qu'aucun des assistants ait entendu la détonation. Regardez la position de la pupille d'un cataleptique, vous pourrez dire le rêve qui l'occupe : triste si la pupille est révulsée par en bas; gaie, si elle est révulsée par en haut. Dans la veille le physionomiste reconnaîtra le tempérament, l'aptitude ou la lésion de tel ou tel homme; porte-t-il naturellement ses yeux en haut, c'est un voluptueux. Les tient-il inclinés vers la terre, soyez sûr que vous avez devant vous une menace d'hypocondrie. Voilà pourquoi tout magnétisme, tout charme, commence par un sommeil forcé. Détruire l'équilibre du toucher, des impressions inhérentes au tronc inférieur, c'est pousser à la rétroversion des sens de la tête, dont le toucher est l'antagonisme équilibrant. Donc, tout ce qui arrêtera les phénomènes du toucher, même des corps *ad hoc*, belladone, datura, opium, haschisch, etc., amènera la rétroversion. Un grand pays, aujourd'hui, est livré à cette affreuse habitude antiactive, antihumanitaire, au moyen des fumigations d'opium. Nous y arriverons bientôt aussi, mais moins agréablement, au moyen de l'emploi du tabac pour les hommes, et du magnétisme pour les femmes. Narcotisme, magnétisme, voilà les grands poisons que la civilisation moderne apprête, pour recommencer à crétiniser l'espèce humaine. Adieu belle et chère activité qui eût fait de nous des gens semblables aux demi-dieux antiques! Adieu chère liberté qui naît de l'énergie de nos sens, éveillés vers le beau, vers le bon, vers le sublime! Chers enfants que nous laisserons après nous, craignez de retomber dans l'immobilité, comme ces races indiennes qui se laissèrent subjuguer et mettre au ban des peuples libres; en se vouant aux jouissances funestes du narcotisme!... Gardez précieusement votre indépendance organique.

Oh! nous comprenons bien maintenant la prudence des religions antiques, qui avaient scellé dans leurs cryptes profondes les secrets des connaissances physiologiques : c'était la barrière opposée à l'incurie publique. Prêtres, savants, hommes étranges, pourquoi avez-vous abusé vous-mêmes si souvent du dépôt sacré qui vous était confié? pourquoi avez-vous joué avec l'extase, pour attacher notre indépendance intellectuelle à des faits surhumains? Vous deviez penser qu'un jour un feu s'allumerait au fond de quelque cœur indépendant ; et qu'alors vos mystères deviendraient des poisons. Nous saisissons aussi cette fable antique de la déchéance d'Adam, par son acquiescement aux extases de l'oisiveté, amenées par quelque fruit narcotique. L'ordre de travailler à la sueur de son front est l'emblème de l'activité que Dieu entend imprimer à la race humaine, si elle ne veut pas retomber dans les fautes de ces premiers hommes. Inertie des rétroversions, combien nous te rendons grâce de ne pas nous être survenue avant les chemins de fer, avant les merveilles d'intelligence et de travail dont nous ont doté les découvreurs modernes!... Peut-être, avec cette planche de salut providentielle, arrivera-t-on à échapper à ces funestes tendances ; et garderons-nous la livrée de l'activité !

Maintenant que nous avons porté la lumière dans les faits de rétroversion générale des sens, revenons à des applications les plus célèbres de ces rétroversions dans le temps où nous vivons ; c'est parler du magnétisme, dont l'hypnotisme n'est qu'un accident particulier. Les sens tournés vers ces résonnances du cerveau, qui constituent pour l'homme une propriété acquise sous le nom de mémoire, une sorte de trésor caché ; donnent-ils autre chose, par leur intervention volontaire, qu'une augmentation particulière des fonctions usuelles du cerveau? En un mot, le magnétisme peut-il nous mettre en rapport avec le monde extérieur dans des conditions autres que celles apportées par le fonctionnement des sensations du tronc organique? Si l'on en croit les magnétiseurs, rien n'est plus simple que de répondre à cette question : « Oui, disent-ils, le magnétisme nous donne des moyens nouveaux ; et bien mieux, ces moyens semblent illimités, infinis comme l'espace et la nature infinis. »

Nous serions très-heureux d'apporter dans ce débat quelque chose de notre expérience personnelle ; malheureusement, il ne nous a pas été donné de tomber sur des faits réellement concluants ;

ce que nous avons vu de mieux à cet égard constituait seulement une augmentation, une certaine expansion des facultés de l'entendement, et rien au delà ; ce qu'on appelle généralement une personne fine, un esprit bien inspiré, un enthousiaste, en ferait autant dans l'état de veille. Nous développerons ailleurs les phénomènes d'imitation de mouvement et de corésonnance qui ont trompé les magnétiseurs et leurs clients sur la valeur de leurs expériences. Ici, cela nous entraînerait trop loin. Nous laissons donc ce débat ouvert provisoirement ; nous réservant d'y rentrer quand des faits plus positifs seront venus à notre connaissance. Mais, comme hygiène, nous devons nous mettre en garde contre les dangers du magnétisme. Une des choses les plus fâcheuses dans les mouvements de l'organisme, c'est une tendance à la déséquilibration, une facilité à changer l'état normal. Or, le magnétisme constituant une action artificielle très-énergique, très-despotique, sur la marche générale de l'énormon, ceux qui abusent de ce pouvoir pour dominer les organismes peuvent peut-être produire de bons résultats présents, mais ne savent pas toujours à quelles fâcheuses conditions futures atteint ce résultat présent. Le mercure, dans la thérapeutique générale, est un des médicaments dont il est le moins facile de nier la grande efficacité ; cependant, il y a bien des médecins qui n'osent s'en servir qu'à la dernière extrémité dans leur pratique, à cause des troubles certains qu'il attire dans l'organisme. Il en est de même du magnétisme et de l'électricité, à d'autres titres ; ces remèdes, qui ont un côté excellent quelquefois, deviennent plus tard, souvent, de grandes causes de perturbation des fonctions naturelles. On ne change pas impunément la marche d'une machine aussi délicate que celle des êtres vivants. Nous voyons l'horloger recommander à ses clients de ne pas toucher à leur montre sans nécessité ; car de là naît la désorganisation des rouages ; comment ne veut-on pas qu'il en soit de même, et mieux encore, d'une machine sans rouages ; où le moteur obéit avec une sorte de malice à toutes les habitudes, à tous les mouvements désordonnés qu'on a l'imprudence de mettre à sa portée ? Le magnétisme et l'électricité, dégagés des prétentions surnaturelles que nous mettions en question plus haut, réduits à des faits physiologiques purs, offrent au médecin l'emploi de la plus grande puissance connue ; mais, d'abord, il ne faut pas tomber dans le charlatanisme; ensuite il faut être prudent dans l'emploi de moyens aussi dangereux.

XII

Résumé philosophique du système nerveux.

Nous venons de voir comment il faut considérer l'économie générale du système nerveux; sans aborder des détails qui sont mieux placés dans les livres descriptifs d'anatomie physiologique, nous pouvons jeter un dernier coup d'œil sur l'ensemble de ce système. « La sensibilité générale réside dans les faisceaux postérieurs de la moelle épinière et des nerfs; la motricité dans les faisceaux antérieurs; le principe de la vie dans la moelle allongée; la coordination des mouvements de locomotion dans le cervelet; et l'intelligence dans le cerveau proprement dit. » Voilà une localisation des fonctions nerveuses proposée par M. Flourens en 1858. Cette localisation personnelle, et bien d'autres qu'on pourrait y joindre, donnent-elles le moyen de passer, des lois immuables et générales de la physique, dans la physique spéciale des corps organisés, qu'on appelle la physiologie? En un mot, avec les enseignements de messieurs nos maîtres, trouvons-nous un fil qui nous conduise de l'élément-principe au fait d'application?... Non! nous sommes empêtrés, comme toujours, dans les doctrines anciennes, moyen âge et modernes de l'*innéité* des idées, ou de la sensation *parturiante*. De quelque façon que je me retourne, il m'est impossible de saisir comment le monde intérieur ou extérieur vient frapper mon cerveau; si je ne m'adresse pas pour cela aux machines psychologiques.

Or, il faut en finir avec ces machines psychologiques... il faut que la science arrive à un point de lucidité tel, que l'on passe de plain-pied de la physique la plus abstraite, la plus transcendantale, à l'application la plus arrêtée. Pour arriver à ce résultat si désirable, j'ai fait voir que le principe d'*angulaison* est la voie sérieuse et réelle. Le nerf, pris dans sa plus grande extension, n'est pas frappé par le monde extérieur ou intérieur d'une façon uniforme et immodifiable; le mouvement qui l'aborde subit les lois de l'angulaison, aussi bien qu'un rayon de lumière venant frapper la matière spécialisée subit une modification correspondante. Le mouvement, atteignant le nerf, le traverse avec une différenciation quelconque réalisée; et non, comme on le professe, dans un état immutable et non différenciable. Voilà pourquoi on a pu dire à si juste titre : « *Tot homines, tot sententiæ!* » Car la masse organique qui différencie le mouvement sorti du contact du monde extérieur est loin d'être la même dans tous les individus; elle varie pour chacun. Le nerf, comme un prisme, *angule* le mouvement qui le traverse. Il suffit de jeter un coup d'œil sur la forme gangliomaire; mais, avant tout, sur la forme du rachis, pour rester convaincu de l'intervention prismatique réelle d'un appareil aussi remarquable dans sa complexité. Ouvrez un atlas d'anatomie, à l'endroit où le système spino-ganglionnaire a été dessiné à part des autres éléments anatomiques, ne serez-vous pas frappé de cette forme *angulée* qui semble représenter une harpe, tendue au milieu du tronc vivant?... Il n'y a pas jusqu'à la coupe du cordon médullaire qui n'affecte une forme prismatique très-décidée. Seulement, comme dans tout ce qui reste organique, les angles sont arrondis. En effet, c'est bien un instrument de résonnance systématisée que vous avez devant les yeux!... Le tronc organique est séparé entièrement du clavier cérébral; leur connexion ne s'établit que par une ouverture extrêmement minime, le trou occipital; qui étaye la comparaison au lieu de l'infirmer. Nous avons vu les sens eux-mêmes mis à part de la boîte crânienne, comme ils sont à part du tronc; avec des liens de rapport admirablement appropriés aux fonctions qu'ils doivent remplir. Pour moi, les sens, puis le tronc organique, sont les deux pôles antagonistes de cet accord vivant dont le cerveau est le centre et le médiateur. En acoustique, la *base* et la *quinte* se disputent incessamment une prééminence dangereuse; la médiante les accorde et leur donne la vie. De même, le tronc vivant et les sens sont toujours à se disputer une prééminence, célébrée allégoriquement par l'antiquité, si philosophique dans ses productions poétiques; le cerveau les domine pour les accorder. Le tronc a sa vie propre; c'est la partie fondamentale de la machine, la tonique acoustique: les sens, comme la quinte, ne peuvent se produire qu'en des cas déterminés par la richesse des organisations; et la médiante elle-même, qu'elle s'appelle cerveau ou *tierce* acoustique, n'apparaît que dans les cas de haute harmonie. Tout livre de psychologie, et bien entendu tout livre de physiologie, puisque ceux-ci copient toujours ceux-là, professent que la sensation arrive du monde extérieur directement au cerveau, en traversant le nerf, sans arrêt et sans modification appréciable! Il n'en est rien! Lorsqu'on fait vibrer une corde quelconque, le mouvement qu'on applique à cette corde se fractionne en vibrations sérielles; dont partie est dévolue à la note *fondamentale*, partie à la quinte, partie à la médiante. Il en est de même dans l'organisme; une fraction du mouvement extérieur adventif se dirige sur le tronc, une partie sur le cerveau, une partie sur les sens. De façon que le corps tout entier vibre, et conserve une impression spéciale et proportionnelle de ce qu'il a senti. Le cerveau, les sens, le tronc, ont chacun leur part. A quoi servirait donc la construction si admirable des centres nerveux du tronc vivant?... La nature ne se met jamais en frais pour rien!... Ce n'est pas elle qui ferait de l'art pour l'art!... il lui faut un résultat utile à chacune de ses dépenses! Des magasins de force, si beaux, si bien établis, si bien garantis au milieu d'un étui vertébral, n'ont pas été ménagés dans le but de servir uniquement de voie à un fluide qui n'a pas d'épaisseur; et qui passe son chemin sans s'arrêter! Le rachis, les ganglions, sont des magasins; des appareils de fonctionnement tout aussi utiles, relativement, que le casier cérébral.

Remarquez, par la même occasion, que les sens de la tête, résumant ce que nous connaissons en ce genre : vue, ouïe, odorat, goût, toucher, sont pourvus eux-mêmes de nerfs tellement importants, qu'ils représentent, au milieu du cerveau, un magasin nerveux très-raisonnable. Il y a donc concordance et corésonnance harmonique, mais non cacophonie entre ces trois éléments, qu'on confond généralement entre eux dans un effet unique absorbant, le travail cérébral. Comme tous les grands éléments de la physique générale sont identiques, nous pouvons aussi bien considérer le travail organique, au point de vue optique, qu'au point de vue acoustique de façon à analyser le trépied nerveux dans sa concordance, au moyen des analogies tirées des résonnances harmoniques; puis le reprendre, quant aux détails des antagonismes de force, au moyen des voies optiques. Les sens de la tête et le tronc vivant jouent, tour à tour, le rôle d'oculaire et d'objectif, les uns par rapport aux autres, selon qu'ils se considèrent à un point de vue différent; le cerveau lui-même représente cette lentille *de champ* placée vers le centre focal. L'oculaire et l'objectif alternatifs des sens et du tronc viennent se rencontrer tour à tour sur le centre focal pour y constituer des mouvements actifs ou passifs. Car on voit tout aussi bien par l'objectif que par l'oculaire!... Seulement, les effets ne sont pas les mêmes. Quand le tronc vivant se mire dans le point focal, il subit des changements d'appréciation, en tout similaires et proportionnels à la position qu'il a prise dans l'organisme. Il en est de même des sens, réciproquement. Dans notre constitution zootique les choses sont arrangées de telle façon, que chaque portion de la machine ait une vie, une conscience à elle; l'image focale incessamment présente dans le cerveau n'est plus seulement ou réelle ou virtuelle, comme en optique; elle est consciente d'elle-même, dans sa mobilité. Car une des propriétés fondamentales du mouvement est d'atteindre le phénomène de conscience lorsqu'il se trouve placé dans des circonstances d'organisation et D'AGGLUTINATION spéciales. Voilà la vraie marche de la machine!... Les sens, le cerveau, le tronc, se répondant entre eux pour former un ensemble harmonique de résonnance; au milieu duquel il est néanmoins facile de discerner et de suivre leurs antagonismes. Les viscères intérieurs fondent la vie, qui est entretenue et embellie par le travail des sens; dans le mot *sens* on doit comprendre aussi bien le résumé des cinq fonctions contenues dans la tête que les appendices de premier ordre qui se poursuivent par toute la périphérie du corps, et surtout par les pieds et par les mains; enfin, le cerveau réfléchit les deux antagonismes des viscères et des sens, en essayant de les accorder et de les diriger de son mieux. Malheur à celui des antagonismes qui domine l'autre d'une façon absorbante! Si c'est aux viscères que cela arrive, l'hypocondrie s'ensuit et le reste!... Si c'est aux sens, l'hallucination vous menace et la vie s'éteindra bientôt au milieu des folies de toutes sortes. Telle est la philosophie du système nerveux!... Le reste ne constitue qu'une topographie;

qu'il faut étudier, à part et en détail, dans les anatomo-physiologistes.

XIII

La volonté, la raison, les passions.

Quoique les développements nécessités pour l'intelligence de la *volonté*, de la *raison*, des *passions*, fussent mieux placés à la fin de ce livre; où j'ai traité sous le nom générique de *Mens* les points capitaux qui se rapportent à l'entendement; cependant j'ai besoin, ici, d'en dire un mot; afin qu'on ne croie pas ce que je viens d'ébaucher sur le système nerveux, dépourvu de toute connexion avec les faits que je reprendrai plus tard. La volonté est un phénomène de tension spéciale de la force énormon qui domine tout l'organisme. Sans la volonté l'animal, en général, se rapprocherait trop de la plante: la locomotion, qui en fait un être à part dans la classification des êtres organisés, n'aurait pas lieu d'une façon patente; car la volonté seule montre que le déplacement zootique a quelque chose de spécial à l'espèce. Qu'est-ce que c'est donc alors que la *volonté?* Quel mystère organique ou psychologique cache-t-elle?... Si l'on veut se rappeler ce que j'ai essayé d'établir tant de fois déjà dans cet ouvrage, la tension fondamentale de l'énormon, on aura bientôt saisi le mécanisme de la volonté. La force emprisonnée dans un organisme est une puissance tendue, comme cela est fatal chez toutes les forces libres; l'organisme suppose aussi qu'elle est tonalisée de façon à diriger un certain nombre d'effets de détail vers un but commun. Ce qu'Hippocrate appelait *énormon;* ce que j'ai choisi moi-même, d'après ce grand homme, pour exprimer, en théorie, un ensemble de forces tendues et tonalisées; doit, en application, être divisé et considéré sous trois points de vue principaux. En effet, l'énormon tendu au milieu de l'organisme peut être appliqué à des phénomènes spéciaux intellectuels, mécaniques, moraux. Il est bien vrai qu'une force mécanique contenue dans un organisme ne peut produire directement et strictement que des faits intellectuels purs, ou des faits mécaniques purs; mais, lorsqu'elle combine ces deux effets antagonistes, elle peut créer un effet mixte, mécanique, conduit par un travail intellectuel; c'est ce que l'on nomme un fait moral, compris ci-dessus, dans les trois genres d'application possibles de la tension énormon. L'énormon ne demande pas mieux que de se déplacer, pour réaliser ces divers états; le génie même de l'énormon étant le déplacement volontaire. J'ai besoin d'appuyer fortement sur ces points capitaux, en physiologie, aussi bien qu'en psychologie, pour faire remarquer à quelles fausses conséquences conduit nécessairement la méthode psychologique, reléguant le phénomène de volonté dans un coin de l'entendement. Agir ainsi, c'est crever les yeux à toute physiologie sérieuse. Ce mot volonté est l'étiquette banale qu'on a donnée à l'énormon quand il réalise les phénomènes vraiment actifs de l'entendement. Le psychologue n'ayant jamais vu que la propriété FACULTATIVE est la base de tout éréthisme organique, pris dans son ensemble; il n'a pas saisi non plus que ce qu'il appelle *volonté* n'est que la portion d'éréthisme facultatif qui s'applique, ORDINAIREMENT, à certaines évolutions de l'entendement. Si le psychologue descendait dans les faits organiques, il serait fort étonné de voir que les faits d'éréthisme sont tous facultatifs d'abord, et tous aussi à double réaction; mais non inertes, aveugles et unilatéraux, comme il le suppose. Les éréthismes, la volonté notamment, représentent des leviers; or, depuis quand un levier se fonde-t-il sur un point mathématique abstrait... comme le psychologue s'entête à le professer pour les phénomènes de volonté? L'éréthisme serait bien plutôt figuré par la comparaison, — vulgaire sans doute, mais très-réelle, — de ces pinces à deux bouts dont se servent les ouvriers en bâtiment. Cette pince a toujours deux pôles, et deux points touchés!... Il est même des cas où le praticien la retourne pour obtenir certains effets désirés. L'éréthisme général, pour atteindre cette tension qui fait la base de son existence, a besoin d'être soutenu par tous les arcs-boutants de l'organisme. Seulement, comme il est aussi dans l'essence des forces de se polariser, de se briser en antagonismes, pour atteindre à de grands efforts; il arrive que l'éréthisme pratique ne montre le plus souvent qu'un des pôles de son action. Tantôt c'est la pensée qui pèse sur la matière par la mémoire, par l'observation, par le raisonnement, pour réaliser les sublimes conceptions du génie!... Tantôt c'est la matière qui pèse sur la pensée, en l'étouffant par des habitudes crapuleuses, par les alcools, les narcotiques; pour rabaisser l'organisme au niveau de la bestialité. Mais, si la pensée et la matière se tiennent en équilibre, elles amènent les admirables résultats moraux qui font le triomphe de la raison humaine. N'allons pas l'oublier, c'est l'éréthisme général qui opère tout cela, par ses polarisations ou par un équilibre harmonieux. Les physiologistes sont-ils pardonnables, avec de tels éléments d'étude, d'avoir écouté lâchement le psychologue, vide d'observations pratiques? Celui-ci représente le cerveau comme un tabernacle, où la volonté décrète *urbi et orbi*, sans l'ombre d'un appui rationnel. Il est vrai que de tels principes donnaient autrefois raison à l'infaillibilité des gouvernants... et que ce commandement uni-polaire repoussait bien loin l'intervention des administrés; à ce point, qu'on vit un duc tenir à peu près ce langage à Louis XV enfant, en lui montrant la foule qui se pressait sous le balcon des Tuileries : « Sire, ces gens vous appartiennent comme un troupeau de moutons!... En les croquant, sire, vous leur ferez trop d'honneur!... » Il n'y a pas plus de pouvoir rationnel sans un administré raisonnant et raisonnable, qu'il n'y a d'éréthisme, de volonté uni-polaire sans matière qui l'appuie et qui l'arc-boute. On ne connaît qu'une seule exception à cette règle universelle, c'est l'existence du psychologue; c'est-à-dire d'un être qui a eu le génie de créer des leviers à un bout!... Quand on pense qu'on a placé de ces gens-là dans les ministères!... N'est-ce pas le cas de se rappeler le mot fameux : « Si je voulais punir un peuple, je le ferais gouverner par des philosophes; » lisez : par des psychologues!... Le cerveau est soumis à l'éréthisme général comme tout le reste du corps; plus que tout le reste, chez l'homme, à cause du travail sensuel-intellectuel spécial, qui fait la base de son existence dans les pays largement civilisés; mais chez la bête, chez l'homme bestial même, la matière se venge bien des avantages qu'elle perd en ces occasions. Comment se fait-il que des êtres habitués à raisonner n'aient pas vu que, dans le cas où la volonté intervient, lorsqu'on pousse un objet avec le pied, par exemple, l'éréthisme, comme un levier, a ses deux points extrêmes portés, l'un sur la pensée, l'autre sur l'objet?... Quand on réfléchit, avec une autre machine qu'un cerveau de psychologue, s'entend, est-ce que la pensée n'a pas pour second pôle un phénomène quelconque?... Une observation présente ou passée?... Y a-t-il, grand Dieu, bien des métiers qui battent à vide, en dehors des écoles normales?... Qu'on appelle *volonté*, si l'on veut, cette partie du levier qui est tournée du côté de la pensée; on ne court qu'un risque, c'est de confondre tout dans les phénomènes organiques; d'être forcé de recommencer à tout propos des expositions rationnelles. Ce qui a trait aux passions nous en donne un exemple bien frappant. Les psychologues prétendent que la volonté est *une* et purement *intellectuelle*, parce qu'on est maître de penser à un acte volontaire, sans être tenu de l'exécuter. Comme si, aujourd'hui, dans nos usines il n'est pas facile de commander et de décommander cent fois un rouage de levier sans en poursuivre la mise en œuvre! Cela fait-il perdre un atome de force à ce levier, en déviant sa polarisation? Tous les jours on voit des enfants, des déments, des idiots, qui font aller leurs membres sans conscience cérébrale de ce mouvement... Ne serait-on pas fondé à conclure, à l'exemple du psychologue, que la volonté part de la matière et non de l'entendement? L'inanité de tels raisonnements apparaît, bien plus grossière encore, chez les physiologistes, moins ferrés en rouerie ergotique que leurs maîtres les psychologues. Les physiologistes ont tellement varié sur le siége des *passions*, qu'en cherchant bien il serait possible de trouver certains auteurs qui l'auraient placé dans le talon!... ne serait-ce que le bon Homère, parlant d'Achille. Ce qu'il y a de certain, c'est qu'on l'a placé dans le nez!... en citant la trompe de l'éléphant. (Flourens, p. 146.) Cet auteur, dans son livre *De la Vie*, bat des mains lorsqu'il voit Gall, en lutte avec Bichat, présentant la conclusion suivante : « *Le cerveau est exclusivement l'organe de toutes les facultés intellectuelles et de toutes les qualités morales!...* » Voyez-vous le cerveau devenant l'ORGANE de toutes les qualités morales! L'organe d'une qualité?... Quelle belle analyse! Comme si une *qualité*... résultat jugé, pesé, choisi, ne dérivait pas d'un acte réalisé, d'un acte SAGEMENT équilibré; entre la pensée directrice et le fait physique qui crée cette action méritoire, devenue qualité morale? N'est-ce pas la sagesse même de l'acte d'équilibration moral qui crée la QUALITÉ?. . Et que serait la sagesse, sinon un équilibre réalisé entre deux éréthismes antagonistes? Bichat se trouve battu facilement par Gall; parce que

Bichat acceptait la volonté unipolaire des psychologues ses amis; ne prévoyant pas les principes vrais de l'éréthisme organique. Voilà ce qui prouve combien on court de dangers dans l'expérimentation, lorsqu'on ne poursuit pas les faits dans leurs conséquences réelles; et qu'on s'en rapporte aux théories romanesques des psychologues. La *volonté* vulgaire n'est qu'un point spécial de l'éréthisme fondamental de tous les organismes, le point d'éréthisme qui regarde l'entendement. Quel acte volontaire, *psychologique*, allez-vous accorder à ce polype, auquel l'anatomiste ne *reconnaît pas même de nerf distinct?* Et cependant, cet animal inférieur montre des instincts surprenants pour attirer et pour saisir sa proie. Gall serait bien embarrassé pour établir chez ce monsieur une petite boutique à casiers... *Pas de nerfs!...* Encore moins de cerveau!... Eh bien, ce monsieur s'en passe!... *L'énormon seul, l'éréthisme général, lui tient lieu de machine compliquée.* La pince à deux bouts est là dans toute sa simplicité... *l'idée*, la *matière!...* et le polype s'en contente.

Dieu, suivant l'expression sublime d'Aristote, étant la cause finale du monde, le suprême désirable, le centre de l'aspiration universelle des choses, on comprend que notre éréthisme, partie du grand tout infini, ait pour mètre naturel et constant l'imitation des grandes voies de la nature qui sont l'image même de la divinité. Notre éréthisme fait partie de l'âme du monde! Quel danger y a-t-il donc à lui accorder une responsabilité morale?... Est-on plus avancé quand on a confiné dans le cerveau un hanneton spécial et infaillible, qu'on appellera *volonté?* Les passions résisteront-elles mieux à l'empire de cette volonté monarchique, unipolaire? Pas le moins du monde! Les faits humains parlent assez haut contre cette infaillibilité. Qu'est-ce qu'une passion, sinon la prédominance tyrannique de la matière sur l'intelligence, d'un des côtés du levier éréthique sur l'autre côté? La matière, pesant sur l'entendement, amène ces défauts d'équilibre d'où sortent de bien funestes résultats. La raison, au contraire, nous fait voir l'éréthisme polarisé, *intelligence, matière*, se prêtant un mutuel secours dans l'intérêt de l'individu. Lorsque cet équilibre rationnel a trait en même temps à l'individu et au monde extérieur, cet état de choses est appelé *moral;* comme il est appelé *religieux*, dans le cas où il s'applique aux rapports qui existent entre l'homme et le principe supérieur auquel il doit tant! La raison pour soi, la morale pour soi et pour les autres, la religion pour tous... Voilà la finalité vraie des éréthismes organiques.

XIV

Le cervelet.

M. Flourens a pris possession du cervelet, avec le courage indomptable du marin qui plante son drapeau sur une île nouvelle, défendue par une nuée de sauvages!... c'est réellement beau pour un homme de son âge... car ce chapitre du cervelet, dans le petit *Memorandum*, ressemble à un commandement d'abordage!... Mais si, par hasard, le cervelet allait servir à autre chose qu'à coordonner les mouvements automatiques?... nous perdrions le plus beau poëme épique de la physiologie... peu riche déjà en ce genre de production. Or, je remarque deux choses bien étranges dans les rapports du cerveau avec le reste de l'organisme. Le tronc a son prisme dans le rachis; là, les contacts extérieurs viennent se différencier et se classer avant d'aller se mirer et se combiner dans le cerveau. Mais le cerveau reçoit les impressions du monde extérieur aussi, par quatre sens, très-distincts, et par un cinquième sens, le toucher de la tête, qui fait partie du toucher périphérique général. Quel est, alors, l'instrument prismatique qui va différencier les contacts extérieurs amenés dans le cerveau par les sens? Ayant des raisons pour croire que les hémisphères figurent un instrument de résonnance à part; un appareil uniquement chargé de recueillir et de faire fluer les idées du tronc et des sens dans un centre concordant; je pense que le cervelet et ses annexes doivent avoir autre chose à faire qu'à coordonner simplement les mouvements automatiques. Examinez bien la structure générale de la masse intra-crânienne, vous verrez avec quelles précautions la nature a séparé ce qui vient du rachis, avec ce qui touche au cervelet et aux autres parties de cette pulpe intra-crânienne. Telle me semble avoir été du reste l'opinion de Cuvier lorsqu'il dit : « Le cervelet est la seule partie de l'*encéphale* qui existe constamment dans tous les animaux qui ont un système nerveux visible : à ce titre il avait des droits à recevoir l'impression générale des nerfs. » (*Anatomie comparée*, p. 109, IIe vol.) Quoique M. Longet soit moins explicite que Cuvier, nous devons cependant rappeler ce qu'il rapporte dans son beau livre du *Système nerveux* (p. 719, Ier vol.). « Nous avons admis avec Burdach qu'une portion du corps restiforme (*faisceau sensitif*) remontait sur la face postérieure de la protubérance et bientôt s'unissait au *processus cerebelli ad testes* correspondant pour s'engager avec lui au-dessous des tubercules quadrijumeaux et l'accompagner dans son irradiation. Il en résulterait donc que le cervelet serait uni aux renflements encéphaliques qui lui sont antérieurs, par le moyen de deux faisceaux sensitifs (pédoncules supérieurs); ce qui tendrait à faire croire que cet organe ne doit pas être étranger aux phénomènes de la sensibilité. » Telle fut l'opinion de Foville, Pinel-Granchamp, Dugès et autres. D'un autre côté, il faut signaler ici un fait dont personne ne me semble assez préoccupé dans la physiologie du cerveau, à savoir que la masse encéphalique présente surtout trois divisions remarquablement séparées. En partant du trou occipital on trouve : 1° la moelle allongée qui a passé ce trou avec ses annexes intimes; 2° le cervelet à cheval sur cette moelle allongée et sur une partie irradiante de cette moelle qui constitue la portion la plus complexe de l'encéphale; 3° le cerveau. En effet, si vous regardez avec attention le point pulpeux qui s'étend depuis les couches olivaires et pyramidales jusqu'aux couches optiques, contenant les nerfs des 3, 4, 5, 6, 7, 8 et 9e paires de Willis, vous verrez que la masse cérébrale ressemble à un bulbe bilobé, au centre duquel seraient venus s'implanter des éléments intercalaires connus sous la dénomination générale des neuf paires crâniennes de Willis. Quand je prends une cervelle quelconque dans ma main, et que je m'efforce de la comprendre au point de vue d'une division large et philosophique, je n'aperçois de bien distinct, de sérieusement groupé, que l'axe spinal prolongé, les lobes cérébelleux et les lobes cérébraux; la portion moyenne, composée de la protubérance annulaire, des pédoncules cérébelleux et cérébraux, des tubercules mamillaires, de la couche optique et du chiasma, ne peuvent être que des commissures et des épanouissements de l'axe spinal courant, irradié dans sa jonction avec les lobes du cervelet et du cerveau. Comment pourrait-il en être autrement? Verrait-on un tronc aussi important que le rachis, séparé de la puissance connexe des sens supérieurs et de l'entendement, l'axe spinal, dessiné avec exactitude, représente une lame de stylet triangulaire emmanchée, avec ses racines, dans les circonvolutions encéphaliques. Cette lame, remarquablement prismatique, porte avec elle les éléments les plus parfaits de différenciation angulaire; j'en ai décrit et les cas et les allures sous d'autres titres. Il est donc bien clair, pour moi, que la sensation périphérique trouve dans ce premier appareil, non-seulement un collecteur de ses mouvements, mais un sériateur prismatique, angulaire de ses différenciations. Que penserez-vous maintenant pour ce qui a trait aux nerfs des sens supérieurs; ceux que Bell, Muller et Longet ont rangés sous le nom de nerfs des sensations spéciales; en un mot des nerfs de la 1re, de la 2e, de la 8e et de la 7e paire? Il faut deux choses pour que la sensation se constitue en système complexe de sensibilité : 1° un nerf conducteur portant la sensation; 2° une partie de ce nerf, ou un annexe de ce nerf, sériant, classant la sensation, au moyen d'un travail d'angulaison. Or, dans les nerfs du tronc liés intimement à l'axe spinal je trouve tous les éléments capables de fournir un tel résultat; en est-il de même pour les nerfs olfactifs, optiques, auditifs, etc.?... Non!... Il n'y a plus là d'axe spinal très-apparent à consulter... il manque un des éléments de la sensibilité complexe, l'élément sériateur. Croyez bien que cet élément ne fait pas défaut; et que le grand Artiste de nos organismes a su mieux y pourvoir que cela n'appert de nos livres de science, analysant l'encéphale. Ce sont les épanouissements du rachis encéphalique qui servent de prisme sériateur aux nerfs des sensations séparées. Dans ces livres il existe une anarchie incroyable, relativement aux fonctions des parties très-importantes de l'encéphale. Commençons par le commencement. Parmi les plus anciens anatomistes, comme parmi les plus modernes physiologistes, les opinions sont partagées sur la fonction du nerf olfactif et de son ganglion; que dis-je? M. Magendie a nié toute participation de sa part à l'olfaction, qu'il réserve à la 5e paire. M. Cl. Bernard vient de rappeler cette opinion de Magendie dans un livre de 1858, en s'appuyant de l'exemple remarquable de Marie

Lemens, privée du prétendu nerf olfactif. Ce que je dis du nerf olfactif doit se répéter pour l'ensemble du nerf optique. On connaît bien la fonction de ce nerf à partir du chiasma, jusqu'à son épanouissement sur la rétine ; mais on est très en désaccord en ce qui concerne ses relations avec les couches optiques. Continuez cet examen avec la plupart des autres paires, vous arrivez au même résultat. Il existe donc, en contact avec les paires les mieux arrêtées, des parties dont la fonction est si mal définie, qu'une de ces paires a pris, de là, le nom de *paire vague*. Or, pour le nerf olfactif, par exemple, on est tout étonné de lui trouver, comme au spinal, une tige notoirement configurée prismatiquement. Serions-nous donc bien osé en disant que dans l'encéphale on retrouve pour les nerfs des *sensations spéciales*, cette annexe angulatrice, différenciant les sensations perçues, pour former la sensibilité complexe?... Allons plus loin encore!... Rappelons-nous les discussions interminables qui ont eu lieu sur la fonction du cervelet, depuis Willis, qui en fait l'organe des mouvements involontaires; Sœmering, qui y place le siége de la sensibilité, avec Rolando, qui le regarde comme étant la source de tous les mouvements ; faisant, par cela même, fonction de pile voltaïque ; jusqu'à M. Flourens, qui lui attribue seulement la coordination des mouvements de locomotion. M. Bouillaud discuta ce point, et constata des actes très-indépendants de cette fonction ; MM. Fodera, Flourens, Magendie, Bouillaud, ayant noté la tendance des animaux à reculer, après la lésion ou la soustraction du cervelet, Magendie crut trouver un recul et une progression en avant, combinés, équilibrés dans l'état sain; mais Andral et bien d'autres n'ont rien pu constater de semblable. L'idée de Magendie, portant sur l'équilibration de deux mouvements opposés, me semble séparée de la coordination de M. Flourens, par l'épaisseur énorme de la millionième partie d'un fil d'araignée. Pourquoi donc tant d'anarchie dans les expériences confirmées... tant de confusion dans les doctrines?... c'est que, *more vitalico*, chacun s'efforce de trouver la petite bête enfermée dans la boîte crânienne; sans jamais vouloir s'astreindre à descendre dans les enseignements de la physique abstraite. Je suis obligé d'en revenir encore au mot de Galien, que je dois répéter à tout propos : *Nil in corpore plane sincerum !* En effet, s'il existe quelque chose en physiologie sur lequel il soit impossible de se contredire, c'est que la perte, la lésion, l'absence congénitale d'un nerf, ou même d'un système de nerfs, peut se remplacer par d'autres nerfs ou par des portions de tissus; dont l'état et la fonction restent encore complétement obscurs. L'anatomie pathologique, la dissection, les chroniques d'autopsie, sont là pour témoigner du fait. Non-seulement des nerfs principaux ont pu manquer sans suspendre la fonction de sensation, comme dans le cas de Marie Lemens ; mais un appareil tout entier, le cervelet, a fait défaut, suivant le cas rapporté par M. Longet à l'égard d'Alexandrine Labrosse, sans qu'il se manifestât de trouble complet, ni dans l'intelligence, ni dans les actes organiques généraux. Cuvier a fait la remarque judicieuse, ai-je dit, que de tous les grands mécanismes de l'encéphale, le cervelet est celui qui va le plus loin dans l'échelle descendante des êtres. Mais, quand nous arrivons aux êtres dépourvus de cervelet, la coordination des mouvements cesse-t-elle?... Pas plus que chez Alexandrine Labrosse, qui eût pu s'en passer très-bien, si elle ne fût pas née en même temps aussi rachitique. Est-ce que le polype et tant d'autres êtres sans encéphale ont besoin de ce mécanisme pour combiner les embûches et les empoisonnements foudroyants avec lesquels ils arrivent à se saisir des animaux qui font la base de leur subsistance?... Le cerveau, le cervelet, le rachis, allongé ou vertébral, sont des appareils de luxe, de haute perfection, dans lesquels les sensations extérieures viennent se classer et se fixer d'une façon supérieure ; mais, à la rigueur, on peut atteindre à un résultat suffisant par le seul effort du mouvement énormon, réduit à sa plus grande simplicité. Il est une chose sur laquelle je dois m'appesantir avant tout; c'est que la partie du rachis, passant le trou occipital pour former la moelle allongée, est la source unique de tous les nerfs cérébraux ; que cette origine réelle soit plus ou moins apparente, plus ou moins admise aujourd'hui de tous, le fait est certain. Le nerf olfactif, le plus avancé vers les hémisphères, n'échappe pas même à cette loi. De sorte que le cerveau doit être considéré sous trois côtés très-distincts : le cerveau, le cervelet, les paires nerveuses; celles-ci depuis la première jusqu'à la neuvième, appartiennent au rachis et n'ont que des racines d'insertion sur le cerveau et sur le cervelet. Je ne crois donc pas aux petites bêtes vitalistes; enfermées, qui dans le cerveau, s'appelant l'*intelligence*; qui dans le cervelet, s'appelant *coordination de mouvements, sensibilité, penchant à la génération*, etc., etc. Je crois, au contraire, que tous ces appareils se rapprochent passablement de la *paire vague*, en ce sens qu'ils se prêtent plus souvent qu'on ne le croit un mutuel secours. Quel est le physiologiste assez insensé pour nous affirmer qu'il n'intéresse qu'un seul agent dans son action de résection?... Le rachis préside à la conduction et à la sériation des contacts du monde extérieur, aussi bien qu'au retour impératif des volitions du cerveau; les lobes cérébraux, à l'élaboration des phénomènes de l'entendement, de la volonté locomotive, etc. Et le cervelet?... Comme il ne reste plus dans les phénomènes de ce genre que l'instinct à caser, je suis convaincu que c'est là qu'il a établi son domicile; avec les réserves ci-dessus. Pourquoi le cervelet gagne-t-il en descendant l'échelle, lorsque le cerveau perd? Pourquoi est-il le dernier appareil encéphalique qui persiste, quand les autres ne laissent plus de trace?... C'est que le cervelet est bien un foyer où l'instinct peut se réchauffer. Je ne vois pas qu'il soit difficile avec cela de concilier les opinions si diverses qui ont ému le monde savant à propos des fonctions du cervelet. On dirait à en suivre la nomenclature que chaque auteur a découvert une face spéciale de ce solide à tant de côtés. Willis suppose que le cervelet régit le sens acoustique et les mouvements involontaires... Qu'y a-t-il de plus instinctif que le sens acoustique et que les mouvements involontaires?... Rolando croit le cervelet l'origine de tous les mouvements. Je conclus de là que le rachis est un instrument à part, l'instrument qui préside aux affections spéciales du tronc; que la moelle allongée rappelle la même fonction que le rachis, mais pour ce qui a trait aux sens de la tête; que le cervelet préside à tout mouvement spontané physique ou intellectuel; enfin, que les hémisphères constituent un miroir, un clavier séparé, intact; où la moelle allongée, le cervelet et le rachis viennent se refléter et faire sentir leurs mouvements divers. Voilà pourquoi je disais en commençant cet ouvrage que je faisais des réserves pour expliquer les parties très-complexes qui forment l'ensemble de la pulpe intracrânienne. Si la nature n'avait besoin que d'amener la sensation non transformée au cerveau, SEUL TRANSFORMATEUR; soit par le rachis, soit par les nerfs des sens de la tête, à quoi bon tant de précautions et de détours? Une ficelle nerveuse, sans complication aucune, eût suffi à tout; même à l'aller et au retour. Nos télégraphes le montrent assez!... jusqu'à preuve contraire je croirai que la nature en sait aussi long que nous en fait de physique. Verrait-on, dès le sympathique, ces enchevêtrements de fibres, de petits *plexus*, de ganglions, de ramifications en tout genre, dont le mécanisme général aurait si peu besoin? Verrait-on dans la pulpe générale intra-crânienne cette division, cette séparation si soigneuse, si délicate, si intelligente, des diverses parties qui doivent composer le couronnement de l'appareil nerveux? Je pense avoir assez arrêté l'idée du lecteur sur ce fait : que notre entendement se compose de trois choses : 1° la représentation prismatique du tronc organique, produite par le rachis; 2° la représentation du monde extérieur, produite par les sens, avec l'aide de la moelle allongée; 3° le point focal, armé de son *verre de champ*, représenté par le cerveau proprement dit, ou hémisphères. De là les rapports antagonistes au point de départ; mais concordant dans l'ensemble focal, du tronc organique et du monde extérieur. Je rappelais plus haut les rapports de mouvements qui existent entre la marche de l'innervation et celle des télégraphes électriques... Ne voit-on pas le mouvement condensé au moyen de la pile courir, TOUT DIFFÉRENCIÉ, de l'appareil du point de départ pour influencer l'appareil du point d'arrivée par une corésonnance seule? Connaissez-vous des machines électriques qui agissent au point d'arrivée par un effet propre et automatique, sur un mouvement non sérié d'avance? Peut-être m'opposerez-vous les horloges électriques? Or, dans ces horloges, n'oubliez pas que vous communiquez un va-et-vient, correspondant à l'échappement du point de départ... Cet échappement suffit pour faire marcher le reste avec une corésonnance parfaite. Mais il n'y a pas dans le cerveau un mécanisme spécial, similaire aux rouages d'arrivée des horloges électriques... Il existe dans notre cerveau bien autre chose que ces rouages matériels ; c'est la mobilité fatale qui dérive des fonctions réciproques des résonnances, introduites dans le cerveau par le tronc et par les sens.

Lorsqu'on voudra bien admettre les principes que j'ai découverts et ordonnés dans l'acoustique nouvelle, on verra que, tout mouvement des forces libres, correspondant aux séries acoustiques, il suffit de mettre deux de ces séries en présence, pour voir se produire une détermination de forces progressives que j'ai nommées *appellatives, déterminatives*, etc. De la sorte, au lieu d'avancer à la psychologue, en aveugle, au milieu des faits physiologiques, on peut voir la marche exacte et logique des phénomènes. Les psychologues ont toujours essayé de faire croire qu'il existe fatalement un moteur unique, solitaire, sans relation avec le reste de l'organisme; qui habite le cerveau, et qui ne doit compte de son existence et de sa conduite à personne. Je dis aussi, moi, que le moteur existe... mais je soutiens qu'il appartient à l'organisme tout entier, dont il n'est que l'essentialisation parfaite. Compris ainsi, je le saisis, je le suis, je l'étudie à ma guise; et j'arrive à quelque chose d'utile et de rationnel. Par l'autre procédé, je ne suis capable que de devenir professeur dans une faculté et de taquiner le clergé de l'endroit en faisant sortir de la boîte psychologique cette espèce de magot éclectique que j'appellerai entéléchie; et qui fatiguera les prêtres, habitués à tirer tout du séminaire. Quand on fait de la psychologie proprement dite, c'est-à-dire un roman sur les facultés de l'âme, supposée aussi charmante, aussi parfaite que M. Cousin vient de nous montrer les belles Pécheresses du dix-huitième siècle, on peut parler longtemps sans avoir besoin de s'arrêter. Les romans de mademoiselle de Scudéry n'avaient pas de fin. Il n'en est pas de même, lorsqu'il faut élucider un acte de physique abstraite!... On est obligé d'ôter les gants jaunes de l'éclectisme et de fourrer ses doigts parmi les compères fort peu commodes de la chimie... les acides, les alcalis caustiques, les gaz asphyxiants, etc., etc. Oh! alors, les forts en thème et les prix de mémoire désertent la place! Un fait physiologique, plus bizarre cent fois que les plus beaux tours de psychologie qui se soient joués depuis cinquante ans, c'est que toute l'école éclectique est occupée, en ce moment, à fabriquer des romans!... M. Cousin crinolinise les vertus sans taches d'une autre époque; M. Michelet écrit l'amour, et M. Simon... auteur du *Manuel de philosophie*, autorisé par l'instruction publique... est à la tête de la plus gigantesque boutique de feuilletons qui ait été montée depuis les leçons orales du Collége de France; j'en passe, et des meilleurs. Quelle conviction, grand Dieu!... et comme il est doux de vieillir!... Revenons à la physiologie... La force condensée et réfléchie dans le cerveau trouve un enchaînement nécessaire dans la marche naturelle aux séries qui se constituent. De tout accord, en acoustique, il sort une appellative de mouvement; surtout, lorsque cet accord n'est pas constitué avec les éléments d'un repos complet. Il suffit de descendre un instant dans la succession des résonnances intellectuelles, pour voir que le mode de leur production pécherait plutôt par une complexité trop grande que par des tendances exagérées au repos. La série réalisée suffit donc, à elle seule, pour amener le mouvement; il n'y a pas besoin de forger, pour cet usage, des machines psychologiques; ou il faut avoir, pour cela, des raisons de chaire et de coterie. C'est malheureusement ce qu'on voit tous les jours. Un professeur rencontre dans un travail consciencieux les éléments d'une nouvelle méthode; pensez-vous qu'il sera assez osé pour les communiquer au public?... Que diraient les autres professeurs? Mais il est membre de l'Institut et il peut se passer de leur assentiment aussi bien que de celui des immortels!... N'a-t-il ni enfant, ni frère, ni cousin, ni cousine à placer, à faire protéger?... Je le répète, toute initiative importante est impossible pour lui; et je défie un homme posé officiellement de sortir de la routine en patronant une œuvre indépendante quelconque. Du reste, le progrès ne vient jamais si paisiblement. L'électricité s'accumule en condensations menaçantes, pour former les orages; les méthodes nouvelles restent cachées en des nuages sombres, jusqu'au jour où un éclair sillonne la nue et va frapper de sa lumière éblouissante les humains étonnés. Les novateurs ne peuvent rien ou presque rien pour la diffusion de leur idée; je viens de faire voir également que les hommes en vogue dans l'enseignement n'y peuvent guère plus!... A Dieu seul appartient de marquer avec son doigt puissant le moment où la nue s'écartera pour laisser voir son inspiration et sa volonté.

Avant de quitter ce sujet il me reste encore un point à traiter; je l'ai laissé exprès de côté, à cause de son extrême importance. Gall et quelques autres ont établi dans le cervelet le centre nerveux qui commanderait aux mouvements de la génération et à ses annexes. Après des arguments critiques tirés de la vivisection, de la pathologie d'hôpital, des autopsies, etc., on semble aujourd'hui avoir abandonné cette idée aux rêves de l'hypothèse; et cela, comme toujours, sans avoir eu soin d'en séparer, par l'analyse, les bonnes choses qui peuvent s'y rattacher. De même que dans un minerai ne contenant pas l'or convoité par le spéculateur, l'esprit de recherche peut faire découvrir des métaux cent fois plus précieux que cet or, relativement; de même, dans une opinion émise par un homme de la valeur de Gall on ne devait pas repousser imprudemment son idée, sauf à la soumettre aux vérifications les plus attentives et les plus intelligentes. Or, si l'on veut bien recourir à la *loi des défilés*, on verra que la présence d'un barrage, d'un embarras quelconque, amène des phénomènes de mouvement d'un genre tout particulier; on se convaincra en même temps que la présence dans l'encéphale d'un cervelet très-prédominant presse la masse des nerfs sensoriaux qui se lient à la moelle allongée, et produit, par défilé, par condensation spéciale et anormale de mouvement, les troubles vénériens que Gall et les autres ont attribués au cervelet, comme créateur, *per se*, de ces mouvements. Quand les sens ont recueilli une combinaison de force, portant volonté, qui doit se transmettre dans diverses parties de l'organisme, et notamment dans l'appareil générateur; si, à son passage vers la moelle allongée, cette combinaison éprouve un retard que l'on fixe par compression et contexture en défilé, les choses vont prendre une tension inusitée, d'où sortiront des effets spéciaux. On n'a fait attention qu'à ce qui frappait le plus l'acte vénérien; on eût dû reconnaître que le même homme, très-porté aux plaisirs de l'amour, se trouve aussi être doué d'une impatience extrême, de colères fréquentes, d'un esprit indépendant et peu disciplinable; tout cela, selon les cas et suivant les combinaisons que réalisent la compression et les retards dont il s'agit. De même, si le cervelet opère une action à lui sur les phénomènes de la volonté transmise, il est clair qu'il reçoit lui-même aussi le contre-coup de cette action; c'est-à-dire qu'il est opprimé dans les mouvements usuels de la vie basique et des instincts qui lui sont attachés. De là cette perversion des fonctions les plus utiles à l'existence des animaux; l'oubli de la conservation, des instincts reconnus; et, par ricochet, ceux de l'intelligence elle-même. Le cervelet ne possède donc pas une fonction vénérienne, mais... il crée un effet vénérien, entre beaucoup d'autres effets non recueillis et non rapprochés, au moyen de l'espèce d'obturation qu'il opère sur la transmission des rapports créés entre les sens extérieurs, le cerveau exerçant les actes de volition, et l'appareil générateur qui en reçoit une influence déterminée. Deux hommes voient la même femme... Si le premier possède un cervelet obturateur, la sensation qui fera son circuit de la *vue* à l'appareil générateur, étant retardée par le cervelet, se condensera, s'exagérera à proportion de la contraction du défilé; et ses désirs, c'est-à-dire l'éréthisme qui est né du retard par défilé, lui fera sentir la présence de cette femme avec une intensité vénérienne donnée. Si le cervelet du second observateur est petit, ou peu obturant, quel que soit l'effet sensitif qu'il tire par le sens de la vue, ou autrement, de la présence de cette femme, le circuit qui va s'établir entre le sens externe, *vue*, *ouïe*, *odorat*, etc., s'écoulant avec aisance, ne prend point cet éréthisme spécial adventice, dérivant d'un défilé; alors, le résultat général de sa sensation sera très-peu énergique, et en tout point différent de l'effet produit sur le premier observateur. Celui-ci sera dit amoureux; tandis que celui-là sera regardé comme peu porté aux actes vénériens. Voici deux faits parfaitement étudiés, qui compléteront l'idée. J'ai dit au chapitre de la *loi des défilés* qu'on peut obtenir le même effet en faisant varier deux termes corrélatifs : 1° la QUANTITÉ du mouvement donné, pour un espace donné; 2° le TEMPS de l'écoulement pour une même quantité et dans le même espace donné.

J'ai reçu la confidence d'une jeune femme, dont le mari n'éprouve d'activité sérieuse que pour deux choses : la pipe, la brasserie. Il aime sa femme, mais comme il aime son travail, sa maison, et tout le reste. Or, cette femme a vingt-deux ans; elle a été renfermée dans un couvent de Belgique depuis l'âge de cinq ans jusqu'à son mariage, qui s'est fait à dix-neuf ans. C'est une grande et belle fille, qui a gardé dans toutes ses allures les habitudes du cloître d'où le hasard le plus inattendu a seul pu la tirer. Nos anciens, en la voyant, l'auraient appelée une « prude femme. » Rien n'est plus beau que ses grands yeux, lorsqu'elle est atteinte, à son insu, d'un sentiment poétique ou de contemplation. Par l'examen de son tempérament, je me suis convaincu qu'elle a des nerfs trop secs, opérant mal ce travail d'agglutination centripète qui donne de la ténacité à la force vitale engluée autour des fibrilles nerveuses. Chez elle, tout se fait par saccades; et cela deviendrait même très-choquant, si les apparences n'étaient couvertes par une taille souple, élevée, par une élégance de formes peu commune; enfin, par cette habitude du cloître qui l'a brisée à une surveillance de tous les instants sur sa personne. Voici ce qu'elle m'a raconté : « Pendant un temps déterminé les choses se passent en elle comme chez tout le monde; mais, au bout de deux, de trois mois; — sans rapport avec les menstrues, j'ai bien noté cela; — il lui survient des douleurs étranges dans le cervelet, si elle a le malheur de lire un livre où il soit parlé d'amour; si dans la conversation quelqu'un analyse une pièce de théâtre qui en traite; enfin, si un homme convenable la regarde d'une façon un peu hasardée. Ce dernier cas l'inquiétait surtout; c'est au point qu'elle se trouvait forcée de se cloîtrer chez elle comme aux beaux temps de son séjour au couvent, sous peine de souffrir en face d'un homme, ou d'éprouver des dangers de premier ordre pour son honneur. »

La première chose que je fis, après cette confidence, fut d'examiner le cervelet; la doctrine a beau rejeter la théorie de Gall, il n'y a guère d'observateur qui ne porte, en pareil cas, involontairement la main à la nuque du consultant. Je fus fort surpris de rencontrer, non-seulement peu de cervelet, mais une tête petite, et effacée de ce côté. Sur le moment, je ne trouvai rien à lui répondre. Comme ma position est tout ce qu'il y a de plus indépendant au monde, en fait de médecine; puisque je ne m'en occupe que pour étudier, et pour faire quelque bien à mon entourage; je lui dis franchement que j'examinerais ce point et que je lui en rendrais compte plus tard. Cela dura plusieurs mois ainsi, jusqu'au jour où j'eus la pensée de lui demander si elle avait jamais observé une circonstance quelconque qui amenât un changement dans cet état. Elle me répondit, en rougissant, que cette circonstance existait. Elle est peu à mon avantage, dit-elle, c'est lorsque j'ai une violente dispute avec mon mari! » Je me fis expliquer la dispute en question, de point en point, avec des ménagements sans nombre; et il resta clair, pour moi, que ce qu'il y avait de plus sérieux là dedans, quant au mal de cervelet, c'était le fameux raccommodement qui couronne les grandes disputes entre mari et femme. Les nerfs de cette dame soutiennent très-difficilement le rôle agglutinatif dont je parlais plus haut. Il arrive un moment où le mouvement centrifuge l'emporte sur le mouvement centripète; et, alors, comme ce phénomène est très-exagéré chez elle, à chaque sensation externe perçue dans un sens éréthiseur, le mouvement se précipite avec trop de brusquerie dans le circuit du sens externe allant à l'organe sexuel; et le cervelet est opprimé par la quantité du mouvement qui se porte en son voisinage, dans un temps trop court pour l'espace donné. La confidence de cette dame, mieux comprise, me fit revenir sur des faits à ma connaissance plus particulière, d'où il résultait que des femmes conformées d'une façon équivalente m'avaient surprises par un fond de libertinage brusque, inattendu; après quoi elles rentraient, comme cette dame belge, et pour un temps, dans une conduite aussi prude qu'exemplaire. De même, je vis que bien des fautes de caractère, de conduite, bien des défauts, des vices même, pouvaient s'expliquer, se prévoir, s'enrayer par la mise en œuvre des principes ci-dessus. Il existe dans l'homme et dans la femme violents, acariâtres, des phénomènes de communication de mouvement dont le moraliste pourrait tirer un grand parti. J'ai débarrassé la dame de ses attaques, en lui faisant prendre, au moment même des crises, quelques cuillerées de digitale, qui, modérant l'impétuosité du sang, dans son circuit, lui laissent la tranquillité qui l'avait abandonnée.

Voici un cas d'un autre genre, tout aussi concluant : un de mes amis se plaignait à moi d'éprouver au moment du réveil des douleurs extrêmes dans le cervelet. Comme j'avais été mis au courant de la cause réelle par les phénomènes observés ci-dessus, je ne balançai pas dans l'avis que je crus devoir lui donner. Je l'engageai donc à ne pas ouvrir les yeux trop longtemps de suite au moment du réveil, et cela seul fit disparaître son mal. En effet, si la vue s'éréthise trop en ce moment, elle force une somme de mouvement considérable à passer dans le circuit occipital; il y a afflux en défilé, d'où naît fatalement embarras et douleur. Quand nous mettons nos sens en action, c'est comme si l'on ouvrait les deux portes du courant polarique; les industriels savent parfaitement que trop d'intensité, au point de départ, compromet le travail de leurs piles. La vue ayant la propriété d'agir ou de ne pas agir, à volonté, il est facile d'enrayer beaucoup de faits qui dépendent d'un éréthisme exagéré. On voit, par ces exemples, que le cervelet est loin d'être actif dans tous les cas; encore moins d'être le siége exclusif des mouvements sexuels; il en subit les effets, autant de fois sans doute qu'il les exagère en d'autres circonstances. Au lieu de cette hypothèse de Gall touchant la génération, si l'on admet que tout animal vit avant tout par l'instinct; par conséquent, qu'il est bien naturel que cette nature d'éléments organiques ait sa représentation très-marquée dans l'encéphale; que c'est le cervelet qui domine encore dans l'échelle zoologique, là où les hémisphères n'existent plus... on comprendra sans peine que l'instinct, sous la dénomination duquel je place tout ce qu'il y a de spontané, de purement organique dans les animaux, vienne se classer pour constituer un moteur *sui generis*. L'instinct est le lien que Dieu établit entre son œuvre et celle de l'animal libre, dans une certaine mesure. Il est contemporain de ce paradis terrestre où, tous les rouages zoologiques étant réglés sur une harmonie préconçue, l'homme et les bêtes de la création, les plus hostiles aujourd'hui entre eux, pouvaient vivre en paix alors sans se heurter les uns les autres. Pour ce moment-là, le physiologiste actuel devrait diagnostiquer rétrospectivement un vaste cervelet, et peu ou point de cerveau : « Belle tête, mais de cervelle point! » Les pommes mangées par notre mère Ève se firent jour sans doute à la partie antérieure du crâne, où elles se transformèrent en deux lobes cérébraux qui nous donnèrent la conscience du bien et du mal. Déchéance peut-être!... mais déchéance enfantant ces merveilles de l'esprit humain qui sauront bien réconcilier l'homme avec Dieu, à coup de génie!... devant une œuvre de valeur, les grands artistes pardonnent facilement! Dieu ne nous tiendra donc pas toujours rancune d'avoir préféré les misères de notre pauvre *raison* libre aux splendides, mais trop gênantes chaînes de l'instinct. Dans son inépuisable bonté il créa le mouvement INTELLIGENT PAR LUI-MÊME, ce qui rachètera les fautes de tous : « *Verbum caro factum est!...* » Le *mouvement* anime les organismes!... L'animal sans nerf, et qui exécute des mouvements combinés, quoique simples dans leur mécanisme, prouve que la tonalisation seule du mouvement suffit pour lui donner une puissance intellectuelle relative; en un mot, prouve que le mouvement est INTELLIGENT par lui-même, comme il est MOTEUR. Un jour sera où cette vérité si peu comprise aujourd'hui deviendra vulgaire, et illuminera d'une lumière éclatante les faits du mécanisme physiologique, si ridiculement expliqués à cette heure : « *In minimis Deus!...* » De la famille infime des polypes et des êtres les plus inférieurs sortira la conviction des vrais principes que Dieu a suivis dans son travail créateur ; plus sublime, s'il est possible, par la simplicité des rouages et des moyens que par sa magnificence et son étendue. La grandeur de Dieu est sans bornes et sans fautes!... Examinez avec attention les produits d'une forêt abandonnée à elle-même ; quelle puissance de mécanisme physiologique et artistique!... Nous admirons, et jamais assez, les merveilles de l'anatomie et de l'architectonie des animaux supérieurs ; cependant, lorsque la main humaine a passé par là, pour un croisement de races, plus d'un homme difficile trouve à critiquer. Mais, quand nous sommes en face des réalisations végétales, natives... quelle perfection, quels chefs-d'œuvre de genres ; quelles allures él'gantes dans le port, la marche, le soutien de ces productions! Toute ma vie j'ai éprouvé un saint respect pour ces miracles de la nature ; et j'ai pris en horreur certains jardiniers pédants qui ne savent pas se borner au rôle d'accoucheur, pour tant de merveilles. Lorsqu'on a tous les jours sous les yeux, comme moi, les enroulements inimitables des lianes d'un jardin, on fait sa prière de force chaque matin ; car chaque matin Dieu se dévoile dans l'œuvre étonnante des mouvements végétaux. J'ai tenté des expériences répétées pour savoir si d'aussi belles allures venaient de circonstances physiques ou chimiques, comme on cherche à le démontrer trop souvent ; j'ai pu me convaincre que cela est parfaitement faux!... Une plante obéira aux influences de l'eau, de la lumière, etc., etc.; elle y obéira physiquement peut-être... moralement jamais!... Qu'on me passe la seule expression qui puisse rendre ma pensée. En effet, je défie qu'on fasse faire à un végétal une faute de goût et de bon sens. Dans le règne végétal, comme le Créateur accorda très-peu à l'individualité volontaire, les mœurs qu'il concéda aux mouvements tonalisés se présentent dans toute leur perfection originaire ; aussi, comme chez les animaux inférieurs, c'est là qu'il faut aller étudier la constitution du mouvement, *intelligent par soi-même* ; afin d'être bien convaincu que la force s'unit toujours dans cela à une somme d'intelligence, sans déviation volontaire. Il ne faut donc pas professer que la raison, autrement dire, l'exercice libre de notre volonté, soit une tache originelle et condamnable. Si Dieu eût trouvé la raison mauvaise, il ne nous l'eût pas donnée. Vous voyez tous les jours des valets de château, dorelotés plus que leurs maîtres, qui souffrent les plus grands affronts pour avoir sur leurs vieux jours une pauvre chaumière qui leur appartienne en propre!... Ainsi est-il de l'homme... « *il n'y a pas de petit chez soi!* » Notre raison est bien chétive, bien misérable sans doute, mais c'est notre bien... « Achille, dit Homère, eût préféré renaître à la vie humaine, avec les fatigues et la honte du dernier des esclaves, que de régner sur le peuple des ombres; plutôt que de voir voguer son âme au milieu des délices des Champs-Élysées. » Les plantes sont bien plus élégantes que nous, plus sensées, plus sûres de leurs mouvements; mais elles ont, rivées au pied, les chaînes de l'esclavage; c'est l'instinct qui les conduit... la main du maître, cachée sous le frein d'un *mouvement* trop arrêté, trop pauvre dans ses éréthismes. Ne blasphémons pas contre notre misère... contre notre raison; n'est-ce pas Dieu qui nous la donna dans sa suprême munificence?... Il nous accorda, *motu proprio*, la liberté... la liberté que nous reprennent quelquefois ses très-honorés et très-véridiques représentants... MOTU PROPRIO!...

XV

Le cervelet obturateur.

Outre les fonctions qui lui sont dévolues par la nature dans l'encéphale et d'une façon toute particulière, le cervelet possède une fonction plus générale, qui consiste à devenir, en certains cas, un véritable obturateur du circuit nerveux, vers l'embouchure du trou occipital. Tout ce qui tend à affaisser, à affaiblir le grand tronc du rachis et de ses annexes, amène nécessairement une obturation du cervelet sur l'occipital, par son affaissement en ce point. Une saignée trop forte, ou des saignées suffisamment répétées, font sentir une douleur dont on croit voir le siége dans le cervelet; mais qui, au fond, reconnait pour cause la création d'un défilé trop prononcé vers l'occiput; par l'affaissement obturateur de ce cervelet et des parties de la moelle allongée qui tiennent à lui de très-près. Tout le système complexe dont est formée la base de l'encéphale n'ayant plus l'éréthisme qui donne un passage commode aux fluides de l'énormon, le circuit se fait mal; la force nerveuse reflue sur la pulpe cérébelleuse, et même sur la pulpe cérébrale en cas d'excès. La diète prolongée, une purgation trop violente, l'emploi inconsidéré des narcotiques, de la digitale, de l'aconit, etc., amènent le plus souvent des troubles céphaliques dont la cause est basée sur l'affaissement de l'éréthisme des grands centres nerveux et notamment du cervelet. Lorsqu'on a dit que les opiacés portent le sang à la tête, on a constaté un fait très-exact; mais, lorsqu'on donne pour raison à cela un afflux sanguin initial, ou un effet chimique agissant sur l'encéphale, spécialement, on fait là de bien mauvaises analyses. Il est étonnant que Sydenham, par un travail instinctif, soit parvenu à diminuer quelques-uns des mauvais effets de l'opium, en lui associant des substances éréthisantes dans son laudanum, comme s'il se fût douté de la théorie vraie. En effet, l'opium agit par dispersion; mais, comme cette dispersion énerve et donne des embarras cérébelleux qui amènent en fin de compte un afflux sanguin dans l'encéphale, il est clair que si on conservait au circuit nerveux tout son éréthisme normal, sans enrayer la dispersion cherchée, on déterminerait ainsi l'effet idéal des narcotiques et de l'opium en particulier; en éloignant leurs funestes apports parallèles d'affaissement nerveux. Je ne sais si Sydenham a bien réalisé l'idée que j'émets ici; une pratique suivie et très-attentive pourrait seule en donner la valeur. Quoi qu'il en soit, rappelons-nous que tout ce qui affaissera l'éréthisme général nerveux amènera les douleurs d'encéphale que j'indique. Les migraines n'ont pas d'autre raison d'être généralement. Les personnes délicates, c'est-à-dire celles qui souffrent facilement de l'inanition, éprouvent très-rapidement cet affaissement rachidien; aussitôt qu'elles ont mangé après une attente trop prolongée, le circuit nerveux reprenant une force actuelle, trop grande pour l'éréthisme affaissé des centres cérébelleux, le défilé se crée et amène avec lui des reflux de force nerveuse qui vont envahir la pulpe cérébelleuse et cérébrale; avec afflux sanguin, si la persistance de la cause est de nature à créer cet état spécial. Le point de départ n'est point dans ce fait exprimé vulgairement « que le sang monte à la tête ; » le sang ne remonte là que postérieurement et appelé par l'éréthisme nerveux établi vers le cervelet, par suite du reflux nerveux qui a envahi les abords de l'occipital. Toutes les maladies qui reconnaissent pour cause ou pour résultat un affaissement de l'éréthisme nerveux sont remarquables aussi par les céphalalgies accessoires qui s'y joignent. Les poisons abaisseurs de ce même éréthisme amènent encore des céphalalgies intenses ; tels sont l'acide carbonique, l'oxyde de carbone, les essences dangereuses, les odeurs énervantes, les localités épuisantes, l'abus des boissons alcooliques; celui du coït, de la lecture, etc. C'est le plus souvent de ce défilé occipital obstrué que partent les accidents fébriles que l'on ressent au début des maladies de genres divers et peu étudiés à un point de vue rationnel. Aussi, voyez-vous les céphalalgies être si constamment accompagnées des affaissements nerveux qui sont indiqués par une langueur générale, par des titubations dans les jambes, les genoux, le cou, les jointures, etc. Que de fois un cordial administré à temps a fait avorter de grosses maladies! Le quinquina sous toutes ses formes, et bien d'autres astringents moins célèbres, coupent une fièvre au début, en ramenant l'éréthisme à son état normal. Quant à moi, j'ai obtenu des succès très-bizarres avec une infusion légère d'écorce de grenadier, prise avant un repas intelligemment approprié. Je raconterai plus loin, au chapitre du *choléra*, comment je me suis guéri de cette terrible maladie, sans cesser de manger, par un traitement combiné d'écorce de grenadier, de vin aluné, d'ammoniaque et de viande grillée. Les migraines représentent l'état simple, débutant, d'une détente de fluide nerveux ; qui n'a ni assez de force, ni assez de persistance pour conduire les choses plus loin. Quand je montre le cervelet jouant le rôle d'obturateur, je reste dans les lois simples de la physique qui régit la dynamique des liquides et des gaz. Lorsque au contraire je suis l'effet de ce mécanisme si simple dans les combinaisons de la nature organique, j'arrive à la physiologie, et il me faut démontrer le rôle régulateur de cette fonction spéciale du cervelet et des annexes rachidiennes, les éminences olivaires, pyramidales, etc. Ces éléments représentent, pour moi, une véritable soupape régulatrice. La philosophie morale nous montre la douleur comme étant le point d'appui établi par la Providence, pour nous garder des folies sans nombre que réaliserait notre nature audacieuse ou imprévoyante dans les faits humains; on voit une application bien frappante de cette idée vraie, dans les fonctions accessoires du cervelet et de ses annexes. Si l'énormon était abandonné aux hasards de nos actions, il arriverait tous les jours que dans la rue on relèverait des gens de toute sorte vides de fluide tensionnel, comme un pot qui court. Dans cet état, l'homme tomberait mort sans se douter de rien; en un mot, l'apoplexie serait aussi commune dans la rue que les chutes pour cause d'ivrognerie. Il fallait donc, à la perfection des machines vivantes, un régulateur des tensions vitales; c'est ce qui a été réalisé par la construction obturative de la base de l'encéphale. Aussitôt que l'énormon s'affaiblit, de façon à amener un danger pour l'ensemble de l'organisme, la base de l'encéphale, par son propre affaissement, met un frein proportionnel au cours normal du circuit nerveux. Les voies se rapetissent; et il s'ensuit un reflux nerveux d'abord, un afflux sanguin ensuite, qui amènent cette douleur dénonciatrice d'un état anormal et dangereux. La dispersion générale se trouve bientôt enrayée par un état fébrile dérivant de l'afflux occipital comme point de départ; et qui ferme dans toute la machine le chemin des dispersions générales, jusqu'à ce que cet organisme ait satisfait aux effusions de l'état primitif normal. Maintenant, comment les choses se passent-elles, à partir de ce moment? c'est ce que nous verrons au chapitre de la *fièvre;* je puis dire seulement, et au préalable, qu'il faut ramener l'état normal à une gamme moins élevée; de façon à reprendre plus facilement l'état primitif dont le retour sera aidé par ce que l'on appelle la convalescence; car le plus souvent, lorsque les choses se sont aggravées, il est difficile de reprendre l'état normal primitif sans faire courir de graves dangers à l'organisme. Les anciens croyaient que la fièvre est un effort de la machine en faveur d'un retour à la santé; effort se produisant par une impulsion du centre à la périphérie, comme travail éloigné et postérieur; en un mot, lorsque l'effort s'étant concentré dans le centre viscéral, la fièvre doit cesser pour retourner en dispersion, l'idée antique peut être juste; mais comme étiologie des causes initiales, on voit là que l'analyse est fausse. La fièvre est un acte de prudence providentiel, qui ferme les voies de la dispersion énormon, dans une proportion variable. C'est lorsque l'organisme a repris son état normal, ou une gamme inférieure correspondante et provisoire, qu'il s'agit seulement de chasser le trop-plein de fièvre, discordant avec le nouvel état réalisé.

XVI

Du liquide céphalo-rachidien.

Avant de terminer ce sujet, je crois devoir dire quelques mots du liquide céphalo-rachidien. Les auteurs ont beaucoup varié sur ce point. On sait que le canal médullaire spinal, et les cavités crâniennes, sont loin d'être remplis par la moelle et les pulpes encéphaliennes. Cotugno, développant, par des expériences sur les cadavres, les idées de Galien, Willis, Vieussens, Littre, Schneider, admit d'une façon plus ou moins consciente l'existence d'un liquide dans les points rachidiens et cérébraux incomplétement remplis par la pulpe nerveuse. D'après Coiter, Hilden, Bohn, Verduc, Lieutaud, Haller, les parties sont lubréfiées seulement par une vapeur séreuse qui vient se condenser sous l'influence de causes pathologiques. (Longet, *Anat. du syst. nerv.*, p. 196, 1er vol.). Magendie prouva par des vivisections l'existence de ce liquide chez l'homme vivant, Cotugno ne s'étant pas suffisamment expliqué à cet égard, dit-on. Il reste à savoir si ce liquide provient d'une condensation séro-vaporeuse produite par un état pathologique, et par la mort; ou si la liquidité coexiste avec et pendant la vie elle-même. Il suffit de comparer les diverses observations des maîtres que je viens de citer, pour voir qu'on a affaire ici à un élément alternativement liquide ou vaporeux, selon les circonstances et les individus. Les faits se montrent trop disparates pour qu'il en soit autrement. Du reste, le travail que doit accomplir le liquide nerveux n'indique-t-il pas que cette sorte de vapeur est condensée dans un liquide, en des proportions différentes et bien plus considérables sans doute, mais de la même façon qu'on a cru apercevoir des gazéifications dans le sang? Sans entrer trop avant dans les détails de la localisation et des embranchements canalisés qui permettent, d'après M. Longet, au liquide céphalo-rachidien de s'épandre à travers les éléments complexes de l'encéphale; voyons ce qui se passe ici; il dit : « Établissons d'abord ce fait, que le liquide des ventricules latéraux communique avec le liquide du ventricule moyen, par les ouvertures de Monro et médiatement avec le liquide du quatrième ventricule par l'aqueduc de Sylvius. Le quatrième ventricule (celui du cervelet) est donc, en définitive, le réservoir du liquide intra-cérébral. Or, à l'extrémité postérieure de ce ventricule, se trouve un orifice qui le met en rapport avec le confluent postérieur, et par suite avec le confluent spinal, » etc. Plus loin il ajoute : « En dernière analyse, toute la surface libre des centres nerveux, interne ou externe, est marquée par une couche de liquide. Ce liquide est non-seulement étendu sur la superficie de l'axe cérébro-rachidien, mais il accompagne tous les nerfs spinaux jusqu'aux trous de conjugaison, tous les nerfs crâniens jusqu'à leur sortie du crâne. »

On a fait des rapprochements physiologico-pathologiques d'où il semble résulter que la transformation de l'état vaporeux en l'état liquide proprement dit serait en raison de la non-tension du fluide nerveux. M. Claude Bernard rappelle l'influence que l'abstinence présente sur la production de ce liquide. Il est prématuré de juger ces questions trop peu étudiées jusqu'ici; néanmoins si, avec moi, on admet que l'état vaporeux soit l'état favorable de cet élément pour la réalisation d'une santé florissante, on admettra aussi que la transformation de l'état vaporeux en l'état liquide devienne une menace ou une preuve de faiblesse et d'atonie générale. L'essentialisation des parties très-élaborées de notre organisme doit les rapprocher de l'état vaporeux, pour qu'elles puissent mieux atteindre le niveau des éléments du fluide nerveux, si ténu dans ses manifestations organiques. Je n'ai pas besoin de dire qu'il n'y a rien de commun entre la fonction régulatrice du cervelet, servi ou non par le liquide céphalo-rachidien, et cette fonction de mécanisme spéciale, attribuée par M. Claude Bernard au liquide rachidien, relativement aux effets matériels de la circulation veineuse des sinus dans la moelle. La fonction que nous attribuons au cervelet et à toute la base encéphalique ne dépend pas nécessairement du liquide céphalo-rachidien, dont on connait, aujourd'hui encore, si mal les propriétés et les habitudes. Cette fonction générale régularise, offre ce qu'il y a de plus grave dans la marche des organismes, c'est-à-dire le circuit de l'énormon; dont l'importance sera autant saisie par le pathologiste que par le physiologiste. Certes, ce n'est pas demain que le vulgaire entrera largement dans les vues que je présente; quoiqu'elles soient établies par des expériences faites sur moi-même, longues et malheureusement trop souvent répétées; mais la lumière se fait pour tout; il suffit d'en savoir attendre l'avénement. Que de faits thérapeutiques et hygiéniques inexpliqués se présenteront sous un jour nouveau, au moyen de l'intelligence des lois qui président au mécanisme du circuit occipital! On s'est demandé de tout temps comment il se fait que la diète lactée soit si pénible, si funeste même aux personnes qui l'observent, lorsqu'elles ont contracté longtemps des habitudes alimentaires plus toniques? Défaut de tension!

J'en dirai autant des boissons peu oxygénées, peu aérées; des eaux dures, crues, stagnantes, chargées de produits organisés; de tout ce qui peut diminuer la tension du circuit nerveux; dans ces cas, on ressent bientôt des maux de têtes dont le siége est particulièrement placé vers le cervelet; et qui nécessitent la cessation de pareils régimes. Ce sont ces eaux mal aérées, destructives de la tonicité nerveuse, dont l'introduction dans l'économie, par l'estomac, le poumon, ou la périphérie, amènent une céphalalgie d'abord, puis le débordement fiévreux dans tout l'organisme, dont j'ai développé le mécanisme ailleurs. Le sommeil favorise une détention, par dispersion de la force nerveuse; aussi le sommeil amène-t-il un afflux de sang au cerveau, par l'affaissement de l'obturateur occipital. De là, quelquefois, une activité étonnante dans les hémisphères cérébraux, qui se trouvent être le siége d'un engorgement d'énormon, arrêté par défilé dans son circuit ordinaire. Les rêves, les éréthismes vénériens, deviennent en ce cas très-communs; et, lors d'un réveil trop brusque, on se trouve menacé de congestions sanguines, d'où sortent des migraines, des nausées et tout l'attirail des céphalalgies par détention de l'obturateur occipital.

XVII

Le cerveau en face de l'énormon.

Je rêvais dernièrement que j'assistais à une réunion électorale préparatoire. Le candidat débitait un fort beau discours dans la cour d'une mairie quelconque. Il y avait grande foule, car il s'agissait d'un homme très-populaire. Je n'avais trouvé de place à cette réunion que dans un couloir du rez-de-chaussée, donnant sur la cour par une fenêtre ouverte. Mais, comme on entendait mal de si loin, je cherchai, du regard, quel serait le meilleur moyen de m'introduire plus avant. Voici quel était l'état des lieux, je prie le lecteur de vouloir bien me prêter toute son attention; car là est le fond de la question que je prétends lui soumettre. La fenêtre n'était séparée de la cour que par quelques pieds en contre-haut; on y voyait même une barre de fer formant balcon de saillie. En empoignant la barre de fer on pouvait facilement se laisser glisser au dehors; et, qui plus est, s'aider de la barre de fer, une fois dans la cour, pour reprendre le même chemin si le besoin l'exigeait. Je descendis donc dans la cour, j'écoutai le discours de l'orateur en renom, et ceux de quelques autres candidats moins importants. Il arriva que, ces discours perdant de leur charme et la foule diminuant, l'idée me vint de rentrer dans le couloir par le chemin de la descente. Je saisis une seconde fois la barre de fer; elle me venait à la poitrine seulement; et, roidissant mes bras, en m'aidant des pieds contre la muraille, je me trouvai bientôt à la hauteur de la fenêtre. Je passais déjà les jambes sur la dalle de cette fenêtre, lorsqu'un cri perçant, sorti de la cour, me fit lâcher les pieds, tout en tenant fortement la barre d'appui. J'aperçus au-dessous et non loin de moi un homme qu'on égorgeait. Mon premier mouvement fut de sauter de plus belle dans le couloir. Mais la barre d'appui avait grossi entre mes mains dans l'intervalle; c'est à peine si je pouvais assez l'embrasser pour qu'elle pût me servir dans cette occasion. Bien mieux, elle s'était éloignée du mur, et, par conséquent, de la baie du corridor; de façon que mes pieds ne touchaient la dalle d'appui que par la pointe seulement; il me fallait donc faire des efforts inouïs pour atteindre la fenêtre ouverte, et pour rentrer par ce chemin devenu de plus en plus impraticable. D'un autre côté, la cour avait aussi changé d'aspect. Au lieu de rester à une faible distance en contre-bas, elle avait fui sous mes pieds, ne présentant plus qu'une plaine immense avec la profondeur d'un abîme. Cette plaine s'étendait devant mes yeux effrayés, tandis que la maison s'écartait de moment en moment. Je restais suspendu au-dessus d'un vide sans limites, à une barre qui, elle-même, me faisait incessamment ouvrir les mains par son propre grossissement... On le voit, j'étais en proie à un cauchemar!... Une fois réveillé et quelque peu remis de cette dure émotion qui fait battre le cœur d'une façon si violente, je me mis à analyser les phénomènes des rêves, bien convaincu que les rêves ne se produisent que par la dispersion de la condensation énormon; la pensée consciente exigeant la condensation de cet énormon pour se réaliser; et non une intermittence de cette condensation, comme cela arrive dans les rêves; je vis que Berkeley, Malebranche, enfin tous les *idéalistes*, avaient employé un argument-principe sans valeur, faute d'avoir réellement élucidé les faits. Ils ont dit que les rêves, étant en tout semblables à la réalité, il n'y a pas lieu de croire plus à la réalité-matière qu'à la matière des rêves. L'analyse mécanique du rêve ci-dessus détruit entièrement cette prétention fausse. Ce qui est frappant dans les faits que je viens de consigner, c'est le changement brusque et irrationnel qui se fait entre la proportionnalité des objets matériels. Pendant que l'idée flue comme cela doit être, puisqu'elle est basée sur des modalités du mouvement, la matière qui est censée lui être opposée dans les songes flue aussi; quoiqu'il soit de l'essence de cette matière de rester persistante, relativement, dans ses aperceptions de forme. Ce mouvement fluent de la matière prouve jusqu'à l'évidence que sa représentation, dans les songes, est tout idéale, c'est-à-dire tout illusion. Si la matière, dans les rêves, changeait comme quantité, sans changer comme proportion, les idéalistes pourraient arguer de la multiplicité des sensations; mais ce changement de proportionnalité brise une argumentation sérieuse; et, par contre, prouve la vie réelle, lorsqu'il y a proportionnalité complète et persistante. Rappelons-nous les principes que j'ai établis en tête du chapitre des Déviations du fluide nerveux. Ces principes vont recevoir une application des plus importantes en ce qui touche la folie. Admettez que l'homme prédisposé à la folie trouve dans une organisation incomplète, mal équilibrée, des difficultés à suivre la PERSISTANCE des faits matériels; il arrivera que ces faits flueront devant lui, portant à son cerveau une empreinte irrationnelle des phénomènes normaux. C'est bien là ce qui a lieu effectivement dans la folie; et même dans la vie réelle pour toutes les organisations inquiètes. J'ai essayé d'établir en commençant ce livre que la politesse ou la fatuité des hommes avait relégué la folie dans un coin des faits moraux; établissant *à priori* que l'homme est né et vit finalement raisonnable. J'ai prétendu qu'il n'en est rien; que la raison se présentant comme un trésor acquis longuement et laborieusement, il n'y a pas plus d'hommes raisonnables *à priori*, qu'il n'y a des hommes riches *à priori*, des hommes réellement savants *à priori*, etc. La raison est un compromis, un billet de complaisance que se sont passé les hommes entre eux, par vanité; c'est une monnaie de papier qui fait faillite très-souvent, comme les pays à papier nous en montrent le déplorable exemple de temps en temps. Les mêmes hommes, économistes imprévoyants, ont vanté le SIGNE en place du GAGE, comptant imprudemment sur la probité humaine. Les mêmes hommes, dis-je, impudents moralistes ont vanté la raison quand même, dont la banqueroute journalière empeste les faits humains. Cette bande-là fait partie des optimistes qui travaillent les passions, les faiblesses humaines, pour en tirer un parti égoïste. Quand l'homme ne vous donne que du papier pour représenter un travail quelconque, votre GAGE est bien aventuré; tout autant que ses protestations de haute raison ne vous garantissent guère des folies qu'il se permettra tous les jours à vos côtés. Défiez-vous donc autant des économistes à GAGE *de papier* que des moralistes à *raison innée;* les uns comme les autres, ou plutôt, les uns et les autres ne faisant qu'un seul et même personnage travesti, l'optimiste... arriveront toujours à vous duper. L'étude des organismes, par la physionomie seule, indiquerait déjà combien on a tort de compter sur une raison-principe.

Examinez attentivement l'homme dont les organes des sens sont exagérés en plus ou en moins, au point de vue de la perception des objets extérieurs ; étudiez ensuite son caractère propre et ses actions ; vous serez étonnés de la coïncidence remarquable qui existe dans ces deux rapports : les yeux saillants, les oreilles longues, le nez prononcé, la bouche forte, ne donnent pas les mêmes tendances morales que des yeux enfoncés, des oreilles rentrées, un nez court, les lèvres minces. Dans ces deux cas, l'organisme est en quelque sorte *monocorde;* il ne peut rendre, commodément, qu'un seul genre de sensibilité ; et, par conséquent, qu'un seul genre aussi de résonnance intellectuelle et morale. Les combinaisons des organes saillants ci-dessus produisent des gens impudents et imprudents, gourmands, lascifs, bavards, calomniateurs, vaniteux, indiscrets, colères, féroces, etc., selon la gravité de ces combinaisons. Les organes rentrés indiquent la ruse, la défiance, l'envie, la susceptibilité, la méchanceté, la haine, la colère contenue, la férocité réfléchie, etc. *In medio veritas,* dirait-on ?... Dans les combinaisons moyennes se trouverait plus facilement, peut-être, une raison native, si dans ces combinaisons moyennes mêmes ne se cachait l'indifférence, l'égoïsme, la médiocrité, l'ingratitude, etc. La raison est donc bien un travail accumulé, un trésor acquis ; n'est-il pas juste et saisissable que la Providence n'ait pas attaché la raison à un mode particulier de construction organique qui eût compromis la moralité de son œuvre ; mais plutôt à un ensemble de réalisations morales, dont tout le mérite et le bénéfice restent à l'homme qui veut bien s'y appliquer? Tous les jours, dans la vie, nous côtoyons des fous, voilà ce que les aliénistes nous montrent inscrit dans leurs livres en toutes lettres ; par là je sais qu'ils entendent des fous véritables ; très-souvent dignes de figurer dans leur musée à cabanons ; moi, je vais plus loin... je prétends que non-seulement nous sommes livrés à cette espèce de folie latente des aliénistes ; mais à une folie cent fois plus dangereuse, parce qu'elle est niée ou inconnue ; je veux parler de la folie par manque de raison acquise !... L'aliéniste constate une DÉCHÉANCE, là où je ne vois le plus souvent qu'un VIDE parfait[1]... Je demande donc formellement que la morale change sa base... Au lieu d'admettre que le premier individu venu soit doué de la raison la plus mirifique, qu'elle lui demande compte, dès l'abord, des travaux, des efforts qu'il a faits pour acquérir tout ou partie de la raison normale. De là dériveraient ces nécessités morales d'instruction, de convenance, de savoir-vivre, de bienveillance, qui se promènent à travers la morale des optimistes, comme nagent les rogatons dans la grande marmite du *hasard de la fourchette*... « Attrape qui pourra... » Mais, pour arriver à manier convenablement les instruments qui doivent produire cette raison si désirable pour tous, il faut bien savoir que notre cerveau, nos idées, doivent constamment se mettre en relation avec le monde extérieur ; de façon à bien en saisir les rapports ; puisque la folie vulgaire, la folie décrite par les aliénistes, semble ne reposer que sur une scission trop prononcée de l'idée fluente avec le monde extérieur, dont la proportionnalité constante doit servir de mètre, de point de repère à mes pensées et plus tard à mes actions. La folie vulgaire me semble être formée d'une série d'hallucinations ; comme le noir est formé, physiquement, d'une suite de points obscurs. Cela est si vrai, que la folie est intermittente, frappée de plus et de moins, quant au temps et quant à l'intensité de la déviation. Un homme, dans le monde, dit une simple bêtise, fait une extravagance ; on le traite d'imbécile ou de sot! Eh, cependant, soyez-en sûr, il y a un faux rapport entre l'entendement et le monde extérieur. Si le même homme voit des personnes, des objets où il n'y a rien, entend des voix qui ne peuvent être entendues, cela prend le caractère d'une hallucination confirmée, et il y a peu loin de cela à la folie proprement dite ; celle-ci ne se distingue du fait détaché, que par la multiplicité, la répétition spéciale des faits ; comme le son ne diffère d'un bruit détaché que par la continuité des chocs successifs. L'aliéné est livré aux hasards de l'idée fluente; son organisation ne sait ou ne peut plus se garantir des exagérations de flux immodéré, de non-proportionnalité des sensations qui nagent confusément dans son cerveau, par les procédés de la mémoire et de l'imagination. Le mot *alienatus*, le mot *alienus* même, portent une particule disjonctive qui indique une séparation quelconque ; cela veut dire justement étranger à !... étranger à quoi?... au monde extérieur, voilà tout.

En analysant le rêve que j'ai rappelé plus haut, on voit que le fond des erreurs de l'aliéné maniaque est placé dans l'inconstance de la proportionnalité des idées du monde extérieur, bien plutôt que dans un dérangement quelconque des parties de l'entendement.

L'entendement représente un dépôt de mouvement condensé; spécialisé dans ses manifestations idéales par l'impression des sensations; puis, transformé, modifié d'après les principes que nous avons énoncés ailleurs. Ces provisions de mouvement spécialisé ne peuvent être ni troublées, ni détruites en aucune façon; le mouvement de sa nature échappant à la corruptibilité relative que nous connaissons dans les faits vulgaires. Il peut se modifier, se combiner, se transformer; mais non se DÉFORMER, suivant l'acception usuelle du mot. Il faut donc chercher ailleurs les fondements de l'aliénation mentale. Or, tous les faits donnent raison à l'analyse que j'ai présentée ci-dessus et aux conclusions qu'on peut en tirer. Les stéréotypies du mouvement cérébral, les idées, leurs combinaisons, leurs associations, ont pour habitude de se mouvoir incessamment; ayant pour étoffe le mouvement, elles sont fatalement mobiles. Mais cet état convient-il bien aux nécessités des réalisations organiques?... Nullement!... Qui dit réalisation dit fixation!... Or, les idées réduites à elles-mêmes ne se fixent jamais et encore moins ne fixent quelque chose. Comme de l'eau qui coule, c'est une force qui passe!... Saisissez-la!... Appliquez-la à quelque chose?... Fort bien!... Mais ne comptez pas plus sur une appropriation native de sa part que vous ne devez compter sur l'écoulement libre d'un liquide ou d'un gaz dont vous n'avez pas fixé l'utilisation. C'est cette fixation des idées, au moyen de la matière, qui constitue et les applications rationnelles de notre organisme, et la raison elle-même qui en est la conséquence. Raisonner?... c'est appliquer la force fluente des idées à des faits matériels réalisables!... Je n'ai pas inventé le mot *réaliser!* l'instinct nous l'a fourni depuis longtemps. Raisonner?... encore une fois, c'est atteler du mouvement à de la matière!... Mais, si le mouvement-idée n'est pas joint dans la réalisation à une matière bien comprise, on court le risque d'une fausse spéculation!... C'est ce qui arrive effectivement dans nombre de cas. Depuis le sot, jusqu'à l'aliéné, on peut vérifier qu'il y a une fausse spécialisation du mouvement-idée. Or, qui est-ce qui amène cette fausse spécialisation, si ce n'est une fausse relation entre les rapprochements du mouvement-idée et de la réalisation-matière; par la faute de sens externes, déviés ou incomplets dans leur construction?

Les sens jouent donc un rôle immense dans les phénomènes de l'entendement. Tout le monde sait qu'un individu sourd et aveugle de naissance est déchu de toute espèce d'intelligence. Il n'a pu se créer chez lui ni idée du monde extérieur, ni rapprochement de ces idées acquises avec le même monde extérieur; il vit viscéralement. Sortez de ce point trop radical, et entrez dans les déviations incomplètes qu'on peut combiner entre les divers sens extérieurs? vous verrez que ces combinaisons de déviation vous conduiront justement à ce qu'on appelle l'aliénation mentale; en ayant soin de se rappeler toutefois que l'aliénation maniaque est une suite de faits détachés qui prennent leur source dans les phénomènes de l'hallucination simple.

Quand on prend l'aliénation mentale dans son ensemble, au lieu de l'étudier, ainsi que je viens de le faire, dans sa partie abstraite, on voit qu'elle se compose de deux parties : 1° le fait d'entendement plus ou moins dévié; 2° le fait de souffrance physique. A ma connaissance, je ne vois pas qu'on se soit bien préoccupé d'en faire l'analyse. L'aliéné souffre physiquement, cela est incontestable : où souffre-t-il?... Dans les viscères le plus souvent. Les pathologistes ont suivi avec intelligence beaucoup des lésions qu'on y rapporte. Or, comme le fond de l'aliénation est surtout une erreur de lieu, une erreur de persistance et de proportionnalité dans la perception des phénomènes, il arrive que l'application que l'aliéné fait de ses perceptions pathologiques se ressent des erreurs ci-dessus; il les couvre du manteau des idées fluentes qui se promènent à travers son cerveau. Lorsque dans les phénomènes des sens, de la vision notamment, on détruit le mètre-matière qui nous donne la comparaison du monde extérieur, les faits changent d'aspect; on voit continu ce qui est intermittent; comme dans le bâton enflammé auquel on imprime une rotation rapide. De même, on aperçoit des figures nouvelles, des combinaisons insolites, là où il n'y a que des riens sans valeur; cela est frappant dans le kaléidoscope. L'œil est loin d'être le seul sens en proie à ces illusions; avec certaines combinaisons, le toucher perçoit des corps doubles où il n'y qu'un corps seul; l'oreille entend des sons de toute nature, où d'autres ne perçoivent que des sons simples, etc. L'anatomie physiologique de l'avenir devra donc se préoccuper surtout de découvrir les mécanismes plus compliqués qu'inabordables qui amènent les résultats de déviation que je rappelle.

Pour ma part, je signale le singulier effet des yeux qui ont de la peine à se mouvoir en avant ou en arrière; soit parce qu'ils sont trop saillants ou trop enfoncés; soit parce qu'ils ont des attaches musculaires trop roides; soit enfin parce qu'un accident les a fait dévier d'une façon particulière.

Les yeux saillants feront des actions d'une imprudence excessive, parce que la construction de leur appareil visuel ne permet pas qu'ils puissent se mouvoir avec assez d'activité dans tous les sens; pour pouvoir se rendre un compte exact et facile des diverses combinaisons de fait qui forment un jugement convenable, cette mobilité est nécessaire. Un œil trop enfoncé, prenant une défiance native, croit plus judicieux de rester dans le doute, dans la défiance; ce qui conduit à l'envie, à la haine, etc. L'œil saillant ne doute de rien et va toujours de l'avant. L'œil enfoncé doute de tout et reste le plus souvent en arrière. L'œil saillant commence tout, sans savoir comment il finira. L'œil enfoncé attend toujours, dans l'indécision de son point de départ. J'ai dit ce que l'œil moyen apporte d'indifférence. Que le fou soit travaillé par des douleurs physiques viscérales plus ou moins cruelles; depuis la souffrance sourde du fou paisible, jusqu'à la torture fébrile qui rend les fous furieux; vous verrez toujours l'application des règles physiognomoniques que j'indique ici. On s'est parfaitement rendu compte, dans les traités sur la folie, de la mutation incessante des idées des aliénés; le physiologiste a trouvé facilement le mécanisme de l'incohérence des idées du fou; mais ce qui était plus difficile, c'était de comprendre pourquoi le fou, en passant d'une idée à une autre, change les rapports appréciatifs qui les sous-tendent. L'analyse du rêve que j'ai donnée ci-dessus fournit un compte exact de ce phénomène.

La représentation de la matière, contenue dans notre cerveau, n'a pas de fixité dans ses proportions et dans ses apparences modales;

de sorte que, pour réaliser cette constance de proportionnalité, il nous faut un nouveau rapprochement de matière qui nous empêche de nous égarer. Dans le phénomène de mémoire le plus sain, le plus attentif, ce qu'il y a de plus difficile à maintenir et à arrêter est justement cette proportionnalité de la matière avec ses modalités complexes. Cherchez à vous rappeler, les yeux fermés, la figure du Panthéon, je suppose, vous verrez que les figures de cet édifice, ses détails, sa forme, sa couleur, son assiette, sa grandeur surtout, tendront à vous échapper incessamment, pour revêtir d'autres formes et d'autres proportions. Mais, si en face d'un autre monument votre mémoire prétend comparer, ses efforts seront très-unanimes; elle pourra vous dire tout de suite et sans fatigue en quoi le Panthéon diffère du monument que vous observez, au point de vue de tous les détails énoncés plus haut. Dans la mémoire, réduite à ses propres forces, la matière danse en quelque sorte devant notre appréciation, sans qu'il nous soit possible de la saisir et de la fixer... elle s'appelle *mouvement*... c'est tout dire! De cette constitution fatale naît toute la théorie de l'aliénation mentale. La substitution des idées sera comprise comme on comprend déjà leur diversion. Je ne saurais trop le répéter encore, il ne faut pas chercher le secret de la folie dans l'inconstance des idées, surtout dans leur défaut de liaison. Le fou lie ses idées par un rapprochement tout aussi normal que par l'association reconnue pour nous-mêmes; cette association peut être plus brusque, plus heurtée, c'est possible; mais, dans leur succession, les choses se passent normalement, par une nécessité aussi rigoureuse que les successions acoustiques elles-mêmes. Tout est dans un défaut de proportionnalité des idées, non garanti par le mètre-matière. Regardez un objet vague dans l'obscurité de la nuit, les sens ne pouvant venir en aide à notre jugement, par la difficulté de distinguer clairement les formes de cet objet; la matière ne nous apparaît alors que dans une indécision particulière, qui livre notre imagination aux extravagances de l'in-proportionnalité des idées. Un tronc d'arbre prendra la forme d'un géant, des linges étendus sur une haie simuleront des fantômes effrayants. Voilà pourquoi tout ce qui enraye ou diminue l'action métrale des sens est un danger pour l'organisme; en ce sens qu'il se trouve livré aux illusions de l'idée *in-proportionnelle*.

Or, il arrive des états pathologiques dans lesquels, non-seulement les sens extérieurs éprouvent une paralysie relative; mais dans lesquels, surtout, l'énormon se trouve concentré dans l'intérieur de l'organisme, de façon qu'il ne peut plus exercer une critique suffisante sur le monde extérieur. Les sens sont les délégués ordinaires de l'énormon, en ce qui a rapport à ce monde extérieur; mais l'énormon ne donne pas sa démission pour cela, et la marche normale des organismes veut que l'énormon soit constamment tendu vers ce monde extérieur, avec lequel il a tant de relations utiles. Tout ce qui enrayera cette tension favorable amènera aussi des troubles dans la santé des viscères; et, plus tard, des troubles dans la raison. L'énormon ne peut avoir que trois modes d'action : 1° une trop grande condensation centripète au milieu des viscères; 2° une trop grande dispersion centrifuge vers la périphérie; 3° un état intermédiaire équilibré. Ce dernier état constitue la santé; tandis que le premier et le second état annoncent un état pathologique. Si l'énormon est trop concentré dans les viscères, il ne sera plus dans un rapport suffisant avec le monde extérieur; les chroniques de l'aliénation mentale nous prouvent assez que les sujets travaillés par des obstructions viscérales persistantes ne tardent pas à ressentir des troubles du côté du cerveau. Telles sont les manies hypocondriaques, tristes, etc. Si la tension énormon a pris le chemin de la dispersion périphérique, d'une façon persistante aussi et quelque peu exagérée, il n'y a pas plus communication du monde extérieur avec l'organisme que dans le cas de contraction antagoniste cité plus haut; la dispersion continue empêchant l'approche du monde extérieur du côté de l'organisme interne; c'est le cas du sommeil, du somnambulisme, de la catalepsie, de l'extase, de l'admiration, etc. Lorsque l'énormon, sorti des trois états les plus fréquents de la contraction, de la dispersion et de l'équilibre, a fait irruption à travers l'organisme fermé à tout écoulement extérieur, comme j'en ai développé le mécanisme spécial au titre des déviations du fluide énormon, et comme nous l'avons vu en ce qui concerne la fièvre, la colère, etc., l'état correspondant du cerveau affecté s'appelle folie furieuse, etc. Car, l'aliéné reproduisant très-exactement dans son cerveau l'état intime de l'énormon, avec des associations d'idées qui suivent les lois que j'ai indiquées, une fureur désordonnée, servie par des idées désordonnées aussi, répond au débordement de l'énormon à travers l'organisme.

On a cherché de tout temps et l'on chercherait encore longtemps peut-être les causes qui permettent à un fou furieux de résister des mois entiers aux intempéries les plus rigoureuses des saisons, à des abstinences excessives, si l'on n'entrait pas dans les principes que je présente. Dans la fièvre réellement continue, dans la colère pendant l'accès, l'organisme se ferme comme une trappe du côté de la périphérie aux dispersions de l'énormon, qui déborde alors dans l'organisme en produisant des tensions excessives et surprenantes. De là vient la force inexpliquée des gens colères, des fous furieux, des fiévreux, des hydrophobes, des épileptiques, etc.

L'homme qui ne perd rien ou presque rien n'a guère besoin de réparation; seulement, il court les risques graves de toutes les tensions anormales exagérées. Dans la vie usuelle, ai-je dit déjà, le corps pris en masse a besoin d'écouler incessamment une portion de fluide énormon pour faire place à d'autres forces non assimilées; qui, en se tonalisant, prennent place dans la somme organisée de cet énormon. *L'état normal constitue donc un écoulement sagement équilibré;* qui ne répond, ni aux faits de sommeil, de catalepsie, etc.; dans lesquels l'écoulement est exagéré; ni à la cessation presque complète de cet écoulement; comme cela se voit dans les cas de fièvre intense, de manie furieuse, de colère ardente, etc. Dans la catalepsie et ses similaires, l'écoulement du fluide vital se fait de telle façon, que la sensibilité ne peut avoir lieu qu'incomplétement ou même pas du tout, le courant nerveux n'existant que dans un sens tourné du centre à la périphérie. Dans la manie furieuse et ses similaires, les issues périphériques se trouvant closes tout à coup, les soupapes se ferment du dedans au dehors, et à proportion de l'impulsion organique qui se produit dans ce sens; il arrive par là que les mouvements de sensation externe sont arrêtés à la limite périphérique et ne peuvent atteindre ni les éléments, ni les centres nerveux. Alors, la sensibilité s'éteint dans l'un ou l'autre cas, par la trop grande dispersion ou par la trop grande condensation. Il en est de même quand la force vitale s'enferme dans un coin du centre viscéral, depuis le bas-ventre jusque dans le cerveau; la force tensionnelle ne s'épandant pas jusqu'à la périphérie, d'une façon suffisante, les sens se trouvent annihilés dans tout ou partie de leur fonctionnement ; de là sortent ces états physiques dans lesquels l'idée seule prend possession de la machine organique, sans avoir l'équilibration et la critique directrice du monde extérieur. Le monde extérieur perd donc ses droits sur la conduite des organismes dans trois cas principaux : 1° lors d'une dispersion anormale, annihilant tout autre courant nerveux que celui qui s'épand du centre à la périphérie ; 2° lors d'une contraction si exagérée de l'énormon, qu'il se retire presque uniquement dans un viscère spécial ; ne laissant pour le reste de l'organisme que des tensions de courant insuffisantes ; 3° lors d'une occlusion plus ou moins complète de la périphérie, par suite d'un débordement de l'énormon qui presse sur les soupapes périphériques et en ferme les issues. Ces faits deviennent patents dans ce qu'on appelle une grande concentration d'esprit ; ce qui n'est, au fond, qu'un retrait exagéré de l'énormon au milieu des viscères, sous une impression quelconque. La mort d'Archimède offre un exemple historique de cette concentration viscérale. Le travail obstiné de son cerveau empêcha ses yeux de voir, son oreille d'entendre ce qui se passait à ses côtés. Il n'est pas besoin seulement que les sens, comme appareil spécial, soient dans un état favorable à la perception du monde extérieur ; il faut encore que l'énormon jouisse d'un courant spécial qui permette à la sensation de pénétrer dans les centres récepteurs. *Croire que la sensation du monde extérieur doit atteindre les centres nerveux* NÉCESSAIREMENT *et à toute occasion, est la plus grande sottise qui ait été imposée à la physiologie par les psychologues.* Ces faits de mouvement ne sont-ils pas vulgaires pour la circulation sanguine? On voit constamment s'atrophier, ou perdre le bénéfice de la vie commune, les parties qui ne sont pas en relation suffisante avec les courants de cette circulation sanguine.

Les sens entrant en action représentent les courants électriques que le commutateur met en mouvement. Mais, si la source électrique reste insuffisante à son point de production... les phénomènes s'arrêtent dans le résultat. Il en sera de même encore, si le courant dévie ou se confine, eu égard au travail désiré ; les sens ont donc beau rester dans une intégrité parfaite, comme appareil *in se*, ils nous laissent cependant sans communication avec le monde extérieur; quand l'énormon, base de tout travail organique, se disperse avec excès, comme dans la catalepsie; quand il se concentre trop viscéralement, comme dans la folie hypocondriaque; enfin lorsqu'il s'enferme dans sa forteresse périphérique, comme dans la manie furieuse. On pourrait dire pour ce dernier point : « Mais dans la fièvre, dans la manie la plus furieuse, dans la colère, la sensibilité est loin d'être abolie. » Sans doute elle est loin d'être aussi déviée que dans les cas de concentration et surtout de dispersion extrême; c'est pour cela que j'ai présenté ce cas à part, me réservant de m'étendre là-dessus là où il faut; mais il y a cependant une telle déviation de la sensibilité, qu'il est nécessaire d'en bien noter les conséquences. La science d'aujourd'hui est en dehors des principes que je pose quant à la sensibilité et à ses annexes. On croit tout simplement qu'un sens perd sa puissance lorsqu'il est affecté intimement, ou au moins vicieux sous l'impression d'un effet d'innervation cérébrale. Si l'on crève mes yeux, il est clair que j'y verrai difficilement! Mais. si l'on me saigne, si l'on me force à l'abstinence, si j'abuse du coït, ce n'est plus l'organe-sens qui est attaqué *in se;* il ne souffre qu'un effet d'innervation générale; l'école dit que cette innervation est cérébrale... Or, avec les principes d'innervation uniquement cérébrale on n'arrive à rien expliquer; tandis qu'avec l'analyse des groupements de force que j'indique tout s'éclaircit de soi-même. D'après l'analyse que j'ai donnée ci-dessous, de la désagglutination du fluide-énormon, ne voit-on pas qu'avant que le cerveau soit affecté lui-même, le sympathique, le rachis, tous les centres nerveux ont été atteints? Rapporter tout au cerveau seul, c'est exagérer les conséquences physiologiques; à ce point qu'il faut bientôt invoquer un attirail de faits dits sympathiques; ce qui le plus souvent s'appelle parler pour ne rien dire. Que d'animaux n'ont point de cerveau proprement dit; ou n'ont, par leur cerveau, qu'une influence très-contestable sur leur organisme à un point de vue général! Le serpent qui digère, et dont la sensibilité devient si obtuse par la dispersion correspondant à cette digestion, perd-il la puissance d'innervation sous l'influence de son cerveau seul? Le fait est plus que contestable; on en peut dire autant de cas sans nombre qui se retrouveront plus tard en leur lieu. Le cerveau est un centre directeur, cela est patent ; par cela même il ne peut être en même temps le centre et la circonférence : s'il commande, il faut qu'il ait quelque chose à commander ; et c'est ce quelque chose dont les effets de dispersion, de condensation, d'obturation, agissent sur lui-même et préparent les résultats généraux que j'indique.

Depuis longtemps les médecins ont cessé de tenir Gall en grande odeur de sainteté ; néanmoins ils ne s'aperçoivent pas qu'ils vivent en plein dans son système, par l'importance exagérée qu'ils accordent aux idées de localisation et de centralisation qu'ils attribuent au mécanisme cérébral. D'après l'école de Gall, qui forme, quoi qu'on dise, la doctrine courante en ce moment, *le cerveau peut tout et fait tout ;* ce qui accroche dans les faits organiques, par fonctionnement, est jeté sur le compte d'un dérangement mécanique de l'organe intra-crânien ; c'est oublier tout bon sens physiologique. La tension de forces agglutinées qui réside en nous, et que j'appelle énormon avec Hippocrate, a besoin, pour produire des phénomènes normaux, — physiques ou intellectuels, — *de toute sa liberté d'éréthisme volontaire.* Les phénomènes d'entendement régulier, de conscience exacte, sortent d'un éréthisme puissant se portant de tout l'organisme sur le cerveau, pour réaliser une TENSION convenable, qui est l'ATTENTION des psychologues. Le cerveau ne constitue qu'un mécanisme préparé pour recevoir cette grande impulsion de l'éréthisme général, placé en nous comme base de toute construction vivante. Si une cause physiologique ou pathologique vient enrayer, enfermer ou souder l'éréthisme général dans un coin quelconque de la machine ou procède aux désagglutinations décrites plus haut ; cet éréthisme cesse de pouvoir se porter sur l'appareil cérébral, de façon à le mettre en jeu intégralement ; alors les phénomènes de conscience et d'entendement éprouvent une perturbation dans l'état que nous sommes habitués à leur attribuer, comme étant un vrai état régulier et normal. On en voit un exemple physiologique bien frappant dans le sommeil. En effet, l'éréthisme général, pendant le sommeil, se trouvant dans un état de dispersion considérable, la condensation énormon perd la faculté de remplir le cerveau d'une façon assez active ; de sorte que le travail cérébral, dont nous avons la conscience pendant cet état de sommeil, présente les deux grandes déviations de la folie :

1° la mutation excessive des idées quant à leur succession; 2° la non-proportionnalité des éléments-idées quant à leur forme arrêtée; les rêves constituant une sorte de léchement de la force énormon sur les photographies de l'appareil cérébral; mais non une tension suffisante pour l'éclairer, pour le remplir entièrement et réaliser les grands phénomènes intellectuels que nous lui attribuons, comme sortant de lui nécessairement. Dans l'état pathologique, les faits partent d'un point différent pour arriver au même résultat. S'il est quelque chose de bien avéré dans ces faits pathologiques, c'est que les affections graves du bas-ventre, des hypocondres, du rein, du foie, etc., amènent trop souvent des troubles dans le cerveau. Comment cela peut-il avoir lieu? Je l'ai dit, on jette le mot de sympathie dans la discussion, et puis tout est fini. Dans la science, ce n'est pas un mot qu'il faut donner, c'est toujours une analyse du fait!... Or, ici l'analyse est facile d'après mes principes. L'éréthisme général énormon, devant se mouvoir avec liberté en nous et n'ayant pas trop de toute sa force pour réaliser tour à tour les phénomènes importants physiques et intellectuels qui font la base de notre existence, se trouve compromis lorsque la liberté éréthique de l'énormon est entravée par une cause quelconque. C'est bien ce qui a lieu dans les affections graves des viscères inférieurs. L'énormon, engagé dans ces parties éloignées du cerveau, ne peut fournir qu'une portion insuffisante pour faire agir régulièrement les cases cérébrales; alors la tension normale, appelée vulgairement RAISON, dévie dans son fonctionnement; variant, depuis la distraction hypocondriaque, jusqu'aux crises furieuses de la manie violente. Voilà pour les effets de la pathologie chronique. Dans les accidents aigus, les faits ne changent pas. Que la fièvre envahisse notre corps, l'éréthisme général déborde au milieu des canaux de la circulation ne pouvant plus se porter librement dans l'appareil cérébral, comme le veut l'état de condensation spéciale nécessitée par le travail normal intra-crânien, il s'ensuit une dispersion similaire à celle du sommeil, ne différant de cette dernière qu'en ce qu'elle ne sort pas de l'organisme dans lequel elle est circumfusée ou infusée; qu'on me permette ces latinismes. De là un délire résultantiel, prenant l'allure des rêves ou de la folie, ce qui est tout un. Ce n'est donc, ni DANS ni PAR le cerveau que tout se passe en nos organismes. L'éréthisme vital, tonalisé en nous, possède une importance infiniment plus générale que le cerveau; plus essentielle, plus radicale dans la série complète des animaux. C'est cet éréthisme, si bien conjoint et rattaché dans ses parties tonales, qui fait mouvoir tous les êtres, initiativement. Dans la zootie supérieure, il se sert des centres nerveux, et notamment du cerveau, pour perfectionner les machines vivantes; mais il peut s'en passer à l'occasion, ce qui est patent lorsqu'on descend cette échelle des êtres animés; sans même arriver jusqu'aux mollusques, aux zoophytes, chez lesquels il n'y a plus que l'énormon réduit à la tonalisation-principe pour exécuter les phénomènes que nous sommes habitués à voir opérer par le cerveau et les centres ganglionnaires. Étudions donc avec plus de respect et plus de soin la tonalisation-principe qui fait la base analytique des forces inhérentes à nos appareils organiques; là est le secret de tout progrès dans la science. Il faut tout faire partir de l'éréthisme vital, et non du cerveau. Voilà l'avenir de la vraie physiologie!... L'histoire enregistrera les fautes et les illusions de l'anatomie, se portant d'un seul jet sur la pulpe cérébrale pour y trouver la ficelle du pantin animé: Dieu veuille qu'elle établisse bientôt aussi les analyses rationnelles de la physique transcendantale! Celle-ci reprendrait ses droits, et viendrait montrer alors que, sans la conception logique des *forces*, il n'y a rien à fonder pour les connaissances humaines, s'appelât-on un psychologue. Tout travail scientifique doit prendre la *force libre ab ovo*, au moment même de ses réalisations, et la suivre au milieu des phénomènes qui se groupent en conséquence des tonalisations et des combinaisons de cette force libre, plus ou moins condensée. Avec cela on verra que le cerveau est un appareil de détail, et pas autre chose; un appareil admirable, sublime... mais un sens spécial... le sens de la raison!...

Gardons-nous donc, pour le fonctionnement régulier de la raison, de mettre l'énormon dans le cas de perdre sa liberté d'action au milieu de l'organisme, en le laissant imprudemment se fixer dans un coin spécialisé de nos viscères; car cette fixation amènera deux résultats, aussi mauvais l'un que l'autre. Le premier de ces résultats fera que l'énormon perdra la puissance d'action générale qui lui est utile pour agir à toute réquisition, physiquement ou intellectuellement. Le second l'empêchera par la même raison de conserver assez de mobilité pour aller à la périphérie recevoir convenablement les relations du monde extérieur ; l'entendement sera dévié ainsi par deux causes diverses, mais concomitantes : faiblesse dans la tension normale, abandon de la critique des sensations externes. Il est inutile de revenir sur ce que nous avons dit plus haut à propos de cela ; qu'il suffise de rappeler que ces deux mauvaises tendances sont les meilleures pourvoyeuses de Charenton.

Résumons-nous donc encore une fois sur ce point, le plus grave, le plus élevé qu'il soit permis à l'esprit humain d'embrasser :

La force AGGLUTINÉE *et tonalisée, constituant un* ÉRÉTHISME-énormon, *est la base de toute animalité.*

La liberté d'action, — ce qu'on nomme psychologiquement la VOLONTÉ, — *est l'essence même de l'éréthisme organique, non pas seulement à l'intellectuel, comme l'enseignent les psychologues, mais au physique avant tout ; puis à l'intellectuel,* S'IL Y A LIEU; *et cela indépendamment de toute forme organique quelconque, élémentaire ou perfectionnée.*

Un éréthisme est dans son état normal lorsqu'il jouit des qualités ci-dessous : CONDENSATION AGGLUTINATIVE, TONALISATION, LIBERTÉ.

Il est dans un état pathologique, lorsque ces qualités manquent dans une proportion notable.

Un être vivant peut se trouver réduit à l'éréthisme organique SEUL, *appuyé sur de la matière peu ou point* FORMÉE.

Les formes complexes de la matière, accompagnant l'éréthisme normal, constituent des appareils qui apportent une perfection relative dans la coordination des fonctions UTILISABLES *de l'animalité. Ni le cerveau ni les centres nerveux ne font exception à cette règle fondamentale.*

De même que la physiologie « *est l'étude des principes que suit la nature dans la construction et l'alimentation des êtres organisés*, ne devrait-on pas dire que la VIE est l'exercice de l'éréthisme-VOLONTÉ?... En effet, d'après ce que j'ai dit de l'essence du MOUVEMENT, intelligent et libre par soi-même, il est patent que toute organisation suffisante lui permettra l'exercice de ces deux facultés ; et, comme résultat important, en raison de la puissance de son organisation actuelle. Quand je dis *intelligent* et *libre*, je n'entends pas par là accorder au mouvement cette liberté et cette intelligence psychologique, composée de toutes pièces par l'imagination des ontologistes; *intelligence* et *liberté* qui ne se trouvent d'accord parmi eux sur aucun point de doctrine, puisque de telles qualités dépendent de la libéralité des écrivains. J'entends une intelligence qui suit l'organisation relative pas à pas; j'entends une *liberté* représentée par cette faculté d'éréthisme qui appartient aussi bien au polype qu'à l'homme lui-même; et toujours dans la relation des organisations. L'éréthisme organique naît, FATALEMENT, du mouvement tonalisé dans un être, si chétif qu'il soit au point de vue animal; cet éréthisme ne reproduit le phénomène de VOLONTÉ, décrit vulgairement par les psychologues, que dans le cas d'une organisation encéphalique supérieure; qui réside dans l'homme seulement, d'après quelques-uns; dans les animaux placés au haut de l'échelle zootique d'après quelques autres. Cette fausse analyse du mouvement et de ses qualités essentielles retarde l'intelligence des faits physiologiques, depuis qu'on discute sur la nature des organismes. Je ne saurais donc trop insister à cet égard. Voilà pourquoi j'en rappelle encore les principes, au moment de quitter une des branches les plus importantes de la physiologie.

XVIII

Forme et couleur des idées.

Lorsqu'on projette un rayon de lumière sur un écran, après que ce rayon a subi l'effet angulateur d'un prisme, on voit se produire un double phénomène. Le rayon, sensiblement parallèle avant son entrée dans le prisme, s'écarte dans ses éléments, une fois sorti de ce prisme; et revêt, en même temps, une série de couleurs que l'expérience nous a appris à reconnaître comme absolue, dans la projection angulée de toute force libre : électricité, chaleur, lumière. Si nous admettons que l'énormon, dont le noyau est placé au centre de l'organisme, — avec les variations que je vais signaler, — ne diffère pas dans ses évolutions des habitudes admises pour les forces dont il tire son essence, nous serons forcé d'admettre aussi que l'éréthisme organique produit les deux phénomènes rappelés ci-dessus, de l'écartement et de la coloration. J'ai fait voir ailleurs que la matière n'a pas besoin de revêtir la forme ostensiblement prismatique pour produire l'angulaison sérielle qui la domine; il suffit qu'une somme de force soit opposée à une somme de matière pour que les faits s'accomplissent. Lors donc que l'énormon descend ou monte dans sa position relative centrale, son rayonnement sur l'appareil cérébral subit un écartement plus ou moins grand aussi et une coloration sérielle spéciale. Si l'énormon s'abaisse vers les jambes, la force qui s'épand du noyau vers le cerveau prend plus d'écartement aussi, et tombe dans les couleurs dispersives de la série. Si, au contraire, l'énormon s'élève vers la partie supérieure du corps, vers le cerveau en un mot, l'écartement de ses rayons diminue, et la coloration passe aux parties condensées de la série des forces. Le point de repère ici du côté du cerveau est représenté par la somme d'idées acquises, photographiées dans cet organe de la façon que j'ai développée ailleurs déjà. Maintenant que nous venons d'élucider cette première partie du fait, jetons un coup d'œil analytique sur ce qui se passe quand nous sommes enfermé seul dans une vaste pièce solitaire, silencieuse et mal éclairée. Nos regards, en se portant sur les détails qui couvrent les murailles, statues, tableaux, ornements de tout genre, seront d'autant plus inquiétés par ces détails, que la lumière saura moins les faire sortir d'une obscurité relative. L'écartement des rayons lumineux leur prête une grandeur et des formes qui ne manquent jamais de troubler notre organisme, car, le mécanisme de la vue n'étant rien moins qu'instantané, des rapports qui s'établissent entre les modalités de temps et de formes en action naissent les phénomènes d'hésitation dont s'agit. Ces phénomènes, bien plus physiques qu'on ne le croit, ont été trop rapportés à des conséquences naturelles de la faculté d'imagination. L'analyse mal faite s'en prend toujours à des entités. Les couleurs de ces objets, quoique limitées par la réflexion d'une lumière tonalisée, n'en prennent pas moins quelque chose de fantastique, se rapprochant des nuances très-dispersives du spectre optique. C'est ainsi qu'il y a quelque chose de violâtre, de blafard, mêlé à tout cela. Or, comme notre organisme a été placé au milieu de la création avec une force, une grandeur, une valeur physiques relatives aux parties arrêtées aussi constituant le monde extérieur qui doivent l'aborder ; il s'ensuit que tout ce qui change ce rapport préalable change aussi, par cela même, la sensation-principe de notre constitution. Les objets vus trop grands ; vus avec une nuance qui rappelle instinctivement des forces délétères, amènent dans le moral un trouble, une confusion regrettables. Voilà pourquoi l'obscurité nous effraye tant. Dans l'organisme les faits se reproduisent avec une identité presque complète. L'énormon, *ayant* SON CENTRE au milieu du tronc, est chargé d'éclairer tout l'organisme. Dans le cas où le centre de cet énormon, anormalement abaissé, s'écarte du cerveau, les détails intra-crâniens, abstraction faite des modalités propres à cet appareil spécial, prennent un écartement et une coloration inusitée qui effrayent et attristent l'individu en proie à ce fâcheux abaissement. Les pensées se colorent des teintes sombres et menaçantes ; depuis le simple ennui, jusqu'à ces peurs effroyables, d'où naît si souvent le suicide. Tout ce qui abaisse la tension de l'énormon ; tension qui pousse cet énormon à s'élever vers le cerveau, par une dilatation quelconque, grossit en même temps la représentation crânienne du monde extérieur en détruisant le rapport préalable entre notre organisme et les proportions prévues et connues de ce monde extérieur. Rien ne peut donner une idée plus exacte de cette sensation de grossissement anormal et imprévu que la fantasmagorie ; lorsqu'on fait agir brusquement le grossissement à l'œil du spectateur. Je ne parle pas ici d'un choix de figures effrayantes par elles-mêmes, mais du simple effet de grossissement inattendu d'un objet quelconque. Il faut bien remarquer que notre énormon n'est pas éréthisé de façon à remplir le cerveau d'une façon constante et égale. La PENSÉE est l'illumination plus ou moins subite, plus ou moins vigoureuse de cet éréthisme envahissant les centres crâniens pour opérer les phénomènes de l'entendement. L'énormon a son centre normal au centre de l'organisme ; malheur à qui le déplace trop souvent et trop longtemps pour le jeter dans l'encéphale !... Dans cette espèce de travail fantasmagorique instantané les faits prennent donc l'écartement et la coloration que je signalais plus haut ; de façon que cet écartement et cette coloration soudains restent toujours en rapport avec le plus ou moins grand abaissement de l'énormon dans le tronc. L'abstinence, l'abus du coït, une fatigue exagérée, une forte saignée, une blessure béante; un état pathologique grave, établi dans les viscères inférieurs; certains poisons dispersifs; en abaissant outre mesure l'énormon, produisent les terreurs, les défaillances que tout le monde connaît; par le mécanisme d'écartement et de coloration que j'ai indiqué. Au contraire, une alimentation fortifiante, des liqueurs toniques, l'amour, l'enthousiasme, la jeunesse, une musique animée, en relevant l'énormon, porteront au-dessous de la moyenne normale la représentation des formes du monde extérieur et modifieront d'autant les résultats en sens contraire; car alors vous aurez affaire à un homme qui porte haut l'énormon; et qui peut vous présenter, depuis les idées souriantes et gaies, jusqu'aux excès de la folie ambitieuse, vaniteuse, etc. Ces faits sont fortement aggravés, on le comprendra, par le plus ou moins de mobilité du caractère; ce qui équivaut à dire : par le plus ou moins de rapidité avec laquelle l'énormon se déplacera dans tel ou tel sujet. Le maquignon *entraîneur* qui donne des biftecks au cheval de course, et l'abbé qui fait saigner ses moines, sont de grands physiologistes, sans le savoir... Était-ce bien sans le savoir aussi que l'architecte des vieilles cathédrales éteignait la lumière des cloîtres et faisait projeter le long des arceaux ces reflets de bleu intense, violâtre, qui amenaient involontairement le fidèle à délier sa bourse pour conjurer la peur de l'enfer? Tout architecte qui jette du soleil dans les rues et dans les monuments religieux défonce le tronc des congrégations. La grande erreur de la physiologie moderne a été d'établir que le travail du cerveau est central, constant et égal. Il suffit d'expérimenter sur soi-même pendant une heure pour voir la fausseté de cette allégation. Le travail du penseur le plus acharné est encore intermittent. *Le cerveau, comme tout le reste de l'organisme, possède une somme normale de forces pour le faire agir d'une façon continue; mais le travail de la pensée, la condensation de forces obtenue par une tension éréthisée de l'énormon, reste complétement intermittente; comme tout travail musculaire est intermittent; et a besoin d'un éréthisme spécial de l'énormon pour s'effectuer.* Tant que je reste en repos, les forces disséminées dans mes tissus suffisent pour le travail de la circulation, de l'assimilation, de l'innervation latente ; mais, si je prétends faire un travail musculaire de quelque valeur, l'éréthisme central a besoin de se déplacer pour partie et d'envahir mon bras, mon épaule, mon pied, etc., selon que c'est avec l'une ou l'autre de ces parties organiques que je veux engager un effort important. Il n'y a rien qui diffère du cas précédent, en ce qui a rapport à la pensée ; pour penser avec TENSION il faut que l'éréthisme se déplace aussi, et cela proportionnellement au travail qu'on entend réaliser. Eh bien, dans le mécanisme de ces tensions volontaires de l'éréthisme, physiques ou intellectuelles, se cachent les grands mystères de la science : psychologie, physiologie, pathologie, hygiène, éducation, etc.

L'éréthisme-*énormon est le fanal et le ressort des organismes... Tout part de lui et revient à lui ; le cerveau sert de grand intermédiaire sensuel ; mais ne va pas au delà, comme force initiale. Tout s'embrouille en acceptant le cerveau comme base des organismes. Tout s'éclaire en restituant à l'éréthisme vital, la puissance d'action et de liberté qu'on n'aurait jamais dû lui contester.*

LA CIRCULATION.

I

Idées générales sur la circulation.

Les anciens regardaient le sang comme le dépositaire des éléments de la vie. *Anima omnis carnis in sanguine est.* L'Alcoran eut cette même opinion, qu'on retrouve dans Pline le naturaliste ; et, généralement, dans toute l'antiquité. Depuis les magnifiques découvertes de Harvey sur la circulation, le résumé des idées qui se rapportent à ce phénomène peut se traduire ainsi : de grands vaisseaux artériels partent des centres viscéraux, pour aller retrouver de grands vaisseaux veineux ; en passant par des vaisseaux capillaires, qui servent de trait d'union entre ces deux systèmes opposés. On peut, en effet, se représenter grossièrement un tel mécanisme, en supposant deux entonnoirs contre-opposés ; dont les grands orifices sont disposés en sens contraire; tandis que les petits tuyaux de décharge s'aboutent l'un contre l'autre. Le liquide passant du grand orifice conoïde d'un premier entonnoir traverse l'étranglement de ce premier entonnoir, et représente le système capillaire artériel; puis, immédiatement, il atteint l'étranglement de l'autre entonnoir, représentant le système capillaire veineux; jusqu'à ce qu'il arrive à l'évasement du second entonnoir, représentant l'élargissement des grands troncs veineux. Ce sont deux conoïdes opposés, en un mot, joints par des étranglements plus ou moins capillaires; à moins qu'on n'accepte l'opinion qui prétend considérer la vascularisation comme formée de TUBES décroissants; on est d'autant plus libre dans ce choix, que chacune de ces opinions me semble aussi difficile à prouver qu'oiseuse à discuter. Je crois, par le schème mécanique ci-dessus, réduit à sa plus simple expression, figurer d'une manière aussi simple que possible la généralité des idées qui président aux lois de la circulation générale. Bien entendu qu'il faut se défier, dans la pratique, de telles figurations; car rien n'est plus contraire au génie habituel de la nature que cette façon d'effectuer les choses avec des traits arrêtés et limités. La physique générale, dans la concentration et dans l'épanchement des forces, n'agit jamais d'une façon strictement tubulaire. Les phénomènes de la circulation, notamment, correspondent beaucoup plutôt à ces travaux industriels, qui sont devenus si populaires aujourd'hui sous le nom de drainage. Les artères déférentes jettent au milieu de la masse charnue un liquide qui est repris par un autre système référent; celui-ci rapporte au centre le liquide poussé dans la direction périphérique par les artères et les lymphatiques. Examinez au microscope, avec soin et souvent, la constitution générale musculaire; sans parti pris, sans dissection théorique préjugée; vous verrez, à n'en pas douter, que la capillarité par contre-aboutement de vascularité est impossible pour bien des cas; et que de choses doivent se faire par drainage, par reprise. Ce qui fait repousser encore aujourd'hui cette grande idée physique du drainage vasculaire des liquides animaux, au milieu des tissus organiques, c'est qu'on ne sait comment expliquer sans une *tubulisation* CONTINUE la reprise du sang par les veines, une fois qu'il se trouve sorti de la tubulisation émissive artérielle. On n'a pas conpris que notre organisme représente un creuset brasqué, un sac fermé; par conséquent, doué d'une TENSION normale, nécessaire pour tout être vivant. La compression produite sur la masse liquide par cette constitution, *toujours* TENDUE, force la tubulisation veineuse, — si capillaire qu'on la suppose à son orifice, — à REPRENDRE ce que la tubulisation artérielle a lancé dans la masse par sa force propulsive. Aussi, la reprise veineuse montre-t-elle une circulation infiniment moins active, moins énergique que la circulation artérielle, et cela, non pas à cause des effets chimico-dynamiques d'un sang plus appauvri d'oxygène, de gaz, de rutilance, etc., etc.; mais justement, parce que la puissance de drainage n'a pas les mêmes effets dynamiques que la force propulsive. L'étude approfondie des tissus au microscope, quoi qu'on en dise en méprisant l'opinion des grands médecins qui ont combattu ce détail de l'idée admise, modifiera de force la théorie d'Harvey, en ce qui concerne l'idée d'une tubulation CONJOINTE; d'une tubulation CONSTAMMENT et nécessairement *correspondante*, sans interruption, entre le système artériel et le système veineux. Je défie le plus téméraire des anatomistes de m'expliquer, dans le système strictement tubulaire, comment la circulation s'établit et se conserve dans les masses charnues adventices, anormales, produites par des blessures, des coups, des ulcérations, etc., etc.; en un mot, dans tous les cas où une violente solution de continuité a brisé la connexion qui existe entre la constitution organique vulgaire et la constitution d'une création déformée ou monstrueuse. L'anatomiste voit, sous les impressions les plus diverses, les plus inattendues, la circulation se former et se régulariser là où toute tubulation normale, encore moins toute tubulation connexe, ne pourrait se glisser avec ses agencements. L'être vivant a donc, par la nature FERMÉE et TENDUE de son organisme, la faculté innée de constituer, EN TOUT ÉTAT DE CAUSE, des canaux ÉMISSIFS et des canaux RÉFÉRENTS; qui ont pour trait d'union une liquidité, un bain, et non une capillarité conjointe! Le bon sens ne nous dit-il pas que, dans ce réseau inextricable de la masse charnue, Dieu n'a pas abandonné aux hasards si fréquents d'une solution de continuité ou de contusion la marche circulatoire, qui est le *sine qua non* de notre existence? Il suffit de lire les disputes sans fin qui ont eu lieu sur les *propriétés élastiques*, les *pro-*

priétés vitales des tissus; la *contraction organique*, les *vibrations insensibles*, etc., etc., pour être persuadé de l'insuffisance dogmatique des physiologues à cet égard; les phénomènes extra-capillaires n'étant admis que pour les cas d'œdème et d'engorgement; ce qui a tout vicié dans la théorie circulatoire.

Dans les animaux, comme dans les végétaux et les minéraux; comme dans la matière hétérogène, les forces se divisent et se reprennent par drainage, par COLLECTION! Il en est de même *à fortiori* dans nos organismes. Au lieu de se poser des questions toutes faites, des préparations micrographiques toutes classées, placez-vous en face d'un muscle important. Est-il possible, dans ce feutrement inextricable, de supposer autre chose que la grande loi de drainage, pour concevoir, pour fixer d'une façon sûre la marche de la circulation? Je trouve qu'on s'est bien hâté de jeter la pierre aux anciens sur les phénomènes de cette circulation. Il ne faut pas croire qu'Hippocrate, Galien, etc., eussent l'idée d'une stagnation sanguine. On trouve chez eux bien des passages qui prouvent le contraire. Mais les anciens, n'ayant pas à leur disposition les moyens d'observation que nous possédons aujourd'hui, s'en sont tenus à une idée générale de la circulation, qui ne manquait ni de grandeur ni de vérité pour la compréhension des phénomènes. On n'a jamais tenu compte de cette impossibilité radicale dans laquelle ils se sont trouvés de vérifier leurs idées-principes; par un manque presque complet des instruments d'observation. Dans cette position particulière, tous leurs soins, tout leur génie, a dû se porter vers la grandeur des inductions; tandis que chez nous, aujourd'hui, par le nombre des instruments, nous croupissons dans l'abus bien moins honorable des petits systèmes de détail. Autrefois, pour briller, il fallait du génie!.. Aujourd'hui, il faut seulement de bons yeux et de l'opiniâtreté. Qu'on juge de la différence! Quant à la circulation, ils savaient que certains vaisseaux sont émissifs, d'autres référents. Comment l'effet émissif et l'effet référent se raccordent-ils entre eux? Voilà ce qu'ils ont passé sous silence, ou qu'ils n'ont que vaguement expliqué; à cause de l'insuffisance des moyens d'observation dont ils se reconnaissaient eux-mêmes trop dénués. Aujourd'hui nous ne pouvons plus rester dans la même indécision. Tout en admettant la marche indiscutable du grand phénomène circulatoire établi par Harvey, nous devons en corriger les points d'observation fautive; à savoir, la connexion tubulaire NÉCESSAIRE et CONSTANTE entre les canaux émissifs et les canaux référents. L'artère lance le liquide sanguin sous l'influence de la force cardiaque; et l'ondée arrivant à la fin de la tubulisation artérielle s'engage dans la masse charnue; non pas toujours avec des anastomoses capillaires arrêtées, connexes; mais bien souvent dans une masse vague, remplie, indifféremment, des capillaires émissifs et des capillaires référents. Là, chacun trouve son compte; l'*émissif* baigne la masse par l'apport incessant du flux sanguin; le *référent* se gorge comme une sangsue; sous l'influence de la force compressive, qui fait que rien de tubulaire ne peut rester vide, inactif, dans un système tendu, où les interstices deviendraient une monstruosité. Sans avoir recours à aucun *deus ex machina* physiologique ou psychologique, prenez une vessie bien fermée, contenant des tubes creux de nature inorganique, assez capillaires pour s'imprégner d'un liquide; et n'imbibez qu'une moitié de ces tubes creux avant de fermer votre vessie. Tout le monde ne devine-t-il pas d'avance que, du moment où l'on exercera une compression sur cette vessie, les tubes capillaires non imbibés emprunteront, dans une mesure donnée, le liquide primitivement abandonné à la moitié des autres tubes capillaires? Les uns feront fonction de tubes émissifs; les autres, de tubes référents. Mais tout cela se produira dans la masse, par drainage; sans que la tubulisation baignée primitivement, et celle qui ne l'est pas, aient besoin de se rencontrer bout à bout, par une connexion de tubulation. On croit que le système circulatoire d'Harvey a été poursuivi assez loin, au microscope, pour qu'on ait pu voir et reconnaître l'anastomose exacte des tubulations des systèmes afférent et déférent. Ceci est faux, en principe comme en fait; l'anastomose a été très-mal établie comme système de connexité réelle... Premier point. Second point, cela serait-il vrai, que l'on ne prouverait rien encore; puisque la capillarité poussée à ses vraies limites équivaudrait à la REPRISE d'un drainage vague! Quand on a fait des observations sur les grenouilles, etc., on a oublié que ce sont des animaux inférieurs, qui peuvent manquer de cette capillarité vague dévolue à l'homme; justement comme il possède déjà tant d'autres fonctions à soi. Avez-vous vu quelquefois rougir une grenouille sous une influence morale? Avant de compter sur vos observations batraciennes, dites-moi donc pourquoi vous rougissez vous-même. Je ne crains pas de le répéter, les observations nombreuses que j'ai faites au microscope, les créations élémentaires dont j'ai donné le détail et l'explication ailleurs, m'ont fourni les raisons les plus vraisemblables pour croire que notre vascularité normale est composée de CONOÏDES dont la portion évasée a le même point d'appui, le centre viscéral; mais dont le cours circulatoire est inverse; ils baignent leurs racines capillaires dans une tubulisation vague... dans une LIQUIDITÉ commune. Le plus grand principe d'une vraie physiologie, tiré des lois de la physique transcendantale, consiste à regarder la liquidité comme la base des tonalisations de la matière. Nous aurions beau donner au sang normal, enfermé dans ses tubes connexes, une liquidité de premier ordre; jamais cela ne vaudra, au point de vue d'une tonalisation puissante, la liquidité vague de nos organismes. Le souverain Créateur n'a pas commis une faute de haute physique aussi grossière! Il a établi dans la masse charnue un liquide qui semble tout envahir, tout baigner; constituer une masse liquide, en un mot; quoique les grands conoïdes artériels veineux passent au milieu de ce travail, en exerçant leurs fonctions opposées. Si un observateur, étranger à nos discussions anatomo-physiologiques, prend dans sa main un muscle qui provienne depuis peu d'un organisme vivant, il croira, dans son ignorance relative, que le sang imbibe confusément la masse charnue; et c'est à peine s'il apercevra les grands troncs vasculaires qui s'ouvrent béants ici et là. Ce qu'il y a de plus étrange, dans tout ceci, c'est que l'ignorant verra mieux, philosophiquement, que nos meilleurs micrographes! Seulement, le mécanisme fondamental de la circulation lui échappera. Il est patent que si la circulation devait se produire d'après le système d'Harvey, strictement, il faudrait que la masse charnue ne possédât de capillaires qu'à la périphérie du corps. Car, là seulement, on comprendrait, dans le système canalisé-conjoint, que l'anastomose pût se réunir et se former. Comment se fait-il que dès le centre charnu, au milieu de la fibre du cœur même, la capillarité exerce tout son empire?... et que, dans toute la masse du corps, depuis l'orteil, jusqu'au foie, depuis le ventricule jusqu'au cuir chevelu, la capillarité ne se différencie en quoi que ce soit? C'est que la circulation ne marche pas nécessairement par connexion de tubulisation; mais par drainage! Je conçois très-bien la tubulisation arrêtée, émissive, du système que la ville de Paris suit dans sa répartition du gaz de l'éclairage; là, il y a connexion de tubes bien apparente; les gros troncs sont suivis de troncs plus petits; et cela va en s'aboutant du centre à la périphérie. En est-il de même dans notre masse charnue? pas le moins du monde, tout est confondu! A côté de l'artère la plus grosse; que dis-je? sur l'artère la plus grosse, rampent les capillaires les plus excentriques; tout cela se mêle, se confond, se feutre, et se draine.

Il existe donc une circulation libre... comme il existe une circulation tubulée. Voilà l'état normal!

C'est la prédominance abusive de l'une ou de l'autre de ces circulations, qui fait la base des grands troubles organiques; on reconnaît là, facilement, un dérangement de liquidité pour point de départ. Tantôt la tubulisation vasculaire, s'exagérant sur la circulation libre intra-tubulaire, amènera ces troubles organiques que nous étudierons à leur lieu et place; tantôt la circulation libre, exagérée sous l'influence de certaines circonstances, amènera des effets tout opposés. La phthisie, appuyée le plus souvent sur une diathèse scorbutique ou scrofuleuse, sort d'une propension exagérée du sang à former une circulation extra-tubulaire; ce qui amène des épanchements dans l'organisme; et surtout dans les poumons, où la stase de quelque élément que ce soit devient pernicieuse pour l'économie animale. J'en dirai autant des hydropisies, sœurs jumelles des diathèses que je viens de citer; et de tant d'autres affections qui auraient une classification plus intelligente, si les lois réelles de la circulation eussent été mieux comprises. Ces stases sanguines, exagérant la circulation confuse extra-tubulaire, font que tout ce qui porte un caractère de vie trop sédentaire détermine le scorbut, les scrofules, la phthisie, les hydropisies, etc., comme cela se voit dans les grandes villes; où l'on aime trop son intérieur confortable; on peut en dire autant, à plus forte raison, des couvents, des ateliers de couture, des prisons; en un mot, de tout ce qui entrave le phénomène de reprise dans la circulation. Au lieu de cela, la vie active : celle des champs, celle des ménages, la chasse, la guerre, présentent des résultats tout opposés. Si les artérioles s'embouchaient constamment et directement sur les veinules comme on le professe, à quoi servirait donc cette tension organique si nécessaire à la circulation générale? Il est prouvé que la peau blanche, les cheveux blonds, l'âge adulte, prédisposent à la phthisie, aux scrofules, au scorbut; c'est dire que les organismes dont la texture générale, surtout la texture périphérique, n'emprisonne pas suffisamment la *tension* organique pour pousser le sang de la vascularité artérielle à être repris par la vascularité veineuse; c'est dire que ces organismes sont constamment en butte à la phthisie, aux tuberculisations, aux kystes, aux scrofules, au scorbut, etc... Ne voit-on pas que les concrétions calcaires, albuminoïdes, fibrinoïdes, gélatinoïdes, ne proviennent que d'un *départ* du sang, se produisant par une *stase* déplorable extra-tubulaire, trop prédominante, et trop prolongée?... Ce n'est pas l'air de telle ou telle latitude qui guérit les phthisiques et les scrofuleux. Ce sont surtout les actes dynamiques qui sont attachés aux grands déplacements, à la curiosité des voyages, à l'éloignement d'une habitation aimée, etc. On a vu des princes, des millionnaires, arrachés à la vie de Paris, par ordonnance du médecin, et sous prétexte d'aller à tel ou tel bain, se porter comme des jeunes gens; recouvrer même une santé détruite par le trop long usage d'habitations choyées; en de tels voyages on se trouve logé le plus souvent dans de vrais chenils; dans des masures de paysan, de pêcheurs, d'où le dégoût les poussait à sortir dès la naissance du jour; ce sont les mêmes personnes qui étaient arrivées dans un château, dans un hôtel immense à ne savoir habiter qu'une seule chambre.

Si la tubulation connexe existait, pourquoi craindre la constitution délicate des gens riches? Les mouvements circulatoires se feraient non-seulement, chez le riche comme chez le pauvre, mais chez la blonde comme chez la brune, chez le jeune homme comme chez le vieillard! Ces effets de stase, qu'on a mis sur le compte de telle ou telle *irritation*, *sub-inflammation*, *asthénie*, atonie, anémie, etc., ne viennent généralement que du principe de la *circulation normale* dévié ou exagéré dans l'un de ses éléments; la circulation vague n'étant pas assez soutenue par la reprise veineuse. Si la connexion tubulaire était exacte entre les artères et les veines, cette ceinture périphérique qui garantit les tensions organiques serait un pléonasme économique; puisqu'elle n'aurait aucune action sur la circulation enchaînée, fermée, circonscrite. Au lieu de cela, tout ce qui détruit la tension générale organique agit d'une façon si radicale, si prédominante sur la santé, que toute une secte antique, la plus méthodique, la plus consciente de ces principes peut-être, a vécu avec le *laxum*, le *strictum* et le *mixtum* comme seuls éléments professionnels. Dans les constitutions mal défendues par la ceinture périphérique, si le système général de tension organique ne permet pas aux liquides de circuler avec une certaine contraction physique, ces liquides restent diffluents; et amènent la chlorose, le scorbut, la phthisie, etc. Je le répète, si l'animal devait avoir affaire à une circulation connexe pour vivre; ce système recevrait à chaque instant de si grandes atteintes, qu'il succomberait à tout propos; on verrait les hommes, notamment, tomber comme des mouches!

Je viens de donner un tel développement aux idées que je professe sur la contexture des vaisseaux de l'organisme, que je crains d'en répéter inutilement les déductions. Qu'il me suffise donc de rappeler à l'égard des faits thérapeutiques les idées suivantes.

Dans le phénomène de reprise, les propriétés absorbantes des vaisseaux suivent une loi invariable de tension organique. Il est constant qu'un agent de constriction, astringent, essentiel, résineux, tonique, etc., a pour effet de ramener dans un état meilleur le travail absorbant qui ne se faisait pas, ou qui se faisait mal. En cela, les phénomènes d'absorption, conduits par la tension organique, suivent la loi de ces tensions. Les vaisseaux qui sont doués d'une tension plus forte, normalement, agissent quand même jusqu'à la mort définitive; tandis que les vaisseaux moins bien organisés pour cela commencent très-vite à perdre leur faculté agissante, et restent inertes au milieu des liquides qui les baignent, et dont ils ne savent opérer la reprise. (Voir Bichat, page 66.) Dans les cas de tension excessive et anormale, amenée par l'inflammation, l'inverse se produit. On voit les globules sanguins passer, en ce cas, dans les vaisseaux blancs; et ne reprendre leurs cours ordinaires qu'après la cessation de l'état pathologique.

L'idée anastomotique directe, liée si intimement au principe de la circulation, a été débattue avec beaucoup d'ardeur et enfin admise de guerre lasse par les physiologistes modernes sous l'influence de cette pensée : « Que le cœur est le moteur unique de l'organisme ; partant, de la circulation. » Le grand nom de Bichat, si opposé à cette conclusion ; celui de Hunter, de Wilson Philip et de bien d'autres savants, n'ont pas retardé cette conclusion. Il est clair que, si l'on admet le cœur comme point de départ de toute force organique, il n'y a pas lieu d'en distraire les mouvements de la circulation. On aura beau rappeler les circonstances nombreuses et concordantes proposées par les adversaires de l'idée actuelle, rien n'y fera, et l'anastomose se reliera quand même d'artère à veine sans intermédiaire ; on ne voudra pas même se souvenir que pendant bien longtemps l'enseignement n'eut pas d'autre base. Pour moi, qui considère le cœur comme un volant de machine, un collecteur, *condensateur de forces acquises*, je n'ai pas besoin de lui donner ce qui ne lui appartient pas. Et que devient la circulation capillaire ou autre, quand il n'existe pas de cœur dans un organisme? C'est l'éréthisme-énormon qui la crée et qui la meut. *D'après l'expérience capitale que j'ai instaurée, il est clair que la force organique possède en elle seule la puissance circulatoire*, que le cœur n'est qu'un accessoire collecteur et adjuvant. De sorte que, si sa force propulsive mécanique s'arrête vraiment aux confins artériels, ainsi que le professait Bichat, nous n'avons pas à craindre pour cela que cette circulation devienne inerte. Le mouvement s'est attaché aux éléments du sang, aux globules notamment, comme un principe nécessaire, ils vont où le besoin organique les appelle ; même de travers ; même contre notre sûreté propre, puisque le moindre *stimulus* amène un *fluxus*. Or, je le demande, n'est-ce pas opposé à tout bon sens mécanique de voir accourir au milieu de la capillarité, soi-disant claustrée, des corpuscules matériels qui ne devraient jamais pouvoir changer leur itinéraire, dans le cas d'un strict abouchement d'artère à veine? Lavoisier imposa la théorie de combustion dans le poumon ; aujourd'hui cette combustion est reléguée dans les simples faits de combinaison oxygénante ; bien mieux de nutrition ordinaire. Je ne verrai pas sans doute le pendant de cette reculade appliqué à la découverte que j'ai présentée ; mais l'avenir la verra ; et cela m'est parfaitement égal. Le cœur a une action évidente de propulsion en ce qui concerne les premiers et les plus importants mouvements de la circulation; mais il n'est là qu'un agent secondaire auquel on peut joindre certaines actions, plus ou moins automatiques, des vaisseaux de tout genre. Magendie a plutôt *blagué* qu'il n'a réfuté sérieusement Bichat dans la grande discussion de la reprise veineuse. Ayant suivi avec un soin tout particulier les efforts de Magendie pour lutter contre l'autorité un peu trop absorbante des travaux de Bichat, souvent j'ai été heureux de voir Magendie emporter d'assaut telle ou telle théorie mal comprise du grand anatomiste; mais, dans le fait de reprise veineuse, j'ose dire que Magendie n'a fait jouer que des pièces de trop faible calibre pour atteindre Bichat, qui n'est même pas effleuré. L'essai de Magendie sur la circulation, contenu dans son deuxième volume des *Phénomènes physiques de la vie*, ne représente qu'un article de *petit journal;* ce n'est pas avec de l'esprit seulement qu'on vient à bout de semblables difficultés. La marche du sang des artères vers les veines sous-tend évidemment une des plus grandes difficultés physiologiques; car là il ne se passe pas seulement un phénomène de propulsion de la part du cœur; mais aussi des espèces d'élections de capillarité bien vues par Bichat et sur lesquelles il a eu tort de ne pas déclarer son ignorance dogmatique; lui surtout qui n'avait aucune raison de tenir tant à élucider des forces fractionnées de ce genre. Bichat n'eût dû faire que décrire les choses telles qu'elles se passent réellement; et, une fois ces choses si étonnantes, si mystérieuses, décrites, demander à ses adversaires comment ils entendaient les résoudre en dehors de la solution qu'il proposait lui-même. Magendie a traité de *roman* l'exposition de Bichat... Mais Magendie eût dû savoir qu'effectivement là est tout le roman de notre vie... et je ne sache pas jusqu'ici quelqu'un qui en ait fait l'histoire! Dans les écoles on admet les mouvements du cœur comme suffisant seuls à la circulation; et tout est dit... Si vous ne voulez pas y croire... allez y voir! Le cœur pousse évidemment le sang dans les artères; quoiqu'il y ait déjà là une réserve à faire pour bien des mouvements attribués aux parois vasculaires. Comme si tout mouvement qui sort de l'impulsion cardiaque n'était justement pas un véritable mouvement vital; une impression de l'éréthisme énormou sur les tissus! ainsi qu'il est prouvé par ces colorations brusques blêmes ou rouges du visage et de la peau, sous l'influence d'un effet d'éréthisme quelconque; et par tout *stimulus* déviant la circulation spéciale des capillaires à la moindre impression physique. Enfin, ce qui est capital, par la déplétion singulière qui s'opère dans les artères en faveur des gros troncs veineux, à mesure que l'éréthisme baisse; et encore mieux par la mort totale des organes. Certains poisons, d'une extrême activité, ne touchent ni au mouvement normal du cœur ni à la constitution chimique du sang; or ces poisons, en volant la force tensionnelle du liquide organique, entravent la reprise sanguine, la marche de la circulation, et amènent la mort. Mais laissons ces détails; passons à la capillarité! On peut encore admettre, avec M. Milne Edwards et les auteurs qu'il cite, que la propulsion artérielle produisant un effet de ressort sur les capillaires, ces capillaires peuvent vivre de ces reliefs de mouvement et se trouver de force à porter l'ondée sanguine jusqu'à l'entrée des veines. Mais, arrivé là... vous soutenez encore que le cœur garde tout son effet?... Comment raisonnez-vous donc alors?... Est-ce qu'il n'est pas plus simple de dire avec l'école: « Le cœur fait tout!... » La reprise veineuse ne me semble nullement justifiée au point de vue de la mécanique pure; point de vue, remarquons-le bien, qui est celui de toute la physiologie actuelle. Les anciens, qui n'avaient en général que des raisons de mécanique aussi, ont tous eu le bon sens d'arrêter, de limiter l'effort cardiaque à l'embouchure des veines. Si l'on va plus loin, si l'on entend donner une impulsion sérieuse à l'ondée sanguine à partir des capillaires, il faut admettre forcément que le liquide sang est doué d'un mouvement propre, acquis, qui lui adhère et dont il se sert pour reprendre sa marche circulatoire vers le moteur qui lui donna une première impulsion. Lorsque vous lâchez une machine roulante sur un plan doublement incliné, dont la seconde partie se relève au lieu de s'abaisser, la force propulsive initiale s'arrête en un endroit quelconque, soit de la descente, soit de la montée; il arrive un moment enfin où la machine roulante ne remonte que par la force qu'elle a acquise elle-même par la descente. Pouvez-vous dire que cette force acquise soit contenue dans l'impulsion initiale? Non, évidemment! Il en est de même de la force d'impulsion produite par le cœur. Il arrive un moment où son effort mécanique initial perd son empire sur l'ondée sanguine; mais, comme les faits de mouvement ne se passent pas dans les organismes comme dans la matière non tonalisée, les forces accumulées revêtent la tournure vitale qui est propre aux organismes; et l'ondée sanguine reprend le chemin du cœur non par un effet de propulsion mécanique directe, non scindée, mais par la condensation de mouvement vital qui s'est emmagasinée dans le sang tout le temps de son parcours dans les artères; parcours qui s'est produit avec une sorte de compression constante; avec une action foulante vitale qui empile, qui condense incessamment la force en trop fournie par le cœur, et qui doit servir de réserve, d'aliment à l'ondée sanguine, lorsqu'elle ne sera plus sous la direction et l'impulsion immédiate de cet organe. On ne veut jamais comprendre qu'une force organique TONALISÉE, c'est-à-dire acquérant une complexité toute vitale, n'a pas les mêmes allures que la force monocorde que nous rencontrons dans les faits matériels. Dans la dynamique vulgaire, jamais une force n'a d'initiative ni d'intelligence par elle-même; elle obéit à l'impulsion qui la presse!... Ne fallait-il pas, en effet, pour la richesse et l'utilité des combinaisons de mouvements, qu'il existât une certaine nature de forces, esclaves de la volonté des organismes, afin que cette volonté, si précieuse, pût s'exercer en toute facilité? Mais dans les organismes, là où il y a tonalisation, c'est-à-dire un mouvement coordonné et surajouté... ne se crée-t-il pas autre chose qu'un ensemble aveugle de forces inconscientes?... Quoi donc alors différencierait l'animalité de la matière inerte?... Les animistes, les vitalistes même, ont cherché par tous les moyens possibles à établir ce fait dont ils ont demandé beaucoup trop souvent l'explication à leur seule imagination, non étayée de faits concordants. Aujourd'hui il ne peut plus en être de même, du moment où l'on s'étayera des phénomènes de haute physique que ces forces libres nous placent devant les yeux. Ce n'est donc pas du cœur qu'il faut faire partir le véritable mouvement initial de la circulation; ainsi que le montre mon *expérience capitale*, appuyée de l'exemple des fœtus qui ont vécu sans cœur et de toute la classe des animaux inférieurs qui en sont dépourvus. Le cœur n'est qu'un VOLANT condensateur, établi sur le trajet de la force motrice initiale et servant à rhythmer l'organisme. Je ne parle même pas de la circulation abdominale, dans laquelle le sang veineux traverse deux systèmes capillaires contre-opposés aux deux extrémités de la veine-porte; ce serait nous étendre trop loin; les autres raisons suffisent à la discussion. Le mouvement condensé, refoulé par le cœur dans la circulation artérielle débutante, suffit à la marche de tout l'organisme, non-seulement comme impulsion matérielle, mais aussi comme impulsion intelligente... car une intelligence relative est toujours attachée à tout mouvement tonalisé... C'est à ce résultat si désirable que les nerfs veillent incessamment; eux qui sont tellement disséminés dans les parenchymes charnus, que beaucoup de physiologistes ont cru qu'ils formaient la trame entière de ces parenchymes. Il faut donc que Magendie prenne son parti du roman de Bichat; c'est-à-dire des mouvements singuliers du liquide sanguin constituant ces électivités bizarres, ces mouvements en retour, ces déviations, etc., inexplicables, autrement que par un mouvement sérieusement organique; et encore par un mouvement doué d'une certaine intelligence relative. En face de ces difficultés, les animistes proposèrent l'âme comme seul agent... C'est la contre-partie de l'école dynamique actuelle, qui prétend que la propulsion mécanique suffit à tout. Les idées animistes ont été délaissées à cause du manque de sens analytique qui les distinguait; je crois que le dynamisme actuel ne tardera pas à suivre l'animisme; mais, cette fois, pour cause d'insuffisance didactique. C'est sur le terrain de la circulation que le vitalisme a essayé ses plus intelligentes théories; on peut dire qu'avec Bichat et ses successeurs le vitalisme a fait des efforts bien honorables. Mais que peut-on attendre d'un système sans base, puisqu'il n'a pas d'unité? Toute école qui ne consentira pas à accepter les trois points suivants sera frappée de stérilité, et forcée de rentrer dans l'animisme de fantaisie, dans le vitalisme par tronçons, ou dans le dynamisme impudent et grossier de notre époque de savetiers dogmatiques: 1° agglutination du mouvement; 2° tonalisation de ce mouvement, produisant fatalement force et *intelligence;* 3° éréthismes volontaires du mouvement, intellectuels et mécaniques.

Magendie s'est battu contre des moulins à vent quand il a discuté une chose mise hors de discussion : à savoir que le sang se meut par lui-même, *en dehors de l'organisme.* S'il est vrai qu'il se soit trouvé des physiologistes assez peu versés dans les phénomènes pour présenter de semblables hypothèses, je comprends qu'ils aient pu exciter les sarcasmes de Magendie ; mais ce n'était pas une raison de la part du savant professeur pour fermer l'oreille aux circonstances de vitalité si nombreuses qu'on lui présentait de toutes parts. Dans l'électricité, nous voyons des centres INDÉPENDANTS se former *sous l'effort d'une tension commune et tant que vit cette tension* ; pourquoi n'en serait-il pas de même de la puissance énormon?... La calorification normale n'est-elle pas aussi un sûr garant de l'effet synthétique qui se produit chez tous les êtres organisés? Les belles expériences de M. Poiseuille sur les tensions comparatives des artères ou des veines le prouvent encore surabondamment. Mais il ne faut pas demander à l'hémo-dynamomètre ce qu'il ne peut pas donner, la mesure de la force organique enfermée dans les tissus ou dans la circulation. Cet instrument indique fort bien la pression de dynamique matérielle correspondant aux effets physiques de propulsion vulgaire ; a-t-il jamais réussi à entrer dans la voie des faits organiques? Magendie a eu le tort de nier ces derniers parce que l'hémo-dynamomètre n'y était pas sensible : c'est comme si les premiers physiciens eussent nié les courants galvaniques, parce que l'électroscope à feuille d'or ou à boule de sureau ne pouvait déceler ces courants galvaniques. L'électricité statique est l'électricité des actes de propulsion simple, englobés dans les détails du frottement. Si l'électricité galvanique, au contraire, dénote les faits intimes qu'on peut surprendre dans la nature moléculaire, disposée polariquement, il nous reste à fonder maintenant des appareils qui aillent constater, *non plus la* POLARISATION *des forces moléculaires, mais la tonalisation de ces forces*. En attendant cette très-désirable découverte, nous devons nous servir des analogies, que dis-je? de l'identité des formes visibles dans la marche de l'optique et surtout de l'acoustique en mouvement, pour pénétrer des mystères si peu explorés. Magendie a su indiquer la voie qu'il convient de suivre, la physique. De son temps c'est tout ce qu'il pouvait faire. Aujourd'hui nous n'avons plus les mêmes excuses ; au lieu de le suivre dans la seule physique qui fût sérieusement à sa portée, marchons dans le sens de cette physique abstraite, transcendantale, qui peut se créer si l'on veut s'engager dans la voie acoustique et optique que je cherche depuis si longtemps à faire prévaloir. Magendie a plutôt indiqué le point de l'horizon vers lequel il faut se tourner, qu'il n'a marqué du doigt le chemin qui y conduit. Ce chemin nous est connu, entrons-y résolûment. Dans les questions de physique dynamique, maniées cependant avec une main très-sûre par Magendie, les explorations sont toujours restées stériles lorsqu'on les considère à un point de vue élevé; rappelons-nous seulement les différences de pression essayées par Magendie au moyen de l'eau chaude et de l'eau froide; il pronostique juste le contraire de ce qui arrive, ne voyant pas que l'eau froide, diminuant la dispersion périphérique, doit produire un léger excès de tension et de pression sur le liquide sanguin; tandis que l'eau chaude, ramenant la dispersion, doit amener l'effet contraire. Il en est de même quand Magendie rappelle que les capillaires, disposés suivant un diamètre moyen d'un centième de millimètre, ne pourraient être traversés par l'eau la plus pure, tandis qu'il cherche à faire voir qu'ils le seront, à la condition que le sang reste coagulable c'est-à-dire plus solide dans ses éléments intérieurs. Quel contre-sens logique... à propos d'un fait expérimental vrai en lui-même! C'est que la force organique ne s'attache réellement au sang que dans sa contexture globulaire; et que le sang aqueux ne tient qu'une faible force organique en dissolution. L'idée phénoménale illuminait le grand physiologiste, lui arrachait des constatations indiscutables; mais son entêtement pour la dynamique de propulsion lui plaçait un écran devant les yeux, qui l'a empêché d'être le premier médecin des temps modernes. Car Magendie était taillé pour cela; rien n'eût été impossible à cette magnifique intelligence, avec quelques études abstraites de plus. Malgré tous les services que la science doit à M. Poiseuille, services très-importants, très-indiscutables, je crois devoir regretter, pour Magendie, qu'il ait eu la mauvaise chance de rencontrer sur son chemin un pareil collaborateur; il est des natures qui doivent rester abandonnées à elles-mêmes. Magendie s'est laissé endormir par des résultats, exacts en dynamique, faux en physiologie; dont la nouveauté lui servit d'appât. Admettez cependant qu'à la place de M. Poiseuille il se soit présenté à Magendie une nature portée aux voies abstractives; balançant le doute natif du professeur de l'École de France, Magendie allait tout droit à la physique transcendantale, c'est-à-dire à la physique organique, à la physiologie absolue. M. Poiseuille eût fait de son côté d'excellents Mémoires pour l'Institut; tout le monde y eût gagné. En entrant dans les couloirs du collége de France, M. Poiseuille s'est trompé de porte... c'est à côté qu'il fallait frapper! Là, il eût pu faire assaut de décimales; quel beau jour pour la science! Revenons à la circulation!... Magendie établit donc que la coagulabilité du sang est nécessaire à sa marche dans les capillaires; à côté de cela il rappelle les effets de la foudre, destructifs de cette coagulabilité. Là, trouve-t-on rien de chimique? comment n'a-t-il pas vu que la foudre agit sur le sang en dispersant violemment les éléments de sa tonalisation? Comme dans la non-coagulabilité amenée par l'acide carbonique, l'hydrogène sulfuré, etc., il y a dispersion de la force organique, plutôt que combinaison chimique réelle. Comme encore dans l'arrêt de circulation amené par le froid, il y a déperdition du mouvement interglobulaire; qui se ranime par l'adjonction d'une nouvelle chaleur, permettant à la circulation générale d'agir sur les arrêts partiels déterminés par le froid. Que ce soit la fibrine ou la matière des gobules qui se solidifie, il est certain qu'il existe là un phénomène spontané. Magendie, comme déjà dans la discussion du caillot fibrineux, ne voit pas que c'est cette action spontanée qui règle l'effet organique. On dit « le caillot n'est pas un signe inflammatoire, car il se forme de telle ou telle façon, en des cas dénués de tout soupçon inflammatoire; » cela est possible; mais ces cas que vous citez sont amenés sous des influences cherchées; tandis que la couenne, dite inflammatoire, est admise dans les cas simples dans lesquels le médecin voit apparaître *spontanément* cette couenne, dans la pratique vulgaire de la saignée. Cette pratique usuelle est une sorte de mètre accepté, qui permet de connaître l'état du sang en des circonstances qui doivent partout se répéter d'une manière à peu près identique. Si vous changez les circonstances, vous changez le métrage; ce qui ne veut pas dire que les chercheurs de couenne aient tort. Il en est de même pour le cas qui nous occupe. On ne peut pas admettre une coagulabilité vitale du sang, parce que plusieurs éléments organiques abandonnés à eux-mêmes, après la destruction de la vitalité, se coaguleraient aussi, la pectine, la gélatine, etc.; enfin, parce que, avec le sang pris en masse, on peut produire tel ou tel genre de coagulabilité, au moyen d'agents chimiques différents. Il ne s'agit pas de changer constamment le repère perspectif; le sang se coagule spontanément dans la voie suivie tous les jours par la pratique : le mètre étant accepté, vous ne pouvez en varier les termes. Que deviendrait un tableau, si l'on déplaçait à chaque instant le point visuel, base de toute organisation des lignes? La saignée normale a été prise de tout temps pour point de comparaison, en ce qui touche la coagulabilité relative du sang, il ne faut pas sortir de là lorsqu'on veut répondre aux praticiens. Maintenant, en physiologie, on est maître d'étudier les faits par des travaux concordants; sans jamais oublier qu'il faut laisser l'examen du caillot à ceux qui le considèrent dans des conditions identiques pour toutes les opérations de leur ministère. Qu'on soit peu d'accord sur le mot inflammation, cela est facile à comprendre; néanmoins, tout le monde comprend le trouble spécial désigné par ce mot; et qui amène généralement une couenne fibrineuse sur le sang extrait de la veine, dans les circonstances vulgaires, reçues par tout le monde. Cette séparation spontanée de la fibrine, qu'on appelle couenne, doit avoir une signification; puisque l'expérience a prononcé sur sa rencontre, j'en dirai autant de la nature relative des caillots. Que les pathologistes continuent donc à expérimenter ces faits très-précieux, et qu'ils ne se préoccupent que d'une chose : c'est de les tenir dans les limites d'une observation judicieuse et loyale. Dans la coagulabilité relative du sang, Magendie indique lui-même les poisons organiques ou minéraux qui l'entravent; or, de l'examen seul des substances chimiques dont nous pouvons saisir la nature réelle, il ressort que ce sont des agents de dispersion. L'action AGGLUTINATIVE est la base des efforts que doit tenter la force vitale pour soutenir l'économie vivante; si vous détruisez, par l'approche d'un réactif quelconque, cette agglutination si nécessaire, vous détruisez aussi toute la machine. Les acides concentrés tendent à chasser le mouvement centripète de l'énormon des centres dans toute la masse organique; de là un état de fièvre dont nous avons donné ailleurs le mécanisme; les substances dispersives, les alcalis, les alcaloïdes, les essences, les carbures hydrogénés, sulfurés, etc., tendent, eux, à jeter dehors de l'organisme toute condensation réalisée. De là les troubles organiques connus sous les noms de syncope, catalepsie, empoisonnements par les narcotiques, etc. Tout corps qui ne saura que désagglutiner partie de la force énormon pour la jeter dans l'économie générale n'atteindra qu'aux phénomènes fébriles; tout corps qui aura la faculté, non-seulement de désagglutiner cette force énormon, mais de la conduire en dehors des limites périphériques, amènera des convulsions, la somnolence et la mort. Dans la premier cas, celui des acides, il arrivera que la force énormon, simplement extravasée dans le sang, lui laissera une coagulabilité et une couenne bien connues; tandis que dans le second cas, celui des poisons organiques dispersifs, la force énormon, ayant été déversée au dehors, ne pourra plus fournir ni les signes de fibrination couenneuse, ni les signes de la coagulabilité normale. Tout ce qui contrarierait une loi aussi sûre ne pourrait venir que de fausses observations, ou de ces complications d'action si communes dans les faits de l'économie vivante. Quand je vois un médecin chercher la couenne inflammatoire ou la coagulabilité normale, je sais bien que j'ai affaire à un routinier; mais je ne récuse pas pour cela son observation. Ce qu'il appelle INFLAMMATOIRE, je l'appelle, moi, diffusion de la force organique, restée emprisonnée dans les limites de l'économie périphérique; je ne l'en taquine pas pour cela. Il dit que cette couenne est due au retard que la fibrine met à se coaguler sous l'impression de l'acte inflammatoire; il n'y a pas loin de là à la vérité; en effet, la fibrine, ayant perdu de cette agglutinativité qui fait son essence, à l'état normal, n'a plus la force d'emprisonner subitement dans les mailles de son tissu les globules du *cruor;* aussi se place-t-elle superficiellement à la masse sanguine tirée de la veine. Comme une tenaille dont le ressort est amoindri laisse tomber les objets qu'on lui confie, la fibrine, par une sorte de désagrégation moléculaire, par une diffusion de l'agglutination énormon, perd la faculté de maintenir dans son sein les éléments qu'elle dominait avant cela. Quand on a passé quelque temps dans l'étude de ces faits organiques, si importants au point de vue de la physiologie, on reste convaincu que les agents du monde extérieur n'agissent que par une déviation de la force énormon, contenue en nous normalement à l'état agglutinatif; c'est ce que mes découvertes en physique démontrent surabondamment. L'énormon agglutiné ne peut être que diffusé à l'intérieur de l'organisme, dans l'enceinte périphérique; ou diffusé au dehors de cette enceinte périphérique. Or, comme cette dernière forme est dénuée en général, à moins de complication, des phénomènes appelés *fébriles*, il arrive qu'on a divisé toute la pathologie en maladies inflammatoires et non inflammatoires; en maladies sthéniques et asthéniques, pyrexiques et apyrexiques. Quelque peu de raisonnement fait tomber tout cela, rien que par l'examen des faits. Il suffit de se rappeler trois termes : 1° agglutination normale; 2° diffusion en deçà de la périphérie; 3° dispersion au delà de la périphérie. Tout est là ! Nous ne devons pas plus nous étonner de voir le froid d'un banc humide, dans les grandes chaleurs de l'été, un verre d'eau trop fraîche, des acides en excès, emprisonner en deçà de la périphérie la diffusion énormon; que de voir quelques gouttes d'eau putréfiées, des miasmes insaisissables, des traces de poison prussique, vipérien, etc., désagglutiner la force centrale énormon, et la chasser en dehors de l'économie vivante. Dans tous les cas ci-dessus, les résultats définitifs seront en raison de la puissance détonalisante des substances en action; en raison de la simplicité de ces effets, et de leur combinaison réciproque. Si la force désagglutinative s'est scindée en diffusion *intra* et *extra*, les conséquences le dénoteront positivement. Si la diffusion s'est deversée franchement au dehors, on remarquera des épanchements de liquides à travers les tissus : ces ecchymoses pétéchies, œdèmes, infiltrations, ramollissements, etc., enfin tout le concert des extravasations qui doivent résulter de la destruction de cette force agglutinative, faisant la base du travail nerveux; et, médiatement, faisant la base de notre existence.

Toute désagglutination énormon est une cause d'anémie, si le travail transformateur se fait lentement; elle est une cause d'empoisonnement plus ou moins violent, s'il y a rapidité dans son action. La foudre, qui constitue un aggloméral de tension expansive par excellence, agit sur l'énormon en brisant sa tendance agglutinative. Cette force sans matière qui la soutient est tellement avide d'un support normal, sans lequel elle ne peut exister, qu'elle se précipite, comme le loup de la légende, *quærens quem devoret!* C'est un effort violent qui l'a fait sortir des parties matérielles dans lesquelles elle était diffusée; la disposition moléculaire de l'atmosphère ne lui permettant pas de rencontrer un support assez résistant pour sa tension actuelle, elle ne s'arrête qu'au moment où elle rencontre de grandes masses matérielles qui peuvent la recevoir et la cacher dans leurs molécules; de là ces accidents singuliers qui semblent montrer une électivité surprenante, plus mystérieuse dans ses apparences que dans la réalité. Il est un fait très-remarquable, dont tout le monde s'est récréé, mais auquel personne n'a su apporter son véritable sens physiologique; je veux parler de ce qui se passe dans la circulation intime d'un segment du tuyau circulatoire, relativement à la marche des liquides qui le traversent. On a vu que les liquides ne sont plus en mouvement dans la totalité du tube; une partie des éléments sanguins se collent contre les parois vasculaires et restent là à voir passer un courant central, seul actif. On a expliqué cela par l'exemple des rivières, des tubes rigides, dans lesquels une portion des liquides, celle qui touche les bords, a moins de mouvement que la partie centrale. Ici, le fait est loin d'être le même; car on remarquait, par la même occasion, que les globules stationnaires sont blancs, ou à peu près; tandis que les globules en cours de circulation fournis par le contact aérien, etc., sont rouges. La physique faisant défaut pour ce dernier cas, on s'est adressé à la chimie, et on a attribué une nature plus gluante, plus adhésive, aux globules blancs qu'aux globules rouges. Mais si la globulisation rouge, base de toute hématose sérieuse, allait être l'enseigne que portent les fractionnements des liquides sanguins, doués de ce mouvement condensé, ourni par le contact aérien et refoulé par le cœur dans l'ondée sanguine; ne serait-il pas étrange de pouvoir saisir aussi facilement un élément de physiologie abstraite, l'accumulation tonalisée des forces vitales? laissons les études se développer sur une question aussi délicate, avant de conclure!

II

Vaisseaux circulatoires.

D'après Ruisch, la grande masse du corps ne serait qu'un assemblage de capillaires, des parties laterales desquelles suinteraient tous les liquides possibles, suivant les divers phénomènes intérieurs et extérieurs auxquels ces capillaires sont soumis. Ce ne serait donc pas par les opercules terminales des vaisseaux que l'hydraulique animale s'exercerait, mais par des pores latéraux. Si j'en crois les expériences que j'ai continuées très-longtemps au microscope, les phénomènes ne se passeraient pas complétement ainsi; quoique Ruisch ait certes vu le mieux dans les faits de circulation, et quoique ses idées de capillarité approchent le plus de la vérité, je crois qu'il n'a pas encore été assez loin. Dans l'animal comme dans le végétal, le système tubulaire n'existe SURTOUT que pour les parties centrales, pour les grandes voies de communication. Il fallait au mécanisme de nos organes de forts conduits qui poussassent vite et sûrement les liquides à la place qui les réclame. Tout ce que notre vue peut apercevoir facilement, dans la trame composée de leur machine, est plus ou moins tubulaire. Mais, aussitôt qu'on veut passer au delà, on s'aperçoit qu'il existe une confusion, un entrecroisement, un lacis inexplicable, qu'on a baptisé du nom d'anastomose et de capillarité. Si *capillarité* veut dire tube excessivement délié, mais tube fermé et circonscrit par ses parois, je suis convaincu que rien n'est plus faux que cette manière de voir. Sans m'appuyer sur mes propres observations, qu'on pourrait très-bien contester, je prétends que les faits physiologiques et pathologiques démentent le principe d'une capillarité tubulaire définie. Ruisch pensait, et c'était déjà fort intelligent, que les capillaires exsudaient par des orifices latéraux. Mais qui ou quoi ferme ces orifices selon les cas si étranges, si variés des sécrétions dont nous connaissons la marche actuelle ?... N'est-ce pas reculer la difficulté que de rejeter sur des orifices hypothétiques une action dont il faut toujours, en fin de compte, expliquer le mécanisme? Je ne discuterai plus ici les opinions actuelles sur les capillaires, regardés généralement comme des cylindres imperforés, si ce n'est à leur bouche terminale. Du moment où je ne trouve pas l'opinion de Ruisch assez large, assez vraisemblable, ce n'est pas pour accepter le principe exagéré de l'école actuelle. Je l'ai dit, une fois que les *vaisseaux*, — cylindriques ou conoïdes, — ont porté dans les points utiles une masse de liquide suffisant; leurs extrémités vont, non pas en s'anastomosant toujours et forcément, comme on le professe, c'est-à-dire en se soudant à des vaisseaux plus petits et formés de tubes définis; mais ils finissent par s'amincir et s'enfoncer dans le lacis feutré des capillaires, entre lesquels coule le liquide qu'ils sont chargés de déverser. Les capillaires jouent plutôt ici le rôle d'un tissu absorbant que le rôle de canaux irrigateurs. Jamais on n'a pu expliquer sérieusement le mécanisme de sortie des liquides animaux dans ces canaux latéralement perforés. De sorte que l'organisme sain ou malade se trouve charrier des liquides constamment emprisonnés, dont l'apparition et la disparition, aussi brusques l'une que l'autre, dans les faits usuels, n'a aucune raison d'être, au moyen des principes qu'on donne pour les faire comprendre. Supposez, au contraire, d'après l'expérience capitale que nous mettons aujourd'hui entre les mains de la science, que les tissus vivants, — au delà des grands canaux sur lesquels tout le monde est d'accord, et d'une portion spéciale réellement anastomosée, — se composent plutôt de fibres que de canaux; et que la force condensatrice avec laquelle nous venons de faire connaissance, au moyen de cette expérience, agisse plus ou moins sur ces tissus pour les rapprocher ou les éloigner, les serrer ou les relâcher; vous aurez une circulation bien autrement vraisemblable que celle qu'on décrit aujourd'hui. Les mystères des lymphatiques; l'évacuation si inattendue des urines; le transport incompris du sperme à travers le sang; la résorption du pus et des virus; tout cela s'expliquera de soi, par une interposition des feutrages vivants; tandis que, dans le système des canaux fermés, il est impossible de comprendre le point où se fait la prise de ces éléments divers, aussi bien que le point où s'opère le déversement. Que n'a-t-on pas tenté pour découvrir les voies réelles que l'hydropisie, les scrofules, le scorbut, la bile, les hémorrhagies même, suivent dans leurs mouvements étranges? Reprenez le *strictum* et le *laxum* de Thémison, en vous rappelant cette fois, et pour les circonstances qui nous occupent, que ce système a sa base en pleine physique, vous ne rencontrerez plus de difficultés théoriques. Nous avons établi que la force vitale centralisée en nous a un mouvement double; qu'elle peut, ou se condenser en se centralisant, ou se dilater en se portant vers la périphérie. Vous verrez, d'après cela, les tissus sécréter, en quelque sorte, des produits de toutes sortes, selon l'état de condensation auquel ils se trouveront soumis, depuis la lymphe, la liqueur hydropique, jusqu'au sang le plus pur, ou au pus le plus compliqué.

III

Système viscéral.

Suivant la déclaration faite par de Humboldt, Hallé et Duméril, sous la surveillance de Cuvier, il fut établi, en 1811, à l'Institut, que le Gallois était le premier à élucider les bases du mouvement cardiaque. Ce grand physiologiste a prétendu que la moelle épinière, aidée du sympathique et des ganglions en général, est la seule source nécessaire où le cœur ait besoin de puiser pour atteindre à la force qui le meut ; le cerveau n'étant utile là que pour amener et régler le jeu de la respiration. Le tronc emprunterait tout à ce dépôt nerveux qui réside au milieu même de ces appareils; et, comme il l'exprime fort bien lui-même, le système nerveux, dans sa généralité, ressemblerait à une machine composée de rouages divers, indépendants sans doute les uns des autres, mais dont la connexion est nécessaire pour produire un effet utile. Je fais mes réserves sur l'exposition de ce système, que j'ai soin néanmoins de rappeler ici comme fixant bien une époque scientifique fort importante, et émanant d'hommes très-éminents avec lesquels il faut compter.

Ce qui frappe le plus l'analyste, quand il étudie l'histoire de la formation embryonnaire du cœur, surtout en l'étudiant dans l'anatomie comparée, c'est combien la forme du cœur varie selon l'âge et selon les différentes séries animales qu'on considère. Chez l'homme, ce n'est pas le cœur qui commence à prendre forme. Le fœtus rudimentaire n'est qu'un lacis de vaisseaux succédant à une poche cellulaire dans laquelle a commencé par s'agiter initialement des globules. Après le simple mouvement de ces globules dans le sac embryonnaire initial apparaît la vascularité. Or, cette vascularité s'hiérarchise, c'est-à-dire qu'elle se fait des canaux les uns plus grands, les autres plus petits ; quand cette hiérarchie s'est bien établie, le centre dominant, celui qui reçoit le plus souvent et le plus énergiquement l'action *qui fit impetum*, s'anévrysmatise, — si l'on veut me permettre cette expression; — et s'anévrismatise en raison de l'effort excessif dirigé contre lui. Maintenant, prenez pour point de comparaison la différence du cœur chez l'homme entre des individus passionnés, énergiques, ardents; et des natures froides, indolentes, sans énergie, vous trouverez une différence considérable de structure et de grosseur. Le cœur sera d'autant plus variqueux, plus serré par le haut, plus gonflé par le milieu, que le sujet montrera plus de passion; il sera au contraire d'autant moins anévrysmatique, moins variqueux, que le sujet sera plus inerte. C'est ainsi, par la même cause, avec des détails différents, que le lion a les artères petites, par rapport aux ventricules du cœur. De l'homme, si l'on passe aux séries animales, les mêmes progressions ou dégradations se feront remarquer. On arrivera même à des espèces qui offrent à peine cette sorte de varice, ou distension vasculaire, dans un point des canaux circulatoires. Pour ces derniers, l'organe cœur est resté tel que l'embryon le possède dans les premiers moments de son organisation. De sorte que, sur la hiérarchie animale, on pourrait suivre, restée stationnaire, chaque phase mobile de la construction fœtale; la nature se reproduisant toujours suivant deux dimensions : longueur, largeur. A ce point de vue, il est permis de dire que le cœur, tel que nous l'entendons, est par sa forme plutôt une déviation (bonne ou mauvaise, nous ne préjugeons rien ici) qu'un organe nécessaire, prévu et essentiel. Car la loi fondamentale de l'organisation n'est pas tant un type défini, comme on s'efforce de l'établir, en partant de l'homme, qu'une série infinie de nuances organisatrices. Quand il s'agit du cœur, on part toujours en donnant celui de l'homme pour exemple; ce qui laisse de côté le principe vrai : la différence qui existe entre un vaisseau sensiblement cylindrique ou conoïde, et un tube déjà déformé par un élément anévrismatique. Rien n'est plus dangereux que les appareils doués d'une suprême perfection pour se rendre compte de phénomènes très-cachés; la beauté des appareils arrête souvent les recherches et paralyse l'induction. Ce que nous disons du cœur pourrait s'appliquer à bien d'autres organes, dont l'expansion démesurée peut être une cause de danger, de ruine pour l'organisme vivant. Que de gens meurent sous l'influence de ce développement exagéré de tel ou tel organe! Le cerveau, le cœur, sont remarquables entre tous

plutôt que pour réaliser des résultats organiques simples. Il est telle sécrétion qui ne doit exister que dans les fonctions les plus exagérées de cette civilisation. Ainsi, les flueurs blanches des femmes riches, et des grandes villes, sont un nouvel émonctoire amené par une digestion impossible ; par une digestion à laquelle se refusent les personnes les plus intéressées à l'effectuer. Or, la nature prévoyante préfère sacrifier l'harmonie d'un organe à la vie de l'individu imprévoyant ; la flueur blanche suinte des parois utéro-vaginales, parce que la femme d'une civilisation mal comprise entend ne pas digérer. La sécrétion diabétique vient d'une cause similaire. L'homme qui sacrifie à l'étude ou à certains travaux une digestion normale ; qui choisit une nourriture succulente pour ne pas être dérangé dans ses conceptions savantes ; tout en s'emparant de beaucoup de forces actuelles, arrive au diabète sucré ; sécrétion forcée d'une digestion incomplète et dévoyée, correspondant réellement aux flueurs blanches de la femme, comme abus industriel organique. S'il nous était loisible de dérouler tous les cas qui naissent en de semblables circonstances, bien certainement nous arriverions à des constatations fort curieuses, probablement très-inattendues ; mais les physiologistes n'ont pas besoin de nous pour cela, le temps et l'observation leur en diront plus que nous ne pourrions le faire ici.

L'organisme de l'homme est l'épanouissement excessif des appareils qui suffisent à la vie usuelle des autres animaux. Prenez cet organisme pièce à pièce, vous resterez convaincus de ce que nous avançons. Même dans les organes extérieurs le fait se reproduit avec toutes ses phases les plus variées : tel animal a un sabot, pied sans doigts distincts ; ce sabot se bifurque si son organisation prend plus de mobilité sur ce point ; le pied onglé se change en doigts, et les doigts s'ajoutent jusqu'au nombre cinq, unique à l'homme, dit-on, par l'opposition mobile du pouce. Seulement, ce que l'homme gagne en richesse organique il le perd en sécurité. Car la vie est d'autant moins sûre, moins arrêtée dans les êtres vivants, qu'ils sont mieux pourvus d'organes exagérés dans leur énergie active. On ne connaît aucun animal sur lequel les maladies aient autant de prise que sur l'homme. Bien mieux, d'homme à homme, de pays à pays, de race à race, de civilisation surtout à civilisation,

plutôt que pour réaliser des résultats organiques simples. Il est telle sécrétion qui ne doit exister que dans les fonctions les plus exagérées de cette civilisation. Ainsi, les flueurs blanches des femmes riches, et des grandes villes, sont un nouvel émonctoire amené par une digestion impossible ; par une digestion à laquelle se refusent les personnes les plus intéressées à l'effectuer. Or, la nature prévoyante préfère sacrifier l'harmonie d'un organe à la vie de l'individu imprévoyant ; la flueur blanche suinte des parois utéro-vaginales, parce que la femme d'une civilisation mal comprise entend ne pas digérer. La sécrétion diabétique vient d'une cause similaire. L'homme qui sacrifie à l'étude ou à certains travaux une digestion normale; qui choisit une nourriture succulente pour ne pas être dérangé dans ses conceptions savantes; tout en s'emparant de beaucoup de forces actuelles, arrive au diabète sucré; sécrétion forcée d'une digestion incomplète et dévoyée, correspondant réellement aux flueurs blanches de la femme, comme abus industriel organique. S'il nous était loisible de dérouler tous les cas qui naissent en de semblables circonstances, bien certainement nous arriverions à des constatations fort curieuses, probablement très-inattendues ; mais les physiologistes n'ont pas besoin de nous pour cela, le temps et l'observation leur en diront plus que nous ne pourrions le faire ici.

L'organisme de l'homme est l'épanouissement excessif des appareils qui suffisent à la vie usuelle des autres animaux. Prenez cet organisme pièce à pièce, vous resterez convaincus de ce que nous avançons. Même dans les organes extérieurs le fait se reproduit avec toutes ses phases les plus variées : tel animal a un sabot, pied sans doigts distincts ; ce sabot se bifurque si son organisation prend plus de mobilité sur ce point ; le pied onglé se change en doigts, et les doigts s'ajoutent jusqu'au nombre cinq, unique à l'homme, dit-on, par l'opposition mobile du pouce. Seulement, ce que l'homme gagne en richesse organique il le perd en sécurité. Car la vie est d'autant moins sûre, moins arrêtée dans les êtres vivants, qu'ils sont mieux pourvus d'organes exagérés dans leur énergie active. On ne connaît aucun animal sur lequel les maladies aient autant de prise que sur l'homme. Bien mieux, d'homme à homme, de pays à pays, de race à race, de civilisation surtout à civilisation, il y a des différences extrêmes. On rencontre des natures pour lesquelles un bon physiologiste pourrait prédire, sans crainte, une vie très-longue ; si un accident étranger n'en venait pas brusquement rompre le cours. Or, comme le développement partiel de l'organisme est en rapport avec le développement général intérieur propulsant ; on comprend que certaines gens aient la prétention de lire, dans la physionomie, dans la main même, non-seulement les aptitudes de l'individu, mais les chances de vie et de mort qu'on peut tirer de tel ou tel développement général de l'organisme. Il suffirait, pour que cette prétention fût parfaitement fondée, que quelqu'un pût établir le rapport organique qui existe entre les appareils généraux intérieurs et les appareils spéciaux extérieurs... Ceci est-il bien établi, bien constaté, bien étudié par les physionomistes ?... voilà la question ! La magie, s'emparant de cette donnée extrêmement vraisemblable, a prétendu aller au delà, en signalant les cas purement fortuits ; en prédisant des accidents complétement étrangers à l'organisme ; la chute d'une tuile, comme on dit, une noyade, un incendie, etc. Cela nous semble fort, quant à présent ; et nous doutons que ces idées engagent les physiologistes sérieux à se porter vers la magie. L'amateur de sciences occultes répond à cela : « Tout est prévu et calculé dans l'existence des animaux. » Ceci est presque un article de foi et rentre dans une ontologie quelconque !... Dans la *Chimie nouvelle* j'ai tracé une loi physique qui me parait incontestable, celle des défilés. D'après cette loi, tout mouvement soumis à un obstacle qui restreint, oblitère son cours, amène une accumulation de résistance, déterminant une sorte de cataracte d'efforts selon les circonstances de temps et de lieu. Il en est essentiellement de même dans l'organisme animal ou végétal ; une nodosité, un rétrécissement, une poche, produisent des phénomènes semblables à ceux que je viens d'indiquer. Or, dans un organisme, il suffit que les appareils généraux aient une tendance bien déterminée, pour qu'on trouve la trace de cette tendance spéciale dans les organes extérieurs ; de là cette démonstration chiromancienne des aptitudes et des tempéraments par le plus ou moins de renflement des diverses parties de la main. Les nodosités, les défilés, les surfaces engorgées ; comme les tendances à l'affaissement, à la régularité des formes, ont leurs observations spéciales. Tout cela est compris sous une loi générale dont nous venons de développer les principes, la plus ou moins grande exagération des diverses parties de l'organisme, par le système des cavités étranglées ou des défilés.

Le cœur, ce régulateur fondamental de l'organisme chez les animaux supérieurs, est donc particulièrement lié à ces principes qui dominent tout ; même la nature matérielle. Car la loi qui fait tourner les moulins, qui fait élever les digues, les écluses, est la même que celle qui donne au cœur un levier suffisant pour pousser l'organisme humain au delà des bornes assignées aux autres constructions animales. L'homme est armé surabondamment ; le physiologiste devrait lui rappeler cette vérité à toute heure, afin que la société pût se garder des excès inhérents à un semblable état de choses. Quand un individu porte ostensiblement un fusil chargé ou une épée nue, tout le monde s'en gare ; et lui-même fait bien de ne pas perdre le souvenir de ce qu'il tient entre les mains ; sous peine de voir arriver plus d'un malheur. Il en est de même de l'état organique chez l'homme ; chez l'homme civilisé surtout. L'excès de puissance doit être une préoccupation constante pour le législateur et pour le médecin ; pour celui qui doit prévenir ; comme pour celui qui doit réparer. Quand on a demandé aux physiologistes la loi générale des êtres, ils ont répondu que cette loi n'existe pas autrement que dans chaque hiérarchie.

CHAQUE ORGANISME A SA LOI !...

ont-ils dit ; mais, de loi présidant à une construction générale, il n'y en a que dans les détails. Les physiologistes dont le nom porte le mot nature, physique, dans ses premières syllabes, ne me semblent guère cependant avoir la clef des lois essentielles de cette physique. Un être étant donné ; c'est-à-dire un principe actif ; je dis que cet être, cette force active, peut se pétrir, se modifier à volonté, pour en faire tout ce qu'on voudra, sans sortir des lois de la physique transcendantale. Fournissez-moi une substance assez solide pour enfermer ce principe actif ; assez bien articulée pour utiliser son action ; laissez faire, je vais combiner des défilés et des vaisseaux jusque-là sans cavité prépondérante ; je vais établir des réactions à vous faire sauter la machine si vous devenez trop exigeant. La loi des DÉFILÉS, la loi des résistances, voilà le grand secret de l'organisme, comme le grand secret de l'hydraulique simple, de la chaleur, de l'électricité, de la lumière. L'anatomie comparée est dominée par cette loi des DÉFILÉS ; chez l'homme, notamment, toutes les créations intérieures, même celle du sang globulaire, ne s'appuient que sur un effet de réaction par compression. La circulation du sang dans les vaisseaux n'est pas, comme on le croit, la cause immédiate des phénomènes vitaux; il arrive souvent que la vie peut s'exercer avec une circulation insaisissable ; dans la catalepsie et ses similaires, par exemple. Il a existé des hommes et des femmes qui étaient arrivés à vivre pendant des jours entiers en rendant la circulation presque nulle ; sans doute par des effets gradués et bien compris de respiration enchaînée. La circulation, résultat d'une loi physique, se produit toutes les fois qu'un mouvement inégal est introduit dans un circuit fermé. Une ampoule contenant un liquide accuse une circulation, si on la chauffe sur un point seulement. Et cette circulation est en raison de l'acuïté du point chauffé, et de la chaleur employée. Les forces libres, chaleur, électricité, lumière, sont des engrenages moléculaires. Les plantes sollicitées par la chaleur, par la lumière, par l'électricité, éprouvent le phénomène nécessaire de la circulation. Dans notre circulation organique, le point d'attache du mouvement est l'appareil respiratoire ; il n'y a donc pas lieu de s'étonner que la circulation en dérive. Mais ce n'est pas ce phénomène de tournoiement qui est grave, qui est fondamental dans la vie, c'est le phénomène de TENSION. L'homme voué à une éternelle paresse a beau se faire savant, il cherchera toujours avec inertie et par à peu près ! Ne pouvant découvrir que des résultantes dans toute la nature, il se contente de la première qui lui tombe sous la main. Le phénomène vital a deux grandes phases, la tension, la circulation. Cette circulation est de beaucoup la moindre des deux ; mais, comme elle est plus visible, plus superficielle, l'homme s'est hâté d'attacher la vie à la circulation seule. Les faits démentent cette façon d'expliquer les choses. Dans tous les pays où l'esprit de *quiétude* s'est introduit, nous ferons voir que cette épidémie morale, soit par des circonstances religieuses, soit par des nécessités politiques, produit quelquefois un retard, presque un arrêt artificiel, volontaire ou non, mais habituel de la circulation ; et cela a lieu chez des sectes religieuses entières. Le phénomène de catalepsie volontaire n'a rien qui doive surprendre ; il suffit de savoir combiner l'arrêt de la circulation, par défaut de respiration normale, avec la rhythmique du cœur. C'est le phénomène qui se produit physiquement dans la combustion, quand on ferme la clef d'un fourneau ; lorsqu'on détruit le mouvement utile, agissant, d'une machine, en supprimant les relations établies avec le foyer : la combustion est réduite alors à l'oxygénation strictement nécessaire pour ne pas s'éteindre. Mais dans cette chaudière qui sommeille, au point de vue circulatoire utile, la pression existe-t-elle encore? Ouvrez une soupape, et vous saurez bientôt à quoi vous en tenir. Il y a peu de temps, un journal asiatique rapportait le fait étrange d'un certain fakir qui s'endormait par catalepsie une semaine entière à la volonté de ceux qui voulaient bien en même temps lui prouver leur libéralité. Tout cela n'est pas, comme on le dit, une affaire de ruse et de charlatanisme, mais un exemple d'une prudence, d'une habileté excessives dans les gradations à imprimer à des organes aussi essentiels que ceux de la respiration et de la circulation. Il y a cent à parier contre un que de tels gens ne sont ni anévrysmatiques, ni nerveux. Leur cœur, par un effet de combinaison musculaire et de forme physique, doit se rapprocher des éléments qui caractérisent les organismes des animaux apathiques hibernants ; à sang froid ou autrement. Le fakir dont nous parlons commençait à se boucher les narines avec de la cire ; puis, sans doute par une habitude longuement étudiée, il diminuait progressivement l'intensité de l'afflux aérien dans les poumons, en conciliant ses efforts avec la rhythmique du cœur. Dans cet état, la douleur, et en général les sensations extérieures, perdent de leur empire sur l'organisme endormi ; voilà comment les cataleptiques de tous les temps et de tous les lieux sont arrivés à affronter des souffrances, des chocs cruels dans l'état normal. Encore aujourd'hui les magnétiseurs apprennent à leurs néophytes à simuler la catalepsie, à diminuer l'intensité des battements du pouls, etc. ; ou à les augmenter, à augmenter aussi la turgescence des seins : c'est-à-dire que, marchant résolûment à l'encontre d'un préjugé appuyé par des livres, ils appliquent les efforts de la volonté à des actes réputés, par des faux savants, inabordables à cet élément physiologique, autant que psychologique. M. Regatzoni exécute à tout venant l'arrêt insensible de la circulation et le reste.

Les phénomènes d'innervation se divisent bien certainement en volontaires et en involontaires; mais cela encore d'une façon non absolue; bien mieux, d'une façon superficielle. Car un effort suprême de volonté atteint des effets dits *involontaires;* comme il arrive qu'une diminution dans les phénomènes de volonté normale cesse de produire des effets d'innervation, dits *volontaires.* Une paralysie est si bien un effet de quantité ou de quotité, comme on voudra, dans l'acte de volonté, que les paralytiques de l'Hôtel-Dieu se sauvèrent pendant l'incendie qui les menaçait; comme on voit un prétendu épileptique de la rue se relever d'un bond et courir, s'il aperçoit le tricorne d'un sergent de ville. Une diminution dans la tension normale cesse d'atteindre les faits d'innervation dits volontaires. Une augmentation de cette tension volontaire fait jouer des ressorts nerveux attribués à la vie végétative involontaire. Aussi la paralysie est-elle le plus souvent amenée par l'abus d'une tension quelconque : le coït, l'enthousiasme hystérique ou normal, l'alcool, etc.

IV

Système artériel, système veineux.

M. Claude Bernard établit dans un résumé de ses expériences, après avoir cité les auteurs pour et contre la calorification supérieure des artères contre celle des veines, que ce sont les appareils de la digestion et du foie qui modifient fortement la calorification du sang. De sorte que dans ces parties, et même dans le cœur, la calorification du sang veineux serait supérieure à celle du sang artériel. M. Bernard s'est efforcé de démontrer que les expérimentateurs n'ont guère su se garantir, en général, des variations d'expérimentation, si dangereuses en pareil cas. Mais ne pourrait-on pas rétorquer l'argument contre l'illustre physiologiste lui-même? En effet, pourquoi allez-vous chercher des comparaisons de calorification au milieu de centres aussi actifs, partant aussi variables que les grands troncs circulatoires, entourant les appareils du foie et de la digestion? Là vous ne trouverez rien de fixe ni de sûr; en tout cas rien de concluant. Comment compare-t-on généralement deux quantités?... En les ramenant à un dénominateur commun. N'est-ce pas là ce qui se produit d'une façon bien plus intelligente à la périphérie? Ici, vous n'êtes pas exposé à rencontrer des appareils prédominants qui tyrannisent vos résultats; et, bien mieux, un effet commun, le refroidissement extérieur, ramène tout à une échelle commune. Qu'avez-vous en question?... La caloricité comparative de deux canaux; le canal système veineux, le canal système artériel? Comme je l'ai dit, à la périphérie, je les vois en présence d'une action commune, celle du froid, qui égalise leur résistance aux efforts extérieurs. Il s'agit de savoir lequel de ces deux systèmes de canaux l'emporte par son contenant ou par son contenu, en présence de cette action extérieure. Vous avancez vous-même (page 64, Ier volume, *Des liquides de l'organisme*) qu'à la périphérie le sang artériel l'emporte sur le sang veineux en caloricité comparative. « Tous les observateurs, dites-vous, qui ont expérimenté sur les vaisseaux périphériques sont d'accord : dans les membres, la température du sang veineux est moins élevée que celle du sang artériel. » Je me sens porté à conclure par cela même que le sang artériel est plus chaud que le sang veineux. Si la question était de savoir dans quelle partie de l'organisme il se développe le plus de chaleur, je comprendrais votre raisonnement premier, et accepterais cette conclusion de vos découvertes spéciales, si remarquables, d'où il ressort pour l'organisme une calorification dominante de la part de l'appareil digestif stomacal-hépatique; de façon que le travail du foie, pour vous, serait le plus calorifiant de tout l'organisme. Cela consiste à dire que le système veineux, recevant plus de calorification digestive à tel ou tel endroit du tronc, l'emporte aussi, grâce à cette adjuvance, sur tel ou tel canal artériel; dans ce point où le sang veineux est réchauffé. Votre raisonnement est juste ou peut être juste si l'observation sur laquelle il se fonde se vérifie. Mais là n'est pas la question. On demande de comparer la caloricité de deux appareils; l'appareil veineux, l'appareil artériel; on ne demande pas de constater les *différences*, les *alternatives* de caloricité qui existent dans leur parcours. La question réelle, celle qui fut mise en cause par Haller et tant d'autres, porte très-sérieusement sur le fait d'appareil comparé; non sur des alternatives de caloricité. La conclusion de M. Claude Bernard peut servir; mais pour autre chose que ce à quoi on la destine. Il est rare du reste que sur des faits aussi patents que la construction relative des veines et des artères, faits reconnus par toutes les époques, on ait pu se tromper aussi unanimement. La physique nous démontre d'une façon absolue que tout rétrécissement d'un corps amène un développement de chaleur; que tout élargissement amène du froid. Il serait bien étonnant que dans l'organisme cette loi si indiscutable, physiquement, reçût un démenti formel. C'est aussi ce qui n'a pas lieu. Les expériences de M. Bernard sur le système nerveux, et particulièrement sur le *sympathique*, font voir que le système nerveux étant un intermédiaire dans la vie des animaux supérieurs, entre le système cérébro-spinal et les viscères du tronc; tout enrayement du sympathique amène une calorification éphémère; comme cela pouvait être prévu d'après la loi des *défilés*. Nous en dirons autant des changements qui doivent exister, lorsqu'on excite ou lorsqu'on paralyse le système sympathique. Ces faits se retrouvent dans la coloration du sang; coloration qui provient de la même cause, quoique d'une façon plus éloignée. M. Claude Bernard nous montre un exemple bien frappant encore de ce que porte l'instinct des siècles, lorsqu'il revient à l'idée antique du rafraichissement du sang dans l'hématose pulmonaire. Le prestige des découvertes de Lavoisier influença les sciences de détail d'une façon si despotique, qu'on se crut engagé, en médecine notamment, à admettre une combustion immédiate du sang dans le poumon; contre le fait si patent, si vraisemblable pourtant de l'action équilibrante des forces extérieures. Comment voulez-vous que le corps humain fasse là encore une exception bizarre aux lois du refroidissement général par partage calorique?... Mais, disaient les faux physiciens, « dans la combustion de nos foyers, la température ne s'élève-t-elle pas sous l'influence de l'air? » Non vraiment, elle ne s'élève pas par le contact de l'air extérieur; elle s'abaisse; et la combustion lutte sans cesse avec cet abaissement de température ambiant; qui la domine au point de l'anéantir très-souvent. C'est pour cela que nos feux s'éteignent, lorsque la réaction chimique de l'oxygène sur le carbone manque assez d'activité pour se laisser vaincre par le froid qui l'atteint. La combustion se fait donc malgré le froid extérieur; mais non par lui. Aujourd'hui les hauts-fourneaux, en introduisant l'air chaud dans la pratique, répondent mieux que tout ce que je puis dire au paradoxe lavoisien. On comprendra, par la même raison, que je ne puis être non plus de l'opinion de M. Bernard, lorsqu'il cherche à établir les causes de caloricité dans les organes d'une façon aussi obscure que celle que nous voyons donnée pages 139 et 140 du même ouvrage. « On ne peut donc pas, — dit M. Bernard, — dans les observations ordinaires, qui montrent la température moindre dans le sang veineux, en inférer qu'il ne s'est pas produit de chaleur dans les parties. Il faut admettre, au contraire, que les extrémités sont, comme les organes splanchniques, le siége de phénomènes de calorification; seulement, en vertu de conditions physiques spéciales, ces phénomènes n'y sont pas apparents en même temps. D'autres faits viennent nous apprendre que le sang est simplement, dans les phénomènes calorifiques, un liquide équilibrateur qui opère une répartition aussi égale que possible du calorique produit. Des expériences ont prouvé, en effet, qu'il existe entre les organes et le sang qui les traverse une différence de température au profit des organes. Les phénomènes de calorification ne paraissent donc pas se produire dans le liquide sanguin lui-même, mais dans les vaisseaux capillaires, soit par le frottement au passage du sang des artères dans les veines, soit par le contact du sang et du tissu de l'organe, lorsque se produisent les phénomènes chimiques de la nutrition. La production de ces phénomènes chimiques exige un certain temps; elle serait impossible avec une circulation trop rapide. D'un autre côté, il est nécessaire que la circulation générale ne soit qu'interrompue par ces exigences locales; aussi y a-t-il, comme je vous l'ai dit souvent, deux circulations décrites déjà dans beaucoup d'organes. L'une est locale, lente; l'autre rapide et générale; à chaque ondée de la dernière, la circulation capillaire cède et prend une petite quantité de sang, renouvelant ainsi petit à petit les matériaux sur lesquels elle opère. Le sang qu'abandonne la circulation locale générale à la circulation lente lui cède un excès de chaleur; mais, comme ce sang de l'organe n'est pas renouvelé tout à la fois, il reste plus chaud lorsque les parties sont bien protégées contre le refroidissement. » Nous ne reviendrons pas ici sur les principes que nous avons posés, soit au titre de la loi des défilés, soit à des chapitres différents; qu'il nous soit seulement permis de dire qu'un principe aussi patemment physique que la caloricité; même la caloricité organique; est forcément soumis à des lois plus strictes, plus claires, moins ambiguës que celles que lui imposent les physiologistes de toute école. Je l'ai dit, pour élucider d'aussi vastes conceptions, le petit terrain choisi par les médecins sous le nom de science, et qui ne compose qu'un habit d'arlequin emprunté à toutes les connaissances humaines, devient trop étroit, ridicule même. Il faut retourner aux idées de vraie physique, de physique transcendantale; et alors on met de la logique et du sérieux dans ce qu'on fait. La prétendue science médicale d'aujourd'hui n'est qu'une mauvaise plaisanterie; elle a été tolérable dans le temps où les phénomènes de physique n'avaient ni base expérimentale réelle, ni base déductive; mais elle ne soutient pas quelques minutes l'examen d'une analyse consciencieuse. La meilleure preuve de ce que j'avance est dans les efforts de M. Bernard, essayant de se maintenir par habitude sur ce mauvais terrain. Le mérite supérieur qu'on doit accorder à un savant de la trempe de M. Bernard parle assez haut là-dessus. Que ne ferait pas un tel homme armé des principes de la physique analytique? Malheureusement pour le progrès de l'esprit humain, une fausse route retient les professeurs les plus intelligents dans les idées formulaires des A + B — C répondant à tout, quoique, chose singulière, avec ces procédés on ne trouve jamais rien, et qu'on se laisse battre par le dernier des praticiens et des contre-maîtres d'usine. Reprenons, avec M. Bernard, l'examen de la digestion par rapport à la circulation générale. Il constate, avec cette sûreté de coup d'œil qui lui appartient : que la digestion conjuguée du canal gastro-intestinal et du travail hépatique amène des phénomènes constants de calorification dominante. En effet, on conçoit sans peine qu'une adjonction de matériaux organiques, tant par leur volume physique que par le *départ* puissant qui les anime au milieu des réseaux organiques, vienne influencer la tension normale et produire de la chaleur en plus. Il en sera de même, par une raison toute différente, des mouvements musculaires exercés en quelque circonstance que ce soit. J'ai fait voir ailleurs que produire un effort musculaire, c'est enrayer cette dispersion, dont les voies ressemblent si bien à l'ouverture de ces robinets de décharge dont sont pourvues aujourd'hui nos machines à vapeur. Lorsqu'on veut mettre les machines en mouvement, on ferme le robinet de décharge; et il peut arriver ceci : qu'un appareil locomoteur effectuera du travail plus utile avec moins de combustible, si on lui imprime une tension suffisante en fermant son robinet de décharge, qu'avec tous les excitants de feu possible, si ce robinet reste libre ou incomplétement fermé. Il en est de même dans nos organismes. La tension, la calorification, se montrera d'autant plus énergique que des efforts musculaires appropriés fermeront le passage aux tensions acquises par l'alimentation. De sorte que l'on arrivera à ce résultat qui surprend souvent le vulgaire, mais qui n'est pas moins vrai: qu'un organisme produit plus économiquement un travail utile, au sortir d'un exercice modéré, qu'au sortir d'un repos dispersif. Rien n'affaiblit comme le repos du lit, et toutes les stations spéciales que le climat, la chaleur, les substances dispersives amènent inévitablement. Les marins qui hivernèrent au Spitzberg en firent la funeste épreuve. Ceux qui restèrent enfermés, sans mouvement, en face d'un feu même exagéré, perdirent leur chaleur animale et succombèrent par le froid; tandis que leurs camarades, assez courageux pour sortir et prendre ce mouvement nécessaire à la production et à l'entretien de la chaleur organique, résistèrent au froid exagéré de ces latitudes. Les coureurs arabes parcourent à pied des distances énormes, et mangent très-peu; parce qu'ils enrayent leur force acquise en ne s'arrêtant jamais qu'à la fin de leur course. On connaît l'histoire de ce coureur du duc d'Argyle qui sauva son maître de la mort par une course de quatre-vingts heures, sans prendre aucune nourriture. (Grimaud et Barthez.) On ne voit généralement de gros mangeurs que parmi les peuples à chair lymphatique. Dans les pays méridionaux, où l'organisme se bistre et se resserre sous l'influence d'un soleil brûlant, la sobriété est vulgaire; c'est que, là aussi, sous l'abri de ces chairs moins dilatées, la dispersion est enrayée et n'atteint jamais les proportions des pays occidentaux. Chez le nègre, le Chinois, l'Indien, qui produisent quelquefois des travaux relativement impossibles aux races européennes, il doit exister dans la constitution relative des chairs et de la peau une différence qui est liée aux phénomènes d'une dispersion moins active. Pour les phénomènes qui président à la coloration du sang, nous retrouvons les mêmes bases physiques appliquées d'une façon différente. M. Claude Bernard a feuilleté tout l'arsenal physiologique par des expériences aussi solides qu'ingénieuses; et cependant il laisse notre conviction bien chancelante lorsqu'il essaye de conclure sur ce sujet. Après s'en être pris à l'acide carbonique, aux sécrétions glandulaires, à la rapidité de la circulation, à la pression, à la caloricité relative, il me semble finir par un point d'orgue *ad libitum*. Cependant M. Bernard pense juste; il heurte plusieurs fois du pied le fil conducteur qui doit l'amener à la lumière de la physique. Cette pression qu'il indique n'est autre chose que la *tension normale énormon;* et la preuve, c'est qu'il reconnaît que tout ce qui active la circulation rendra le sang veineux moins noir. Un arrêt d'écoulement adventif produit encore l'effet inverse. Le sulfure de mercure, lui aussi, est noir dans la majorité des cas de production; mais suspendez-le, dans une fiole bouchée, à une roue qui tourne; opérez sur sa masse certains ébranlements moléculaires, et il revêtira bientôt la couleur rouge. La couleur rouge, dans le sang, est un effet de dispersion; semblable à bien des effets chimiques peu ou point connus. Les gallates de fer, qui se présentent noirs lorsqu'ils sortent par précipitation de la liquidité réelle, restent d'un rouge parfait si on ménage l'écartement de leurs molécules par une liquidité convenable. Tout le monde peut répéter cette expérience; elle réussit chaque fois, en employant les ménagements voulus et une faible dose de fer, relativement aux éléments galliques qui doivent rester en excès. Dans l'outremer factice, c'est l'écartement apporté sur les sulfures de fer noirs par les bases alumineuses et siliceuses interposées mécaniquement, qui donne ce beau bleu dont la dispersion relative est la cause unique. Je n'en finirais pas si je voulais faire la chimie des couleurs; en lui appliquant des idées physiques. C'est la tension organique qui produit l'écartement des globules du sang; et, de noirs qu'ils se montrent à l'état détendu veineux, leur attache cette belle couleur rutilante qui domine dans le sang artériel. Car, ici, la *tension* n'est pas une *pression* dans le sens admis par M. Claude Bernard; le mouvement n'ayant rien de matériel, toutes les fois qu'il se tend il écarte, au lieu de comprimer; voyez-le plutôt dans ses allures électriques. Voilà ce qui a trompé les mécaniciens d'une époque antérieure, lorsqu'ils ont voulu faire les lois de la caloricité organique. Tout ce qui amènera cette tension dans l'organisme produira en même temps pression, caloricité, activité de circulation, dispersion, etc. Au lieu de cela, tout ce qui affaissera la tension du mouvement amènera la flaccidité, l'abaissement de température, de circulation, de pression; et la couleur noire pour le sang, par défaut d'écartement des globules. Injectez une essence très-volatile dans l'anus d'un lapin; cinq minutes après faites-en l'ouverture : vous verrez, par le sang qui sortira très-rouge, combien l'état dispersif amené par l'absorption de l'essence donnera de rutilance au sang de ce lapin. Ce n'est donc ni l'acide carbonique, ni l'oxygène en plus ou en moins, qui règlent ce résultat; l'oxygène est là, avec tout le reste, un aliment de tension très-influent; mais dont la quantité ne donne pas la clef du mystère en question. M. Bernard dit ailleurs : « L'augmentation de chaleur coïncide plutôt avec l'accélération de la circulation, avec l'activité plus grande des phénomènes mécaniques. Ce fait paraîtrait, au premier abord, devoir donner raison aux mécaniciens qui font dériver la chaleur des frottements qui s'accomplissent dans le mouvement circulatoire, » etc. M. Bernard a des intuitions admirables; et j'en reviens à mes regrets de le voir si antipathique aux idées systématiques; sauf cela pourrait-il toucher du doigt une loi aussi frappante que celle de la transformation du mouvement sous l'impression des défilés et des obstacles à son écoulement? Pourquoi, à défaut de nous autres pauvres hérétiques, ne se rappelle-t-il pas Œrsted, Ampère, Nobili, Melloni; et les soudures du multiplicateur calorique sorti de leurs travaux divers; les multiplicateurs électriques de Rumkorff; enfin, tout ce qui fait obstacle au mouvement, expérimentalement parlant? Je l'ai déjà dit, les mécaniciens avaient du génie sans aucun doute; ce n'est pas certes le grand Boerhaave qui en manquait; mais lui et les autres manquaient des faits modernes qui nous crèvent les yeux. Aussi, eurent-ils tort!... dans le point de départ assigné à la cause calorifique. D'un frottement minime, comme celui qui est compris dans les vaisseaux, il ne peut sortir d'aussi grands résultats. Mais le mouvement, dont les évolutions se réalisent chaque jour entre nos mains, nous impose de croire à la transformation forcée de son état simple en des états plus complexes; dont la chaleur est une des grandes réalisations.

Parmi les fermentations industrielles, il en existe une qui a plus d'un rapport avec les allures de la circulation organique. Je veux parler du travail qui s'opère dans la fabrication des cidres divers. Le cidre de pomme, notamment, ne prend cette couleur, presque rutilante, qu'autant qu'il est soumis à une tension particulière en grande masse, dans des fûts de capacité considérable. Le fait est si vrai, que les habitants des contrées à cidre disent que le cidre *se tue* lorsqu'il manque des conditions dont je parle. On répondra à cela que c'est la présence de l'acide carbonique en excès qui amène le résultat. Il n'en est rien. Car mettez dans une bouteille, d'une faible capacité relative, la liqueur si rutilante en masse; vous aurez toujours un dégagement d'acide carbonique considérable; et cependant la liqueur aura perdu son feu, sa rutilance; elle se sera *tuée*, selon l'expression bizarre des pays à cidre. Le système veineux prend, par les capillaires, le sang qui sort des artères; et, de même que les artères vont toujours en se rétrécissant plus ils se rapprochent des capillaires; par conséquent en formant des tensions organiques; par contre, les veines, au sortir des capillaires où elles sont naturellement fort exiguës, vont toujours en s'élargissant; et, nécessairement, en perdant de la tension organique. Je considère l'acide carbonique comme étant plutôt le résultat que la cause des tensions soit organiques, soit fermentantes. Cela est si vrai, qu'une liqueur fermentescible ne se conduit pas de même lorsqu'elle reste libre à l'air, ou lorsqu'un vase la comprimant, il lui permet de réagir sur elle-même. Les vignerons en savent quelque chose, lorsqu'ils exagèrent la fermentation à l'air libre. Voilà pourquoi aussi les organes doués d'une sécrétion puissante influencent l'écoulement du sang veineux au point de lui imposer la couleur rouge dévolue normalement aux artères. Voilà pourquoi encore tous les acides condensateurs de mouvement, l'acide carbonique en tête, noircissent le sang rutilant; tandis que les alcalis, que les dispersifs, lui restituent la couleur rouge en écartant ses molécules. L'oxyde de carbone, qui n'est ni acide ni alcalin, est un des plus puissants dispersifs connus; lui qui abolit les tensions vitales avec la rapidité de la foudre. Dans l'exemple que je cite, pour le cidre de pomme, on pourrait m'objecter que la couleur rutilante nait normalement du jus de pomme lui-même ; tandis que la couleur noire devient le produit naturel de l'oxydation postérieure. Cet argument serait la preuve d'une très-fausse observation ; et je vais le prouver. Pendant la disette de 1855, une compagnie importante a exploité le brevet que j'ai pris à cette époque pour faire du cidre avec le péricarpe de la noix, appelé vulgairement brou ; le cidre fut livré dans Paris par quantités considérables, de sorte que l'on fabriquait sur une très-grande échelle. Nous pûmes remarquer que la grandeur relative des fûts contribuait beaucoup à la beauté et à la bonté du produit. Nous mettions en fermentation dans les tonneaux un extrait de brou d'un brun si intense, qu'il semblait noir à première vue. C'est du reste une liqueur de ce genre dont on se sert pour noircir les boiseries. Or, ce jus, une fois entré en fermentation convenable, reprenait la couleur rutilante des cidres de pomme des meilleures provenances ; et cela en raison même de la capacité relative du fût, et de la bonne fermentation. Le produit bien fait était si semblable au cidre de pommes, que des marchands de cidre de Normandie n'ont jamais voulu admettre notre prétendu cidre de brou ; ils souriaient d'un air narquois en disant : « Ça, c'est du cidre de Normandie ! votre brou est une farce... Seulement, d'où le tirez-vous, que vous puissiez le donner à ce prix ? » Il y a donc souvent identité dans les fermentations, lorsqu'on les tient dans des conditions similaires. Les fermentations ont toujours semblé aux grands penseurs cacher un des mystères les plus intéressants du secret organique ; il n'y a pas un nom célèbre qui n'ait essayé d'en soulever le voile. Le sujet qui nous occupe, la coloration du sang, prouve qu'ils avaient raison. Pour moi, la fermentation est un état-type des forces physiques en action ; la combinaison serait l'état-type opposé. Dans la fermentation, une force se tient tendue en opposition avec le monde extérieur. Tout ce qui s'opère en elle pendant ce travail s'opère par elle, et au moyen de ses éléments propres. Aussitôt que cette force tendue baisse, cesse, est détruite, les phénomènes changent ; le monde extérieur prend prise sur elle, et la tension n'existe plus. La liqueur qui fermente me semble dans cet état de dispersion que je signale si souvent à propos des fonctions organiques. Or, pour moi, dispersion veut dire un genre de tension complétement à l'abri du monde extérieur. On sait combien une liqueur en état de fermentation jouit d'immunités relativement aux, mélanges qu'on pourrait introduire dans son sein. Dans la tension dispersive, la matière écarte ses éléments au point de donner lieu à toutes espèces de phénomènes incompris. Cet effet d'écartement se produit depuis la simple liquidité, premier échelon des tensions dispersives, jusqu'à la fermentation la plus puissante; chassant hors d'elle-même certaines combinaisons qui lui étaient naguère adéquates. Un liquide est toujours doué d'une force de tension; sans cela il ne serait pas liquide. Les physiciens montrent qu'un liquide presse en tous sens le vase qui le soutient. Les liquides étant loin d'être inertes comme on le professe, c'est à juste titre que M. Bernard a écrit que les liquides de l'organisme lui semblaient peu propres aux oxydations; tandis qu'ils se montrent si sensibles aux attaques de la fermentation. En effet, le liquide sanguin se présente sous deux états différents : doué d'une force dispersive, dans le système artériel; doué d'une tendance à l'oxydation, dans l'état veineux. Car il ne suffirait pas à la vie organique de pouvoir résister aux éléments qui la pressent extérieurement; il faut encore qu'un travail chimique se produise en nous; c'est dans le système veineux que les choses se passent ainsi. Quand je dis dans le système veineux, je devrais plutôt dire en tout lieu où la tension dispersive fait place au travail de combinaison. Notre vie organique emprunte à ces deux états-types extrêmes deux états extrêmes aussi, qui sont : pour la dispersion, le sommeil, l'hibernation, la syncope, le somnambulisme extatique, l'empoisonnement par les dispersifs, etc.; pour l'oxydabilité ou contraction, la veille, le mouvement musculaire, l'asphyxie, la résection des centres nerveux, l'absorption des acides et des poisons à tournure d'oxydation, etc. Être dans un état de dispersion puissant, pour un organisme..., c'est échapper, non-seulement à l'accès des forces extérieures, par la tension intérieure existante; mais c'est annihiler tout effet intérieur qui tendrait à envahir les éléments intimes de l'organisme, pour y établir des combinaisons chimiques. Dans les organismes, nous vivons normalement par l'équilibration de ces deux grandes puissances : celle de la dispersion, celle de la combinaison. Ainsi que dans tout mécanisme bien entendu, notre vie se sert de l'engrenage vrai, qui est la combinaison ; comme elle a parfois recours à la folle poulie, qui court sans rien enrayer. En un mot, nous possédons un système artériel portant en soi une tension assez puissante pour faire mouvoir l'ensemble de la machine; tandis qu'il existe un système veineux, dont le penchant à la combinaison effectue des actes chimiques non moins utiles aux phénomènes qui soutiennent notre existence. Avec ces idées, on s'étonnera bien moins des circonstances étranges de dispersion cataleptique, syncopale et autres, qui permettent ces diètes prolongées, ces résistances bizarres aux forces extérieures; on a cherché plutôt à douter de ces faits, jusqu'ici, qu'à les analyser; de peur de tomber dans quelque piége dangereux du charlatanisme. Tout ce qui amènera une diffusion de la tension normale au milieu de l'organisme fera passer le système veineux en système artériel; et *vice versa*. Ces résultats, en s'exagérant, peuvent dépasser les limites de la vie, et produire une diffusion telle, que le sang reste liquide longtemps après la mort; si ce n'est jusqu'à sa décomposition définitive : comme cela se voit chez les gens foudroyés ou qui ont succombé à l'emploi des grands dispersifs, l'acide prussique, l'hydrogène sulfuré, les champignons, etc. (Milne Edwards, p. 158, Ier vol. *Physiol.*), l'éthérisation, le protoxyde d'azote, l'acide carbonique et surtout l'oxyde de carbone. Vous coupez un tronc nerveux... vous diffusez par cela même la tension dans l'organisme; soit partiellement, soit généralement; *puisqu'un nerf est draineur des forces libres, par la puissance agglutinative qui lui est naturellement dévolue*. Vous amenez aussi la dispersion, soit générale, soit partielle. Une grande hémorrhagie fera de même. Rappelez-vous ces natures nerveuses, si quinteuses, si excentriques, qui restent sans manger, autre chose que des riens, pendant des semaines, des mois, des années ! est-ce que cet état nerveux ne se présentera pas naturellement à votre esprit avec l'apparence d'une dispersion prédominante, par rapport au système de combinaison réparatrice? Je connais une dame, à Caen, que son fils n'a pas vu manger depuis quinze ans. Elle prend des cuillerées à café, de choses de moins en moins réparatrices. La tension énormon a fait définitivement irruption dans ses tissus, ne laissant que peu ou point fonctionner la force de combinaison et de dispersion. Cette dispersion est si minime dans son écoulement, qu'elle peut conduire presque indéfiniment la machine, sans emploi de nouveaux éléments moteurs. On peut dire qu'il existe, au point de vue des forces libres, deux tempéraments seulement bien tranchés : 1° le tempérament qui fixe et qui disperse beaucoup ; c'est celui des natures puissantes ; des natures produisant beaucoup de travail utilisable ; 2° le tempérament qui fixe à peine ; gardant emprisonnées dans la périphérie les forces dispersives auxquelles il ne permet qu'un faible écoulement ; ces natures-là ne produisent rien ou presque rien d'utilisable, mais des rêveries stériles ; tout au plus une poésie maladive. Ces natures-là ont toujours en elles une fièvre sourde, sans puissance comme leur constitution ; et qui ne se ménage qu'au moyen de ce faible écoulement dont j'ai parlé. Quoi qu'il en soit, cette seconde catégorie et une troisième qu'on pourrait former de la combinaison des deux premières frisent toujours de près la phthisie, les scrofules, le scorbut, etc. Il suffit d'un léger accident pour supprimer le très-faible écoulement dispersif qui les sauve, et pour les tuer. Boerhaave raconte qu'un médecin ayant trouvé le moyen de donner de l'appétit à une femme affectée de ce genre de maladie ne réussit qu'à la faire mourir. Cela se comprend facilement : le médecin augmenta par les aliments la fièvre intérieure de sa malade ; mais il ne trouva pas le moyen de donner un cours meilleur à la dispersion ; cette dispersion refoulée amena l'asphyxie. Il est donc fort difficile, pour ne pas dire impossible, d'agir sur ces tempéraments, lorsque la prédisposition est native. Aussi, de tels gens restent-ils toujours ou couchés ou assis ; nous sommes sûrs de trouver le contraire dans les travaux musculaires. L'état veineux prend-il un grand développement ?... La coloration noire des tissus en serait un indice physiologique, si, avant nos premières recherches à cet égard, un simple coup d'œil sur un athlète, ne nous renseignait pas déjà. Des hommes on peut passer aux animaux ; l'anatomie et la physiologie comparées nous confirmeront dans les mêmes conclusions. Le taureau est-il semblable au bœuf alourdi ?... le cheval de sang au cheval percheron ?... Regardez leurs jambes... L'un est tout nerf, vous dit le maquignon... toute tension !... l'autre est tout veineux ; l'un est délicat sur sa nourriture... l'autre demande la quantité, plutôt que la qualité !... Quand les peuples sont arrivés aux raffinements de la civilisation, ils ont prétendu se tourner du côté des voies dispersives organiques ; qui, réellement aussi, sont celles du bonheur... puisque les plus grandes jouissances dévolues à l'homme sont basées sur des effets dispersifs. Au moyen d'une alimentation instinctive appropriée ; avec le secours du temps, de l'oisiveté, les travaux du cerveau ; c'est-à-dire les travaux des nerfs ; on a créé de toutes pièces un état dispersif aussi nouveau, aussi artificiel, qu'on crée un cheval de sang anglais ou arabe !... on a créé des races ! De là sont venues ces mains effilées, ces jambes délicates, ces cous fins, qui dénotent une suite d'aïeux ayant vécu en dehors de cette vie musculaire qui exagère le système veineux ; qui exagère les combinaisons chimiques des mutations organiques. Si ce que nous avons dit sur les phases du mouvement, au point de vue intellectuel, est sérieux, nous en verrons l'application ici, comme par une pierre de touche. Je prétends que le mouvement est attaché aux organes industriels de notre corps et qu'il va se refléter dans le cerveau, où il s'organise. Le moi doit être d'autant plus vivace, d'après cela, qu'il verra moins se renouveler souvent la matière qui le soutient ; car le mouvement suit la matière, et se trouve toujours influencé par elle. Comment se pourrait-il faire avec cela que le grand mangeur, le grand buveur, eussent un moi très-conscient et très-lucide ?... Aussi est-on très-embarrassé pour expliquer ces dérangements intellectuels, ces hallucinations fréquentes qu'entraîne l'abus des boissons et de la table. Les grands mangeurs et les grands buveurs, surtout à jeun, sont généralement hébétés ; ils deviennent inconscients, impuissants et idiots ; cela n'est pas dû autant aux troubles cérébraux matériels, comme on cherche à l'établir, qu'à l'état organique de combinaison incessante et inconsidérée. On dirait qu'une matière vivante, sans cesse remplacée, perd la conscience de ce qu'elle était naguère. Comme une fonction administrative se détraque quand on en change trop souvent le titulaire. Le contraire s'observe chez les natures dispersives, mais dispersives par quantités infinitésimales ; comme cela est indiqué par la citation que j'ai rapportée plus haut ; dans ce cas, la combinaison chimique, arrêtée ou très-pauvre, laisse reposer la tension intellectuelle sur les mêmes éléments organiques. On a vu des enfants rachitiques devenir des prodiges d'intelligence à un âge peu avancé. On est même étonné, en lisant l'histoire des grands penseurs, combien leur vie a été semée de faits de rachitisme. Je connais un écrivain qui est contraint de garder le lit quelque temps lorsqu'il est obligé de reprendre un travail interrompu. Tout le monde sait que Lavoisier dut se mettre au régime exclusif du lait quand il commença ses grands travaux déductifs. Si nous revenons, après cette digression confirmative, à l'examen de la circulation, nous pourrions dire que le système artériel représente en quelque sorte la physique de l'organisme. Comme le système veineux en représente la chimie. Ne vous étonnez donc pas plus, quand vous coupez un tronc nerveux, qu'il naisse de là calorification et artérialité du sang, que si, en cassant un vase, l'eau qu'il contient se répand. Le tronç nerveux draine, ai-je dit, la force diffuse dans les muscles, au profit de l'ensemble. Si vous coupez le canal dispensateur, la force se rediffuse dans le muscle isolé. Je dirai plus tard comment certains états physiques de la matière alimentaire modifient les tendances dispersives ou combinatrices de la nutrition. Ainsi, dans les boissons, dans les jus de viande, il existe une sorte de tannin artificiel, qui excite les combustions vivantes et les combinaisons du sang et des liquides de l'organisme en général. Mais cela nous mènerait trop loin. Passons à l'examen du sang en ce qui touche sa composition chimique.

Après tout ce que nous venons de développer, il ne nous reste qu'à donner la conclusion de M. Bernard. Le célèbre physiologiste, ayant organisé des expériences du plus haut intérêt, conduites de façon à ne laisser aucune incertitude dans l'esprit, arrive à dire ceci : « 1° Que l'appareil digestif fait éprouver au fluide sanguin un réchauffement constant, de telle sorte que dans cet appareil le sang veineux est plus chaud que le sang artériel. 2° Que le sang qui sort de l'appareil digestif par les veines hépatiques est une source constante de calorification pour le sang qui va au cœur par la veine cave inférieure. Nous pouvons même ajouter dès à présent que c'est la principale; car nulle part dans le système circulatoire le sang n'est aussi chaud que dans les veines hépatiques, et nos tableaux d'expérience montrent que chez nos animaux les plus vigoureux cette température a pu atteindre 41° centigrade. 3° Parmi les organes qui concourent au réchauffement du sang dans l'appareil digestif, le foie occupe le premier rang. D'où il résulte que cet organe doit être considéré comme un des foyers principaux de la chaleur animale. »

M. Bernard, d'après ses expériences, non reliées à un principe supérieur synthétique, est donc conduit à déclarer, d'une façon péremptoire et définitive : « *que le foie doit être considéré comme un des foyers principaux de la chaleur animale.* » M. Bernard sait fort bien qu'un organe ne peut rien par lui-même sur un phénomène physique de la nature de la calorification. Et, malgré toute la reconnaissance qu'il doit au foie pour lui avoir fourni ses plus beaux titres de célébrité, cela ne peut aller jusqu'à en faire un élément de physique. Le foie constitue une étape spéciale de la circulation, rien de plus. Les faits de circulation sont dominés par ce principe bien compréhensible que la calorification naissant des actes *en défilé*, des vaisseaux capillaires, là où la capillarité doublera, la caloricité se montrera en rapport avec le phénomène; la circulation abdominale, qui est aussi celle de l'appareil digestif, nous offre un exemple exceptionnel dans le système circulatoire général : un arrangement de capillarité établi aux deux points extrêmes d'un gros tronc veineux, celui de la veine porte; et quels capillaires encore que le foie; viscère regardé comme le plus vaste de l'organisme, dans la majorité des cas. Si nous avions besoin de preuves physiologiques pour attester la calorification sanguine, par le retard en défilé des capillaires, il suffirait de présenter le système de la veine porte; mais la physique, par elle-même, ne démontrerait-elle pas la calorification par défilé? Les soudures des piles thermo-électriques ne sont pas inventées d'hier. La nature, bien étudiée, est un miroir dans lequel la physiologie se reflète, aussi bien que les allures de la matérialité. J'ai fait voir ailleurs que les chaleurs spécifiques se mesurent au moyen du son émis par les gaz et les vapeurs; nous donnant ainsi une sorte de constatation de la force unie à la résistance; ici, le défilé, par sa seule contexture; la résistance encore, nous explique la caloricité par le développement des capillaires. Vous avez doublé capillarité dans la circulation digestive?

vous aurez un excès de calorification! Quoique je sois loin de marcher dans la même voie que M. Bernard, il n'en est pas moins vrai que ses expériences deviennent précieuses pour constater les principes de haute physique sur lesquels je m'appuie uniquement; aussi je ne saurais trop le louer des beaux travaux qui sont l'objet de son étude sur la calorification du sang. Seulement M. Bernard doit perdre l'espoir de faire cadeau au foie du grand rôle de calorificateur de l'économie. Ce n'est pas en tant que foie que ce viscère produit cette calorification, mais en tant que défilé; des capillaires quelconques en feraient à peu près autant. Les forces ne se produisent jamais par des appareils; le foie ne crée pas plus la chaleur que le cœur ne crée la force propulsive de la circulation; les appareils sont des condensateurs et des distributeurs de mouvement, ils nous laissent voir des dispositions systématiques d'une très-minime importance, mécaniquement, d'où sortent les grands effets physiques avec lesquels subsistent les organismes. La capillarité, si connue, du parenchyme pulmonaire, fournit au cœur la première étoffe de la force mise en branle par ce dernier viscère; le cœur empile, refoule ces éléments dans la capillarité artério-veineuse; ce qui amène déjà un premier effet de calorification. Mais, quand on arrive au *système porte*, qu'on inspecte la chaleur du tronc de la veine cave, dans le voisinage des veines sus-hépatiques, on comprend que le sang comprimé entre deux capillaires, et sortant d'un système aussi compliqué que le foie, devienne pour le cœur, qui va bientôt le recevoir, un liquide très-chargé de calorique. Ces faits démontrent que la veinosité n'a rien à voir là dedans. Le sang des veines restera, en principe, comme par le passé, moins chaud que dans les artères; il suffit pour cela de mesurer les calorifications relatives là où elles se présentent avec des conditions de comparaisons suffisantes. Mais on dira, avec M. Bernard, que la caloricité du système de la veine porte, pris à sa sortie du foie, est probablement plus considérable qu'en aucun autre lieu de l'organisme; non pas parce que ce système est veineux; mais parce qu'il est surchargé de capillaires calorificateurs, dans la plus grande partie de son trajet. Il est beau sans doute de faire des expériences: néanmoins il sera toujours nécessaire de se rappeler que les expériences ne sont que les échelons qui doivent conduire au but: ce but est la connaissance abstraite des voies que la nature suit dans l'architectonie et le fonctionnement de ses créations. Or, ici, la veinosité, ou l'artérialité, ne signifient rien; c'est la capillarité, la disposition en défilé, qui représentent l'idée abstraite et absolue. Ces idées, toutes physiques, sur la calorification organique par la capillarité, en défilé, marchent parallèlement avec l'idée chimique correspondante, de la fabrication du sucre dans le foie; la physique et la chimie cheminent toujours ensemble, se répondant et se complétant. Il n'est pas hors d'œuvre de faire voir comment je comprenais ces phénomènes dès le 24 février 1855; avant que M. Bernard eût publié ses belles expériences. Voici ce que je disais dans le *Journal des Novateurs :*

« Le foie est-il le véritable, le seul sécréteur du sucre dans l'organisme? M. Claude Bernard dit oui, M. Figuier dit non. Tel est le débat qui s'est élevé, dans la séance du 29 janvier dernier, à l'Académie des sciences. Mais, avant d'entrer dans les allégations de chacun des adversaires, qu'il nous soit permis de jeter un coup d'œil général sur la question. M. Cl. Bernard, comme M. Figuier, appartient à l'école des *éléments définis, arrêtés* en chimie, comme nos livres s'évertuent à le professer. Cependant on dirait, d'après certaines tendances que M. Claude Bernard ne s'avoue peut-être pas à lui-même, qu'il est poussé dans le courant expérimental entraînant M. Berthelot et tous ceux qui travaillent sérieusement, c'est-à-dire vers une sorte de simplification du gâchis organique, si bien embrouillé par l'école allemande. Mais M. Bernard, pas plus que M. Berthelot, ne sera débarrassé de sitôt des langes théoriques qui leur sont imposées par un noviciat et des affections d'entourage. Pendant de longues années, sans doute, ils rouleront de préjugés en préjugés, s'accrochant, par un talent expérimental, à toutes les saillies que le travail oppose à l'abîme des erreurs scolastiques; mais peut-être finiront-ils par tomber, comme les autres, au fond du gouffre qui les sollicite, comme si l'avenir n'était réellement qu'aux générations futures, aux hommes qui n'auront pas trempé, comme nous, dans les sottises du raisonnement actuel. Il y a vingt ans environ, un écrivain, développant la pensée de Berthollet, essaya d'arrêter la chimie organique sur la pente que nous signalions tout à l'heure : M. Raspail. Malheureusement des circonstances de temps, et de tempérament peut-être, y joignirent un élément politique qui tourna contre la science. Et les vastes idées du novateur en chimie s'émoussèrent contre le mauvais vouloir des adversaires politiques. Exemple à méditer lorsqu'on veut tenter une œuvre féconde. Berthollet avait dit, lui aussi : « Une division trop « minutieuse des propriétés acides n'est qu'un luxe peu avantageux « à la science; elle établirait des distinctions qui seraient inutiles, « parce qu'elles ne serviraient qu'à indiquer des propriétés dont les « petites différences doivent être négligées, pendant qu'il reste à la « chimie un champ si vaste et si fécond à moissonner. » (*Statique.*)

« C'est donc contre l'émiettement des divisions naturelles que l'école de l'avenir doit réagir, en s'efforçant de simplifier les chefs de file dans la chimie organique, et en établissant ou la similitude ou le peu de dissimilitude qui existe dans les nuances qui échappent encore aujourd'hui à toute appréciation raisonnable par leur extrême diffusion. Deux fautes énormes sont actuellement commises par l'enseignement de la chimie organique surtout. La première consiste, comme nous venons de le dire, dans un défaut de synthèse des éléments dispersés; la seconde a pour base une appréciation trop étroite de ces mêmes éléments au point de vue analytique.

« Entrons dans les faits.

« M. Bernard établit, par des travaux devenus célèbres, que le foie développe, dans le sang qui le traverse, une matière sucrée qui n'y existait pas avant. M. Figuier présente de nouvelles expériences, d'où il résulterait que le sucre existe tout formé dans le sang. Dans cette discussion, on aimerait à voir l'un des deux adversaires apporter autre chose que des différences, mais bien une idée nouvelle, basée sur une théorie mieux entendue de la matière organique. Malheureusement il n'en est rien. M. Cl. Bernard, malgré son illustration récente; — M. Figuier, malgré la vive attaque qu'il entreprend contre un membre de l'Institut, appartiennent néanmoins à la même école, à cette école qui ne voit dans la chimie, et dans l'organisme en particulier, qu'un ensemble d'éléments définis, accolés les uns aux autres avec une plus ou moins grande richesse d'association. Laissez faire les adversaires; bien mieux, laissez dormir ceux qui les écoutent, et vous verrez qu'il ne sortira rien de bien neuf, de bien philosophique, de ce débat, si personne ne prend, au dehors, cette occasion d'éclairer les faits. Quant à nous, si peu qu'on nous accorde, nous allons donner l'exemple; que d'autres viennent à notre aide, et tout ira pour le mieux.

« Un chimiste de l'école actuelle croit au SUCRE *in se*, comme un mauvais logicien adore le mot qu'il vient de forger. Et, cependant, les choses ne prennent pas plus une existence arrêtée parce qu'on les affublerait d'un substantif que parce qu'on accepterait à l'étourdie celui que nous jette un professeur distrait.

« Dites-nous, messieurs les savants, est-ce que vous oubliez que le sucre est tout bonnement une façon d'être soluble pour le carbone, répondant à des combinaisons carbonées différentes dans leurs éléments d'association, comme cela se voit à l'égard de l'albumine, de l'alcool, etc.? Avant de chercher dans le foie votre sucre, comme si vous aviez affaire à une variété d'*arundo saccharifera*, pourquoi ne vous expliquez-vous pas les métamorphoses du carbone dans sa solubilité et son insolubilité?

« Comment! vous vous dites physiologues, j'allais presque écrire philosophes, tant les deux mots se ressemblent, et vous oubliez ce qu'il y a de plus important, de plus vaste dans la question qui vous occupe! A la façon dont vous vous y prenez, je le répète, on vous prendrait plutôt pour des marchands de betteraves qui essayent un rendement de sirop. *Rappelez-vous donc que, le sucre n'étant qu'un état particulier des carbures répandus dans l'organisme, vous devez retrouver ce sucre partout où il se déterminera un véritable travail de solubilité.* De même le sucre tout formé va disparaître chaque fois que, la fixation du carbone devenant nécessaire, l'insolubilité reparaîtra. Est-ce que la nature connait les MOTS? Les faits seuls ont cours chez elle! Et cette vaste idée n'est pas seulement applicable à l'organisme animal, mais aux organismes végétaux, qui n'existent qu'au moyen de ces alternatives si puissantes de la solubilité et de l'insolubilité du carbone. Sachez donc qu'un vrai philosophe nous montrerait la vie des animaux et des plantes oscillant entre deux éléments principaux : l'OXYGÈNE et l'HYDROGÈNE, dont le carbone est la base et l'azote le pivot :

Azote.

Oxygène. Hydrogène.

Carbone.

Quand l'oxygène se trouve en présence de l'hydrogène dans des proportions à former de l'eau, comme dit l'école actuelle, la solubilité du carbone qui leur est adjoint réunit les chances d'une constitution qui se balance entre la forme des mucilages, des sucres, etc. L'hydrogène prend-il le dessus, vous passez aux résines, en atteignant les graisses, lorsque la proportion de carbone et d'hydrogène s'exagère encore. Hommes à courte vue, vous tenez votre livre à l'envers. Est-ce que vous ne voyez pas que le foie sécrète bien moins du sucre qu'il n'enlève un principe ou carboné ou hydrogéné, dont l'organisme a besoin pour la digestion, etc.? De sorte que ce que vous appelez FORMATION n'est sans doute que le résultat d'une SOUSTRACTION opérée par le foie. Je le répète, cette chimie organique, qui abrutit les élèves aujourd'hui par des détails qui sentent l'hallucination d'un professeur qui tire au cache' peut se résumer dans le groupe que j'ai écrit ci-dessus. De sorte qu'il n'y a pas un élément de la matière organique qui ne doive être indiqué immédiatement, par la simple oscillation de ces principes. Voilà où conduit l'adoration des mots!... vieilles et méchantes idoles qui momifient l'intelligence et l'hébètent, devant les faits les plus concluants de la nature.

« Mais nous parlons de l'organisme; la science actuelle n'a pas même la moindre analogie analytique pour se guider dans ce labyrinthe inextricable. Le sang, pour elle, est un composé de matériaux fixes : la fibrine, le sérum, la matière colorante, etc., etc. Il ne lui vient jamais à l'idée que tout cela n'est qu'un RÉSULTAT précaire, relatif; à ce point qu'elle trouverait bien d'autres nouveautés que le sucre du foie, si elle cherchait dans les divers coins de ce corps humain incessamment fouillé, et qu'on connaît si peu encore. C'est que, nous le répétons, tout cela est fait sans théorie réelle, sans ces vitales analogies qui créent les vraies sciences, en les appuyant sur la physique elle-même. La vie, ou plutôt l'organisation d'un individu quelconque, si chétif qu'il soit, est une victoire de tous les instants, gagnée sur le monde extérieur, qui tend à ramener ses éléments équilibrés aux combinaisons plus simples de la matière définie, minérale. Le fond, le principe de tout organisme, est donc l'équilibre relatif de ses éléments, une sorte de tonalité qui, comme un acoustique, rassemble sous un même chef

25.

des éléments épars, disjoints, souvent antagonistes. Voilà pourquoi la LIQUIDITÉ, type de tout équilibre tonal, joue un si grand rôle dans la vie organique. Mais c'est là un point; l'équilibre vital, l'équilibre des éléments dans la liquidité, trop méconnu des écoles modernes. L'idée moléculaire de Davy nous a poussés dans cette ornière, que Lavoisier lui-même favorisa autrefois par sa croyance aux éléments copulés. Dans la liquidité complète rien n'est déterminé, tout se tient dans un équilibre relatif qui ne se rompt que par des circonstances spéciales.

« Nous devons donc porter notre attention avec un soin extrême sur ce phénomène de liquidité, qui est le pendant de la tonalisation, et voir si dans la liquidité les nuances infinies du monocorde peuvent s'apercevoir *in globo*, ou s'il faut une angulaison pour l'en faire sortir. Quant à la possibilité de faire naître les nuances, rien n'est mieux prouvé aujourd'hui par la découverte incessante des hypo-acides en tout genre, qui menacent, en variant les moyens d'action, de devenir aussi infinis que les corps qu'on leur oppose. Il en est de même en chimie organique des bases alcaloïdes. Les chimistes trop peu versés dans la vraie physique de la nature, pour tout ce qui n'a pas été accolé immédiatement à leur art, se dirigent à tâtons dans leurs travaux, sans être éclairés par le flambeau des inductions, instrument le plus étonnant et le plus productif de faits que Dieu ait mis à notre disposition, le seul peut-être qui nous distingue bien et réellement des autres animaux.

« Eh bien, par les analogies, par l'induction, la liquidité est la tonalisation d'un ensemble d'où peuvent sortir toutes les nuances du monocorde, *suivant la résistance qu'on emploie pour produire ces effets*. Il n'y a donc rien de fondé dans la discussion qui s'élève entre les partisans du sucre dans le foie et les partisans du sucre dans tout l'organisme, s'ils ne voient pas en même temps la génération réelle des diverses espèces de carbures, sortant par une nécessité présente de l'équilibre qui les dominait, » etc.

V

Des colorations artérielle et veineuse.

La conclusion de M. Bernard sur les colorations relatives qu'on observe dans le système veineux est que cette coloration se rattache à la faculté plus ou moins grande qu'ont les veines d'absorber l'oxygène sous l'influence du système nerveux. Mais quels sont les principes supérieurs d'où l'on peut tirer des lumières à cet égard, M. Bernard n'en parle pas. Quant à moi, je ne vois dans cette conclusion qu'une observation de détail, toujours très-remarquable, comme M. Bernard sait si bien les faire. Le principe supérieur qui préside à la calorification, à la coloration du sang, et à bien d'autres phénomènes de ce genre, inconnus ou peu connus, réside dans la loi si importante de l'équilibre relatif ou de la prédominance de la tension et de la dispersion organiques. L'économie vivante, fondée sur le principe capital d'occlusion, voit la tension de ses éléments de force s'épandre à l'extérieur ou se presser à l'intérieur suivant des considérations infinies dans leur multiplicité de formes, et dans la combinaison de ses diversités. Y a-t-il tension à l'intérieur, les voies périphériques se ferment, la dispersion s'enraye; et, par l'enrayement de cette dispersion, les phénomènes changent d'aspect. Que le sang veineux soit plus propre alors à absorber l'oxygène, il n'y a là rien de bien étonnant... cela rentre absolument dans la loi physique de l'absorption des gaz qui se fait suivant les vieux principes de Mariotte plus ou moins exacts dans leurs détails, mais incontestables dans la généralité, en raison des pressions relatives. Ouvrez-vous les voies périphériques par la dispersion, la loi de Mariotte se retourne et l'absorption des gaz diminue. Le point grave dans cette étude est donc la *constatation du principe supérieur de la* TENSION *organique*. Remarquons bien qu'il ne faut pas confondre la tension dont s'agit avec la pression-Poiseuille, ou toute autre constatation de ce genre. Je parle de la TENSION fondamentale pour toutes les forces de l'organisme. Les faits cités par les auteurs qui se sont occupés de la coloration du sang s'éclairent d'une façon curieuse lorsqu'on est armé du *flambeau* de ces constatations. On voit que toute occasion de dispersion amènera bientôt la coloration rouge de la veinosité, soit pour le tout, soit pour partie : qu'il s'agisse d'abstinence, de faiblesse organique, d'hibernation, de saignée prolongée, de froid adventice, de sommeil, du sexe féminin, de l'enfance, de la vie fœtale, de la syncope, de l'hémorrhagie, etc. Quand, au contraire, l'économie fermera les voies périphériques par un travail quelconque, digestif, musculaire, de locomotion, de chant; par la colère, le coït commençant, la folie furieuse; par la galvanisation, etc., etc., la tension, qui sera la première conséquence de tous ces états divers *amènera une* CONTRACTION *des éléments organiques*, dont l'absorption d'oxygène, aussi bien que celle des autres gaz, ne sera qu'une conséquence de détail. Quand vous agissez sur la calorification et la coloration du sang, en coupant un réseau nerveux, les filets du sympathique ou autres, vous empêchez les centres nerveux correspondants de réagir avec une volonté plus ou moins consciente sur la fermeture de ces trappes organiques. Voilà pourquoi la galvanisation, qui remet en présence et en raccord les deux bouts d'un nerf coupé, devenus étrangers l'un à l'autre, ramène forcément les phénomènes basiques de la vitalité, la tension organique. Ces faits ne sont-ils pas confirmés encore par les études remarquables que M. Bernard a tentées sur les fonctions des glandes en action? Une glande ou un organe sécrétoire est un appareil en travail de dispersion; car sécréter, c'est disperser; que ce travail soit placé à la périphérie, comme pour la transpiration cutanée; qu'il réside dans le poumon éliminateur, ou qu'il s'enferme dans les centres splanchniques, comme pour les reins, etc. Dans tous les cas où la sécrétion a lieu il y a dispersion. Voilà pourquoi sans doute le sang est rouge dans les artères, puisqu'il a eu à subir dans le poumon une fonction dispersive de la plus haute valeur; tandis qu'il redevient antidispersif dans les veines, sous les influences ordinaires de la vie de tension des centres splanchniques. Les effets visibles de la dispersion s'étendent jusqu'aux réseaux vasculaires superficiels. Dans l'hiver, lorsque la circulation périphérique souffre sous l'influence du froid, et que la chair est bleue, frottez vos mains, ou placez-les dans de l'eau quelque peu chaude, la dispersion du calorique fera changer immédiatement cette teinte bleuâtre en une teinte plus rubiconde. La présence d'un caillot dans le sang des glandes non fonctionnantes rentre dans les explications que j'ai données à l'endroit de la globulisation de ce liquide, et confirme ces mêmes observations.

Qu'est-ce donc que la paralysie, sinon l'impossibilité de tout ou partie des organes motiles à fermer les trappes de tension périphérique de façon à réaliser les contractions intérieures qui sont nécessaires, non-seulement à la calorification, à la coloration du sang, mais à tous les efforts quelconques qui suivent la faculté de travail volontaire? Étudiez la veinosité des paralytiques, vous verrez qu'elle vous donnera la preuve des modifications importantes dans les conditions de calorification, de coloration et d'absorption des gaz.

La dispersion organique est un phénomène qui a son utilité tout aussi concevable que la tension basique; mais ces deux grands phénomènes, ces deux pôles de l'existence des animaux, doivent alterner et s'équilibrer dans des rapports prévus. M. Bernard est toujours trop influencé dans ses conclusions physiologiques par le voisinage des chimistes du collége. Son intelligence d'observateur, que je place aussi haut que possible, devrait lui faire comprendre que jamais une action de combinaison, eût-elle lieu avec le grand maître des agents chimiques, l'oxygène, ne peut étayer un principe vrai en physiologie. Les plus grands hommes sont venus se briser contre de semblables conclusions; quelle valeur réelle M. Bernard attribue-t-il aujourd'hui lui-même à la théorie lavoisienne de la combinaison ACTUELLEMENT oxydante dans l'hématose? Cependant, cette théorie avait autrement des chances de réussite dans sa généralité! Les principes supérieurs ne se basent point sur des faits, comme son école s'entête à les chercher, dans toutes les branches des connaissances humaines; mais dans des aperçus supérieurs qui dégagent le fait d'une matière trop arrêtée. *La tension normale produit les phénomènes de* COLORATION *et de* CALÔRIFICATION *du sang!*

Ce n'est donc pas sans chagrin que je vois M. Bernard dire des choses comme celles-ci : « Le mécanisme de ces diverses colorations du sang trouvera nécessairement son explication *dans les analyses chimiques ultérieures,* dont nous n'avons voulu pour le moment qu'indiquer les conditions physiologiques. » Puis encore : « Toutes les modifications qui surviennent dans le sang par suite de l'activité fonctionnelle des organes sont toujours déterminées par le système nerveux. » Sans doute que tout fonctionnement est régi par le système nerveux, il y a longtemps que la physiologie nous le dit..... Mais quelles sont les lois qui régissent le travail nerveux?... Est-ce la chimie du voisin Regnault qui les donnera?... Non, monsieur Bernard, je la mets au défi d'y rien comprendre, puisqu'elle ne se comprend pas elle-même !

VI

Théorie de Lavoisier.

Aujourd'hui, la pensée d'une combustion immédiate et actuelle dans le poumon de la part de l'oxygène attaquant les éléments du sang n'a presque plus d'adhérents ; beaucoup admettent la combustion éloignée et progressive dans la généralité du système vasculaire; on trouve même bien des gens qui ne veulent plus entendre parler de combustion aucune, regardant l'absorption d'oxygène comme en tout similaire aux éléments divers qui entrent dans l'organisme, par toutes les voies possibles. En un mot, s'ils ne disent pas que le poumon, dans l'aspiration, fonctionne comme un estomac à gaz, il suffirait de le leur souffler pour qu'ils en convinssent bientôt. Quant aux phénomènes d'expiration, ils n'ont pas eu la chance d'avoir des honneurs théoriques d'une bien haute valeur; l'inspiration étant capitale dans le système lavoisien, puisque l'expiration ne répond pas comme éléments chimiques aux proportions admises pour l'inspiration. Il n'est pas douteux pourtant que l'intromission de l'oxygène dans le poumon n'ait une valeur très-grande ; seulement, je crois que le phénomène capital ne réside ni dans l'inspiration ni dans l'expiration, mais dans le phénomène supérieur de dispersion. Les anciens avaient très-bien vu que l'air extérieur *rafraîchit* le poumon ; M. Bernard vient de prouver qu'il le *refroidit*. Or, comme toute dispersion est suivie, fatalement, d'un refroidissement correspondant, il est certain que le poumon est dans un état de dispersion normale au moment de l'hématose. Si l'oxygène sert plus qu'il ne nuit à la coloration rubique du sang, c'est que, par son association avec ce liquide, même chimiquement et à l'air libre, il crée une dispersion gazeuse fort compréhensible. Mais cette adjonction d'oxygène ne suffirait pas, puisque l'écoulement veineux ordinaire ne change pas sa couleur foncée par l'approche seule de l'air libre; qu'il faut un battage avec ce gaz; au moins un contact très-actif; puis, que d'autres gaz partagent avec l'oxygène la faculté de donner au sang la teinte artérielle. Ce qui domine dans le travail pulmonaire, c'est le fonctionnement dispersif de cet organe. Le sang prend sa couleur rouge sous l'influence de ce fonctionnement; comme il se refroidit par la même raison; toute action de refroidissement indiquant une action dispersive antérieure. Voilà pourquoi le sang reste rouge dans les artères; et cela, tant que la capillarité ou toute autre action constrictive n'est pas venue changer l'écartement spécial qui lui donne l'apparence dont s'agit. Voilà comment, encore, on pourra expliquer pour les artères, comme M. Bernard l'a fait pour les veines, les changements de couleur singuliers qu'on a pu remarquer dans ces canaux; des circonstances spéciales devant faire perdre au liquide artériel les principes qui le constituent en cette qualité. Je suis fondé à regarder la théorie lavoisienne comme bien compromise: et si je ne la répudie pas dès aujourd'hui, c'est que j'envisage les expériences chimiques, faites sur la coloration et la décoloration des deux sangs, comme mal dirigées et insuffisantes; plus tard je les répéterai; et j'essayerai de mieux m'expliquer à cet égard. On a vu ci-dessus, par l'expérience tentée sur les lapins, au moyen de l'essence de térébenthine, combien on trouvait de changement dans la coloration veineuse; les faits de dispersion se montreront tels, dans toutes les expériences qu'on entreprendra dans ce sens. La chimie à combinaisons a jeté un bandeau sur les yeux de M. Bernard, comme la physique manométrique de M. Poiseuille avait endormi l'esprit pénétrant de l'illustre Magendie. M. Bernard, ne sachant comment expliquer les deux faces du fonctionnement des glandes; ébloui par un revers de chimie, met la main, en aveugle, justement sur le contraire de ce qu'il devrait saisir. « J'admettrais qu'il faut interpréter autrement l'état fonctionnel des glandes, et dire *que la glande fonctionne* CHIMIQUEMENT, *lorsqu'on la croit en repos*, et que, quand elle excrète sa sécrétion, elle cesse de fonctionner chimiquement pour *ne plus remplir qu'un rôle* MÉCANIQUE. De sorte que, d'après ces vues, nous pourrions conclure d'une manière générale que, dans tous les organes qui fonctionnent, dans les glandes comme dans les muscles, le sang artériel devient veineux, et *que la veinosité est d'autant plus prononcée, que l'activité fonctionnelle est plus intense.* » Rien n'est plus illogique que le rapprochement de ces deux propositions. Le fonctionnement musculaire est tout ce qu'il y a de plus *mécanique*, et vous le rapprochez du fonctionnement *chimique* de la glande pour lui attribuer la veinosité!... Le muscle qui détermine un excès de coloration noire dans le sang n'arrive à ce résultat que par des efforts mécaniques très-grands. Si la comparaison que vous établissez devenait connexe dans ses termes, c'est lorsque le muscle au repos, c'est-à-dire, d'après vous, agissant chimiquement, produirait la coloration noire; tandis qu'il rubéfierait le sang veineux en opérant un fonctionnement mécanique. Ces délimitations chimiques et fonctionnelles, boiteuses déjà dans leur choix, ne servent à rien lorsqu'on s'empare du principe supérieur qui les régit. Les organes n'agissent que sous deux influences antagonistes ou combinées, la tension, la dispersion. Tout organe qui sécrète disperse. Tout organe qui agit musculairement tend tout ou partie de l'organisme. Le rein qui sécrète disperse; tout aussi bien que la peau qui sue disperse; que le poumon qui expire disperse; que l'estomac arrivé au moment du départ chylifère disperse. Mais aussi, tout organe qui se tend sous l'influence des nerfs laisse là la voie dispersive pour s'établir en tensions réelles, à moins que l'action dispersive ne l'emporte sur l'action musculaire, ce qui est l'état normal des organes en voie d'excrétion; le fonctionnement des organes répondant toujours à une rupture d'équilibre, que l'observateur doit suivre et apprécier dans ses travaux. Cessez donc de chercher dans les divisions arbitraires et étroites les lois immuables de la physiologie; il n'y a là ni chimie ni fonctionnement de détail; mais les grands principes qui président au mouvement de toute la nature. C'est en vain que M. Bernard, dans la quinzième leçon, cherche à expliquer la quatorzième; les dernières explications et les expériences qui les ap[illegible]uient serrent le nœud de la difficulté, au lieu de l'ouvrir. Avec des détails chimico-physiologiques on n'arrive à rien, tandis qu'avec l'emploi de la loi de physiologie abstraite, que j'ai vérifiée dans toutes les sciences naturelles, et publiée depuis bientôt douze ans, on est étonné de la constance des résultats. Dans la science, la *certitude* est attachée à la *généralité*; c'est à tort qu'on s'enveloppe dans un pan de phénomène; on ne réussit qu'à se tromper soi-même, à prendre la *partie* pour le *tout*. C'est ce qui arrive ici, lorsque M. Bernard, poussé par les réclamations de son auditoire; alléché par des circonstances spécieuses, s'arrête à la rapidité de la circulation, pour expliquer la production du sang rouge, dans les nombreuses expériences qu'il a soumises au public. Il accole deux faits qui sortent en dehors des principes établis par Magendie; et que lui-même a admis très-longtemps; à savoir que la rapidité de la circulation se montre en raison de l'élévation de la température. Or, ici, la coloration rouge répond à un abaissement de cette température; car la galvanisation, qui rétablit le mouvement d'activité de cette circulation, rend noir un sang veineux qui se montrait rouge artériel. M. Bernard se prend le pied dans une foule d'expériences complexes trop peu digérées dans leur instauration; de sorte qu'il est impossible de le suivre logiquement dans ces feux croisés de la contradiction. Mais il est un fait qui domine les beaux travaux que nous lui devons dans ces études; c'est que la sécrétion amène la coloration rouge; ainsi qu'il eût dû s'en apercevoir dans la coloration comparative des sécrétions cutanées des chiens, des lapins et des chevaux, qu'il a notée lui-même, et qui correspond chaque fois à une ligature ou à une destruction par scission d'un nerf directeur; la disparition d'un nerf équivalant à une dispersion correspondante, ou plutôt à l'impossibilité de contraction. L'expérience rapportée page 256 du premier volume des *Liquides de l'organisme* nous éclaire parfaitement à cet égard; on voit la dispersion cutanée correspondre à la ligature du nerf qui régit cette partie, et l'ouverture de l'œil se fermer et s'ouvrir en raison de la galvanisation entreprise ou abandonnée. Or, ici, qu'indique cette action variable des yeux, sinon une dispersion ou une contraction correspondante des tensions énormon régionales? L'œil est le signe caractéristique des tensions intérieures, lorsqu'il est doué d'une grande vivacité; lorsqu'il prend l'aspect langoureux, il indique, au contraire, une dispersion totale ou partielle de l'organisme. La fièvre, la colère, la frénésie, animent l'œil; parce qu'elles ferment les trappes périphériques, au moyen des nerfs plus ou moins volontaires. Les crises de dispersion laissent l'œil langoureux; ou terne et louche, selon les cas. D'autres fois, comme dans l'expérience de la page 427, les pupilles elles-mêmes et les naseaux éprouvent du rétrécissement; or, comme toute sécrétion superficielle ou intérieure correspond à une dispersion, nous tenons la loi des phénomènes et nous laisserons à M. Bernard le temps de raccorder ses idées au moyen de nouvelles expériences; de comprendre que ce n'est pas avec une sécrétion d'acide carbonique, — générale dans toute l'économie vivante, — qu'on assoit des principes de haute physiologie. En se pénétrant des grandes lois, générales dans toute la nature, il eût déchiré le voile de l'Isis physiologique; au lieu d'arriver à la conclusion si rétrécie qu'il donne à la fin de son travail : « D'après toutes ces considérations, nous admettons que la couleur rouge du sang que nous avons constatée dans les glandes pourrait être rattachée à deux causes : la première, la rapidité plus grande du sang qui n'a pas le temps de se charger d'acide carbonique au contact des tissus; la seconde, la possibilité à l'acide carbonique formé d'être, quelle que soit sa quantité, éliminé par le liquide qu'expulse l'organe sécréteur. »

La dispersion physiologique pure, sans contact de chimie, est si bien le phénomène capital qui sous-tend tous ces admirables phénomènes organiques, que le retrait dispersif obtenu en assommant un animal lui fait jeter un sang très-noir; ce qui a fait dire à M. Bernard : « On a remarqué que dans aucun genre de mort, le sang n'est aussi noir que lorsque les animaux viennent d'être assommés. » Ces faits représentent une sorte d'asphyxie artificielle. Or, je vous le demande, qu'y a-t-il ici en dehors d'une action qu'on eût appelée *animique*, du temps de Van Helmont? N'est-ce pas ce saisissement extérieur, refoulant l'énormon dans les centres, qui détruit instantanément la dispersion normale, et produit la coloration noire dont parle M. Bernard? Il est impossible de trouver plus, et de plus éclatantes preuves en faveur du système de physique organique que je cherche à introduire dans la science. Il me suffit de suivre pas à pas toutes les expériences qui sont tentées aujourd'hui par les bons observateurs; et, en fait d'observation, je déclare que M. Bernard s'y connaît! On n'a qu'à considérer quelques instants sa physionomie, pour voir que la nature l'a doué de facultés de premier ordre pour les recherches. Nous retrouvons la contre-partie des phénomènes de la coloration noire du sang par l'assommage, dans l'effet éminemment dispersif de l'oxyde de carbone. Ce gaz a la propriété de rendre la circulation tout entière d'un rouge artériel. On dit que c'est parce qu'il déplace l'oxygène du sang; cela est vrai chimiquement; mais, physiologiquement, n'est-ce pas inutile, si ce n'est même contradictoire, puisque la présence de l'oxygène est regardée comme nécessaire elle-même pour produire l'hématose? Je conclus encore ici en faveur du principe supérieur de la dispersion; m'appuyant, non-seulement sur les expériences de M. Bernard, mais sur les miennes propres, basées sur l'emploi de l'essence de térébenthine, choisie exprès pour qu'il ne pût point exister de confusion possible au moyen de la théorie usuelle des gaz. Si j'avais employé un gaz dispersif quelconque, on eût été chercher midi à quatorze heures; arguant de ceci ou de cela. La térébenthine ne peut qu'absorber l'oxygène de l'air en de certaines conditions; et, comme l'oxygène, ici, ne nuit pas à la démonstration, je le néglige. M. Bernard a constaté avec bonheur (*loc. cit.*, p. 429) que la coagulabilité du sang est indépendante de la quantité de fibrine et même de sa présence; en rappelant les expériences de Simon et de Lehmann (p. 457). C'est ainsi que le sang de la veine rénale se coagule, bien qu'il ne renferme pas de fibrine. J'en dirai autant de la portion supérieure d'eau que contiennent les artères comparativement aux veines. Les artères étant dans une voie dispersive, on pouvait prévoir ce phénomène.

Les faits d'alimentation sont régis entièrement par le mouvement-énormon qui est la base et la cause initiale de l'absorption digestive et de l'assimilation. D'après l'EXPÉRIENCE CAPITALE que j'ai présentée, une force empruntée à l'air s'introduit dans l'économie animale par le poumon; elle se condense et se rhythme, pour les animaux supérieurs, dans la poche anévrysmatique qu'on appelle le cœur; de là, elle se rend, par le système vasculaire, et pour partie aussi, par flots imprégnant la généralité des tissus, ce qui est bien plus probable, vers les confins de la machine vivante; où son trop-plein se répand à l'extérieur, pour laisser la place à un mouvement, nouvel arrivant. L'organisme se crée une somme de force intime, dont la canalisation est l'essence; et qui, centralisée d'une certaine façon, ne perd de ses éléments constituants qu'en les renouvelant lentement, prudemment; de façon à ne pas nuire à cet ensemble si important pour la vie des animaux; tout ce qui enraye ou détruit cette marche normale est pour l'animal une cause de maladie ou de mort. Mais, comme la FORCE LIBRE, *le mouvement, a fatalement besoin de s'appuyer sur de la* MATIÈRE pour arriver à des réalisations de forme; *il faut que les organismes fassent mouvoir une somme quelconque de matière sur le trajet des forces libres, pour constituer une machine, dite vivante.* Or, ce mariage des FORCES LIBRES avec la *matière* fluente ne présente pas autre chose que les allures de l'alimentation, divisée en absorption, départ alimentaire, assimilation, nutrition; excrémentations périphérique, pulmonaire, urinaire, fécale, etc. Le jeu des *forces libres* et le jeu de la marche des matières absorbées se répondent aussi absolument que la projection du corps le plus matériel répond à la force qui le pousse. *L'énormon*, proprement dit, est cette force du dépôt central qui est affectée normalement à la marche d'un organisme, à son remplissage spécial; et qui ne peut être déplacée par des forces nouvelles qu'à la condition que ces forces viendront incessamment et prudemment remplacer une partie de ses éléments; en ayant soin de s'astreindre aux conditions fondamentales de la tonalisation, base de toute organisation quelconque. On peut comparer l'énormon à la partie d'un liquide nécessaire pour remplir une machine hydraulique, avant qu'un excédant de ce même liquide puisse arriver à mettre la machine dans un mouvement utilisable. Lorsqu'un fait adventice se place en travers de l'écoulement-énormon, la MATIÈRE s'arrête dans sa course assimilatrice. Et quand la matière s'arrête, l'énormon, perdant son support naturel, s'arrête aussi.

Voilà pourquoi, dans bien des accidents nosologiques, les phénomènes de pure physiologie peuvent se remplacer. Dans le cas d'un défaut de tension organique, menaçant d'apoplexie, un cordial, une essençe, pris à point, entraineront la dispersion-énormon qui rétablira un branle suffisant dans la machine vivante; de même, une exposition à un air plus vif, de l'exercice, stimuleront le départ alimentaire et feront disparaître les dangers d'asphyxie. Une bonne respiration amènera généralement une bonne digestion, partant une bonne nutrition. Une bonne nutrition, par contre, forcera le travail pulmonaire à se régulariser; à moins que des circonstances particulières ne viennent entraver nécessairement cette réalisation. Voyez nos piles électriques, elles vous fourniront les courants que vous voudrez, et dans le sens que vous voudrez, à la condition que vous disposerez les métaux en action, la *matière-support*, dans un sens concordant avec l'effet que vous cherchez. Comment se fait-il que Magendie, ce grand expérimentateur, qui a battu si puissamment en brèche la prétention trop exclusive des solidistes de son temps, n'ait pas compris que la *force* ne peut pas plus se passer de *matière* pour se développer que la *matière* ne peut se passer de *force* pour se mouvoir? Celui qui oublie l'un ou l'autre de ces éléments dans son analyse est sûr de fonder quelque chose de boiteux; Magendie, s'en tenant à la dynamique usuelle de son temps, n'a pu atteindre les parties absolues de la science à laquelle il appartient comme une des gloires les plus vivaces et les plus originales, au point de vue de l'expérimentation. Le passage de Magendie dans la physiologie est plus personnel que dogmatique; comme certains soldats valeureux, il a plus détruit de despotismes enseignants qu'il n'a fondé un système doctrinaire; c'est un déblayeur plutôt qu'un architecte. Magendie se débat comme un diable dans un bénitier, qu'on nous passe cette expression triviale, chaque fois qu'on lui parle de propriétés vitales; et sa plus grande préoccupation, son plus beau titre de gloire pour l'avenir, est d'avoir démontré et rappelé sans cesse la nécessité pour le sang de conserver sa coagulabilité normale. Si Magendie eût pu voir notre *expérience capitale*, cette faculté agglutinative que prennent les carbures sous l'influence des *forces libres*; même de l'électricité; n'aurait-il pas compris que la coagulabilité n'est pas autre chose que l'emploi ultime de cette agglutinabilité des forces, s'exerçant sur les corps qui lui sont soumis pendant la vie; c'est-à-dire les globules sanguins? Donc, ces globules, dans la circulation, ont enroulé autour d'eux ou dans leur tissu une force vitale, force agglutinative; elle les pousse, les dirige dans les *canaux*, tant que la vie circulatoire se produit; aussitôt sorti de la vascularité, son effet se porte sur l'agglutination dernière, l'agglutination inorganique qu'on appelle caillot; et cela est si vrai, que, semblable à la roideur cadavérique qui lui correspond quant aux tissus généraux, le caillot se désagglutine une fois cette force agglutinative disséminée dans le monde extérieur; comme la roideur cadavérique disparaît elle-même, une fois que la force-énormon qui la soutient s'est dispersée dans les corps ambiants. Comme pour un vase qui se brise, l'énormon atteint dans son essence par la destruction de ses tensions tonalisées se répand en tous sens; constituant cette roideur dispersive qu'on appelle roideur cadavérique sur le mort, tétanos sur le mourant. Mais une goutte de sang ne peut roidir ni bras ni jambes... elle se contente de roidir les parties solides sur lesquelles elle était fixée pendant la vie... elle forme un caillot!... Magendie a bien lutté contre le vitalisme, des principes aussi décousus répugnaient à son âme loyale et difficile, il préférait la coagulabilité normale dont il avait fait, sans le savoir, un principe spiritualiste; comme un joueur qui a perdu la partie, il a le droit de visiter les cartes de ses adversaires; là-haut dans ces champs où la vérité n'a plus besoin de crinoline... combien il doit rire de ce brin d'herbe qui l'a empêché de voir pourquoi un cholérique, un pestiféré, un typhoïde, tombent en des états pathologiques si graves; non pas parce que leur sang n'est plus coagulable; mais voient leur sang cesser de se coaguler, parce que la force répandue dans leur sang a été détruite, dispersée, décondensée; que sais-je? sous l'influence des causes de la peste, du choléra, de la fièvre jaune, typhoïde, etc.! Avant d'entrer dans les Champs-Élysées, l'amour-propre s'est envolé avec le souffle vital, on s'amuse de sa méprise comme le joueur s'amuse de ses maladresses; et c'est avec bonhomie, avec gaieté, qu'on parcourt les fautes amenées par de fausses combinaisons. Un homme est pris par la peur du choléra et il en meurt... Il n'y a là ni sous-carbonate de soude, ni corps chimique qui tienne!... Il ne peut se passer dans un tel cas que des faits de mouvement proprement dit. C'est aussi ce qui a lieu. Une rétraction-énormon porte toute la force agglutinative qui est si nécessaire au cours de la circulation dans les centres épigastriques; le sang s'extravase, se décompose, ne forme plus de caillot, mais un liquide très-aqueux d'un côté, un liquide noir et visqueux de l'autre; la décomposition cadavérique se prononce sur l'homme vivant, jouissant de l'exercice de la plupart de ses facultés intellectuelles. Or, remarquons bien que le choléra se produit généralement soit au milieu de grandes alternatives de chaud et de froid, de sec et d'humide; soit après un temps constamment sec et chaud, au moment du froid ou de l'humide survenant. Car, je l'ai dit, et veux encore le répéter, la force conduit la matière; mais la matière soutient la force. L'alternative atmosphérique ou une influence morale peuvent créer le choléra; aussi bien l'une que l'autre; dans tous ces cas divers il suffit que l'énormon puisse éprouver un retrait qui appauvrisse les voies ordinaires de la circulation. Dans ces terribles maladies la dispersion périphérique ne se fait plus normalement. Il y a retrait de l'écoulement-énormon sur les centres, sur les intestins et sur le poumon; d'où naissent bientôt les diarrhées et l'asphyxie; deux phénomènes similaires; j'allais dire identiques, en ce qu'ils représentent une grande partie des excrétions qui sortent ordinairement par la périphérie.

VII

Composition chimique du sang.

A part les œuvres de quelques savants chercheurs, c'est réellement un spectacle digne de pitié, celui que présentent les études des chimistes à l'égard du sang. Prenez quelques-uns des livres où tous les travaux de ce genre ont été jetés pêle-mêle, comme dans une fosse commune; et, si au bout d'une heure de lecture vous ne sortez pas de là à moitié fou ou au moins fort abruti, je vous donne pour rien l'esprit philosophique de ces excellents ouvrages. Ah! c'est là que le système mensonger des sciences naturelles, intronisé par les modernes, montre la corde dans tout son éclat. Un corps protéique étant donné... loin de voir en lui les nuances innombrables que les séries naturelles produisent déjà dans un sel minéral défini; — nuances bien autrement exagérées dans la matière organique; — nos chimistes sont à l'affût d'un point d'ébullition, d'une densité, d'une insolubilité relatives. Malheureusement, les associations salines, — de leur propre aveu, — modifient tout cela. Quelle déchéance de nomenclature ne verrait-on pas, si M. *tel* ou *tel* n'avait pas attaché un nom à quelque résidu de filtre qu'on n'a jamais revu! Quand la lumière donne une couleur, regardez de près cette couleur, elle est variée comme un spectre; lorsque l'acoustique donne un son, il est accompagné des mille résonnances de la série; au milieu desquelles on rencontre les centres éternels qui constituent les grandes divisions de la nature tout entière. Lorsque vous dissolvez dans un liquide un sel de laboratoire le plus pur, croyez-vous n'avoir là qu'une combinaison parfaitement définie? Il n'en est rien! Ce n'est pas moi qui l'affirme... c'est Berthollet! Il se forme là un sur-sel, un sel moyen, un sous-sel; la difficulté est de bien voir et de bien analyser. Et vous voulez que dans la nature organisée, dans cette matière protéique par excellence, vous ne trouviez qu'une formation globulaire aussi grossièrement égale que des billes de collége? En vérité, ce serait trop drôle! Ce que l'on cherche dans le sang n'est qu'un produit de sa décomposition; aussi vrai que d'un seul élément salin bien défini il renaît des éléments complexes. M. Marchal de Calvi, en montrant les variations des productions fibrinaires dans le plasma, nous donne la clef de cette doctrine. Il est bien facile d'accorder tant d'analystes qui semblent tous se contredire; il suffit de leur signaler les différences de temps et de lieu qui ont présidé à leurs diverses expériences. J'en dirai autant de l'hématose, de l'hématosine, de l'hématosoïne; en négligeant l'osmazome, l'épidermose, l'hémaphéine, la subrubrine, la chlorohématine, la xanthohématine, etc.; ces élégantes désinences rappellent avec bonheur les fameuses célébrités de Mabille qui s'hiérarchisaient en chicard, chicandard, etc.; tout cela n'est qu'un chic! Chic de laboratoire, chic de piston démangé d'avancement. Je ne connais qu'une voie unique pour remettre les choses en place! c'est d'étudier les productions de la série dans la matière organique : c'est-à-dire de fixer ses étapes, de décrire ses combinaisons; comme le physicien l'exécute lui-même à l'égard des fractions du spectre; à l'égard des émiettements de la résonnance. Ce n'est pas une différence de solubilité ou d'ébullition qu'il faut guetter; c'est le génie fractionnaire de la nature qu'il s'agit de surprendre. Croyez bien, messieurs les analystes à décimales, que dans cinquante ans d'ici il ne restera pas trace de vos nomenclatures intéressées ; et, si la science se fait, elle ne portera plus que sur ces étapes de la série prises dans leur ensemble, comme le système décimal s'est substitué aux gros et aux petits sous. Prend-on pour exemple la nomenclature des variations du fluide normal sanguin donnée par les classiques, on voit bientôt comment cette nomenclature est impuissante à établir une vraie pathologie hématosique, car on ne sait plus aborder, après cela, la classification des grandes maladies qui reconnaissent pour point de départ l'introduction des substances non éliminées qui obstruent la circulation. Le seul fait établi par cette école micrographique, mais dont on ne la voit pas tirer un parti assez courageux, c'est l'opinion qui ferait regarder la fibrine comme un produit excrémentiel, plutôt que comme un agent récrémentiel. Il fallait suivre la conséquence jusqu'au bout, et dire que cette fibrine est une organisation des substances animales, faite sans profit pour l'économie ; et, le plus souvent, sous l'influence d'un travail circulatoire exagéré. Ce travail, n'ayant pas le placement instantané de l'albumine dans la vascularité, abandonne celle-ci à la circulation générale. Quand l'organisme est monté à un diapason de mouvement plus élevé qu'il n'est besoin pour la consommation présente, l'albumine, produit essentiellement protéique, réserve de la nutrition récrémentielle, est forcée de s'organiser ; et, comme l'emploi de cet élément organique très-avancé ne peut se faire assez vite, la fibrine reste dans la circulation. Voilà pourquoi la couenne fibrineuse des palettes inflammatoires se produit plus spécialement dans telle ou telle maladie. On aurait beau objecter à cela que le retard dans la coagulation peut rendre tous les sangs couenneux ; vous n'empêcherez pas que, les circonstances étant égales, la maladie inflammatoire ne produise une couenne hématique : tandis que la palette d'un autre sang n'en produira pas. Un fait de ce genre parle plus haut que tous les raisonnements. Ou montrez-nous toutes les palettes, couenneuses *ipso facto* ; ou admettez que l'inflammation fibrinise le sang anormalement ; vous aurez beau ajouter que l'inflammation retarde la coagulation, ce qui amène la couenne ! c'est comme si vous me disiez que le soleil des longs jours d'été retarde la nuit et produit le jour ! Le fait grave n'est-il pas la fibrine spontanément introduite dans le caillot? La force vitale est toujours sous l'influence de la somme de *mouvement* engagée dans l'organisme, ou conservée par celui-ci sans *dispersion* extérieure. La fibrine est le produit le plus avancé de cet état excessif, en compagnie de la gélatine, qui me semble un *caput mortuum* albumino-fibrineux; et qui doit se rencontrer quelquefois dans la circulation, ainsi que M. Bouchardat a cru devoir le signaler; seulement, au lieu de se trouver constamment à l'état normal, elle devient un produit adventif et morbide. Je crois qu'il y en a toujours un peu dans le sang; comme il y a toujours du sucre, de l'urée, des carbonates d'ammoniaque, des cyanures et cyanates, des sulfures et sulfates, etc., la circulation charrie tout, excrémentiel et récrémentiel. Quand la masse hématique se trouve trop saturée des produits excrémentiels, c'est qu'il y a révulsion des sécrétions normales; qu'il y a un commencement d'engorgement dans la machine comburante; *enfermement* des canaux circulatoires, par la rétroversion de la fumée qui devrait se répandre au dehors; sous la forme des sécrétions solides, liquides et gazeuses. Mais, pour cela, il faut être profondément convaincu du rôle énorme que joue ce départ des substances exutoriales; et ne pas y voir qu'une vaine déjection, plus ou moins aqueuse. Cette résorption des produits excrémentiels avait fortement impressionné les anciens médecins, dont Molière s'est moqué comme les littérateurs se moquent des savants : avec plus d'esprit que de fond. L'organisme peut être morbidement affecté de ces résorptions, depuis ce que l'on appelait autrefois si justement la fièvre essentielle, jusqu'aux plus grands effets de l'ictérie, du diabète, de l'albuminurie, du choléra, etc. Une résorption de mouvement libre, qui demande fatalement à être diffusé, produit cette fièvre *essentielle;* il suffit pour cela d'une simple peur, d'une émotion vive, d'un léger coup d'air. La révulsion du mouvement libre expansif, se portant principalement sur les centres; passant de l'état centrifuge à l'état centripète, amène cette fièvre essentielle. Si, à cela, qui est presque intangible, se joint la résorption des gaz éliminables : gaz sulfhydrique, cyanhydrique, hircique, carbonique, etc.! il y a typhus à divers degrés, choléra, etc. Le *dévorement* des sécrétions solides et liquides tire la vie plus en longueur, parce que cela n'intéresse que les tissus dans leur constitution solide ; on est tué à long terme ; et avec des modifications remarquables dans la partie solide de notre construction. C'est ainsi que le scorbutique, le scrofuleux, l'anémique, le dyssentérique, le diabétique, affectent un état extérieur *sui generis*, si reconnaissable aux yeux du médecin exercé. A part les maladies chirurgicales ; à part les maladies d'organe spécial, qui dérivent d'une cause également toute chirurgicale, on peut dire que la pathologie pourrait se classer d'après une hiérarchie de résorption des principes essentiellement expansifs et éliminables. Le sang ne doit-il pas contenir tour à tour, depuis le sucre, qui n'est qu'un dédoublement des éléments hydro-carbo-azotés, jusqu'à la gélatine, l'urée, la graisse, les métaux, les gaz, les poisons, etc.? Selon que tous ces éléments manquent ou dominent, l'organisme général est affecté ; et bientôt il en est de même pour les organes spéciaux, chargés normalement de recevoir et de distribuer ces éléments *intus* ou *extra*. Voilà pourquoi l'inspection de l'urine fut regardée de tout temps comme un fait des plus graves ; car, avant bien d'autres symptômes déjà trop dangereux, lorsqu'ils se laissent apercevoir, l'urinal dévoile des troubles fâcheux dans l'organisme. On voit en province des empiriques, restreints à des connaissances superficielles et toutes routinières, confondre le travail et la science du médecin universitaire, en formulant sur la simple inspection des urines. Sans doute la vessie n'est pas le *compendium universale ;* mais c'est un point capital, dont l'examen peut, pour l'empirique, simuler de grandes capacités intellectuelles et médicales. L'idéal d'un traitement sérieusement scientifique serait une saignée ; non pas à un point de vue antiphlogistique, mais au point de vue purement chimique et d'observation, comme le voulait Magendie. Le jour où le médecin tirera de la veine quelques centimètres cubes de sang pour en connaître la nature, ou, ce qui vaudrait mieux, chargerait un chimiste de ce travail ; comme le juge a recours à un expert dans un cas spécial ; la pathologie changerait du tout au tout. L'urine n'est qu'un triage, un rebut ! Certes, aux yeux d'un homme sagace, elle peut amener sur la voie des troubles vitaux ; mais cette étude vaut-elle celle du sang ; celle de ce liquide générateur infecté directement, et sur quoi doivent porter les efforts de nos études et de nos critiques ? Il faut rendre justice à chacun; les médecins, depuis Laennec, ont poussé si loin le diagnostic d'auscultation et autres, qu'à l'aspect d'un malade, les grands maîtres font en quelque sorte l'analyse immédiate de son état hématosique; mais combien de constitutions lésées, lésées profondément, dont toute la sagacité de l'œil ne peut sonder les profondeurs! qui sait si une simple analyse chimique n'arriverait pas à résoudre tout d'abord ce que le temps et le savoir n'ont su réaliser?

VIII

Actions extérieures qui agissent sur le sang.

Quand Mulder s'étonne des notions remarquables que les anciens possédaient sur certains phénomènes reconnus vrais aujourd'hui, il ne comprend pas que ces gens-là agissaient d'après des vues qui nous sont encore inconnues en ce moment : la série du mouvement. En effet, vous aurez beau démontrer que l'acte respiratoire est une des fonctions, pour ne pas dire l'essentielle fonction des corps vivants, il ne faudra pas moins nous dire l'union du mouvement avec l'oxygène. L'oxygène n'est qu'un véhicule; sans quoi mangez de l'oxygène pur, vous produiriez de la vie! Les physiologistes trop chimistes méconnaissent la *relation des forces libres* avec les corps; or, en physiologie, les corps ne sont que des véhicules de force. Force, matière, voilà le mystère. Donc il ne faut pas compter uniquement sur les chaleurs spécifiques pour connaître la vie; il faut tout mettre en ligne de compte, chaleur, lumière, électricité; qui ne sont que les formes relatives appuyant les forces libres. Le phénomène de la respiration, si complexe quand on le prend en masse et à l'étourdie, s'éclaire d'une façon inattendue lorsqu'on se résigne à le traiter en détail avec tout le soin qu'il exige. Occupons-nous d'abord des phénomènes chimiques d'oxygénation du sang, du produit carbonique qui en dérive et des alternances d'absorption et d'exhalation qui en sont les conséquences. La première question que se soient posée des hommes habitués à unir le carbone à l'oxygène a été de savoir si l'exhalaison carbonique répondait poids pour poids, coup pour coup, à l'inhalation oxygénante de l'air. L'expérience ayant démontré que cette concordance n'existe pas, on s'est demandé pourquoi l'organisme fixe plus d'oxygène qu'il ne rend d'équivalents carboniques. Est-ce la pression extérieure, la pression intérieure, ou autrement, qui influencent ces divers résultats? L'examen de la respiration à divers états de pression ; bien mieux, l'examen de la respiration générale, en des contrées situées à toutes les altitudes, ont fait voir que la pression n'a aucune influence sur les phénomènes respiratoires, en ce qui concerne les proportions chimiques de fixation et d'élimination de l'oxygène. Les uns, en chimistes exclusifs, ont dit que la composition du sang *in se* comportait de semblables phénomènes de combinaison ; les autres, pseudo-physiciens, hommes à entités, vitalistes, organicistes, etc., ont déclaré que la structure globulaire, que la conformation des rudiments animés, donnait au sang, par droit de naissance, la faculté d'absorber l'oxygène à sa fantaisie. Toutes ces réponses ressemblent à celles que feraient des enfants qui ont oublié d'apprendre leur leçon. On n'a pas voulu se donner la peine de chercher et l'on n'a pas trouvé. Il est bien rare, dans les faits humains, que nous arrivions à rencontrer la raison des choses en face du phénomène même qui préoccupe exclusivement. Lorsqu'on veut se rendre compte en détail de la forme et des circonstances particulières qui se rapportent à un arbre quelconque, ne serait-il pas bien maladroit de considérer ce même arbre au milieu de la perspective générale de l'avenue dont il fait partie? Ne vaut-il pas mieux s'éloigner quelque peu pour en saisir les rapports complexes? Voyons donc s'il n'y aurait pas moyen de trouver des indications de ce genre dans quelque partie plus abordable de nos connaissances scientifiques. Je vais avoir recours pour cela au rapprochement des fermentations. En voici une qui se distingue de celles qu'on connaît par une grande originalité. J'ai dit déjà que vers 1855, au moment où la disette des liquides alimentaires se faisait de plus en plus sentir, j'avais eu le bonheur de découvrir une substance contenue dans le péricarpe de la noix, répondant, *grosso modo* et pratiquement, à l'extrait concentré qu'on tirerait du jus des pommes à cidre. Le brou de noix extrait par expression des coques vertes, et comme l'indiquent les brevets pris à cette intention, en y ajoutant ce qui

26.

lui manque, eau et sucre, reproduit, pour le goût comme pour l'analyse, le cidre de pommes ou certains vins du Rhin ; selon les doses et les modes de traitement. Tous les essais faits par la science, aussi bien que les gargotages conseillés par les épiciers vendeurs de raisin et de pommes pourries, ne portaient que sur des substances mortes, à mon point de vue. Dans les centaines de permissions accordées par le conseil de salubrité on ne trouve pas une idée originale, m'a dit un membre de ce conseil ; ce sont les combinaisons incessamment reproduites et alternées des pommes et du raisin, du raisin et des pommes ; quand il n'y entre pas de pruneaux, de l'acide sulfurique, etc., etc. Lorsqu'un bourgeois, ignorant des phénomènes scientifiques, met dans un tonneau contenant cent litres d'eau quelques poignées de raisin et de pommes, il croit, avec l'adjuvance des fermentations éphémères pauvrement sucrées, qu'il a trouvé les éléments des vins les plus généreux ; par ce fait seul que sa boisson est faite de fruit. C'est à peine si cette liqueur porte quelque chose de réellement alimentaire. Si on contestait au fabricant la valeur de son déplorable mélange, il serait tenté de vous répondre comme un brasseur plein d'esprit auquel on reprochait que son cidre ne contenait pas de pommes : « Mon cidre ne contient pas de pommes? Et ce goût de pourri, pour quoi le prenez-vous? » Le faiseur de boissons de ménage confond un arome quelconque, bon ou mauvais, flatteur ou putride, avec une valeur alimentaire ; il ne voit pas que si, réellement, les pommes qu'il tire de l'épicerie suffisaient pour constituer des boissons normales avec la quantité insuffisante qu'il emploie, on ne s'amuserait pas à les voiturer si loin ; et qu'il vaudrait mieux lui expédier des liquides tout confectionnés. Qu'y avait-il donc à chercher pour l'introduction d'une boisson sérieuse, pouvant remplacer au moins le cidre et les vins blancs dans la consommation générale? Rien de plus, rien de moins que cette substance inconnue qui fait que le vin est vin, que le cidre est cidre. Les chimistes de ces derniers temps ont eu la folie d'évaluer la richesse des boissons par leur force alcoolique ; ce qui a poussé la fraude à s'armer d'un alcoolomètre et de dire aux inspecteurs : « J'ai mon degré, qu'avez-vous à me reprocher ? » Il suffit après cela qu'on ne découvre pas dans le mélange une substance tombant sous les réactifs et qui soit condamnée par la salubrité. « Ce vin n'est pas dangereux... donc il est bon ! » Le mélange peut ne pas être dangereux, non-seulement sans être bon, mais bien entendu sans être du vin. Car, à ce compte-là, pourquoi ne coupe-t-on pas de l'alcool avec de l'eau, comme on le fait en Amérique? Une fiole d'esprit de betterave suffirait pour se confectionner des vins de grand cru. Sous l'influence d'idées aussi funestes, il s'est élevé des nuées de falsificateurs, se disant chimistes, qui imitaient de toutes pièces les vins de telle ou telle provenance. Car, au moyen des éthers composés, le commerce peut créer des bouquets de cru qui empoisonnent et empoisonneront de mieux en mieux les populations des deux mondes. Du moment où la science n'a pas su trouver le nœud des nécessités alimentaires, propres aux liquides, elle laissait involontairement le champ libre à toutes les sophistications d'un commerce aventureux et déloyal. Voilà quel était alors l'état de la question, lorsqu'un jour il m'arriva de froisser involontairement et par pure distraction des coques vertes du brou de noix. Je ne tardai pas à être frappé de l'odeur forte, pénétrante, que dégage cette coque, lorsqu'elle n'a pas eu à subir longtemps le contact de l'air. Je suivis avec une attention de plus en plus sérieuse ce phénomène d'oxydation qui n'a peut-être pas d'égal dans la série végétale encore organisée. Alors, je me dis : « Voilà une substance bien active, bien vivante, — toujours à mon point de vue; — si ses éléments salins répondent aux apparences extérieures de sa composition, elle doit pouvoir rendre de grands services alimentaires. » Cette idée s'implantant d'une façon obsédante dans mon esprit, cela me donna l'envie de soumettre le péricarpe du *juglans regia* à l'analyse et à des expériences nouvelles. Quand, plus tard, je rencontrai les travaux de Braconnot et de Berthollet sur ce sujet, je ne fus nullement surpris de trouver pour ainsi dire une identité parfaite entre les principes du cidre et ceux du brou de noix. La pomme porte avec elle l'eau, le sucre, et la partie alimentaire qui fait sa richesse. Il suffit d'en exprimer le suc pour en tirer une boisson aussi saine qu'agréable. Le brou ne contient que peu d'eau, peu de sucre; il faut donc faire de l'alchimie avec lui; c'est-à-dire de la chimie par adjonction; il faut compléter ce qui lui manque. Mais le brou contient, dans une proportion infiniment plus grande que la pomme, la matière vivante que je cherchais depuis longtemps. A force d'essais et d'études, j'ai pu me convaincre que, tout dans la nature ayant besoin d'un excitateur spécial, ce qu'on appelle aliment, ferment, engrais, etc., etc., n'offre que les faces d'un même phénomène qui se complique de faits de détails innombrables. Ce phénomène est celui de la DÉTERMINATION de combustion, qui est loin d'être réduite aux oxydations simples. En effet, le mot *combustible* peut nous servir à désigner une grande propension à la *combinaison* des corps avec les carbures ; qu'il s'agisse de l'oxygène ou du chlore, du soufre, du phosphore, etc. Mais quelle combustion? il y a longtemps que ce fait est connu, cela n'apprendrait rien à personne. Disons donc de la *combustion* FACILE... de la *combustion* ÉNERGIQUE. Oui, la combustion énergique, facile, rapide, voilà le secret de l'alimentation végétale et animale, des fermentations, des engrais, et— c'est là où nous voulons en venir — de l'utilisation prompte des phénomènes de la respiration en particulier. Tous les corps sont oxydables, les carbures plus que beaucoup d'autres. Mais tous les corps sont-ils également et facilement oxydables? Non, nous répond la table de Thénard, pour les métaux; et elle les classe assez bien, d'après cette fonction spéciale. Or, dans ces séries d'oxydabilité, dans cette FACILITÉ de combustion relative, se cache le secret des affinités chimiques, des mouvements d'association immédiats et médiats, ainsi que nous aurons l'occasion de le faire voir plus tard très en détail. Il suffit d'en dire un mot d'aperçu en ce moment. Pourquoi les corps très-oxydables, comme le sodium, le potassium, etc., mis en contact avec des corps plus rebelles à l'oxydation, poussent-ils ces derniers à saisir l'élément comburant qui ne pouvait les attaquer jusque-là? Et ceci est surtout palpable lorsqu'on désigne les corps organiques qui s'oxydent en présence des métaux alcalins sans leur enlever une seule partie de leur oxygène propre. J'en dirai autant de la résinification des huiles fixes sous l'influence des sels de plomb. Ce que nous voyons déjà dans la matière morte devient bien plus frappant encore lorsqu'on arrive à la matière organisée et vivante. Les carbures des animaux ont beau être doués d'une certaine facilité de combustion, sous certaines influences, avec les nécessités d'une vie active, la combustion a besoin de se faire vite et énergiquement. Voilà pourquoi l'instinct et l'impatience ont amené l'introduction, dans l'alimentation, de corps d'une combustibilité extrême, qui jouent, pour notre alimentation, les rôles que jouent les métaux alcalins dans les travaux de laboratoire. Ce qui prouve encore l'utilité de ces mêmes alcalis dans la masse du sang où ils doivent se trouver en excès sous peine de mort. Comme il est utile de remarquer en même temps que les parties alimentaires les plus rétives sont celles qui renferment les trois corps les plus combustibles de la nature, le soufre, le phosphore, et le carbone. Dans les pays où le climat, les habitudes, la religion, poussent à une vie dénuée d'initiative, une des premières prescriptions du législateur a été la défense des boissons fermentées; c'est-à-dire l'ingestion dans l'économie des liquides portant dans leur sein des éléments excitateurs des combustions. En défendant cet agent excitateur, ils ont cru enrayer l'impatience et l'activité humaines. Mahomet ne prohiba que les boissons fermentées; soit qu'il ne fût pas assez savant hygiéniste, soit que le pays qu'il était appelé à commander ne demandât pas de restrictions plus sévères. Mais les législateurs de l'Inde avaient été plus loin, eux qui défendaient les nourritures animales. En effet, cette matière si combustible ne réside pas seulement dans les boissons fermentées, on la retrouve dans les extraits de viande; et notamment dans le bouillon de bœuf, d'où elle se précipite d'elle-même par certaines circonstacnes, avec toutes les propriétés et les habitudes des ferments. Là encore, la science a commis une erreur déplorable par suite du peu d'ordre qu'elle met dans ses analyses. Ne sachant pas en quoi consiste le vrai principe de combustion, principe physique de PLUS et de MOINS, elle donne comme alimentaire *absolument*, ce qui n'est souvent qu'un excitant d'alimentation. La physique, disons-nous, suit l'histoire et la constatation du PLUS et du MOINS dans les phénomènes naturels... Moins de MOUVEMENT que pour la LUMIÈRE et la CHALEUR donne l'ÉLECTRICITÉ; PLUS de mouvement que pour l'ÉLECTRICITÉ, MOINS que pour la LUMIÈRE, donne la CHALEUR. Plus de mouvement que pour l'électricité et la chaleur donne la lumière. Cette physique sortie d'une même étoffe, le mouvement, n'a de vie, n'a de forme que par des variations de quantité et de combinaison; ce qui se produit en très-grand dans la physique générale se produit aussi en plus petit dans la vie organique. Quand on parle d'ALIMENTATION, il faut savoir ce qu'on veut dire ; car il y a alimentation et alimentation. Le bouillon de viande, dit *pot-au-feu*, en est un exemple frappant. Vers 1830, il mourut, à Caen, une famille anglaise tout entière, parce que ces pauvres gens eurent la fâcheuse idée de s'adonner à une alimentation excessive de consommé de bœuf. Plus ils en mangeaient et plus leurs forces s'épuisaient. A la fin, on ne savait plus quoi leur conseiller, puisque du consommé ne parvenait pas à les nourrir. Le consommé, plus encore que le bouillon ordinaire, contient ce principe éminemment combustible dont nous parlions il y a un instant. Le consommé est au pot-au-feu ce que l'alcool est à l'eau-de-vie. Or, ces Anglais prenaient des excitateurs de combustion, croyant employer des combustions fortifiantes ; ils se servaient de copeaux pour obtenir un feu de durée. Aujourd'hui, la médecine est encore complice involontaire de cette erreur déplorable. Que de fois, en des convalescences qui suivent les maladies où le feu de la fièvre a tout dévoré dans l'organisme, j'ai vu conseiller ces excitateurs de nouvelles combustions, tirés des bouillons concentrés et des boissons irritantes ; lorsque la science commandait des carbures lents à la combustion ; et, par conséquent, alimentaires dans ce cas spécial ! Pourquoi défendre, au contraire, aux pléthoriques, les jus de viande et les bouillons, quand ces malheureux y trouveraient sans doute un appoint de combustion qui leur serait si favorable ? L'instinct a mieux conseillé les peuplades sauvages qui avoisinent le pôle nord, elles qui se gorgent de graisses et d'huiles infectes pour mieux résister à l'action corrosive d'un air condensé sous un froid glacial. Elles font plus : afin que dans ces poissons et ces viandes graisseuses dont elles doivent faire leur nourriture, il ne puisse pas rester de principes excitateurs de la combustion, elles exposent ces poissons en tas, pour obtenir ce que nous nommons, nous, la putréfaction, et ce qu'un savant, conscient du phénomène, devrait appeler combustion préalable. Les Cosaques, qui souffrent des vents froids et violents de ces contrées, ont été poussés par le même instinct à s'alimenter de graisses incomplètement brûlées, putrides ; c'est-à-dire débarrassées du principe excitateur. Telle est la raison qui amène nos plaisanteries sur leur goût pour la chandelle. Quand, sur les observations judicieuses d'un inconnu, on apprit que certains peuples sont exempts de phthisies pulmonaires, grâce à cette alimentation rebelle à la combustibilité rapide ; des médecins ignorants, de plus ignorants chimistes encore, cherchèrent dans la composition intrinsèque de l'huile de foie de morue ce qu'elle contient d'iode, attribuant à la présence de ce métalloïde la raison d'un semblable privilége. Justement, l'iode, comme toute la famille des chloroïdes, est un oxydant énergique! c'était jouer de malheur. Avec une idée plus juste des faits, on eût vu qu'ici le point capital ne touche à la chimie que par des nuances imperceptibles ; et que le fait est presque exclusivement physique. Les chimistes devraient se rappeler que l'avenir appartient à l'idée, et non à la case et au tiroir. C'est avec des principes généraux, avec la fécondité intellectuelle, qu'on saisit la nature, qu'on dompte l'infini. Au lieu de cela, que faites-vous? une science dont chaque chapitre fonde une profession de spécialiste à qui veut s'en emparer. Le savant abrége les travaux de ceux qui le suivent, il n'en crée pas de nouveaux pour leur barrer le chemin. Si la chimie continue à suivre la route que lui tracent ses meneurs, dans vingt ans elle ressemblera à l'administration chinoise, où un homme est savant, puis mandarin, parce qu'il sait seulement lire et écrire ; la langue des lettrés étant composée d'assez de détails pour qu'il faille la vie d'un homme afin d'en retenir l'ensemble. Ailleurs, on voit des hommes s'entretenir en vrais polyglottes avec toutes les nations ; en Chine, un lettré arrive rarement à savoir exprimer ce qu'il pense dans sa propre langue. Aujourd'hui ceux qui professent la chimie organique ne peuvent le faire qu'un livre de nomenclature à la main ; tandis que les produits réalisables de cette partie de la chimie tiendraient à l'aise dans les flacons d'un étroit casier. On peut donc sans crainte répéter avec un chimiste célèbre : « La chimie organique est la science des corps qui n'existent pas ! »

Après cette explication, je persiste à dire que le fait de combustibilité spéciale dû aux matières tirées des corps végétaux et animaux est un fait plus physique que chimique ; c'est un état de la matière que nous connaissons mal si l'on veut, mais que l'on pourrait parfaitement connaître lorsque l'envie en prendra, en restant dans la voie rationnelle de la vraie philosophie. On voit les métaux les moins oxydables revêtir cette qualité par la division extrême de leurs parties; qu'y a-t-il donc de si extraordinaire, que des composés carburés présentent le même phénomène? Le musc, la vanille, l'ulmine, les fumiers, ne doivent leur combustibilité relative qu'à leur division spéciale. Tout corps qui concrète les carbures les soustrait, par cela même, à la combustion, à la fermentation, à la putréfaction; je ne peux pas distinguer en ce moment. Si les préjugés de la chimie actuelle ne déteignaient pas sur moi, involontairement, je dirais même, en faisant de bonne physique : « Tout carbure suffisamment divisé est un ferment, un agent de combustion prompte et facile. Et, quand je parle de tout carbure... vraiment vais-je assez loin encore? l'avenir suppléera à cette réticence! Par la globulisation du sang la nature réalise les effets de combustion facile que nous venons de découvrir dans les carbures très-divisés. Examinez au microscope la liqueur noire de brou, les éléments solides des boissons fermentées : vous vous trouverez en face d'une globulisation plus ou moins complète, plus ou moins régulière. Ce phénomène de division extrême qui donne la pyrophorie aux métaux, la fermentation à la matière végétale, est donc susceptible, en certains cas, d'aider à l'organisation même des éléments animaux : c'est ce que nous voyons se réaliser avec les globules du sang.

IX

Formation des globules dans le sang.

Nous avons montré que le sang est doué d'une tension intime représentée par l'écartement de ses globules. Les chimistes, ne voyant dans cette globulisation qu'une création toute *formelle* et *préconçue*, n'y ont cherché que des éléments purement matériels. Dans tel ou tel sang, y a-t-il plus ou moins de fibrine, de sérum, de fer, etc.? Voilà toute leur préoccupation; de sorte qu'ils ont été fatalement amenés à professer que les éléments de ce sang, une fois sorti de la veine, se séparent par la formation intérieure d'un acide qui disjoint la fibrine de son sérum. Ce que je viens de dire du sang, on peut également l'appliquer au lait, qui n'est au fond qu'un genre de sang dénué de tension suffisante. Or, voyez ce qui s'opère dans le lait, où la composition plus hydratée permet de mieux suivre les phénomènes. Le lait sorti de l'animal ne se sépare pas par l'oxydation d'un de ses éléments, comme on le prétend, puisqu'on peut en empêcher la *prise* en le faisant bouillir chaque jour. Comment peut-on croire, alors, que la séparation est un phénomène d'oxydation? Est-ce que l'oxydation n'a pas autant de prise à chaud qu'à froid, puisque souvent c'est en échauffant les corps solides ou liquides qu'on les amène à une oxydation, rebelle sans cela? D'un autre côté, le lait se tient en équilibre à l'air libre, vase ouvert. Il est donc clair que la séparation des éléments des liquides de l'économie ne vient pas tant d'une oxydation que de l'abandon que font ces derniers d'une certaine tension que la chaleur seule est apte à soutenir, à entretenir dans les liquides imparfaits, et avec une certaine mesure. L'oxydation n'est pas la cause de la séparation, mais le résultat même de cette séparation; à ce point que la partie acidifiable accepte l'oxygène qui peut s'y joindre et constitue un élément à part dans le nouveau composé primitif. On a attribué, tour à tour, la formation des globules sanguins à différentes parties de l'organisme qui assistent beaucoup plutôt au travail de cette formation qu'elles ne sont capables de l'opérer d'elles-mêmes. Ainsi, d'après MM. Prévost et Dumas, qui sont appuyés en cela par les expériences plus récentes de MM. Andral et Gavarret, Bernard et autres, les globules sanguins se formeraient principalement dans le foie et dans la rate. D'autres, ayant la pensée qu'une formation semblable ne peut dériver d'appareils de détail, croient, chez l'embryon surtout, que tout cela se forme avec les cellules organiques. Voilà les gens qui semblent se rapprocher le moins de la vérité. Car, avec les premiers, il y a lieu de reconnaître également le travail de formation qui se présente dans la rate et dans le foie. Pourquoi cela? Parce que de tels faits ne montrent que les phases détachées d'un même phénomène plus étendu. Ainsi que je l'ai énoncé dans la *Chimie nouvelle*, tout vaisseau fermé, partant du mouvement libre ou en excès, est déterminé à former des condensations spéciales qui sont utriculaires pour beaucoup de corps, et pour tous les composés du carbone en particulier. Quand on veut examiner les formations globulaires du sang, ce n'est donc pas en des organes spéciaux qu'il faut regarder; mais du côté d'où vient toute haute vérité scientifique, du côté de la physique analytique. *Un mouvement libre renfermé dans un organisme tend à la globulisation!* Il y tend aussi bien pour les composés du sang que pour les cellules plus ou moins vasculaires en voie de formation. Il y tend même aussitôt qu'une masse liquide reste croupissante; ce qui est une sorte de confination en grand. De là s'expliquent les phénomènes regrettables qui se rencontrent dans presque toutes les circonstances attribuées sans examen au type paludéen.

C'est maintenant le cas d'appuyer fortement sur ce qu'on doit entendre par organisme et organisation. Un *organisme* est, — dans sa plus grande extension, — un *vase fermé*, soumis à un mouvement en excès; qui fait TENSION, par conséquent. Or, une matière PLASTIQUE soumise à une TENSION, par un phénomène de *claustration* quelconque tend à se GLOBULISER. Quand les mondes se sont formés, cela a eu lieu sous l'influence d'une TENSION qui nous restera peut-être toujours inconnue; mais bien certainement sous l'effort d'une tension alors très-puissante. La matière, en se contractant sphériquement, semble par là vouloir échapper à la force qui la presse. Car il est prouvé que cette forme sphérique est celle qui est la plus avantageuse, non-seulement pour ménager la place, mais encore pour résister plus énergiquement aux pressions extérieures. Puis, la matière globulisée a pris une condensation relative, extrêmement remarquable par sa dissemblance avec ce qui l'entoure. La loi qui préside à la globulisation du sang n'est pas un de ces principes qu'on trouve un beau matin en passant son scalpel avec plus de soin sur la pierre à aiguiser; c'est la loi des mondes; c'est la force qui préside à tout ce qui est emprisonné, et soumis à un mouvement libre. Le végétal globulise ses sucs, une fois qu'il est pourvu d'une seule enveloppe utriculaire claustrante. L'embryon globulise ses liquides, pour constituer ces granulations intra-cellulaires qui doivent se détacher plus tard par fissiparité, par étranglement, par scission, etc., sous la forme de réseaux, de trachées, de vaisseaux; de tubes en spirale, rayés, ponctués, etc. Tout cela, qui étonne l'imagination au premier abord, n'est que la conséquence fatale d'une loi fatale aussi, celle de la globulisation, de la sphérification des matières plastiques claustrées, soumises à un mouvement tensionnel. Les soleils, les planètes, les satellites, ne sont probablement que des globulisations, par CONDENSATION SUPÉRIEURE, d'une matière autrefois différente de composition, dont les parties se sont scindées en divers éléments : *solides*, liquides, gazeux. Certes, ce n'est pas avec la physique universitaire de Newton qu'on peut arriver à ces grandes conceptions analytiques; j'ai assez dit ce que je pense de cet enseignement déplorable qui a gardé les chaires depuis deux cents ans, sans pouvoir jamais arriver à tendre la main aux sciences naturelles; expliquant l'astronomie par des à peu près; et n'entrant dans un cabinet de physique que pour créer des fictions idolâtriques. La série a présidé à la formation des sphères, comme elle préside encore tous les jours à la formation globulaire des embryons élémentaires. Ce n'est pas avec un coup de pied initial qu'on fait de la physiologie! laissons cela aux astronomes hébétés par leurs lorgnettes; ils ont plus envie d'aller se coucher, après une nuit d'observation, — lorsqu'ils observent, —que d'entrer dans des vues de haute analyse. Newton leur a fourni une sacristie où ils peuvent vivre eux et leur famille; ne leur demandez pas autre chose. Tout va bien dans le meilleur des mondes; et ce qui ne va pas bien va encore pour le mieux ! Mais le physiologiste, auquel on tend pour tout élément newtonien une figure géométrique coupée par une ligne transverse, se demande ce qu'une semblable charge intellectuelle a de commun avec les grands problèmes qui l'empêchent de dormir. Il se lamente ou il se cabre, suivant la nature particulière de son tempérament.. Les mondes ne se sont pas formés par les procédés du jeu de billard! Pour une bonne raison : « *C'est que la matière des billes, la matière solide, ne préexistait pas au mouvement qui anima ce merveilleux système.* » La matière, alors, était autre qu'elle n'est aujourd'hui; de là vient justement la création divine. Par un effet de la puissance de Dieu en étreignant cette matière originaire dans ses mains puissantes, Dieu força la matière primitive à une contraction qui la globulisa; comme le sang se globulise dans l'utricule embryonnaire. Du même coup et par la même loi, les astres se mirent à marcher sans encombre, avec des précautions admirables de justesse et de régularité. Pour cela, pensez-vous que le grand Artiste eût besoin d'aller chercher à l'École polytechnique ces formules algébriques qui expliquent tant de belles choses? Dieu est le grand physicien par excellence: il lui a suffi de ces irrésistibles étreintes pour former d'un seul jet et la sphère qui devait tourner, et le mouvement qui la dirigera. Je le répète, je le répéterai à satiété, prenez une ampoule de verre mince, placez dedans un liquide quelconque accompagné de quelque poudre fine dont on puisse suivre les mouvements avec facilité; aussitôt que vous appliquerez une force libre sur cette ampoule, la chaleur notamment, vous verrez des courants s'établir; et la marche sublime de ces courants vous en dira plus sur la physique des globes célestes que les livres de Newton, aidés des commentaires de Roger Cotes, Pimberton, de Laplace, Poisson, Delambre, et *tutti quanti*. Vous verrez avec quelle admirable précision les molécules matérielles que les liquides charrient se dirigent en sens différents, sans jamais se nuire ou se heurter. Maintenant, au lieu de liquides chargés de corpuscules matériels introduits à l'avance, apprenez à constituer des liqueurs plastiques dont la globulisation puisse s'opérer facilement sous l'effort d'une pression et d'un mouvement libre quelconques : vous aurez presque créé un monde; un petit monde à l'usage de vos études et de vos constatations scientifiques. Les organismes nous montrent justement cette ampoule parfaitement constituée, l'utricule; qui, par un ensemble de circonstances spéciales, peut condenser ses liquides en leur donnant la forme des sphères; puis, les fait circuler au moyen du mouvement libre qui leur est appliqué. Suivons donc le développement des organismes, à l'aide de principes si féconds; nous verrons alors combien nous en tirerons plus de saines conséquences qu'avec les A + B de l'idolâtrie syllabaire mathématique. Lorsque vous pensez aux astres, ayez toujours à l'esprit les organismes qui leur sont similaires; de même, quand vous songez aux organismes, n'oubliez jamais les astres, d'où vous pouvez tirer d'heureuses analogies. Un mouvement de même nature les anime, sous le nom des trois grandes condensations vulgaires : électricité, chaleur, lumière. Là où sur terre la chaleur manque, vers les régions polaires, notamment, la circulation se fait mal dans les animaux, dans les végétaux; dans les cours liquides eux-mêmes. Pour les planètes éloignées du soleil, le mouvement n'est-il pas relativement moindre que près de cette sphère vivifiante? De même, dans l'organisme, les parties extrêmes, celles qui sont moins sous l'influence du centre respiratoire et de son annexe le cœur, n'éprouvent-elles pas aussi des mouvements circulatoires moins énergiques? Les saisons, comme les pays, amènent les variations organiques prévues, qui appuient les conclusions que je tire des principes généraux de la physique. Il est facile de comprendre, après cela, pourquoi les globules varient de grosseur en raison de la force respiratoire de l'animal observé : celui qui respire plus puissamment émiette plus puissamment aussi les matériaux du sang, par le moyen de l'effort tensionnel qui l'anime. Le nombre des globules augmenterait encore, dit-on, sous l'impression des efforts musculaires. J'ai établi que le mouvement musculaire implique une occlusion des voies dispersives; par conséquent, une tension *en plus* de la somme intérieure de mouvement condensé. Or, comme l'émiettement globulaire est en raison de la tension réalisable, tout ce qui anime une tension doit amener également son émiettement supérieur de la globulisation.

Maintenant que j'ai indiqué les lois qui président à la formation des globules en général, lois de physique transcendantale, nous pouvons suivre les travaux des physiologistes sur les probabilités d'appropriation spéciale de tel ou tel organe à la confection utriculaire des globules. D'après un certain nombre de micrographes, le chyle, en passant dans les ganglions lymphatiques, se globuliserait, mais avec la couleur blanche des produits lymphatiques ordinaires. Le foie seul et ses annexes, d'après eux, serait propre à transformer un globule blanc en globule rouge. Or, comme nous avons vu qu'une condensation quelconque, et à plus forte raison une condensation globulaire, ne peut se faire que par la scission des éléments d'un liquide originaire en produit plus condensé et en produit moins condensé, il est probable que le foie, produisant déjà du sucre et de la bile d'un côté, peut produire du sucre et des globules de l'autre, car, en général, les appareils organiques ne servent guère à une fonction solitaire. A plus forte raison cela doit-il être pour un organe aussi puissant que le foie, capable d'effectuer à lui seul toutes les séparations, tous les rapprochements, toutes les formations et les transformations qu'on observe dans le passage du chyle en hématose. En ce moment, il est moins urgent, peut-être, de connaître au juste l'appareil ou la partie d'appareil qui globulise le sang, que de saisir la loi générale de la globulisation elle-même. Pour nous résumer, disons que le sang est doué d'un certain *éréthisme normal*, dont la globulisation est en quelque sorte le métrage visible, par son écartement, sa grosseur, sa couleur, sa coagulabilité, sa calorification, etc.; tout corps qui détruit cet éréthisme sanguin est un poison, et tue en raison de l'intensité de son action. Nous verrons plus tard encore que certaines autres substances augmentent l'éréthisme sanguin; bien mieux, que les états pathologiques d'où sort la fièvre ne constituent qu'un éréthisme sanguin trop excédant; *un vrai priapisme du liquide animal.*

LA RESPIRATION.

Application des lois tirées de l'expérience capitale.

En dynamique il existe un principe sans exception possible, quoique jusqu'ici, on peut le dire, il ait servi de pierre philosophale à tous les mécaniciens qui comptent plus sur leurs désirs que sur la science. Ce principe établit qu'aucun organe fonctionnel n'est capable de produire une force quelconque, ou même une adjonction de force initiale. Tout ce qu'on peut obtenir, en fait de combinaisons de ce genre, c'est d'organiser un collecteur, un condensateur, des forces acquises. Tels sont, comme exemple très-vulgaire, les *volants* qu'on applique aux machines industrielles. Dans l'organisme humain un seul point mécanique crée de la force... c'est le travail des poumons. Le cœur, auquel on attache une impulsion spéciale, n'est qu'un *volant* de machine, qui commence fatalement par ne laisser voir qu'un point anévrysmatique du système vasculaire. A cette force unique et initiale des poumons est jointe une double circulation : la circulation des substances alimentaires, qui doit se tourner en sang; la circulation complexe du sang, contenant les éléments les plus hétérogènes de l'économie, enchaînés dans une tonalisation relative. Mais c'est la même force qui fait mouvoir tous ces éléments divers, qu'ils en soient à leur départ chymifère et chylifère; ou parvenus à la réalisation hématosique. Dans ce mouvement des deux classes de liquide animal il n'y a qu'un point de départ, l'effet tensionnel du poumon; et qu'un point d'arrivée, la marche de tout ce qui est MOBILE vers la périphérie; que ces substances soient solides, liquides ou gazeuses. Remarquez qu'ici je ne limite pas la circulation, ainsi qu'on le fait toujours, au mouvement curviligne des liquides : par ce moyen on perd la clef d'affections morbides très-nombreuses enfantées par l'arrêt de corps gazeux et solides, soit dans la trame même des tissus, comme cela appert pour la goutte; soit des solides à la périphérie, ainsi que je le prouverai pour la généralité des maladies cutanées. Si les substances charriées manquent de la PENTE dont j'ai parlé ailleurs, c'est-à-dire de la dispersion organique, les phénomènes de respiration sont enrayés immédiatement; de même qu'une rivière en perdant son déversement perd en même temps son mouvement propulsif. Si la respiration est enrayée en dehors du *départ* alimentaire, ce départ s'arrête à son tour, car ces deux faits sont correspondants : c'est la respiration qui imprime la tension au départ alimentaire, en général aux phénomènes de circulation; comme ce sont les phénomènes de départ circulatoire qui permettent à la respiration de poursuivre son mouvement rhythmé. Toucher à l'un de ces points organiques correspondants, c'est agir immédiatement sur l'autre; à moins qu'on n'emploie des correctifs ou des moyens artificiels de dérivation dont nous étudierons plus tard le mécanisme. RESPIRATION et DÉPART circulatoire, voilà les deux pôles de toute organisation quelconque. Le cœur est un engin collecteur et condensateur de forces, par sa construction de retard en défilé; l'estomac représente la voie d'alimentation d'un foyer comburateur. Les autres viscères sont des appareils accessoires, voués à des travaux de détails. On voit par cette analyse combien il est inutile de chercher dans le mécanisme du cœur, en soi, la force qui fait mouvoir les organismes. En voulez-vous la preuve? Je l'ai déjà donnée ailleurs, mais ce sont des choses qu'on ne saurait trop répéter : les substances d'une liquidité relative, qui sont charriées dans les vaisseaux, soit à l'état d'aliment en voie d'assimilation, soit à l'état de composé hématosé, ont un *départ* concordant vers la périphérie et les émonctoires, pour aider au pouvoir absorbant du poumon à s'emparer de l'oxygène de l'air. Par une circonstance quelconque, venez-vous à entraver le départ ci-dessus, par un courant d'air, un bain froid, une surprise, une terreur, etc. : ce départ s'arrêtera, et les phénomènes de succion gazeuse respiratoire seront compromis. Remarquez que je ne dis pas ici les phénomènes d'endosmose, car l'endosmose est une invention gratuite, en fait de mouvement organique, sur laquelle nous aurons à revenir. Tout ce qui ferme le départ périphérique détruit bientôt cette succion. Si l'arrêt du départ périphérique n'est que minime et secondaire, les éléments circulatoires s'enferment dans les limites intérieures de la périphérie en tout ou en partie, en produisant ce débordement des forces enchaînées dans leur dispersion, que nous connaissons sous le nom de fièvre éphémère. Au lieu de cela, l'arrêt de départ est-il considérable, mais non persistant, nous aurons affaire aux fièvres dites continues, rémittentes, intermittentes, à types divers. Dans ces phénomènes, les faits se passent à très-peu de chose près comme l'école fort intelligente d'Asclépiade et de Thémison l'avait établi par le *strictum*, le *laxum* et le *mixtum*; leur explication est judicieuse en ce qui touche les développements des causes morbides; mais ce n'était pas une raison pour en faire un principe supérieur organique. Il n'y a pas une secte dont on ne puisse utiliser le travail dans la mosaïque des détails physiologiques; le point capital est de mettre la main sur l'ensemble et de ranger ensuite chaque chose à sa place. La preuve de cela, c'est que les méthodistes réduits à leur principe de détail, paré d'une puissance suprême, sont bientôt mis à néant par les humoristes; ceux-ci prouvent l'inanité des théories du *srictum*, du *laxum* et du *mixtum* pour expliquer nombre de faits physiologiques. Le bon sens analytique seul eût suffi pour faire voir aux méthodistes que dans tout phénomène de ce genre il existe nécessairement deux termes au moins, un antagonisme. Lorsque vous avez la prétention d'enfiler une aiguille, vous pouvez échouer, ou parce que le trou de l'aiguille sera trop étroit; ou parce que le fil sera trop gros, toutes choses étant données. Les tissus périphériques ont trop préoccupé les méthodistes : ils devaient avoir égard en même temps à la marche, à la composition actuelle et relative des substances qui peuvent les traverser; les humoristes, en critiquant les méthodistes, tombèrent dans l'excès opposé. Les méthodistes n'avaient voulu s'occuper que du chas de l'aiguille; les humoristes n'eurent des yeux que pour le fil qui doit le traverser. Alors, vinrent les solidistes, essayant de revenir, dans l'étude de l'organisme, en deçà de la périphérie, dont les méthodistes semblaient s'être presque exclusivement occupés. La question ne s'avança pas entre leurs mains, pas plus qu'entre les mains des humorosolidistes, qui demandent toutes leurs inspirations à l'anatomie. Évidemment les tissus s'ouvrent et se ferment comme l'ont si bien établi les méthodistes; mais en face de quelle puissance agissent-ils ainsi? quel est le mécanisme qui les dirige? Celui de la respiration... éclairé par les principes qui découlent de l'expérience capitale développée en cet ouvrage! Après ces réflexions préliminaires sur les accessoires de l'appareil respiratoire, nous pouvons entrer dans ce qui a trait au grand moteur de tous les organismes : l'emploi du fluide aérien.

Les phénomènes de succion dont je viens de poser les principes sont favorisés, quant au travail respiratoire, au moyen de la diffusion des gaz, dont les lois ont été posées par Davy et Dalton, et appliquées aux besoins de la physiologie par Vierordt. Mais on a tort de ne pas admettre avec Liebig qu'il se passe en même temps des faits d'un ordre chimique. Comment veut-on que le sang, ce liquide si complexe, variable par son hydratation ou par sa carbohydrogénation, n'agisse pas tout différemment sur l'absorption des gaz? C'est montrer en cela la dernière des inconséquences. Que de fois les gaz ne se trouvent-ils pas repoussés par la présence d'une matière dominante dans le liquide sanguin! C'est ainsi que l'acide carbonique, dans lequel on plonge jusqu'au cou des animaux vivants, non-seulement s'introduit par absorption dans l'organisme, mais révulse l'acide sulfhydrique développé par la transpiration cutanée; et ce dernier acide va infecter les viscères, en compagnie de l'acide extérieur absorbé; ou sans lui, si l'on se borne à gommer, à vernir les orifices cutanés de l'animal soumis à l'expérience. Seulement, rappelons-nous ceci : la respiration étant le produit de l'écoulement *normal et réglé* de l'énormon, il ne faut pas trop assimiler, par confusion, l'écoulement des gaz et des liquides de la transpiration à l'écoulement de cet énormon ; la transpiration des gaz n'est que le véhicule des forces générales tensionnelles ; car la matière, quelle qu'elle soit, ne fournit qu'un support à la puissance de mouvement qui la domine. Il en est de la puissance intrinsèque des gaz comme de la puissance directrice des nerfs, et notamment du nerf pneumo-gastrique. Ce nerf règle l'effet mécanique de la respiration, il n'en est pas le mobile pour cela. Les substances, par leur diffusion, aident à la diffusion de la tension organique, comme les nerfs, par leur action mécanique, servent la tension énormon. Cuvier, dans son *Anatomie comparée* (1er vol., p. 52), établit que, la circulation étant en raison d'une respiration énergique, les animaux sont d'autant plus doués de mouvement, qu'ils respirent plus amplement. Les reptiles ne vivifient qu'une partie du liquide circulatoire, et sont à cause de cela généralement indolents. Les oiseaux, au contraire, respirent par tous leurs pores et se placent au sommet de l'échelle. Les mammifères et les poissons sont entre les deux. Seulement, Cuvier, comme tous les physiologistes zoologistes, a passé à côté d'un grand phénomène naturel qui n'a rien d'organique, et dont les raisons se trouvent encore dans un chapitre de la physique générale. Le zoologiste saisit un animal : il interroge ses fonctions pour savoir dans quelle classe il doit le ranger. Mais quel est le mètre qu'emploie notre homme ?... la respiration pulmonaire, qu'il consent à voir modifiée dans la *branchie* et dans la *trachée*. Voilà où est le vice essentiel de la physiologie des zoologues. Elle fait des monstres, d'individus organisés régulièrement ; que dis-je, organisés normalement ! C'est nous qui sommes des monstres ! et non pas ce ver de terre qui emprunte directement à l'humus le mouvement tout condensé qui lui suffit pour son existence ! La preuve de cela, c'est que sa vie est infiniment plus tenace, plus opiniâtre que la nôtre. Un rien nous tue... tout le fait vivre ! Vous me direz à cela que les fonctions intellectuelles du ver sont infinitésimales, en comparaison de celles de l'homme et des animaux supérieurs ; d'accord ! remarquez bien que l'entendement ne peut pas remplacer la vie !... Un cerveau trop complexe représente un pacte fait avec l'organisme pour jouer une existence sur une seule carte, celle de l'intelligence! Comme dans les vieilles ballades gothiques, où l'on voit le chrétien se donner au diable pour jouir vite et violemment des plaisirs de ce monde, les grands organismes semblent avoir consenti à tout exposer pour arriver au *summum* de l'intelligence. Heureuses les organisations inférieures!... la tranquillité, la sécurité organique, est leur domaine. Pour elles, les maladies compliquées, les réactions du cerveau, n'existent pas; elles n'ont à craindre que l'ennemi extérieur; ce à quoi nous sommes aussi bien soumis qu'eux. Le *mouvement* étant la base de la VIE, il est logique de dire que l'animal le plus parfait, comme VIE, est celui qui saura la recueillir avec le plus de facilité et sous ses formes les plus simples. Un ver rampe sur la terre, un infusoire frétille au milieu d'un liquide... Voilà des êtres organisés avec la plus grande perfection possible, au point de vue de l'existence; puisqu'ils semblent accaparer le mouvement par tous leurs pores et s'en servir dans son état de condensation le plus élémentaire. Au lieu de cela, parlons de notre organisme! Machine si composée, qu'il lui faut pour vivre une existence fœtale des plus exigeantes, afin de lui préparer une condensation calorique, circulatoire, digestive, etc. Ne pourrait-on pas dire d'avance que cet animal sera une perfection ORGANIQUE? Oui, sans doute. Quant à être une perfection ANIMALE... un type de vie facile, élémentaire, c'est une autre affaire. Je laisse l'homme de côté pour un instant; comme une exception parmi les exceptions!... Je prends pour point de comparaison cet *hyménoptère* dont la larve ronge les balles de plomb. Voilà un travail que lui envieraient certainement nombre de grands animaux mammifères, dont les appareils travailleurs ou productifs sont loin d'être aussi compliqués, aussi énergiques, relativement, que ceux de l'insecte perforant. Eh bien, cependant, cet insecte n'a ni poumons, ni circulation bien définie. Il ne possède que des trachées : c'est-à-dire des canaux perméables à l'air. Faisons mieux, reprenons l'histoire tout entière des insectes; nous verrons des existences incroyables comme intelligence et comme énergie de travail, qui ne sont pourvues d'autres appareils condensateurs de mouvement que ces simples trachées. Dans la zoologie, le mot *insecte* est presque synonyme du mot *industriel!* Grossissez, par la pensée, l'abeille, l'araignée, la cetonia, à la grosseur d'un bœuf, et voyez quels terribles ouvriers vous auriez à craindre ou à désirer! La base de la *physiologie générale* est fausse, analytiquement parlant, elle part des faiblesses qu'on se permet toujours en face d'une puissance quelconque, même d'une puissance organique. Il ne faut rien commencer par le *complexe*, lorsqu'on tient à rester dans la logique. Il est arrivé à la zoologie ce qui arrive à tout système partial : on n'a vu qu'un point perspectif; et de ce point on a créé le monde. C'est pour cela que Cuvier, malgré son génie, se trouve amené à nier aux poissons une grande énergie musculaire; « *parce que*, dit-il, ils agissent dans un milieu aussi pesant qu'eux. » La force musculaire des poissons est tellement patente, qu'il est inutile de s'appesantir à cet égard. Si les poissons obtiennent cette force, en dehors du système pulmonaire, c'est qu'ils tirent de l'élément qui les environne un mouvement tout condensé, de l'air infiniment plus dense que celui que nous respirons d'abord; puis, un mouvement inhérent aux liquides qui entrent pour ligne de compte dans leur nutrition; sans que nous ayons su, jusqu'ici, en trouver la clef : le fait d'une circulation double dans les poissons, ordinairement placés dans l'échelle zoologique après les reptiles, dont un certain nombre, qui l'a simple, frappait Cuvier d'étonnement; ce qui ne fût pas arrivé, s'il eût été en possession d'une physique plus éclairée et plus générale (p. 52). Il n'existe pas, pour les poissons, que cette analogie de puissance circulatoire : la grosseur de leurs globules sanguins, qui devrait se placer après celle des reptiles, est justement moindre que chez ces derniers, indiquant, en cela, une activité supérieure à tous égards. On voit donc que les poissons sont mal classés dans l'échelle zoologique, lorsqu'on ne tient pas compte du milieu dans lequel ils vivent ordinairement. Il en est de même à l'égard des oiseaux très-volatils. On doit alors apporter une grande prudence, dans la comparaison des espèces zoologiques, lorsqu'on passe de l'air à la terre, et de la terre à l'eau. Ce que nous disons des poissons est encore très-sensible chez les reptiles, qui, au dire de Spalanzani et de beaucoup d'autres auteurs, respirent facilement par l'enveloppe cutanée. Il est clair que non-seulement c'est de l'oxygène aérien qu'ils consomment ainsi, mais encore de l'oxygène à divers états de condensation, amenés par sa dissolution ou même son contact avec des corps solides, des corps poreux, humides, minéraux, qui ont des propriétés absorbantes si singulières à l'endroit de tous les gaz. Voilà ce qui explique les mœurs, la prédilection locale de certains animaux; et surtout des reptiles, animaux en quelque sorte parasites des bas-fonds du sol. Cuvier oubliait cette lo de physique : que les gaz, comme les forces libres, électricité, chaleur, lumière, se condensent en raison de la condensation propre des corps qui les soutiennent. Les variations de condensation électrique, dans les métaux, les caloricités spécifiques, ne laissent aucun doute à cet égard. Je pourrais faire appel à ma propre expérience, mais je préfère donner l'opinion d'un des phyciens les plus éminents de notre époque, qui m'a avoué n'être jamais bien parvenu à chasser certains gaz des tubulures dans lesquelles il les avait engagés; à cause de la singulière énergie de condensation dont ces corps élastiques sont doués après un certain temps de séjour dans des vases fermés. Moi-même j'ai trouvé des traces d'électricité entonnée dans un bocal chargé de copeaux de baleine, des mois entiers après l'abandon à l'air libre de ces vases. Il suffit d'agir dans une grande obscurité, avec des globes métalliques, et de bien connaître les allures de cette électricité modifiée, dont on ne parle dans aucun traité de physique. Les reptiles, les poissons, aussi bien que certains insectes, empruntent du mouvement tout condensé aux milieux qu'ils habitent; sans avoir besoin, comme nous, d'opérer cette condensation dans un appareil spécial appelé poumon. Nous trouvons la contre-partie de ce phénomène dans les oiseaux, où tout semble poumon, jusqu'aux os, jusqu'aux plumes; dont les cavités sont autant d'appareils de condensation par pression. Ainsi que je l'ai dit dans la *Chimie nouvelle*, le mouvement multiplie ses condensations en raison des corps qui lui sont opposés; ce qui fait que les animaux s'emparent du mouvement condensé selon les milieux où ils vivent, en dehors de tout travail pulmonaire. La preuve de cela, c'est que l'homme, cette belle machine à expériences, vit plus énergiquement dans les temps où le baromètre accuse une condensation atmosphérique que dans les cas où, la pression diminuant, les densités se modifient. Le goitreux, qui habite un pays ou l'air n'est pas assez condensé dans l'atmosphère, et même dans l'eau de ses boissons, a reçu de la nature une poche supplémentaire, pour condenser préalablement un fluide qui, sans cet artifice bienfaisant, serait impuissant à soulever le torrent circulatoire. Sans aller chercher nos exemples dans le Valais, il est remarquable que tous les tempéraments lourds, à poitrine étroite, à vascularité hydropique, montrent toujours une tendance à la distension des voies laryngiennes. Les poissons ont tant besoin de cette condensation spéciale de l'air par l'eau, qu'ils fuient les parages où ces condensations ne peuvent pas s'effectuer; soit parce qu'il s'y rend trop d'affluents provenant de la fonte des neiges, soit parce que les éléments minéraux condensateurs ne s'y rencontrent pas en quantité suffisante. Les poumons n'ont pas inutilement reçu du souverain Organisateur de toutes choses une forme glandulaire; car, qui dit glande, dit travail forcé, comprimé. Les animaux inférieurs possèdent donc un mouvement plus comprimé que nous; ou, comme les insectes, ils le compriment par un effort musculaire, interstitiel, qui agit absolument comme la compression pulmonaire; ce que nos muscles thoraciques exercent en gros, les muscles du corps des insectes l'exercent en détail sur les capillaires trachéens; le phénomène est le même, celui de la compression! Je voudrais voir la zoologie, devenant plus logique, partir du point réellement scientifique, la COMPRESSION, pour organiser les cadres de ses classifications. Que de choses nouvelles sortiraient alors de la poussière des écoles!... L'appareil respiratoire humain serait un beau type, soit!... mais ce ne serait plus un type fatal, formulant une exclusion pour des séries entières extrêmement importantes. Les découvertes entomologiques envahissent le champ de la zoologie; bientôt, au point de vue du nombre, les animaux supérieurs ne représenteront plus qu'un accident dans la famille des êtres organisés. Il faut donc faire de la zoologie plus générale, plus appropriée à ces nécessités; et ne pas introniser l'exception, comme un despote sourd et aveugle. Le *mouvement* est la nourriture des *organismes;* ceux-ci n'ont d'autre fonction que de l'*emmagasiner*. Maintenant, que ces organismes se contentent du mouvement, tel qu'ils le rencontrent à l'état libre, à l'état de condensation fortuite, ou qu'ils soient forcés de le comprimer préalablement pour s'en repaître : c'est là une autre question, une question de plus ou de moins! Les animaux inférieurs n'ont pas de poumon, parce qu'ils n'en ont pas besoin. Il y a même des êtres qui en possèdent et qui ne s'en servent que peu ou point ; comme on voit une usine hydraulique se munir subsidiairement d'un moteur à vapeur, en cas de chômage du côté de son cours d'eau. Voilà pourquoi on devrait moins s'étonner de la claustration que s'imposent volontairement ou que subissent impunément certains reptiles et certains insectes. La dépense étant très-minime en mouvement volontaire, l'évaporation presque nulle, ils soutirent assez de mouvement condensé aux corps ambiants, pour conserver un état organique stationnaire. C'est ce qui arrive également au fœtus pendant le temps de la gestation.

EXPOSÉ

DE LA

NOUVELLE DÉCOUVERTE ÉLECTRIQUE

SE RATTACHANT AUX QUESTIONS DE LA PHYSIOLOGIE GÉNÉRALE.

Lors de la publication de la *Chimie nouvelle*, je fis voir que les aiguilles de fer non aimantées et non aimantables ont la faculté d'obéir d'une façon très-remarquable aux influences du méridien magnétique; et que ces aiguilles, peu coercées par l'action de la terre, reflètent avec facilité les divers mouvements qui se produisent autour d'elles; mouvement dynamique simple; mouvement électrique, calorique, lumineux, météorologique, barométrique, etc.; et, enfin le mouvement vital sous sa forme synthétique. Mes aiguilles, disposées dans un appartement au rez-de-chaussée, déviaient lorsque je m'approchais d'elles, en dehors de la fenêtre parfaitement close de la pièce dans laquelle elles étaient renfermées. Je laisse de côté, ici, toutes les circonstances curieuses mais trop confuses, trop obscures, qui ont accompagné ces phénomènes. Comme la découverte que je signalais alors demandait de la patience, de la délicatesse et beaucoup de soins, les physiciens ont traité ma publication par le régime du silence, malgré les conséquences, peut-être même à cause des conséquences si graves, en théorie, qui résultaient de l'observation de ces phénomènes.

Jamais je n'ai abandonné le fil de cette expérience, regardant comme certain que, du moment où j'étais arrivé à me convaincre moi-même, je devais trouver le moyen de convaincre les autres. Le fond de mon idée peut se traduire ainsi : « Étant donnée une aiguille faiblement impressionnée par le magnétisme terrestre, lui communiquer des impressions très-faibles étrangères et diverses ; notamment l'impression de la vie organique ! » Abandonnant la voie pourtant si curieuse et si vraie des aiguilles non aimantées, je me figurai que je pourrais construire une sorte de balance *à mouvement*, en mettant aux prises une source électrique faible avec la puissance, assez faible aussi, de la coercion magnéto-terrestre. Dans la balance vulgaire ne crée-t-on pas un antagonisme entre deux forces de pesanteur? J'adjoignis donc un faible élément électrique au galvanomètre ordinaire ; et, plaçant au delà de cet instrument de mesurage un système de *défilés* tirés des aperçus théoriques dont j'ai donné la loi dans la *Chimie nouvelle*, et que je rappelle en ce livre, je finis par obtenir la sensibilité que je cherchais si ardemment. Les physiciens, en présence de la boussole, cet instrument inviolé jusque-là ; en présence du galvanomètre, le grand expert, le juge suprême en électricité ; le galvanomètre qui constitue déjà une des merveilles de la physique ; les physiciens, pensais-je, ne pourront plus rester bouche fermée ; car on peut nier les faits théoriques et délicats de pauvres aiguilles en fer qui semblent tourner à tous les vents ; mais il est impossible de nier les oscillations à grande amplitude obtenues avec la boussole du galvanomètre. Seulement, il ne faut pas être ingrat envers les vieux amis, je déclare ici formellement que pour moi, et comme théorie, je préfère de beaucoup les résultats très-délicats, mais très-exacts, obtenus directement sur les aiguilles non aimantées : il est fâcheux que les savants montrent si peu d'attachement pour la science, en mille circonstances ; on dirait qu'on leur arrache le cœur lorsqu'on leur demande de vérifier un phénomène qui demande quelque tension d'esprit. Je ne puis mieux comparer la masse des érudits qu'à ces musiciens au cachet qui ont une si grande difficulté à faire de la musique. Les lois de la physique sont simples et concordantes. Ce que vous voyez microscopiquement dans les études ardues du cabinet peut gagner à être grossi pour le public ; il est rare que cela ne perde pas pour le penseur. Quoi qu'il en soit, voilà la physique dotée d'un nouvel appareil qui la met en relation avec les forces libres, innomées, inconnues ou peu connues, non définies, et qui sort les êtres vivants du cercle fatal dans lequel ils étaient enfermés, sans rapport mesurable et sérieux avec le monde extérieur. Les belles expériences de Galvani, de Volta, Œrsted, Ampère, Matteucci, Dubois-Raymond et autres ont forcé la voie déjà par les côtés les plus importants ; mais cette voie est la voie des courants ; c'est-à-dire une voie scindée ; presque minérale, puisqu'il faut marcher dans tous les cas avec les béquilles métalliques des rhéophores continus et condensateurs de force. De sorte qu'on ne sait pas encore si le métal ne crée pas lui-même l'effet obtenu, en contractant les forces diffuses. Ici nous avons affaire à des phénomènes qui peuvent tous à la rigueur être reproduits SANS CONTACT AUCUN ; qui se présentent à l'état unitaire et avec la complexité attribuée à la vie organique. Lorsque j'interroge deux muscles ou deux nerfs, je sais fort bien que c'est leur dissemblance relative qui produit l'effet électrique, traduit par la déviation magnétique ; j'ai organisé une pente dynamique qui force l'électricité à prendre un cours donné. Je travaille donc par comparaison locale et partielle. Mais avec le biomètre, j'interroge la boussole synthétiquement ; je me présente à elle dans mon état organique complexe, lui demandant de répondre sur la force totalisée et tonalisée que je lui oppose. Nous devons tout honneur et toute reconnaissance à ceux qui nous ont précédé dans la carrière ; gloire donc aux hommes de génie qui nous viennent les mains pleines ; mais ce n'est pas une raison pour que nous restions les bras croisés à chanter hosannah ; le meilleur moyen de leur montrer toute la considération que nous témoignons à leur génie, c'est de les suivre de notre mieux sur la route qu'ils nous tracent. A notre époque, les chercheurs sont possédés de la fiévreuse idée de voir la vie, ce mystère admirable qui représente le plus beau fleuron de la couronne divine ; eh bien, essayons de voir la vie !... Certes, cela nous rendra plus pieux et probablement plus honnêtes ; ce qui serait un grand miracle parmi tant de miracles réalisés par notre siècle. Le biomètre, pour beaucoup de gens, devrait avoir plutôt pour base le microscope que la boussole ; il serait bien plus flatteur pour le public paresseux et ignorant de placer son œil sur la lentille et de rencontrer dans le tube de cuivre la figure d'un hanneton physiologico-psychologique, présenté comme l'image de la vie. Malheureusement je n'ai pas eu le bonheur de mettre la main sur un aussi agréable phénomène. Le biomètre, au fond, n'est qu'un dynamomètre géné-

qui pèse toutes les forces; mais dont le travail le plus apparent semble porter sur les phénomènes de la vie organique ; voilà pourquoi, à la sollicitation de quelques amis, je n'ai pas hésité à le nommer biomètre, puisqu'il faut absolument incarner une idée, s abstraite qu'elle soit, dans un vêtement à la mode.

Pour que le lecteur se mette convenablement au courant des détails de l'appareil et de la découverte, je vais emprunter la description qui en a été faite par M. Bonnifay dans le journal l'*Ami des sciences* du 24 novembre dernier :

« L'étude de l'électricité animale, c'est-à-dire l'étude des courants, ou, d'une manière plus générale, des forces électriques développées dans le corps de l'homme et des animaux, a, jusqu'ici, été presque entièrement laissée de côté; un instrument manquait en effet, qui, assez sensible pour constater les forces électriques les plus minimes, fût assez exact pour les mesurer. C'est cette lacune que M. Louis Lucas vient de combler par la construction de l'instrument qu'il nomme *balance de vie* ou *biomètre*, et qui n'est autre chose que le galvanomètre modifié.

« On se rappelle qu'il y a quelques années M. Dubois-Raymond a pu, à l'aide d'un galvanomètre de vingt-quatre mille tours et en faisant de grands mouvements musculaires, démontrer par une légère déviation de l'aiguille la présence dans le corps de courants électriques. Mais les déviations produites ainsi étaient trop faibles et trop irrégulières pour pouvoir être étudiées. Il y a quelques jours, M. L. Lucas rendait quelques personnes témoins d'expériences dans lesquelles l'électricité animale unitaire était d'abord très-manifestement démontrée et surtout exactement mesurée.

« Sans entrer dans aucune considération sur les idées théoriques qui ont conduit M. Lucas dans la recherche de ces faits pratiques, nous dirons que c'est en s'appuyant sur une des théories esquissées dans son livre de la *Chimie nouvelle* qu'il a modifié le galvanomètre de la manière suivante, pour en faire son biomètre ou balance de vie.

« 1° L'effet de l'aiguille astatique, c'est-à-dire l'annulation de l'action terrestre, est obtenu par deux plateaux dont l'un est fixé au-dessus de la bobine, et dont l'autre, muni d'un pivot pour supporter l'aiguille, peut être à volonté éloigné du premier à l'aide d'une vis. — Plus l'effet de la pile est considérable, plus il faut éloigner ce plateau.

« 2° Les rhéophores, au lieu de se terminer aux deux boutons du galvanomètre, se prolongent d'une longueur de 25 ou 30 centimètres; et ces extrémités peuvent rester libres, ou être réunies par une chaînette formée, soit d'un seul métal, soit de plusieurs métaux.

« L'appareil étant ainsi conçu, nous nous bornerons à relater les expériences auxquelles il a servi, laissant à d'autres le soin d'en faire ressortir les applications ou d'en discuter l'explication théorique.

« Première expérience. — La chaînette étant enlevée, il est impossible, par quelque moyen que ce soit, contacts variés, passes magnétiques, choc, etc., d'imprimer à l'aiguille la plus légère déviation. Les mouvements imprimés à la table qui porte l'appareil peuvent bien communiquer à l'aiguille des mouvements de bascule, mais sa direction reste constante. Cette expérience négative préalable est répétée par sept personnes.

« Deuxième expérience. — La chaînette étant replacée, on la touche, et immédiatement une déviation très-marquée se produit. Si le contact est continu, l'aiguille prend un mouvement d'oscillation continu aussi. Les amplitudes de l'aiguille sont alors très-variées ; sa vitesse est inégale aux différents moments, et l'aiguille peut, après avoir fait un tour, s'arrêter pendant une seconde, après laquelle elle reprend son mouvement oscillatoire.

« Cette expérience est répétée par plusieurs personnes, et l'on peut constater que chacune d'elles n'a pas la même puissance pour faire dévier l'aiguille, dont les mouvements sont, suivant la personne qui opère, ou continus dans le même sens, ou à oscillations plus ou moins étendues, ou à vitesse plus ou moins considérables. Ces différences, suivant les personnes, se sont reproduites dans les expériences suivantes, et ont toujours été caractéristiques de chaque expérimentateur.

« Troisième expérience. — On reproduit les mêmes effets en touchant la chaînette non plus avec le doigt, mais simplement avec des corps de diverse nature, tels que des tiges de fer ou de cuivre, avec lesquels l'impulsion donnée à l'aiguille est tout aussi rapide que lorsqu'on touche avec la main.

« Il était curieux d'essayer avec des corps dits non conducteurs : on a pris des tubes de verre d'un mètre et deux mètres chauffés et bien essuyés. L'action s'est fait sentir presque aussi vite qu'en touchant directement avec le doigt. La différence est à peine appréciable. L'expérience est répétée avec une tige de verre recouverte de vernis à la gomme laque, posée sur une serviette, laquelle est placée sur une chaise vernie aussi à la gomme laque, et que l'expérimentateur tient par le dossier. Le résultat est le même, et est reproduit par plusieurs personnes avec les différences d'intensité indiquées plus haut.

« Quatrième expérience. — La chainette posée et les assistants étant tous éloignés, l'aiguille est au repos. Que l'un d'eux s'approche, et l'aiguille se met en mouvement, sans qu'il y ait contact. Qu'il s'éloigne, même effet.

« Cinquième expérience. — Il suffit de se placer près de la chainette et de parler fort, ou simplement de faire des mouvements de mastication pour donner à l'aiguille un mouvement oscillatoire qui se continue autant que durent les mouvements des mâchoires, et qui est proportionnel à leur intensité.

« Le caractère de ces mouvements est d'être continus et surtou très-exactement en rapport avec l'intensité de l'action produite ; aussi donnons-nous comme rigoureuses les proportions suivantes :

« 1° Les différentes personnes ont des puissances électriques différentes, non-seulement de celles d'autres personnes, mais différentes de celles qu'elles possèdent elles-mêmes en différents moments ;

« 2° Les actions organiques telles que les mouvements, l'énergie de la respiration, etc., sont très-fidèlement traduites par l'aiguille, qui prend le rhythme de la respiration, par exemple ;

« 3° L'influence de la volonté *paraît* être très-considérable dans ces expériences, et pouvoir aller jusqu'à faire faire à l'aiguille plusieurs fois le tour du cadran ;

« 4° Les mêmes expériences ont été reproduites avec un chat et un poulet vivants, et les résultats ont été les mêmes ; leur moindre intensité les différenciait seule des précédents ;

« 5° Les cadavres d'animaux sont sans action aucune : il resterait à examiner si cette inertie commence immédiatement après la mort ou seulement plus tard ;

« 6° Les végétaux produisent eux-mêmes des actions, mais elles sont plus faibles.

« Tels sont les faits que nous avons cru devoir porter à la connaissance du public, après les avoir vus. Nous appelons sur eux la critique et la discussion. »

Mon travail se divise en deux parties : la partie pratique, la partie théorique : commençons par donner une idée de la première. On pourrait croire que nous avons mis la charrue devant les bœufs ; mais on sera bientôt à même de se convaincre qu'il n'en est rien. En effet, ou l'on veut étudier les faits pour en tirer un parti usuel ; ou l'on consent à descendre dans les spéculations de haute théorie, élucidant les arcanes de la physique. Ces deux chemins sont bien différents ; il y aura plus d'amateurs des voies pratiques, que de gens disposés à s'engager dans les sentiers ardus de la spéculation pure.

Lors donc qu'on aborde les phénomènes *in globo*, on peut se convaincre bientôt qu'ils se présentent d'une façon complexe, comme cela se voit fatalement dans tout travail organique ; les parties physiques, mécaniques, côtoyant les parties de dynamique vivante, et réciproquement. Mais, pour mettre un peu d'ordre dans tout cela, nous pouvons accepter les trois catégories admises par M. Bonnifay ; sauf à revenir sur cela plus tard, lorsque le travail des savants aura aidé à éclairer plus complètement les faits. Je ne veux pas trop entrer ici dans le détail des espérances que nous devons concevoir du fait de cette découverte ; mon opinion formelle étant que nul ne peut dire aujourd'hui tout ce qui sortira de là, et où s'arrêtera l'emploi d'une aussi étonnante sensibilité physique. Mon devoir est de constater ce qui est patent ; de faire bien comprendre des expériences que j'ai tant de fois répétées, ne m'en rapportant qu'à de longues études dans une constatation aussi paradoxale en apparence. Laissons donc là des espérances qui pourraient tomber dans l'enthousiasme, et passons à la partie théorique ; c'est celle que je regarde comme la plus sérieuse ; celle qui dénote le but élevé que j'ai attaché dès le début à mon travail ; me préoccupant toujours plus du parti théorique, dans ces découvertes, que de la pensée seule d'application. Pour expliquer cela, qu'on me permette d'ouvrir une parenthèse historique.

Vers 1676, deux très-grands hommes, Newton et Leibnitz, se disputèrent la priorité d'une belle idée théorique, les bases du calcul infinitésimal.

La science mathématique avait grandi assez, après les travaux de la Renaissance, après ceux de Mercator en particulier, pour pouvoir s'engager dans des courbes incalculées et peut-être incalculables jusque-là; on se trouva donc arrêté par l'impossibilité de ramener certains éléments de calcul aux lois connues et applicables. Ainsi, pour citer un exemple, on ne connaissait pas le moyen de suivre une tangente à un cercle dans son rapport avec des lignes droites données. La conception de Newton et de Leibnitz vint obvier à cette difficulté regrettable. Ces grands hommes, considérant une ligne courbe comme un ensemble de lignes brisées, pouvant se rapporter à une sériation définie, arrivèrent ainsi à faire des lignes courbes infinitésimalement brisées, de façon à en calculer très-commodément les éléments. Je ne sais pas si l'idée courageuse de considérer une ligne droite comme impossible dans la réalisation s'offrit à leur esprit; ou s'ils ne furent mus réellement que par une conception géométrique; toujours est-il qu'en admettant la ligne courbe comme une suite de lignes brisées, ils ne firent que traduire le fait réel, démontré plus tard par le microscope. En effet, notre sensibilité pratique ne pouvant s'exercer qu'au moyen de la perception de chocs organiques, il est concevable que si la nature pouvait une fois RÉALISER la ligne vraiment et parfaitement droite, il y a cent à parier contre un que nos sens ne pourraient pas arriver à percevoir cette réalisation; justement parce qu'elle ne porterait plus en elle-même cet élément choc qui fait la base et la condition essentielle de notre sensibilité. Le mot *droit* appartient à une conception pure de l'esprit, et non à une réalité sérieusement objective; c'est un schème de la pensée. Cela est si vrai, que dans le cas où notre main, conduite par un œil exercé, a tracé une ligne *sensiblement* droite, si l'on a recours au microscope pour en essayer la constatation, on est fort étonné de ne plus rencontrer que des éléments brisés, dans cette ligne si pure à l'œil nu; admettez des microscopes plus grossissants encore, et le phénomène n'aura plus de fin dans ses variations. Newton et Leibnitz, dès leur temps, auraient donc pu nier la ligne droite ou courbe, en tant que continuité rectiligne; en vertu des lois de la sensibilité elle-même, appuyées, en cela, par le témoignage des verres grossissants dont ces deux hommes illustres se trouvaient déjà en possession suffisamment, pour la pratique de ce phénomène.

M'inspirant de cette pensée, j'ai compris que pour l'explication théorique des phénomènes dont je venais de faire la découverte, il fallait aller jusqu'au fond de la spéculation pure, et saisir la difficulté à bras-le-corps; qu'on me permette cette figure de rhétorique.

Deux objections principales pouvaient être opposées superficiellement à la sincérité de la découverte : le calorique, l'induction. Je dis superficiellement, et voici pourquoi : les savants de toutes les époques, les savants de l'époque présente par-dessus tous, s'empressent de mettre les *mots* à la place des *choses*. Avec un mot ils ont bientôt bouché le trou d'une idée, avec un mot ils essayent toujours de fermer aussi la bouche aux gens timides. Dieu merci ! je ne suis pas à mon coup d'essai; et, soit que j'aie la bouche d'une certaine dimension, soit que les *mots* de messieurs les savants ne soient pas assez solides, j'ai lutté, jusqu'ici, contre les à peu près théoriques dont on se repaît dans les centres doctrinaires. Pour avoir raison de la première objection, celle qui porte sur le calorique, il suffit d'approcher avec précaution un réchaud de l'appareil pour n'avoir plus à revenir sur ce sujet. Mais, en ce qui concerne l'*induction*, les faits sont plus spécieux; ou plutôt, ils forcent le physicien à s'expliquer une bonne fois et sincèrement sur des phénomènes garrottés jusqu'ici, et traités par la camisole de force du MOT escamotant l'IDÉE. Car nous voilà arrivés, aujourd'hui, pour l'électricité, au même point où se trouvèrent Newton et Leibnitz en 1676, à propos du calcul différentiel.

Tant que l'électricité s'est présentée à nous sous une forme grossière, pourrais-je dire; sous la forme de ces CHOCS très-saisissables qu'on appelle *induction*, il n'y avait pas là matière à se prononcer spéculativement; mais maintenant que j'ai poussé les phénomènes électriques à une ténuité telle, qu'ils rentrent dans le travail intérieur de la molécule et se confondent avec elle, on ne peut plus rien faire comprendre, si l'on ne paye qu'en monnaie d'étiquettes. J'ai dû, à cause de cela, diviser mon expérimentation en deux parties, répondant à la pratique et à la théorie. Nous avons suffisamment exposé ce qui a trait à la pratique, disons un mot de ce que j'ai tenté quant à la théorie pure. Je me suis armé d'une sorte de microscope à l'usage de l'électricité, en élevant la sensibilité de l'instrument avec lequel j'agis; voici du reste le récit exact d'une des nombreuses expériences parmi lesquelles j'ai choisi celle qui m'a semblé la plus commode pour expliquer la pensée indiquée plus haut.

On place le galvanomètre sur un billot de bois épais et bien assis; puis, à côté, on dispose une table solide, de la dimension et de la nature d'une table de cuisine. Lorsque l'appareil est en marche, si la température est suffisamment élevée; si l'état hygrométrique et en général atmosphérique le permettent, — dans l'expérience que je signale le thermomètre accusait 20 degrés — si, dis-je, l'on met en contact avec le billot, par conséquent avec le sol, un des bras du nouvel appareil galvanométrique, on peut toucher au billot de bois, et même à la table disposée à ses côtés pour porter la pile, avec la main, avec du verre, du bois, de la gomme laque, etc., et l'on obtient une déviation de l'aiguille aimantée. Je vais plus loin encore, afin qu'il ne puisse s'établir dans l'esprit aucun soupçon d'ébranlement mécanique : si l'on touche les points ci-dessus indiqués avec du duvet de cygne, avec des plumes d'autruche, dites *marabouts*, dont la légèreté et la ténuité semblent les confondre avec l'air lui-même, on obtient encore une déclinaison de la boussole! Je le répète, les phénomènes atmosphériques, barométriques, météorologiques, ont une grande action sur la sensibilité de l'instrument.

Alors, je suis donc fondé à dire : « Ou tout est choc dans la nature, quand nous traitons de la perception du *mouvement;* ou, dans les phénomènes précités, il y a communication simple de la force organique! » On pressent très-bien ici; — surtout lorsqu'on est au courant des idées émises dans la *Chimie nouvelle*, — que mes convictions me portent vers la théorie du choc plutôt que vers la pensée d'un écoulement non défini qui ne saurait rien élucider.

Ce que les savants appellent INDUCTION n'est donc que la partie grossière d'un ÉBRANLEMENT-CHOC que la nouvelle découverte conduit dans les infiniment petits de la matière abordable, et que nos successeurs conduiront encore bien au delà. L'application sommaire et présente que j'en fais à la dynamique organique prouve que j'ai dépassé, dans mes expériences théoriques, le point où la force vitale commence à devenir sensible aux instruments de ce genre; puisque le contact direct d'un animal vivant arrive à être plus saisissable que les effets exagérés en ténuité d'un ébranlement moléculaire simple.

Le MOUVEMENT est UN dans la nature; il se classe en effets organiques et en effets inorganiques, selon les cas et la façon d'interpréter les phénomènes; pour notre raisonnement on peut dire que ces deux effets se compliquent toujours et qu'il faut les diviser avec bien du soin quand nous voulons nous en rendre compte séparément. La vie est-elle autre chose qu'un ensemble complexe de phénomènes appelés tantôt du nom de mécaniques, tantôt du nom d'organiques? Lorsqu'un expérimentateur saisit directement et pratiquement la chaîne du nouveau galvanomètre, l'effet est complexe; et les phénomènes organiques ou les phénomènes dits mécaniques peuvent dominer tour à tour, suivant l'action spéciale imprimée à cette expérimentation. Mais dans l'expérimentation théorique dont je donne ici un simple aperçu, l'effet est entré dans le fond de l'action moléculaire; il n'y a plus lieu de distinguer.

Pour me résumer et pour conclure, je rappelle donc que voilà la science dotée de son instrument infinitésimal, en ce qui concerne le *mouvement*, pris dans son acception la plus générale; et que l'idée d'électricité, — électricité simple ou électricité induite, — doit être reprise de nouveau pour être ramenée à ses vrais éléments, qui sont le CHOC perceptible; et ce que je dis ici de l'électricité doit s'entendre de toutes les formes percevables du mouvement, connues ou à connaître: chaleur, lumière, magnétisme, etc.; de sorte que, dans le classement qui se fera inévitablement plus tard, d'après ces données, on sache placer raisonnablement la forme nouvelle de mouvement découverte, dans telle ou telle case de l'électricité, du magnétisme, etc., qui lui appartiendra réellement.

Je ferai voir dans le second volume, rappelant ce que j'ai établi déjà dans la *Chimie nouvelle*, qu'en construisant le biomètre je n'ai fait qu'imiter les procédés de la nature, lorsqu'elle a pourvu les êtres organisés des appendices de toute sorte qui leur servent à se rendre compte du mouvement extérieur : pour les végétaux par les feuilles, les ramuscules, les épines, les poils, etc.; pour les animaux par les cheveux, les poils, les tentacules, les antennes, les cornes, etc. C'est ainsi que Dieu, dans son génie infini, a modelé la sensation pour éclairer la vie!...

Si l'on veut analyser avec soin les pièces qui composent le biomètre, on est frappé de l'étrange similitude qui existe entre cet instrument et les diverses parties de l'organisme, particulièrement celles du système nerveux.

FIN DU TOME PREMIER

TABLE DES MATIÈRES

CONTENUES DANS LE PREMIER VOLUME

ARCHITECTONIE ET FONCTIONS ORGANIQUES.

(Physiologie.)

SYSTÈME NERVEUX.

LA CIRCULATION.

LA RESPIRATION.

ERRATA

Page 32, ligne 5. Au lieu de : *densité des vapeurs*, lisez plutôt : *chaleurs spécifiques*. En effet, on mesure les chaleurs spécifiques des gaz, répondant à une densité abstraite de la matière.

Page 37, lignes 21, 22. *Il faut toujours en passer par la digestion et par l'assimilation surtout*. On sait bien que l'embryon ne digère pas comme il le fera plus tard; il digère physiologiquement.

Page 40, ligne 20. Au lieu de : *inclinaison sur l'elliptique*, lisez : *inclinaison sur l'écliptique*.

Page 49, ligne 16. Il faut effacer *le vitaliste*.

Page 55, ligne 35. Lisez : *Est-ce que c'est* TOUJOURS *à l'atonie*.

Page 103, ligne 33. Lisez : *grands* viscères.

Page 115, ligne 17. Au lieu de : *haleine*, lisez : *baleine*.

Page 123, ligne 3. Au lieu de : *était surpris de trouver la puissance*, lisez : *était surpris de la puissance*.

Page 127, ligne 6. Au lieu de : *qu'elles commandent*, lisez : *qu'elle commande*.

Page 144, ligne 27. Au lieu de : *organiques*, lisez : *organismes*.

Page 162, ligne 24. Au lieu de : *les chevaliers de l'Arioste*, lisez : *les chevaliers du Tasse*.

Page 163, ligne 24. Au lieu de : *Plus tard est venue*, lisez : *Plus tard s'est agrandie*.

Page 164, ligne 20. Après : *métalliques soudés dont*, lisez : *après Orstedt, Fourrier et Nobili*.

Page 172, ligne 6. Au lieu de : *appellutives*, lisez : *appellatives*.

Page 201, ligne 6. Au lieu de : *organise*, lisez : *organisme*.

Page 228, ligne 26. Au lieu de : *microdermia*, lisez : *mycoderma*.

AVIS

Le second volume, traitant de la Pathologie, est sous presse; sa publication ne subira aucun retard.

PARIS. — IMP. SIMON RAÇON ET COMP., RUE D'ERFURTH, 1.

A LA MÊME LIBRAIRIE

OUVRAGES DE M. LOUIS LUCAS

LA CHIMIE NOUVELLE

1 fort vol. in-18

L'ACOUSTIQUE NOUVELLE

1 volume in-18

LE ROMAN ALCHIMIQUE

1 volume in-18

CAUSERIES SCIENTIFIQUES

DÉCOUVERTES ET INVENTIONS

PROGRÈS DE LA SCIENCE ET DE L'INDUSTRIE

PAR

HENRI DE PARVILLE

Rédacteur scientifique du *Constitutionnel* et du *Pays*

PREMIÈRE ANNÉE

Télégraphie transatlantique — Eaux de Paris — Construction du nouvel Opéra — Éclairage et ventilation des théâtres — Moteur Lenoir — Gaz Chaudron — Comète de juin 1861 — Fabrication industrielle de la glace — Câble sous-marin de la Méditerranée — Recherches de M. Fremy sur l'acier — Puits artésien de Passy — Canot insubmersible et inchavirable de M. Rour — Analyse spectrale — Travaux de MM. Bunsen et Kirchhoff — Construction du pont de Kehl — Chauffage des Wagons — Électro-Métallurgie — Photographie au cabinet noir — Reproduction et Greffe des os — Utilisation des forces perdues dans la marine — Nouveau Moteur à grande vitesse — Réfraction terrestre — Stéréoscope, etc., etc.

1 beau volume grand in-18 jésus
de 460 pages avec gravures intercalées dans le texte.

Prix : 3 fr. 50 cent.

[illegible]

www.ingramcontent.com/pod-product-compliance
Lightning Source LLC
LaVergne TN
LVHW011939220826
846092LV00001B/35

* 9 7 8 2 3 2 9 4 7 2 0 4 1 *